普通高等教育中医药类"十三五"规划教材

全国普通高等教育中医药类精编教材

金匮要略讲义

（第 2 版）

供中医学、中西医临床医学等专业用

主 编

张 琦

副主编

丁跃玲 喻 嵘 李云海

杨景锋 吴 洁

上海科学技术出版社

图书在版编目(CIP)数据

金匮要略讲义 / 张琦主编. —2版. —上海：上海科学
技术出版社，2019.1（2025.2重印）
普通高等教育中医药类"十三五"规划教材
全国普通高等教育中医药类精编教材
ISBN 978-7-5478-4251-5

Ⅰ.①金…　Ⅱ.①张…　Ⅲ.①《金匮要略方论》—中医
学院—教材　Ⅳ.①R222.3

中国版本图书馆CIP数据核字 (2018) 第 248488 号

金匮要略讲义（第 2 版）

主编　张　琦

上海世纪出版（集团）股份有限公司
上 海 科 学 技 术 出 版 社　出版、发行
（上海市闵行区号景路 159 弄 A 座 9F–10F）
邮政编码 201101　　www.sstp.cn
上海展强印刷有限公司印刷
开本 787×1092　1/16　印张 21.5
字数 440 千字
2008 年 7 月第 1 版
2019 年 1 月第 2 版　2025 年 2 月第 15 次印刷
ISBN 978-7-5478-4251-5 / R · 1744
定价：45.00 元

普通高等教育中医药类"十三五"规划教材
全国普通高等教育中医药类精编教材

专家指导委员会名单

（以姓氏笔画为序）

王平	王键	王占波	王瑞辉	方剑乔	石岩
冯卫生	刘文	刘旭光	严世芸	李灿东	李金田
肖鲁伟	吴勉华	何清湖	谷晓红	宋柏林	陈勃
周仲瑛	胡鸿毅	高秀梅	高树中	郭宏伟	唐农
梁沛华	熊磊	冀来喜			

普通高等教育中医药类"十三五"规划教材
全国普通高等教育中医药类精编教材

新中国高等中医药教育开创至今历六十年。一甲子朝花夕拾,六十年砥砺前行,实现了长足发展,不仅健全了中医药高等教育体系,创新了中医药高等教育模式,也培养了一大批中医药人才,履行了人才培养、科技创新、社会服务、文化传承的职能和使命。高等中医药院校的教材作为中医药知识传播的重要载体,也伴随着中医药高等教育改革发展的进程,从少到多,从粗到精,一纲多本,形式多样,始终发挥着至关重要的作用。

上海科学技术出版社于1964年受国家卫生部委托出版全国中医院校试用教材迄今,肩负了半个多世纪的中医院校教材建设和出版的重任,产生了一大批学术深厚、内涵丰富、文辞隽永、具有重要影响力的优秀教材。尤其是1985年出版的全国统编高等医学院校中医教材(第五版),至今仍被誉为中医教材之经典而蜚声海内外。

2006年,上海科学技术出版社在全国中医药高等教育学会教学管理研究会的精心指导下,在全国各中医药院校的积极参与下,组织出版了供中医药院校本科生使用的"全国普通高等教育中医药类精编教材"(以下简称"精编教材"),并于2011年进行了修订和完善。这套教材融汇了历版优秀教材之精华,遵循"三基""五性""三特定"的教材编写原则,同时高度契合国家执业医师考核制度改革和国家创新型人才培养战略的要求,在组织策划、编写和出版过程中,反复论证,层层把关,使"精编教材"在内容编写、版式设计和质量控制等方面均达到了预期的要求,凸显了"精炼、创新、适用"的编写初衷,获得了全国中医药院校师生的一致好评。

2016年8月,党中央、国务院召开了新世纪以来第一次全国卫生与健康大会,印发实施《"健康中国2030"规划纲要》,并颁布了《中医药法》和《〈中国的中医药〉白皮书》,把发展中医药事业作为打造健康中国的重要内容。实施创新驱动发展、文化强国、"走出去"战略以及"一带一路"倡议,推动经济转型升级,都需要中医药发挥资源优势和核心作用。面对新时期中医药"创造性转化,创新性发展"的总体要求,中医药高等教育必须牢牢把握经济社会发展的大势,更加主动地服务和融入国家发展战略。为此,精编教材的编写将继续秉持"为院校提供服务、为行业打造精品"的工作要旨,在全国中医院校中广泛征求意见，多方听取要求，全面汲取经验，经过近一年的精心准备工作，在"十三五"开局之年启动了第三版的修订工作。

本次修订和完善将在保持"精编教材"原有特色和优势的基础上，进一步突出"经典、精炼、新颖、实用"的特点，并将贯彻习近平总书记在全国卫生与健康大会、全国高校思想政治工作会议等系列讲话精神，以及《国家中长期教育改革和发展规划纲要(2010—2020)》《中医药发展战略规划纲要(2016—2030年)》和《关于医教协同深化中医药教育改革与发展的指导意见》等文件要求，坚持高等教育立德树人这一根本任务，立足中医药教育改革发展要求，遵循我国中医药事业发展规律和中医药教育规律，深化中医药特色的人文素养和思想情操教育，从而达到以文化人、以文育人的效果。

同时，全国中医药高等教育学会教学管理研究会和上海科学技术出版社将不断深化高等中医药教材研究，在新版精编教材的编写组织中，努力将教材的编写出版工作与中医药发展的现实目标及未来方向紧密联系在一起，促进中医药人才培养与"健康中国"战略紧密结合起来，实现全程育人、全方位育人，不断完善高等中医药教材体系和丰富教材品种，创新、拓展相关课程教材，以更好地适应"十三五"时期及今后高等中医药院校的教学实践要求，从而进一步地提高我国高等中医药人才的培养能力，为建设健康中国贡献力量！

教材的编写出版需要在实践检验中不断完善，诚恳地希望广大中医药院校师生和读者在教学实践或使用中对本套教材提出宝贵意见，以敦促我们不断提高。

全国中医药高等教育学会常务理事、教学管理研究会理事长

张明毅

2016 年 12 月

　　普通高等教育中医药类"十三五"规划教材、全国普通高等教育中医药类精编教材《金匮要略讲义》，是由全国 21 所高等医药院校多年承担金匮要略课程教学、科研和临床工作的专家教授集体编写而成。本书既可供高等医药院校中医学、中西医临床医学等专业本科学生使用，亦可作为从事中医药、中西医结合临床、教学、科研的工作者学习《金匮要略》的参考书。

　　本书以宋代林亿等诠次、明代赵开美校刻的《金匮要略方论》为蓝本进行编写。为保持该书原貌，书首仍列"金匮要略方论序"，书后保留"杂疗方"等三篇内容，书末附"主要参考书目""方剂索引"。书中各篇条文序号与中医五版教材同，但采取分类编排。各篇之首均有导学，根据教学大纲，简要点明了每篇需掌握、熟悉、了解的内容；其后为不设标题的概说。每条【原文】之下，皆有【释义】，并根据内容需要，设【校勘】【词解】【点疑指难】【临床应用指要】【医案举例】。篇末设"内容归纳"，以帮助学生回顾总结，提升学习效率。

　　本书充分汲取了各版《金匮要略》教材的优点，设置了【点疑指难】及【临床应用指要】。【点疑指难】是将条文中难于理解和尚有争议的内容简要列出，但未加述评，以便教师有发挥空间、学生有思考余地；【临床应用指要】则基于临床实际，指出应用该理法方药的要旨。考虑到部分中药剂量换算尚存在标准不统一现象，故对【医案举例】中个别 20 世纪 60 年代初以前医案中所用药物计量单位"两""钱""分"，未加换算，予以保留。本次修订，在每篇末增加了"内容归纳"。

　　本书绪论和痰饮咳嗽病脉证并治第十二由张琦撰写，脏腑经络先后病脉证第一由李云海撰写，痉湿暍病脉证治第二由王庆胜撰写，百合狐惑阴阳毒病脉证治第三由叶进撰写，疟病脉证并治第四由李俊莲撰写，中风历节病脉证并治第五由袁世清撰写，血痹虚劳病脉证并治第六由丁跃玲撰写，肺痿肺痈咳嗽上气病脉证治第七由康继红撰写，奔豚气病脉证治第八由张瑞撰写，胸痹心痛短气病脉证治第九由喻嵘撰写，腹满寒疝宿食病脉证治第十由周尔忠撰写，五脏风寒积聚病脉证并治第十一由盖沂超撰写，消渴小便不利淋病脉证并治第十三由钱占红撰写，水气病脉证并治第十四由常佳怡撰写,黄疸病脉证并治第十五篇由吕翠霞撰写,惊悸吐衄下血胸满瘀血病脉证治第十六由马晓峰撰写,呕吐哕下利病脉证治第十七由吴洁撰写,疮痈肠痈浸淫病脉证并治第十八由伍建光撰写,趺蹶手指臂肿转筋阴狐疝蛔虫病脉证治第十九由徐建虎撰写,妇人妊娠病脉证并治第二十由黄刚撰写,妇人产后病脉证治第二十一由于丽雅撰写,妇人杂病脉证并治第二十二篇由杨景锋撰写。

本教材是在第 1 版《金匮要略讲义》基础上修订而成的,在此谨向前版教材编委会的全体老师致以诚挚的谢意! 亦希望各院校在使用过程提出宝贵意见,以便不断修订和完善。

《金匮要略讲义》编委会

2018 年 10 月

肺痿肺痈咳嗽上气病脉证治第七 ······ 81

金匮要略方论序

　　張仲景爲《傷寒雜病論》，合十六卷，今世但傳《傷寒論》十卷，雜病未見其書，或於諸家方中載其一二矣。翰林學士王洙在館閣日，于蠹簡中得仲景《金匱玉函要略方》三卷，上則辨傷寒，中則論雜病，下則載其方，並療婦人。乃録而傳之士流，才數家耳。嘗以對方證對者，施之於人，其效若神。然而或有證而無方，或有方而無證，救疾治病，其有未備。國家詔儒臣校正醫書，臣奇先校定《傷寒論》，次校定《金匱玉函經》，今又校成此書，仍以逐方次於證候之下，使倉卒之際，便於檢用也。又采散在諸家之方，附於逐篇之末，以廣其法。以其傷寒文多節略，故斷自雜病以下，終於飲食禁忌，凡二十五篇，除重復，合二百六十二方，勒成上、中、下三卷，依舊名曰《金匱方論》。臣奇嘗讀《魏志·華佗傳》，云："出書一卷，曰：此書可以活人。"每觀華佗凡所療病，多尚奇怪，不合聖人之經。臣奇謂活人者，必仲景之書也。

　　大哉！炎農聖法，屬我盛旦，恭惟主上，丕承大統，撫育元元，頒行方書，拯濟疾苦，使和氣盈溢，而萬物莫不盡和矣。

　　太子右贊善大夫臣高保衡、尚書都官員外朗臣孫奇、尚書司封郎中充秘閣校理臣林億等傳上。

绪　　论

一、《金匮要略》的性质和沿革

《金匮要略方论》是我国东汉时期著名医学家张仲景所著《伤寒杂病论》的杂病部分,也是我国现存最早的一部诊治杂病的专书。由于该书在理论和临床实践上均有较高的指导意义和实用价值,对于后世临床医学的发展有着重大的贡献和深远的影响。所以,古今医家都对此书推崇备至,赞誉其为方书之祖、医方之经、治疗杂病的典范。

该书从问世到重编刊行,大致可分为成书、散佚、整理校订三个时期。约在公元3世纪初(200—210年),张仲景写成了《伤寒杂病论》,全书共16卷,其中10卷论伤寒,6卷论杂病。但此书从东汉到西晋的一段时期,因战乱而散失。后来经西晋王叔和加以搜集编次,世人看到了《伤寒论》10卷,而杂病部分的基本内容则见于《脉经》。到宋仁宗时期,翰林学士王洙在翰林院所存的残旧书籍中发现了《伤寒杂病论》的节略本《金匮玉函要略方》3卷,其上卷论伤寒病,中卷论杂病,下卷记载方剂和妇科病。至宋神宗熙宁年间,林亿等对此节略本进行了校订。因为《伤寒论》已有比较完整的王叔和编次的单行本,于是删去了上卷,保留了论述杂病和妇人病的中、下卷。为了便于临床应用,又把下卷的方剂部分,分别列在各种证候之下,仍编为上、中、下三卷。此外,还采集各家方书中转载仲景治疗杂病的医方和后世一些医家的良方,分类附在每篇之末,题书名为《金匮要略方论》,这就是后世通行的《金匮要略》(以下简称"原书")。金匮,即以金为匮(柜);要略,要领、韬略之意。以此为名,寓意本书内容精要,有方有论,价值珍贵,应当慎重保藏。

二、《金匮要略》的基本内容和编写体例

(一) 基本内容

原书共25篇,首篇《脏腑经络先后病脉证》属于总论性质,对疾病的病因病机、预防、诊断、治疗等方面,都以例言的形式,做了原则性提示,故在全书中具有纲领性的意义。之后的21篇是分病论脉证治,其中第二篇至第十七篇属于内科病范围,第十八篇属于外科病,第十九篇则将不便于归类的数种疾病合论,第二十至第二十二篇专论妇产科疾病。最后三篇为杂疗方和食物禁忌。

原书前22篇中,计原文398条,包括40多种疾病,共载方剂205首(其中5首只列方名而未载药味,即杏子汤、黄连粉、藜芦甘草汤、附子汤、胶姜汤),用药155味。在治疗方面,除使用药物外,还采用了针灸和饮食调养,并重视药后护理。在剂型方面,既有汤、丸、散、酒的内服药剂,又有熏、洗、坐、敷的外治药剂。此外,对于药物炮制、煎煮和服用方法,以及药后反应等,都有详细记载。

(二) 编写体例

原书采取以病分篇,每篇内容以条文形式编排。

对于疾病的分篇,有数病合为一篇者,亦有一病独立成篇者。其数病合为一篇者,大致有三种情形,一是主要以病机相仿、证候近似或病位相近者为依据。例如,痉、湿、暍三种疾病,都由外邪为患,初起时多有恶寒发热的表证,故合为一篇。消渴、小便不利、淋病都属肾或膀胱的病变,病位相近,故合为一篇。二是将不便归类的疾病合为一篇,如第十九篇《趺蹶手指臂肿转筋阴狐疝蛕虫病脉证治》篇。三是分科合篇,如疮痈、肠痈、浸淫病皆属外科病证,故合为一篇。这种数病合篇的体例,有利于区别相关病证的异同之处,便于掌握各种疾病的辨证论治规律。原书一病成篇论述的疾病,如疟病、奔豚气、痰饮病、水气病、黄疸病等,篇中除重点论述该病的证治外,尚涉及一些与本病有关的病证,故其论述范围亦较广泛。例如,《水气病脉证并治》篇,因黄汗病除汗沾衣、色正黄如柏汁外,还可出现四肢头面肿、"状如风水",故在论述水气病之外,又论及黄汗的脉症、转归和辨证治疗。书中唯《五脏风寒积聚病脉证并治》篇别具一格,主要论述五脏发病机制、证候、治法,与各篇有所区别。

为了使学者系统掌握各篇所述疾病的证治规律,原书在条文的叙述上,常以问答的形式,论述疾病的脉因证治。其书写方法较为灵活,有时开门见山,给疾病明确定义;有时"借宾定主",托出疾病特点;有时把性质相似的条文列在一起,以类比其异同;有时将性质不同的条文放在一起,以资对比说明;有时用许多条文解决一个问题;有时以一条原文说明许多问题。书中有详于此而略于彼者,必须留意其前后呼应;有详于方而略于证者,示人当以药测证;有详于证而未列方药者,示人当据证以立方。特别是对人们所易知的证候或治法,各篇每多从略;而对人们所容易忽略的证候和治法,则不厌其详地加以分析、比较、鉴别、说明。所以,陈念祖说"全篇以此病例彼病,为启悟之捷法",这是很有见地的。

三、《金匮要略》的主要学术成就和贡献

《金匮要略》一书不仅对方剂学和临床医学的发展,发挥了重要的推动作用,而且充实和完善了中医学术理论体系,使中医基础理论、方药学、临床医学三位一体,形成了较为完整的、独具特色的辨证论治体系,其主要学术成就及贡献有以下几个方面。

(一) 首创以病为纲、病证结合、辨证论治的杂病诊疗体系

原书以病分篇的编写体例,确立了病名诊断在杂病中的纲领地位,而各篇篇名中均冠以"病脉证治"或"病脉证并治",则进一步说明病与证相结合、脉与证合参、辨证与施治紧密结合的重要意义。再从各篇条文论述方式来看,大多先论述疾病的病因、病机或主要脉症、分类和基本治法,然后分列证候、方治。如《痰饮咳嗽病脉证并治》篇,首先指出饮病分为四类,"有痰饮、悬饮、溢饮、支饮",并叙述了四饮的病机与常见脉症,"水走肠间,沥沥有声,谓之痰饮""脉双弦者寒也……脉偏弦者饮也",接着提出了痰饮病的治疗大法,"病痰饮者,当以温药和之",然后对痰饮病详加辨证,逐一施治,如"心下有痰饮,胸胁支满,目眩,苓桂术甘汤主之""溢饮者,当发其汗,大青龙汤主之,小青龙汤亦主之""支饮不得息,葶苈大枣泻肺汤主之"。又如《腹满寒疝宿食病脉证治》篇"按之心下满痛者,此实也,当下之,宜大柴胡汤"。文中"心下满痛者"言主症,"此实也"言辨证,"当下之"言治则,"宜大柴胡汤"言主方。再如"胁下偏痛,发热,其脉紧弦,此寒也,以温药下之,宜大黄附子汤"。文中"胁下偏痛,发热,其脉紧弦"言脉症,"此寒也"言病机,"以温药下之"言治则,"大黄附子汤"言主方。这些内容都体现了在识病的基础上,又详细辨证,病与证有机地结合,然后立法处方的诊疗思路,原书所建立的杂病诊疗体系还反映了如下特点。

1. **重视整体,以脏腑经络为主要辨证方法** 原书以整体观念为指导思想、脏腑经络学说为基本论点,认为疾病证候的产生,都是整体功能失调、脏腑经络病理变化的反应。从这一基本论点出发,提出了根据脏腑经络病机和四诊八纲进行病与证相结合的辨证方法。这一主要精神充分地体现在《脏腑经络先后病脉证》篇。例如,在病因、发病和病理传变方面,以脏腑经络分内外,提出了"千般疢难,不越三条"的病因分类方法。从整体观念出发,根据正与邪、人体内部各脏腑间的相互关系,提出了"若五脏元真通畅,人即安和""见肝之病,知肝传脾"等有关发病和病机传变的理论。在诊断方面,通过四诊举例,结合八纲,将疾病的各种临床表现具体地落实到脏腑经络的病变上,示范性地运用了病与证相结合的辨证方法。这一主要精神贯穿于全书各篇,在具体病证上也得到体现。例如,《中风历节病脉证并治》篇,以在络、在经、入腑、入脏对中风病进行辨证;《水气病脉证并治》篇,不仅有风水、皮水、正水、石水等四水之辨,而且根据水气病形成的内脏根源及其证候,还有心水、肝水、脾水、肺水、肾水之分。在疾病命名上,肺痈、肠痈和疮痈虽然均名为痈,但由于在脏、在腑、在肌肤脉络等部位的不同,而各有不同的病理变化和临床特征。这些都启示学者对于杂病应该注重脏腑经络的病机变化,并据此指导临床辨证。

2. **据脉论理** 脉象可以反映脏腑经络的病理变化和疾病的吉凶顺逆,原书各篇大多有"病脉证治"之名,这就提示诊治疾病必须脉症合参。全书有 145 条论及脉象,其诊脉部位除寸口外,还兼及趺阳、少阴、少阳。其据脉论理的特点表现在根据脉象诊断疾病(包括推测病因、确定病位)、阐述病机、指导治疗、判断预后等方面。如《血痹虚劳病脉证并治》篇"夫男子平人,脉大为劳,极虚亦为劳",以脉诊断虚劳病;《腹满寒疝宿食病脉证治》篇"脉紧如转索无常者,有宿食也",以脉推测病因;《脏腑经络先后病脉证》篇"病人脉浮者在前,其病在表;浮者在后,其病在里",以脉象确定病位的深浅;《中风历节病脉证并治》篇"寸口脉沉而弱,沉即主骨,弱即主筋,沉即为肾,弱即为肝……",以沉而弱的脉象,说明肝肾气血不足是形成历节病的内在因素;《疟病脉证并治》篇"弦小紧者下之差,弦迟者可温之,弦紧者可发汗、针灸也,浮大者可吐之",以脉象指导治疗;《水气病脉证并治》篇"脉得诸沉,当责有水,身体肿重。水病脉出者,死",以脉症合参,判断预后。

3. **紧扣证候病机施治** 运用四诊八纲,在辨病的基础上,分析证候,辨清脏腑经络、表里深浅、寒热虚实、轻重缓急,求得病机而后施治,是原书诊治疾病的基本思路。同病异治和异病同治就是其具体的反映。同一疾病,由于病机不同,治法就不同。如同为水气病,腰以上肿,当发其汗,故有越婢汤发汗散水以治疗风水之例;腰以下肿,当利小便,遂有防己茯苓汤以治疗皮水之用。即使同一病,见症有相似者,因病机不同,方治也有别,如胸痹病"心中痞,留气结在胸,胸满,胁下逆抢心,枳实薤白桂枝汤主之;人参汤亦主之",就是因为有阴寒邪气偏盛与中上焦阳虚为主之异。反之,不同的疾病,虽症状不同,但因病机相同,其治法和用方亦可共同,如原书中用肾气丸者有五:一是《中风历节病脉证并治》篇治脚气上入,少腹不仁;二是《血痹虚劳病脉证并治》篇治虚劳腰痛,少腹拘急,小便不利;三是《痰饮咳嗽病脉证并治》篇治短气有微饮,当从小便去之;四是《消渴小便不利淋病脉证并治》篇治男子消渴,小便反多,以饮一斗,小便一斗;五是《妇人杂病脉证并治》篇治妇人烦热不得卧,但饮食如故之转胞不得溺者。以上五病,虽然症状不同,但病机皆属于肾气亏虚,气化失职,故均可用肾气丸以温肾化气而治之。又如小建中汤,既主治虚劳里急腹中痛,又可用于虚黄,还能疗妇人杂病腹中痛。三者虽属不同的疾病,但都与脾虚气血不足有关,故均可用一方施治。上述用法,形式上虽表现为一病可用数方,一方可治多病,但实质上反映了原书详审证候、紧扣病机施治的精神。

4. **倡导治未病** 原书在整体观念的指导下,从天人相应和人体脏腑经络之间的整体性出发,提出了未病先防、有病早治、已病防传的治未病原则。如《脏腑经络先后病脉证》篇指出"房室勿令竭乏，服食节其冷、热、苦、酸、辛、甘，不遗形体有衰，病则无由入其腠理"，以养身防病为原则；并主张"适中经络，未流传脏腑，即医治之。四肢才觉重滞，即导引、吐纳、针灸、膏摩"，提示医者在疾病初期、病变仅仅涉及经络时，可用非药物疗法或外治法等及时治疗；若病至脏腑，又必须注意防其传变，如"见肝之病，知肝传脾，当先实脾"，以阻止病势发展和疾病的蔓延。这些都体现了治未病的精神，对临床有重要的指导意义。

5. **治病求本，重视人体正气**　由于人体的抗病能力悉赖正气，正气虚损，药物治疗就难以奏效，故原书对于慢性衰弱疾病，尤为重视脾肾两脏。因为脾胃是后天之本，气血生化之源；肾为先天之本，性命之根，内伤病至后期，往往会出现脾肾虚损证候，进而累及其他脏腑，促使病情恶化。故补脾补肾，是治疗内伤疾患的根本方法。这种观点从《血痹虚劳病脉证并治》篇的小建中汤、肾气丸等方证，可以看到大概。对于虚实错杂、正虚邪实的病证，则在注重扶正的同时，也不忽视祛邪。这种扶正兼以祛邪、邪去可使正安的观点，亦可从该篇的薯蓣丸、大黄䗪虫丸等方证得到体现。值得注意的是原书运用峻剂逐邪极为慎重，如用乌头赤石脂丸治疗心痛重证、大乌头煎驱寒止痛时，方后分别注明"不知，稍加服""强人服七合，弱人服五合。不差，明日更服，不可一日再服"等，都是为了避免因逐邪不当而损伤正气。如果病未去而正气已伤，治疗就比较困难了。这是治疗杂病的关键问题。

6. **祛邪注意因势利导**　对于邪实之证，原书特别注重"因势利导"的治则，即按病邪所在的部位，因其势而就近引导，使之排出体外，以达到避免损伤正气的目的。如《腹满寒疝宿食病脉证治》篇"下利不欲食者，有宿食也，当下之，宜大承气汤""宿食在上脘，当吐之，宜瓜蒂汤"，《痰饮咳嗽病脉证并治》篇用甘遂半夏汤治疗留饮自利等，都是因势利导以驱除病邪、治疗疾病的范例。

（二）创制了配伍严谨、用药精当、疗效可靠的经方

原书根据《内经》立法处方的原则，紧扣杂病特点，创制了众多经方。这些经方配伍严谨，用药精当，化裁灵活，疗效可靠，对后世影响深远。

1. **立方严谨，用药精练**　原书前22篇中，载方205首。这些方剂都是按照一定的法度配伍而成的，大体上反映了汗、吐、下、和、温、清、消、补等治法。若按目前方剂学分类，大致可以归纳为18类。解表剂如桂枝汤、麻黄加术汤，涌吐剂如瓜蒂散，泻下剂如大承气汤、小承气汤、大黄附子汤、麻子仁丸，和解剂如小柴胡汤，表里双解剂如大柴胡汤、厚朴七物汤、竹叶汤，温里回阳剂如乌头赤石脂丸、通脉四逆汤，清热泻火剂如泻心汤、白头翁汤，消痰化积剂如枳术汤、鳖甲煎丸，补益剂如当归生姜羊肉汤、八味肾气丸，安神剂如酸枣仁汤、甘麦大枣汤，固涩剂如桃花汤、桂枝加龙骨牡蛎汤，理气剂如半夏厚朴汤、枳实薤白桂枝汤，理血剂如大黄䗪虫丸、桂枝茯苓丸、温经汤、黄土汤、柏叶汤，祛湿剂如茵陈蒿汤、防己黄芪汤、桂枝芍药知母汤、麻杏苡甘汤，润燥剂如麦门冬汤，祛痰剂如皂荚丸，驱虫剂如乌梅丸，疮痈剂如大黄牡丹汤等。其内容十分丰富，为方剂学的发展奠定了基础。

综观原书所载之方，用药精当而简练。如《痰饮咳嗽病脉证并治》篇用苓甘五味姜辛半夏汤治疗支饮呕吐冒眩证，若见水饮犯肺致身形浮肿，仲景指出，按理此证当加麻黄治之，但考虑到其人血虚，故易之以杏仁。又如该篇的木防己汤，取善走下行而利水的木防己，配伍通阳化气兼温通血脉的桂枝，以通阳利水消饮，利于气血畅行；另用石膏清热，人参补虚。药仅四味，却集攻补兼施、寒温并行于一方，主治寒饮挟热、虚实互见的支饮复杂证候。原书遣药组方深思熟虑，力求精当，由此可见一斑。

2. **化裁灵活,注意药后反应和调护** 原书所载经方,紧扣证候病机,证变机转则药亦变,化裁灵活自然。如以涤痰宽胸的栝楼配通阳宣痹的薤白,并佐轻扬善行的白酒,共成栝楼薤白白酒汤;若寒饮壅盛,则加半夏,以增强逐饮降逆的作用,成为栝楼薤白半夏汤;当病变波及胃脘部,兼胁下气逆上冲时,又加入枳实、厚朴,并去除有上行之势的白酒,易以平降逆气的桂枝,此即枳实薤白桂枝汤。又如《痰饮咳嗽病脉证并治》篇中,记述了用小青龙汤治支饮咳喘所出现的变证,改用桂苓五味甘草汤以后用药的加减变化,都属于随证加减药物的范例。所以,唐容川曾说:"仲景用药之法,全凭乎证,添一证则添一药,易一证亦易一药。"这是完全符合实际情况的。此外,原书对于药物剂量的加减,也很考究。如桂枝加桂汤中加重桂枝、小建中汤中倍用芍药、通脉四逆汤中重用干姜、厚朴三物汤中重用厚朴等,均体现了药量不同则功效有别,方名亦异。这些都反映了原书辨证论治、灵活化裁的精神。

原书还注意观察药后的反应,并根据病情,提出适宜的调护方法,以确保疗效。如《痉湿暍病脉证治》篇的防己黄芪汤,方后注明了服用该方后,如果出现"如虫行皮中,从腰下如冰"的现象,就让患者坐在被子上,又以一被绕腰以下,使之温暖而微汗,其病则瘥。又如,《腹满寒疝宿食病脉证治》篇的大建中汤方后注指出,服药后"当一日食糜,温覆之",强调要注意饮食调护和保暖等,这些内容在原书随处可见。

3. **重视发挥单味药物的独特作用** 原书选药组方时,重视发挥单味药物的独特功效,如用苦参杀虫除湿热以治狐惑病前阴蚀烂,用蜀漆祛痰截疟以疗疟,用百合清心润肺以治百合病,用茵陈、大黄以利湿化瘀退黄,用黄连泻火解毒以疗浸淫疮,用鸡矢白利水泄热以治转筋入腹等,均寓有专病用专药的意义。又如实喘加麻黄、腹痛加芍药、饮邪呕吐用半夏、下有陈寒加细辛、气上冲加桂枝等,既反映了原书用药的规律,又体现了药有专用的特点。

4. **注重药物配伍后的协同作用与药物的炮制、煎煮法、服药法** 原书用药的特点除重视发挥单味药的特有功效外,更注意利用药物配伍后的协同作用。例如,桂枝一药,配伍应用于不同方剂中,可以从多方面发挥其效能。如桂枝汤、黄芪桂枝五物汤用以调和营卫,枳实薤白桂枝汤、炙甘草汤用以宣通阳气,五苓散、苓桂术甘汤用以温化水饮,桂枝加桂汤、桂苓五味甘草汤用以下气降逆,小建中汤、黄芪建中汤用以健运中气,乌头桂枝汤用以散寒止痛,桂枝茯苓丸、温经汤用以散结行瘀。又如,附子的配伍应用,配合干姜可增强回阳救逆之力,配合白术可收到温散寒湿之效,配合薏苡仁可缓急止痛,配合乌头可峻逐阴邪,配合粳米可温中除寒、降逆止痛,配合大黄可温阳通便、攻下寒积,配合黄土、白术等可温脾摄血。再如,麻黄的配伍应用,麻黄与白术同用可并行表里之湿,麻黄与杏仁、薏苡仁同用可解表除湿、风湿并治,麻黄与石膏同用可发越水气以治风水或哮喘,麻黄与厚朴同用可散饮降逆以治咳而脉浮之证,麻黄与射干同用可宣肺化痰以治咳而上气、喉中痰鸣如水鸡声,麻黄与乌头同用可发散寒湿、温经止痛以治寒湿历节、不可屈伸之证。如上所举可以看出,药物在原有功能的基础上,经过适当配伍,更可增强疗效,扩大适应范围,这在原书中实例是很多的。

原书还非常注重药物的炮制、煎煮和服药法。例如,附子用以回阳救逆时则生用,且必须配以干姜;用以止痛时多炮用,且不需伍以干姜,故原书中附子多为炮用。又如,发作性的疝痛,或历节疼痛不可屈伸,则用乌头,因为乌头止痛作用较附子更强,但需与白蜜同煎,以便缓和乌头的毒性,并延长其药效。再如,用甘草干姜汤治虚寒肺痿,方中干姜炮用,变辛温为苦温,守而不走,开后世温上制下法的先例。此外,茵陈蒿汤的煎药法,先煮茵陈,后入大黄、栀子,意在使大黄、栀子峻攻其热,茵陈缓除热中之湿。至于服药次数、每服药量,也因病情和药效之别有所不同。如有温服一升、日三服的栝楼桂枝汤、葛根汤等，有温服七合、日三服的桂枝芍药知母汤，有日三夜一服的皂荚丸、麦门冬汤等，甘遂半夏汤、泻心汤却取顿服。除大多数方药都采取温服外，生姜半夏汤则需小冷服。诸如此类，都是原书作者对前人经验和自己临床实践的总结。

四、《金匮要略》的学习目的和方法

（一）学习目的

本课程是一门整体性和综合性较高的理论提高课。书中所述内容从基础理论到方药，从内科、外科、妇产科疾病的诊疗技术到临床思维方法，无所不有。对拓展临床思路，尤其是强化中医辨证思维、提高综合分析能力和诊治疑难病症能力均有其独特作用。

1. 掌握杂病证治规律，强化中医辨证思维　原书是一部论述诊治杂病的专书，通过学习本课程，应掌握杂病的证治规律，强化中医辨证思维。虽然原书与中医内科学关系较为密切，但其所述内容，特别是诊治疾病的思路有着自身的特色。如对虚劳病的诊治，一重脉诊，16 条原文中，10 条论及脉象的临床意义。二在辨证上，以五脏亏损为主，且五脏之虚尤重脾肾。此外，还有虚中夹实之证，并非全为虚证。三在治疗上，以甘温扶阳为主，尚有滋阴养血、攻补兼施者，并非全用补法，并创制了桂枝加龙骨牡蛎汤、小建中汤、黄芪建中汤、肾气丸、酸枣仁汤、薯蓣丸、大黄䗪虫丸等临床行之有效的经方。四在选方用药上，无一与中医内科学的虚劳病重复。又如对于胸痹病，原书在强调其本虚标实、阳虚阴盛、虚实错杂的基础上，注重辨其虚实、缓急、轻重，同中求异，治法上倡导宣痹通阳，急者治标、缓者治本；用药则有常有变。而对痰饮病，原书不仅详辨饮停的部位，还着眼于饮邪的微盛、饮留的深浅与久暂、饮邪与五脏的关系等。对于水气病，原书既突出水与脏腑气化功能的密切关系，还留意到气与血、水与血的关系，提出了气分、水分、血分的辨治概念。可见，原书认识疾病、辨治疾病的思路和方法，对于中医辨证思维、杂病的辨证论治都有启迪作用。

2. 提高把握治疗疾病全过程和诊治疑难病症的能力　原书不仅论述杂病的辨证论治，而且重视易被医家忽略、却能影响疾病诊疗效果的各个环节，包括药物的炮制、煎煮、服法和药后反应、调护等，并对此做了较为详细的说明。如服用百合地黄汤后"大便当如漆"，蜀漆散当"未发前以浆水服半钱"，甘草麻黄汤应"温服一升，重覆汗出，不汗，再服。慎风寒"，白术附子汤"一服觉身痹，半日许再服，三服都尽，其人如冒状，勿怪，即是术、附并走皮中，逐水气，未得除故耳"。注意这些环节，对于提高临床疗效有重要的实践意义。

原书所论病证中有不少属于临床的疑难病症，如狐惑病、阴阳毒、奔豚气、黄汗、黑疸、阴吹等，书中有关其病因病机、表现特点、主治方药等内容，至今对临床上仍有指导和启发意义。通过学习，将有助于提高诊治疑难病症的能力。

3. 提高阅读古典医籍的能力　原书文字古奥，言简意赅，在写作方法上亦有其时代特点。通过学习本课程，有利于提高阅读古典医籍的能力。

（二）学习方法

1. 打好古文基本功，注意文法特点　由于原书文字古奥，言简意赅，条文中有不少省文、倒装、插入，以及约略计算病程和瘥愈日数判断等现象。所以，学习者应打好古文基本功，以便正确理解原书内容。所谓省文，即条文中有某些词语被省略，必须从上下文义中推求之。如《黄疸病脉证并治》篇："阳明病，脉迟者，食难用饱，饱则发烦头眩，小便必难。此欲作谷疸。虽下之，腹满如故，所以然者，脉迟故也。"从"虽下之，腹满如故"可知，原文在"食难用饱，饱则发烦头眩"句中，省略了"腹满"见症。倒装,是指条文中某些句子倒装排列,对此现象应该注意。如《疮痈肠痈浸淫病脉证并治》篇指出:"肠痈者……其脉迟紧者,脓未成,可下之,当有血。脉洪数者,脓已成,不可下也。大黄牡丹汤主之。"条文中的"大黄牡丹汤主之"应在"脓未成,可下之"之后。插入,即文中出现插笔的现象,宜加以辨识。如《血痹虚劳病脉证并治》篇:"夫失精家,少腹弦急,阴头寒,目眩,发落,脉极虚芤迟,为清谷、亡血、失精。脉得诸芤动微紧,男子失精,女子梦交,桂枝加龙骨牡蛎汤主之。"文中"脉极虚芤迟,为清谷、亡血、失精"是插入语,意指极虚芤迟的脉既可见于失精者,又可出现于亡血和下利清谷的患者。原书中有一些约略计算病程和瘥愈日数判断的内容,如《百合狐惑阴阳毒病脉证治》篇:"阳毒之为病,面赤斑斑如锦文,咽喉痛,唾脓血。五日可治,七日不可治,升麻鳖甲汤主之。"句中的"五日可治,七日不可治"是指出早期治疗的重要意义,临床上切不可拘泥此数。

2. **方证互测,前后联系** 原书言简意赅,有时详举方药,略于证候;有时详述其证,未言及方,这就需要从方测证或从证测方。如《肺痿肺痈咳嗽上气病脉证治》篇:"咳而脉浮者,厚朴麻黄汤主之。"此条文甚简,除据脉"浮"推知本证为病近于表、邪盛于上外,需从方测证来认识其证候。方中重用厚朴行气除满,可知本证应有胸满,石膏用如鸡子大,应有烦躁口渴等症;又方中一派化饮降逆之药,故必有咳嗽喘逆、痰声辘辘、倚息不能平卧等症状;饮邪盛于上,还可见但头汗出。如此,便可掌握该方的临床应用。又如,《水气病脉证并治》篇指出:"夫水病人,目下有卧蚕,面目鲜泽,脉伏,其人消渴。病水腹大,小便不利,其脉沉绝者,有水,可下之。"该条详述了水气病水湿壅盛可以攻下的脉症,但未举方药,根据其邪实正不虚的病机,可酌情选用《痰饮咳嗽病脉证并治》篇的十枣汤、己椒苈黄丸之类攻逐其水。

学习原书还应前后联系、互参,以便能够全面、正确地理解其精神。如《痰饮咳嗽病脉证并治》篇在论述四饮主症时,言及痰饮(狭义)仅有"其人素盛今瘦,水走肠间,沥沥有声"几句;而从后面的条文中,还可看到"心下有留饮,其人背寒冷如手大""心下有痰饮,胸胁支满,目眩""腹满,口舌干燥,此肠间有水气"等症状。可见,欲全面认识痰饮(狭义)的常见证候,需将前后有关条文联系学习。又如篇与篇的内容,亦多有连贯性和共通性,需要对照学习。如《痰饮咳嗽病脉证并治》与《水气病脉证并治》均属水液代谢失常所致,前者是水饮停留于局部,后者是水液泛溢于全身,两者既有区别又有联系。

3. **联系《伤寒论》,结合临床实践** 原书与《伤寒论》本为一书,从理论体系上看,两者有不少共同之处:均以脏腑经络病机为理论基础,篇名都有"病脉证并治";在一些病证上,还有相通之处,如原书的《腹满寒疝宿食病脉证治》篇、《呕吐哕下利病脉证治》篇与《伤寒论》的阳明病篇、太阴病篇,其病机、症状均有一致的地方,治法、方剂也可相互使用。可见,两书在方药证治上有互补的作用。加之原书在内容上与《伤寒论》存在此详彼略、彼详此略的特点,故结合《伤寒论》学习原书,有助于加深对条文的理解。如《消渴小便不利淋病脉证并治》篇"脉浮,小便不利,微热消渴者,宜利小便发汗,五苓散主之""脉浮发热,渴欲饮水,小便不利者,猪苓汤主之",两条皆有"脉浮""发热""口渴""小便不利"等脉症,但前者用五苓散以发汗利小便,后者用猪苓汤以育阴清热利小便。如能结合《伤寒论》太阳病篇的五苓散证和阳明病篇的猪苓汤证加以理解,则能明确把握两者在临床上的不同证候,收到事半功倍的效果。

原书是一部临床实践性很强的经典著作,要结合临床实际,领会其主要精神。由于原书年代久远,更因辗转传抄,错误脱简在所难免,故在学习和研究时,应重点掌握有理论指导意义和临床使用价值的条文,在实践中去观察、思考、运用其理法方药,从而提高辨证思维能力。此外,还要了解现代运用原书理论和方药所取得的研究成果,拓宽视野,以便在今后的临床实践中发挥更大的作用。

脏腑经络先后病脉证第一

导学　本篇对疾病的发生和预防、病因病机、诊断、治疗等方面都做了原则性的提示,相当于全书的总论,学习时应与以后各篇相互联系。通过学习,应重点掌握发病基本原理和相应的预防方法,治未病、整体调节、虚实异治等治病法则;熟悉病因致病的情况;了解本篇为全书总纲以及篇名含义、病因、病机特点、四诊要领。

篇名提示脏腑经络病变是杂病发生的基础,脏腑经络病变必然反映于脉症,故临床上可根据患者脉症,推断脏腑病变及预后转归。同时,脏腑经络病变可互相影响,需注意病变先后传变规律。

本篇提出人体本身、人与自然皆是整体。自然界反常气候、房室、金刃、虫兽所伤等皆可使人体发生疾病,然疾病是否发生取决于正邪双方。正气充盛,人体安和,不易受邪发病。疾病是体内环境或机体内、外环境的协调遭到破坏而引起。篇中提出了未病前重预防、已病后防传变的治未病思想;论述了五种病邪的特点及中人致病后的一般规律;说明体内阴阳失去相对平衡协调是疾病发生的重要病机;对望、闻、问、切四诊合参和疾病的预后判断等都做了示范性的介绍。对疾病的治疗强调有病早治、已病防传、整体调节、虚实异治、表里当分缓急、新久宜有先后、攻邪当随其所得等,对患者的饮食居处等护理也提出了顺应五脏生理特性的原则。

一、病因、发病与治未病

(一)已病防传,虚实异治

【原文】

问曰:上工①治未病,何也? 师曰:夫治未病②者,见肝之病,知肝传脾,当先实脾③,四季脾王④不受邪,即勿补之;中工⑤不晓相传,见肝之病,不解实脾,惟治肝也。

夫肝之病,补用酸,助用焦苦,益用甘味之药调之。酸入肝,焦苦入心,甘入脾。脾能伤肾⑥,肾气微弱⑦,则水不行;水不行,则心火气盛;心火气盛,则伤肺,肺被伤,则金气不行;金气不行,则肝气盛。故实脾,则肝自愈。此治肝补脾之要妙也。肝虚则用此法,实则不在用之。

经曰:“虚虚实实,补不足,损有馀。”是其义也。馀脏准此。(一)

【校勘】

“酸入肝……此治肝补脾之要妙也”一段,宋代陈言《三因极一病证方论》所引《金匮》原文“伤”字作“制”字。

“虚虚实实……损有余”句,《难经·八十一难》为“经言无实实虚虚,损不足而益有余”。

【词解】

① 上工：工指医生。古时候把医生分为上、中、下三等。精通医理、临床经验丰富的医生称为上工。《灵枢·邪气藏府病形》曰："上工十全九。"即指上工治病对90%的患者有良效。

② 治未病：这里指治未病的脏腑。

③ 实脾：即调补脾脏，使脾气充实。

④ 四季脾王：王，通"旺"。四季之末（即农历三、六、九、十二月之末的十八天）为脾土当令之时，此处可理解为一年四季脾气都健旺之意。

⑤ 中工：水平次于上工的医生。《灵枢·邪气藏府病形》曰："中工十全七。"

⑥ 脾能伤肾：伤作"制约"解，意为脾土能制约肾水之气。

⑦ 肾气微弱：此"肾气"非肾中精气，而是指五行中肾水之气。肾气微弱应理解为肾水之气受脾土制约，不致亢而为害。

【释义】

本条从人体内部脏腑相关的整体观念出发，强调"治未病"，论述了已病防传、整体调节和虚实异治等治则。

人体是有机整体，若一脏有病，可影响他脏。故上工除治已病之脏外，并注意调治未病的脏腑，以防止疾病传变，此即本条所论"治未病"之意。例如，根据《素问·玉机真藏论篇》"五藏有病，则各传其所胜"和《素问·五运行大论篇》"气有余，则制己所胜而侮所不胜"的理论，结合临床实际，上工知肝病实证易传脾的病变规律，故在治肝的同时，即注意调补未病之脾，以防肝病及脾。因肝病是否传脾取决于肝脾双方，故"实脾"当根据具体情况。脾虚易受邪，故脾虚当补益；若脾正气充盛，不易受邪，即勿补之。中工未掌握肝病传脾规律，不了解实脾防传的重要性，只知肝病治肝，可致肝病未愈而脾病又起，这是缺乏整体观所致。

继之，条文以肝病虚证为例，论述了整体调节治则，并指出虚实应当异治。酸入肝，肝虚当补之以本味，故补用酸；助用入心之焦苦，一是因心火为肝木之子，子能令母实，二则根据《素问·五运行大论篇》"气……不及，则己所不胜侮而乘之，己所胜轻而侮之"的理论，肝木既虚，易受肺金之侮，助心火可制肺金，防其侮肝木；益用入脾之甘味，目的在于补土制水以助火，从而制金防其侮肝木，以利肝虚证的治疗、恢复，这是根据五行生克制化进行的整体调节。以上是肝病虚证的治法，不能用于肝实证。若虚证误用泻法，使正气更虚，谓之虚虚；实证误用补法，使病邪更盛，谓之实实。这种虚当实泻、实当虚补的错误治法，会使病情恶化。因此，治病当辨清虚实，虚则补之，实则泻之。原文"四季脾王不受邪，即勿补之""肝虚则用此法，实则不在用之"，都反映了这种虚实异治的观点。

综上所述，本条从整体观出发，以肝病为例，指出一脏有病可传变他脏，但虚证、实证的传变规律不同。治疗应根据其传变规律，调治未病之脏，虚实异治，防止疾病蔓延，促使整体功能恢复协调。

【点疑指难】

对于第二段"酸入肝……肝自愈"的论述，后世有不同见解。如尤怡等认为是后人谬添注脚；徐彬、吴谦等则持肯定态度，以五行相制疗法解之。

【临床应用指要】

本条从整体观出发，说明脏腑经络病变可互相影响，故治未病具有重要意义。肝病实脾即是截断疾病的传变途径，阻止疾病蔓延、发展。临床上肝病传脾的情况很常见，如肝气郁结除见精神抑郁、胸闷胁胀、善太息等症外，常继之出现纳差食减、脘腹胀满等脾病症状，故常在治肝病之时即用健脾之法，方如逍遥散。肝气横逆亦易影响脾土，临床上除见急躁易怒、失眠多梦、胁痛等肝病症状外,亦常见脘腹疼痛、肠鸣、泄泻等脾病症状,治当抑木扶土,方如痛泻要方。又如,肝胆湿热、肝火亢盛等,治在清利湿热、清泻肝火时酌配健脾之品及注意勿过用苦寒,以防伤中,亦是肝病实脾之意。需要指出的是,除上述肝病实证外,肝病虚证亦当顾脾。如肝血不足之证,治在滋补肝血时,当注意勿过用滋腻,以免影响脾胃运化;同时,因脾为气血生化之源,培土可以荣木,故多酌用益气健脾之品。肝病实证、虚证虽皆当顾脾,但前者治疗以泻肝为主,实脾以防肝病及脾;后者补肝为主,辅以健脾,培土荣木以利治疗肝虚,两者治疗侧重点不同。

仲景本条所论治未病的学术思想,对临床颇有指导意义。一方面,临床治病应以整体观为指导,从联系、运动的观点出发,除治已病之脏外,并注意治未病的脏腑,防止疾病发展、传变。另一方面,通过调治与病变脏腑相关的其他脏腑,可促使脏腑功能在整体生命运动中恢复协调,如肝虚证用滋水涵木、培土荣木等法。

(二)发病与未病先防、有病早治

【原文】

夫人稟五常①,因風氣②而生長,風氣雖能生萬物,亦能害萬物,如水能浮舟,亦能覆舟。若五臟元真③通暢,人即安和。客氣邪風④,中人多死⑤。千般疢難⑥,不越三條:一者,經絡受邪,入臟腑,爲内所因也;二者,四肢九竅,血脈相傳,壅塞不通,爲外皮膚所中也;三者,房室、金刃、蟲獸所傷。以此詳之,病由都盡。

若人能養慎,不令邪風干忤⑦經絡;適中經絡,未流傳臟腑,即醫治之。四肢纔覺重滯,即導引⑧、吐納⑨、鍼灸、膏摩⑩,勿令九竅閉塞;更能無犯王法⑪、禽獸災傷,房室勿令竭乏,服食⑫節其冷、熱、苦、酸、辛、甘,不遺形體有衰,病則無由入其腠理。腠者,是三焦通會元真之處,爲血氣所注;理者,是皮膚臟腑之文理⑬也。(二)

【词解】

① 五常:即五行。

② 风气:此指自然界的气候。

③ 元真:指元气或真气。

④ 客气邪风:客,从外来的。邪,不正的。泛指外来的致病因素。

⑤ 中人多死:中(zhòng重),侵犯、伤害的意思。多死一指易导致疾病发生,二指易使人死亡。这里主要指前者。

⑥ 疢难:疢(chèn趁),《尔雅》:"疢,病也。"疢难在此指疾病。

⑦ 干忤:干,《说文》:"犯也。"忤,违逆、抵触。干忤,此指侵犯。

⑧ 导引:《一切经音义》云:"凡人自摩自捏,伸缩手足,除劳去烦,名为导引;若使别人握捏身体,或摩或捏,即名按摩也。"

⑨ 吐纳:调整呼吸的养生方法。

⑩ 膏摩:用膏药涂擦体表治疗部位上,再施以推拿手法,发挥药物和推拿综合作用的外治法。

⑪ 无犯王法:王法,古代的国家法令。句意指不要触犯国家法令,免受刑伤之患。

⑫ 服食:即衣服、饮食。《灵枢·师传》曰:"食饮衣服,亦欲适寒温。"

⑬ 文理:文,通"纹"。《医宗金鉴》曰:"理者,皮肤脏腑,内外井然,不乱之条理也。"

【释义】

本条论述了人体与自然的关系、发病原因、疾病分类以及疾病的预防和早期治疗等问题。

　　人体与自然关系密切。一方面，自然界提供人类赖以生存的基本条件；另一方面，自然界亦存在致病因素可使人体发病。仲景以"水能浮舟，亦能覆舟"这一例子生动地说明了人体与自然的关系。若五脏元真通畅，即元真充盛而通行于全身，各脏腑、经络之间功能协调，整体生命运动保持相对稳定状态，则人体安和，不易受邪发病；若元气不足，脏腑功能失调，则客气邪风等各种致病因素易作用于人体，导致疾病发生，甚至使人死亡。

　　疾病虽然多种多样，但分析其发病原因、传变途径、病位等，不外以下三种情况。一是经络受邪，传入脏腑，这是因为体内脏腑正气不足，以致邪气乘虚入内所致。二是病在四肢、九窍，血脉相传，壅塞不通，这是外部体表受邪所致。三是房劳太过、金刃、虫兽等损伤人体引起疾病。

　　仲景针对发病机制与病因，提出了相应的防治措施。一是节制房事，保全肾精，免伤元气。二是注意饮食，避免偏嗜、过冷、过热等，起居穿衣要适应气候变化。三是避免邪风、虫兽、外伤等各种致病因素的伤害。总之，未病前当内养正气，外慎邪气，以预防疾病发生。若不慎发病，则应及早治疗。如经络受邪，应及时施治，以防病入脏腑；四肢才觉重滞，即采用导引、吐纳等法驱邪外出，勿使邪气深入，导致九窍闭塞。

　　腠理是机体的一种组织结构，为三焦所主，与皮肤、脏腑关系密切，是元真通会、气血流注之处，在人体生命活动中具有重要作用。若机体正气不足，抗病能力减退，邪气可作用于腠理导致疾病发生。

　　本条关于健康和发病的论述，体现了中医学的整体衡动观。在病因方面提出了六淫致病及房室、金刃、虫兽所伤，并根据传变途径和病位，对客气邪风中人致病进行分类，指出邪由经络入脏腑为病在内，邪在皮肤、四肢为病在外。此内、外是指表里，与后世陈言所论外感六淫为外因、五脏情志所伤为内因的以病因定内外立论依据不同。张仲景三条与陈言三因的区别见表1-1。

表1-1　张仲景三条与陈言三因的区别

比较内容	内	外	其　他
张仲景三条	经络受邪入脏腑，为内所因	四肢九窍，血脉相传，壅塞不通，为外皮肤所中	房室、金刃、虫兽所伤
陈言三因	人之七情动之则先自脏腑郁发，为内因	天之六淫冒则先自经络流入，为外因	饮食饥饱，叫呼伤气，金疮踒折，疰忤附着，畏压溺等为不内外因

【临床应用指要】

　　人体与自然关系密切。养生、诊治疾病都要注意自然界各种因素对人体的影响。未病前应重视养慎防病，已病后要及时治疗，防止其发展加重。

　　"五脏元真通畅，人即安和"，说明人体安和无病，不仅赖于元气等精微物质的充盈，更有赖于其正常运行、脏腑功能互相协调，强调整体衡动才能保持健康。因此，通畅五脏元真是杂病治疗的关键。

　　"勿令九窍闭塞"在临床上具有重要意义。邪气作用于人体，脏腑功能失常，可影响诸窍的开合出入而见无汗、鼻塞、咳逆、呕吐、便秘、小便不利等症，致邪无出路，正无来源，并影响气机升降、阴阳协调。注意保持诸窍的正常开合出入，则有利于邪去正复和阴阳、气机的平衡协调。

（三）病因与杂病分类

1. 反常气候

【原文】

問曰：有未至而至①，有至而不至，有至而不去，有至而太過，何謂也？師曰：冬至之後，甲子②

夜半少陽起,少陽③之時,陽始生,天得温和。以未得甲子,天因温和,此爲未至而至也;以得甲子,而天未温和,爲至而不至也;以得甲子,而天大寒不解,此爲至而不去也;以得甲子,而天温如盛夏五六月時,此爲至而太過也。(八)

【词解】

① 未至而至:第一个"至"指时令,第二个"至"指气候。下同。

② 甲子:是古代用天干、地支配合起来计算年、月、日的方法。天干 10 个(甲、乙、丙、丁、戊、己、庚、辛、壬、癸),地支 12 个(子、丑、寅、卯、辰、巳、午、未、申、酉、戌、亥),天干与地支循环相配,可成甲子、乙丑、丙寅……癸亥等 60 组,循环使用,以纪日或者纪年,称为甲子。此处甲子指冬至之后60 日。

③ 少阳:古人将一年分为三阴三阳六个阶段,各 60 日,自少阳始,至厥阴止。少阳起,指冬至后 60 日开始为少阳当令之时。详见《难经·七难》。

【释义】

本条以与时令相符与否说明气候的正常与反常。一年四时,气候变化有一定常度。春温、夏热、秋凉、冬寒,与时令相符的正常气候,一般不会使人体致病。若气候与时令不符是为反常气候,易导致人体发生疾病。如冬至之后的 60 日,正当雨水节,此时阳气开始生长,气候逐渐转暖,这是正常规律。如未到雨水节,而气候已经温暖,这是时令未到,气候先到,为"未至而至也";如已到雨水节,气候尚未温暖,这是时令已到而气候未到,为"至而不至也";如已到雨水节,气候仍然很冷,这是时令已到,而严寒气候当去不去,为"至而不去也";如时令到雨水节,气候却像盛夏般的炎热,这是气候至而太过,为"至而太过也"。凡此,皆属与时令不相符的异常气候,容易导致疾病的发生,必须注意调摄。

【临床应用指要】

人体与自然关系密切,临床诊治疾病时,需考虑气候因素。

2. 五邪中人与杂病分类

【原文】

問曰:陽病十八,何謂也?師曰:頭痛、項、腰、脊、臂、脚掣痛。陰病十八,何謂也?師曰:咳、上氣、喘、噦、咽①、腸鳴、脹滿、心痛、拘急。五臟病各有十八,合爲九十病,人又有六微,微有十八病,合爲一百八病,五勞②、七傷③、六極④、婦人三十六病⑤,不在其中。

清邪⑥居上,濁邪⑦居下,大邪⑧中表,小邪中裏,槃飪⑨之邪,從口入者,宿食也。五邪中人,各有法度,風中於前⑩,寒中於暮,濕傷於下,霧傷於上,風令脈浮,寒令脈急,霧傷皮腠,濕流關節,食傷脾胃,極寒傷經,極熱傷絡。(十三)

【词解】

① 咽(yē 噎):指咽中梗塞。

② 五劳:五种过度劳累而致病因素的合称。《素问·宣明五气篇》及《灵枢·九针》均曰"久视伤血,久卧伤气,久坐伤肉,久立伤骨,久行伤筋",此为五劳所伤。

③ 七伤:本书虚劳篇有食伤、忧伤、饮伤、房室伤、饥伤、劳伤、经络营卫气伤。

④ 六极:指六种虚损的病证。《诸病源候论·卷三·虚劳候》谓气极、血极、筋极、骨极、肌极、精极为六极。

⑤ 妇人三十六病:《诸病源候论·卷三十八·带下三十六疾候》谓"张仲景所说三十六种疾皆由子脏冷热劳损而挟带下,起于阴内",分十二瘕、九痛、七害、五伤、三痼。

⑥ 清邪：这里指雾邪。

⑦ 浊邪：这里指湿邪。

⑧ 大邪：指风邪，下文小邪指寒邪。

⑨ 槃饪：槃，同"穀"（gǔ 谷）。指饮食。

⑩ 前：指午前。

【释义】

本条论述了疾病的分类与五邪中人的一般规律。阳病是指头、项、腰、脊、臂、脚掣痛等六种属经络的病证，阳病中有营病、卫病、营卫兼病的不同，此一病而有三，故曰阳病十八。阴病是指咳、上气、喘、哕、咽、肠鸣、胀满、心痛、拘急等九种在脏腑的病证，阴病中有虚和实的区别，此一病而有二，故曰阴病十八。五脏病各有十八，谓五脏受风寒暑湿燥火六淫之邪而为病，有在气分、血分、气血兼病三者之别，故说五脏病各有十八，合为九十病。六微谓六淫之邪中于六腑，腑病较脏病为轻，故称为六微。六微亦有气分、血分和气血兼病三者之别，三六合为十八，六个十八，合为一百零八病。至于五劳、七伤、六极和妇人三十六病，不是六淫外感，尚不包括在内，故说"不在其中"。

病邪各有特性，中人致病后表现不一。午前属阳，风属阳邪，其性散漫，多在午前侵犯肌表，患者脉多浮缓。日暮属阴，寒属阴邪，其性紧束，常在日暮中于经络之里，患者脉多紧急。湿性类水，重浊下流，常伤于身体下部，或以流注关节为主。雾为湿中轻清之邪，易伤于身体上部，以侵犯皮腠为主。胃主受纳，脾主运化，槃饪之邪如膏粱厚味、不易消化的食物，易致脾胃损伤，或形成宿食。经脉在里属阴，络脉在外属阳，寒气归阴，故曰极寒伤经；热气归阳，故曰极热伤络。

原文中"清、浊、大、小、前、暮、上、下"和"极寒伤经，极热伤络"都是相对的，不可拘泥。

【点疑指难】

关于五劳，巢元方还提出肺、肝、心、脾、肾等五脏之劳和志劳、思劳、心劳、忧劳、瘦劳等五种过劳的致病因素。

关于七伤，巢元方提出"七伤者，一曰阴寒；二曰阴萎；三曰里急；四曰精连连；五曰精少，阴下湿；六曰精清；七曰小便无数，临事不卒"。并有大饱伤脾，大怒气逆伤肝，强力举重、久坐湿地伤肾，形寒寒饮伤肺，忧愁思虑伤心，风雨寒暑伤形，恐惧不节伤志等论述。

条文中的大邪、小邪，尤怡认为前指散漫之风邪，后指户牖隙风；程林认为前指风寒之邪，后指槃饪之邪；吴谦认为前指外感六淫，后指七情等。

条文中的"极寒伤经，极热伤络"，吴谦认为指极寒之食伤经，极热之食伤络。

【临床应用指要】

病邪各有特性，作用于人体后引起的疾病表现不同，医者当掌握病邪致病特点，通过分析病情资料，审证求因，从而为治疗提供可靠的依据。

二、病机

【原文】

问曰：經云①："厥陽②獨行"，何謂也？師曰：此爲有陽無陰，故稱厥陽。（十）

【词解】

① 经云：经指古代医经，何书失考。

② 厥阳：厥，逆也。厥阳即阳气上逆。

【释义】

本条论述厥阳的病机,提示阴阳失调是疾病发生的主要机制。在正常情况下,人体阴阳互相维系、协调,处于"阴平阳秘"状态,阴阳升降亦保持平衡协调。条文所述厥阳独行乃是阴阳失调的病理状态,所谓"有阳无阴",是指阳盛阴竭,可致阴不系阳,阳气上逆独行,形成"厥阳独行"的病理。患者可表现为眩晕、突然跌仆,甚则昏不识人等。若进一步发展至阴阳离决,就会导致死亡。注意文中"有""无"两字是相对而言。

三、诊病举例

(一) 望诊

【原文】

问曰:病人有氣色見於面部,願聞其說。師曰:鼻頭色青,腹中痛,苦冷者死;一云腹中冷,苦痛者死。鼻頭色微黑者,有水氣;色黃者,胸上有寒;色白者,亡血也,設微赤非時①者死;其目正圓者痓,不治。又色青爲痛,色黑爲勞,色赤爲風,色黃者便難,色鮮明者有留飲。(三)

【词解】

① 非时:非当令之时。

【释义】

本条主要论述通过望面部气色诊病并判断预后的方法。鼻内应于脾,青为肝色,若鼻部出现青色,为肝乘脾,可见腹痛;若再见极度怕冷,则属阳气衰败,预后不良。黑为肾色,鼻色微黑,为肾水反侮脾土之象,可见于水气病。"色黄者"以后是论面部和眼睛的望诊:黄为脾之色,面色黄可见于中阳不足,失于运化,寒饮停聚,上干于胸之证;面色白为血色不能上荣之征,多见于失血、亡血之人,若亡血之人面色反现微赤,又不在气候炎热之时,此为血去阴伤、阴不涵阳、虚阳上浮之象,预后不良;目正圆为两眼直视不能转动,此为五脏精气亡绝,不能上荣,多见于痓病危症。青为血脉凝滞之色,故面色青主痛;黑为肾色,劳则肾精不足,其色外露,故见面黑;风为阳邪,多从火化,火色赤,故面赤主风。黄为脾色,脾病失运可见便难之症;面色鲜明为水饮内停,上泛于面,形成面目浮肿,而见明亮光润之色。原文中所称死或不治,多表明疾病已陷于危笃,并非绝对不治,不可以辞害意。

【点疑指难】

对于条文中所说色黄者胸上有寒及色黄者便难,吴谦认为黄色为上寒下热,小便难。杨百茀《金匮集释》认为面色黄有两种情况,一是脾虚饮停不化,可见面色淡黄;二是湿热互结,脾气郁滞,则黄色鲜明而大便难。

【临床应用指要】

五脏各有其色,在面部又各有其相应的望诊部位。望面部除应观察面部各部位的色泽,还要注意全身形态和动态,四诊合参全面了解病情,以便作出诊断。

【原文】

师曰:吸而微數①,其病在中焦,實也,當下之即愈;虛者不治。在上焦者,其吸促,在下焦者,其吸遠②,此皆難治。呼吸動搖振振③者,不治。(六)

【词解】

① 吸而微数:数,犹促也。句意指吸气急促不利。

② 吸远:指吸气深长而困难。

③ 振振:指患者呼吸困难,身体抖动的样子。

【释义】

本条论述通过望呼吸以辨别病位的上下、病情的虚实，并判断其预后吉凶。吸而微数，是吸气短促，次数增加，如由于中焦邪实阻滞、气不得降引起，治用下法通利中焦，实邪去，则气机调畅，呼吸可恢复正常而病愈；若吸而微数属于虚证，责之宗气衰竭或肾不纳气，仲景言其"不治"是说明此类病证病情较重，不易治疗；如中焦邪实而又正虚的，下则伤正，补又碍邪，此亦难治之证。病在上焦，吸气短促困难，为肺气虚衰，吸入之气不能下达，气入而随即外出所致；病在下焦，吸气深长而困难，为元气衰竭，肾不纳气，都是难治之证。呼吸时全身振振动摇，多见于慢性病后期，患者正气虚衰已甚，严重呼吸困难，《素问·六微旨大论篇》载"出入废则神机化灭"，故曰不治。

【临床应用指要】

呼吸异常之病可涉及三焦，并非仅为肺病；正虚或邪阻皆可影响呼吸，临床当辨明病位，分清虚实。

（二）闻诊

【原文】

師曰：病人語聲寂然①喜驚呼者，骨節間病；語聲喑喑然②不徹者，心膈間病；語聲啾啾然③細而長者，頭中病。一作痛。（四）

【词解】

① 寂然：形容患者安静无声。

② 喑（yīn 音）喑然：形容患者语声低微而不清澈。

③ 啾（jiū 纠）啾然：形容患者语声细小而长。

【释义】

本条举例说明闻诊的应用。骨节间病是指关节疼痛类病证，由于病在关节，活动不利，动则作痛，故患者常处于被迫体位而安静无声，若活动则痛加剧，可突然发出惊呼。结胸、痞满、懊憹等心膈间病，由于邪气阻塞心胸，致气道不畅，故声音低微而不清澈。偏头痛、巅顶痛之类头中病，由于痛在头中，如作大声则震动头部，其痛愈甚，故不敢扬声，患者胸膈气道正常无病，故声音虽细小但清长。

【临床应用指要】

因病而致语声异常，应与望诊、问诊等相结合，以判定病位、病性。

（三）切诊

【原文】

師曰：病人脈浮者在前①，其病在表；浮者在後，其病在裏，腰痛背強不能行，必短氣而極②也。（九）

【词解】

① 脉浮者在前：指浮脉见于关前寸部。下文"浮者在后"与之相对，谓浮脉见于关后尺部。

② 极：《方言》："极，疲也。"指疲乏无力。

【释义】

本条论述切诊的临床应用，指出脉象随部位不同而有主病差异。寸脉属阳主表，寸脉浮是正气抗邪于表之象，病在表，脉多浮而有力；尺脉属阴主里，尺脉浮是肾阴不足、虚阳外浮之象，病在里，脉多浮而无力。因此，临证诊脉要注意分部，不可一见某脉便言是某证。同时，临床诊病除注意诊脉分部外,还要与症状相结合,才能作出正确的诊断。条文在"浮者在后,其病在里"之后,补出"腰痛背强不能行,必短气而极"的肾虚腰脊失养、气不归元的虚损症状,其目的即在于此。

【点疑指难】

杨百弗《金匮集释》认为本条"前""后"另有含义:脉浮见于病的前期,是主表证;见于病的后期,则是主里虚,如《血痹虚劳病脉证并治》篇中曰"脉浮者,里虚也",即指此而言。

【临床应用指要】

同一脉象可见于不同的病证,临床上除注意诊脉分部外,必须四诊合参,才能作出正确诊断。

(四)四诊合参

【原文】

師曰:息搖肩①者,心中堅;息引胸中上氣者,咳;息張口短氣者,肺痿唾沫。(五)

【词解】

① 摇肩:即抬肩。

【释义】

本条论述望、闻结合察呼吸以诊病的方法。"息摇肩"是呼吸困难、两肩上耸的状态,在病情上有虚实之分。"心中坚"是由实邪壅塞于胸或中焦,以致肺失宣降而见呼吸困难、两肩上耸,常伴有鼻翼煽动、胸闷胀满等症;呼吸时肺气不降而上逆,可发为咳;肺气痿弱不用,不能正常司呼吸,可见张口呼吸、气短不足以息;由于肺虚不能敷布津液,津随气逆,可见唾沫;此为肺痿之病,其病因病机和辨证论治可参考本书《肺痿肺痈咳嗽上气病脉证治》篇。

【临床应用指要】

本条论述了数种呼吸异常病证的诊断,呼吸困难、肩随息动是为喘,呼吸时引胸中肺气上逆可致咳,张口呼吸、气息短促、唾沫则为肺痿之征。

【原文】

師曰:寸口①脈動者,因其王時②而動,假令肝王色青,四時各隨其色。肝色青而反色白,非其時色脈,皆當病。(七)

【词解】

① 寸口:此指两手寸、关、尺脉。

② 王时:指一年四季中五脏所主的当令之时,此时色、脉有相应的特征。如春为肝之令,相应色青、脉弦;夏为心之令,相应色赤、脉洪;秋为肺之令,相应色白、脉浮;冬为肾之令,相应色黑、脉沉;四季之末十八日为脾当令,相应色黄、脉缓。下文"非其时"与"王时"相对,即非其王时。

【释义】

本条论述切脉、望色与四时相结合的诊病方法。正常人的脉象和气色,随着四时气候而相应变化,以与自然界协调。例如,春时肝旺、脉弦、色青是为正常,假如此时色反白、脉反浮,是为非其时而有其色脉,即属病理现象。

【临床应用指要】

四时气候的变化可以影响人体的生理活动,结合时令望色切脉是中医诊断学的特点之一,这是天人相应整体观在诊断中的体现。诊病时当注意时令对人体面色、脉象等的影响,时、色、脉若不相应,当考虑可能为疾病之征。此外,还有其他影响色、脉的因素,如情绪、活动、饮食、环境、药物等,临床均当细审。

（五）预后

【原文】

问曰：寸脉沉大而滑，沉则爲實，滑则爲氣，實氣相搏，血氣入臟即死，入腑即愈，此爲卒厥①，何謂也？師曰：唇口青，身冷，爲入臟即死；如身和，汗自出，爲入腑即愈。（十一）

问曰：脈脫②入臟即死，入腑即愈，何謂也？師曰：非爲一病，百病皆然。譬如浸淫瘡③，從口起流向四肢者可治；從四肢流來入口者不可治；病在外者可治，入裏者即死。（十二）

【词解】

① 卒厥：卒(cù 促)，通"猝"。指突然昏倒、不省人事或伴四肢厥冷的病证。

② 脉脱：指一时性脉象乍伏不见，多由邪气阻遏、脉中气血一时不通所致。

③ 浸淫疮：皮肤病的一种，疮面流黄水，可由一处染及他处。详见本书《疮痈肠痈浸淫病脉证并治》篇。

【释义】

第十一条论述卒厥的病机和预后。左寸候心主血，右寸候肺主气，血气失和，脉应于寸部。脉沉为血实，滑为气实，大脉主邪盛。"血气入脏即死"中的血气即为失调、逆乱的血气，是为病邪而非正常的血气。阴阳气血逆乱，脏腑功能失调，可发生卒厥等各种病证。卒厥发生后，若唇口青、身冷，说明邪气内闭，血流郁滞，阳气衰竭，内闭外脱，属入脏，预后不良；若身体温和，微汗自出，说明气血流通，病在腑，较易治愈。所谓入脏、入腑，是指阴阳气血逆乱的程度和病情的轻重。

第十二条论述判断疾病预后的一般规律。脉脱多为正邪相争，邪遏正气，经脉不通，故脉伏不见似脱。所谓"入脏即死，入腑即愈"与第十一条所论卒厥预后意义相同。接着仲景又举病变表现在皮肤的浸淫疮为例，指出其从口起流向四肢者，是正气抗邪外出，病位由深转浅，病势转轻，故曰"可治"。而从四肢逐渐向口蔓延者，则是正不胜邪，病位由浅入深，病势转重，故云"不可治"。总之，病由外传内者、在脏者难治，由内传外、在腑者易治，这是判断疾病预后的一般规律。所以说，"非为一病，百病皆然"。

【点疑指难】

唐宗海认为第十一条论实证，第十二条论虚证，脉脱与脉沉滑相反，言脉细微散涣。金寿山认为第十二条原文中"口"字不是指嘴，是指心口、胸口。王廷富认为中寒、中气、中痰、中暑、气脱属卒厥范围，与大厥有所区别。

四、论治

（一）表里同病

【原文】

问曰：病有急當救裏救表者，何謂也？師曰：病，醫下之，續得下利清穀不止，身體疼痛者，急當救裏；後身體疼痛，清便自調①者，急當救表也。（十四）

【词解】

① 清便自调："清"同"圊"，原意指厕所，这里用如动词。清便自调，指大便已恢复正常。

【释义】

本条论述表里同病的先后缓急治则。一般说来，表里同病，当先解表，表解之后，方可治里，否则易导致外邪内陷而加重里证，但临证时要知常达变。如下利清谷不止属脾肾阳虚的里证，此证与身疼痛的表证并见,以虚寒里证为急、为重,若不急治,正虚难以抗邪,在表之邪易蔓延入里,若误用发汗,再伤其阳可生亡阳虚脱之变。正确的治法应是先治里证,待脾肾阳气恢复,再治表证。

【临床应用指要】

表里同病的治法有先表后里、表里同治、先里后表等。临证治疗表里同病时,要辨轻重,分缓急,先治急者、重者。

(二)痼疾加卒病

【原文】

夫病痼疾,加以卒病,当先治其卒病,后乃治其痼疾也。(十五)

【释义】

本条论述痼疾加卒病的先后缓急治则。一般来说,痼疾日久势缓,卒病新起势急;且痼疾根深蒂固而难以速愈,卒病邪气尚浅而其病易除。因此,痼疾加卒病当先治卒病,后治痼疾,且先治新病,还能避免新邪深入与旧疾相合。但若新病与旧病互相影响则应兼顾,如《伤寒论》"喘家作,桂枝汤加厚朴、杏子佳",就是治疗新感兼顾旧病的例子。

【临床应用指要】

对于错综复杂的病情要认真分析,既要辨轻重缓急,抓主要矛盾,又要从整体观出发,兼顾其他矛盾。治疗卒病有痼疾者当考虑痼疾,无痼疾亦当考虑患者体质,这样才能提高疗效。

(三)审因论治

【原文】

夫諸病在臟①,欲攻之,當隨其所得②而攻③之,如渴者,與豬苓湯。餘皆仿此。(十七)

【词解】

① 在脏:指在里。

② 所得:所合、所依附的意思。

③ 攻:除作"攻法"解释外,也可作"治"解。

【释义】

本条论述治疗杂病应掌握疾病的症结所在而审因论治。病邪在里痼结不解,往往与体内痰、水、瘀血、宿食等有形之邪相结合,医者当审因论治,攻逐其有形实邪,使无形之邪失去依附,则病易痊愈。例如,渴而小便不利,审其病因若为热与水结而伤阴者,当予猪苓汤以利水清热养阴,水去热除,渴亦随之而解。其他疾病亦当依此类推,如热与血、痰、食等相结出现发热,可分别用桃核承气汤以下其瘀热、小陷胸汤以化其痰热、大小承气汤以攻其热结,即"余皆仿此"。

【点疑指难】

唐宗海认为本条是"脏病治腑",病在脏当随其所合之腑而施治。如肾为主水之脏而合膀胱,热与水结而伤阴,治用猪苓汤以清利膀胱。

【临床应用指要】

病邪在里不解,多有依附之物,当详审病机,求本论治,注意去除其有形之邪,使无形之邪无所依附。

(四) 饮食与调护

【原文】

师曰：五脏病各有所得①者愈，五脏病各有所恶②，各随其所不喜者为病。病者素不应食，而反暴思之，必发热也。(十六)

【词解】

① 得：指与患者相适合的饮食、居处等。

② 所恶：指患者厌恶或不适合患者的饮食、气味、居处等。下文"所不喜"与此同义。

【释义】

本条论述临床上应根据五脏喜恶进行治疗和护理。五脏各有其生理、病理特性，因而适宜病情的饮食、居处等也不同。患者的所得、所恶、所不喜，随疾病的性质不同而变化。临床上应根据病情，近其所喜，远其所恶，选用适当的治疗药物和护理方法，促使疾病痊愈。如患者脾胃虚寒，除服用温补脾胃的药物外，适合患者的是温热易消化的食物、温暖的居处等，这些都有助于治愈脾胃虚寒证。反之，给患者苦寒伤胃气的药物以及生冷黏滑不易消化的食物、寒冷潮湿的居处等病之所恶和所不喜者，则易加重脾胃虚寒证病情。这种将护理纳入中医治疗组成部分的做法，体现了仲景医护结合的学术观点。此外，如果患者平素纳差，突然食欲大增而暴食，则可引起发热。这种情况若见于久病不愈，证、色、舌、脉未见好转，而突然暴思饮食，犹如《伤寒论》所云之"除中"，即中气将绝，乃求助于饮食，但饮食不能扶助正气，反助邪气，可引起发热等，则预后不良。

【临床应用指要】

脏腑各有其生理、病理特性，临证当根据病变脏腑的生理特性，施以适宜的治疗和护理方法。

饮食、起居、情志、环境等因素与人体的健康或疾病关系密切，故临床治病除辨证用药外，饮食、起居等调护亦十分重要。应在药物治疗的同时，医护结合，重视护理工作。

在疾病过程中，患者的喜恶常可反映病情，故医者当注意询问，以帮助诊断和治疗。

内 容 归 纳

发病与治未病
- 已病防传——见肝之病，知肝传脾，当先实脾(一条)
- 虚实异治
  - 肝虚则用此法，实则不在用之(一条)
  - 补不足，损有余(一条)
- 发病
  - 若五脏元真通畅，人即安和。客气邪风，中人多死(二条)
  - 一者，经络受邪，入脏腑，为内所因也(二条)
  - 二者，四肢九窍，血脉相传，壅塞不通，为外皮肤所中也(二条)
  - 三者，房室、金刃、虫兽所伤(二条)
- 未病先防
  - 无犯王法、禽兽灾伤，房室勿令竭乏，服食节其冷、热、甘、酸、辛、甘(二条)
  - 不遗形体有衰，病则无由入其腠理(二条)
- 有病早治
  - 适中经络，未流传脏腑，即医治之(二条)
  - 四肢才觉重滞，即导引、吐纳、针灸、膏摩，勿令九窍闭塞(二条)

病因与杂病分类
- 反常气候——未至而至，至而不至，至而不去，至而太过(八条)
- 五邪中人——五邪中人，各有法度(十三条)
- 杂病分类——阳病十八，阴病十八(十三条)

病机——有阳无阴,故称厥阳(十条)

诊病举例
- 望诊
  - 鼻色——鼻头色青;鼻头色微黑(三条)
  - 面色——色黄;色白;色青;色黑;色赤;色鲜明(三条)
  - 目——其目正圆者痉,不治(三条)
  - 呼吸——吸而微数;其吸促;其吸远;呼吸动摇振振(六条)
- 闻诊——语声寂然喜惊呼;语声喑喑然不彻;语声啾啾然细而长(四条)
- 切诊——脉浮在前;脉浮在后(九条)
- 四诊合参
  - 望诊——息摇肩;息引胸中上气;息张口短气,肺痿唾沫(五条)
  - 色脉
    - 寸口脉动者,因其旺时而动(七条)——正常
    - 非其时色脉(七条)——病理现象
- 预后
  - 卒厥 / 脉脱 }入脏即死,入腑即愈(十一、十二条)
  - 浸淫疮——从口起流向四肢者可治,从四肢流来入口者不可治(十二条)
  - 诸病——在外者可治,入里者即死(十二条)

论治
- 表里同病——里证急者,当先治里,后乃治其表(十四条)
- 痼疾加卒病——当先治其卒病,后乃治其痼疾也(十五条)
- 审因论治——诸病在脏,欲攻之,当随其所得而攻之(十七条)
- 饮食与调护——五脏病各有所得者愈,五脏病各有所恶,各随其所不喜者为病(十六条)

痉湿暍病脉证治第二

导学

　　本篇内容为痉病、湿病、暍病的成因、脉症、分类、治则和辨证论治。学习本篇，应重点掌握三病的主要脉症、治疗原则和治疗禁忌、辨证思路，以及各方药组成；熟悉三种疾病的病因病机；了解三种疾病的概念及与伤寒外感病的区别。

　　本篇所论痉病、湿病、暍病，虽俱由外邪引发，都从太阳表证开始，但因所感病邪和患者体质有别，故病变过程又异于外感六经病。仲景将其列于杂病各论第一篇，作为论述杂病的开端，反映了伤寒和杂病既有联系又有区别。

　　痉病为素体津液不足，外感风寒，筋脉失养，以项背强急、口噤不开甚至角弓反张为主症，病位在筋脉。其治疗要辨表里虚实，病在表者，需解表，当以刚痉、柔痉分治之；化热入里成实者，可下之，但无论汗、下，总要照顾津液。本篇的痉病，有别于温病热盛、津伤和产后亡血伤津引起的痉病。

　　湿病系湿邪为患，有外湿、内湿之分和夹风、夹寒、夹热之别，本篇以论外湿为主。恶寒发热、身重、骨节疼烦为主症者，多因外湿为主，邪在肌肉、关节，治宜发汗，但以微汗为要；小便不利、大便反快者，是内湿为主，为脏腑功能失调，治当利小便；因湿的发生和预后，与阳气关系密切，故治湿病时，顾护阳气是其重要环节。本篇的湿病，可归属于后世风寒湿痹范畴，有别于关节肿大变形、屈伸不利的历节病。

　　暍病即中暍，又称中热，为外感暑热所致。暑为阳邪，易耗伤气津，可兼夹湿邪，故临证当辨暑热偏盛和暑湿偏盛。前者多有气阴两伤，常见发热自汗、烦渴尿赤、少气脉虚，治宜清解暑热，兼益气阴；后者易伤阳、遏阳，症以身热疼重、脉象微弱为主，治宜祛暑除湿。因暍病常有虚实夹杂的病机、阴阳不足的证候，故汗、下、温针等治法皆当禁用。本篇的暍病，与后世所谓烈日下远行、猝然昏倒的中暑有所不同。

　　本篇论治痉病、湿病、暍病，无论虚实辨证，都注重顾护正气，体现了仲景治疗杂病的特点。其中，治疗湿病的方剂至今尚有效地指导着风寒湿痹证的治疗，故本篇有重要的临床应用价值。

痉　病

一、分类

(一) 刚痉

【原文】

太陽病，發熱無汗，反惡寒者，名曰剛痙①。（一）

【词解】

① 痙：《说文》："强急也。"《广韵》："风，强病也。"

【释义】

本条论述刚痉的初始证候，并提示刚痉的原因与寒邪有关。原文冠以"太阳病"，说明刚痉由外感风寒引起，初始症状与伤寒外感病类似。寒邪外束体表，故恶寒无汗；阳气奋起而抗邪，故发热。既名刚痉，当见项背强急、口噤不开甚至角弓反张等症，原文未言，是因一个痉字已概之。恶寒前加一"反"字，是张仲景强调寒邪外束体表，必然恶寒。

【点疑指难】

对原文"反恶寒"，注家有不同认识：① 不该有恶寒，如高学山；② "反"作"更"字解，如张谷才等《金匮要略讲义》；③ 指刚柔之辨，如徐彬；④ 目的在于病证鉴别，如陈纪藩《中医药学高级丛书·金匮要略》；⑤ "反"字应作"及"字看，如吴谦等。

(二) 柔痉

【原文】

太陽病，發熱汗出，而不惡寒，名曰柔痙。（二）

【校勘】

不恶寒，《诸病源候论》无"不"字，《脉经》此句下细注：一云"恶寒"。

【释义】

本条论述柔痉的初始证候，并提示柔痉的原因与风邪有关。太阳病，指外感邪气，病邪在表。初始症状与中风外感病类似。因风邪偏胜，腠理疏松，卫外失固，故发热汗出而恶寒；风性开泄，汗出伤津，津伤而致经脉失养，故产生发痉的疾病。此证汗出，与刚痉之无汗有别，为表虚感受风寒邪气，故名柔痉。

刚痉与柔痉的区别在于，虽病因俱为外感，但体质有别，发病不同。寒束体表，症见发热无汗、恶寒，而有项背强急、口噤不开等筋脉拘急表现者，为刚痉；风邪偏胜，症见发热汗出、恶风，而项背强急、口噤不开者，为柔痉。

【点疑指难】

本条的"不恶寒"，后世有三种不同的看法。一是遵仲景原文，作"不恶寒"解，如多数注家及中医五版教材《金匮要略讲义》、新世纪版教材《金匮要略》；二是根据《脉经》《诸病源候论》的记载，提出"原文所说柔痉不恶寒,并非都如此",如中医五版教材《金匮要略讲义教参》;三是认为此处的"反"字为衍文,如吴谦等。

对"不恶寒"的机制,又有多种解释。① 认为是太阳阳明合病,如章楠《医门棒喝》;② 为风邪变热,如尤怡;③ 认为因风邪偏胜,腠理疏松,如中医五版教材《金匮要略讲义》;④ 认为风为阳邪,邪不外闭,如陈纪藩《中医药学高级丛书·金匮要略》。

【临床应用指要】

学习痉病的意义在于熟悉痉病发生的内、外因,及早预防。痉病之人多有津液受伤的内因,又加之外感风寒,邪阻筋脉,致筋脉失于濡养而发痉。故对于有津伤现象或病史者,当其外感风寒出现太阳表证尚未发痉之前,宜及早解表生津,防止发痉。从临床上看,外感痉病多见于小儿阴虚津亏又复感外邪者,故待痉病愈后,要调理津亏治其本,以便根治外感痉病。

二、脉症

【原文】

病者身热足寒,頸項强急,恶寒,時頭热,面赤,目赤,獨頭動摇,卒口噤,背反張者,痉病也。若發其汗者,寒濕相得,其表益虚,即恶寒甚。發其汗已,其脈如蛇。一云其脈澁。(七)

夫痉脈,按之緊如①弦,直上下②行。一作築築而弦。《脈經》云:痉家其脈伏堅,直上下。(九)

【校勘】

《脉经》将"痉病发其汗已,其脉浛浛如蛇",置"暴腹胀大"条首。

"紧如弦",《玉函》《脉经》皆作"紧而弦"。

【词解】

① 如:读为"而"。"如""而"两字,古人往往互用。

② 上下:上指寸部,下指尺部。

【释义】

第七条论述痉病的特征和治疗禁忌。外感风寒是本条痉病的外因,故有身热、恶寒的太阳表证;寒束肌表,阳气被阻,则足寒;风邪渐趋化热,伤筋动风,故时头热、面赤目赤、独头动摇;邪阻津伤,筋脉失养,发为痉病,故有颈项强急、卒口噤、背反张等。此证如果误用发汗,则必然阴阳两伤,阳虚生寒生湿,故恶寒甚;津亏气阴两虚,脉失濡养,则脉来如蛇行,呈现屈曲不利之象。

第九条指出了痉病的主脉。痉病的主要病机是筋脉失养,筋脉强急,故其脉来弦而紧,自寸至尺皆见强直而弦之象。

【点疑指难】

第七条的疑点有四处,疑点之一是有关本证的病情,中医五版教材《金匮要略讲义》认为该证是外感痉病趋于热化的证候;新世纪版教材《金匮要略》亦谓该证既有太阳表证,又有阳明里热证;但新世纪版七年制教材《金匮要略》则仅从外感风寒解析本证。疑点之二是对"其脉如蛇"这一脉象形态的理解,尤怡认为是指脉伏而曲,如蛇行也;陈念祖认为是屈曲如蛇,全失和缓之象;陈纪藩《中医药学高级丛书·金匮要略》则认为是指脉象由紧而弦直上下行的硬直状,变为起伏如蛇行一样的柔和。疑点之三是"其脉如蛇"之象所揭示的病理意义,有认为邪祛病解者,如吴谦等、陈纪藩《中医药学高级丛书·金匮要略》;也有认为阳气徒虚,而邪不复出者,如赵良仁、尤怡;徐彬则认为正亏邪亦衰。疑点之四是对"若发其汗者,寒湿相得,其表益虚,即恶寒甚"这一段的看法,一说认为此属误汗后的脉症,如赵良仁、徐彬等;一说认为此节文义不属,如吴谦、曹家达。

【临床应用指要】

本条提示津伤而外感风寒致痉者,若发汗不当,反而会加重病情,故治疗外感痉病必须注意顾护津液。

三、误治成痉

【原文】

太陽病,發汗太多,因致痙。(四)

夫風病①下之則痙,復發汗,必拘急。(五)

瘡家②雖身疼痛,不可發汗,汗出則痙。(六)

【词解】

① 风病:有两种解释,一说是太阳中风病证,一说是风温病证,并通。

② 疮家:反复发生疮疡或金刃创伤不愈的患者。

【释义】

以上三条,论述不同疾病误治亦可导致发痉。如伤寒太阳病,属于表证,应当发汗解表,但是不可令汗如水淋漓,如果发汗太多,则耗伤津液,筋脉失于濡养则发痉。

风病多汗,若兼热邪,更易伤津,如果再用下法,津液耗伤,必致筋脉失养而发痉;若更发汗,气津两伤,筋脉失于温煦、濡养,必然拘急不舒。

疮家,病位在血分,反复发生血腐溃脓,阴血必然亏虚,如果外感邪气而导致全身疼痛,亦不可径发其汗,若误汗必致阴液更伤而筋脉失养发痉。

以上三条论述了不同疾病误治亦可引发痉证,其病因与感受外邪引发的痉病不同。其意义在于提示发痉的根本是体内津液亏虚,筋脉失养。

【临床应用指要】

无论痉病成因如何,治疗以顾护津液为要。

四、证治

(一) 柔痉

【原文】

太陽病,其證備,身體強①,几几然②,脈反沉遲,此爲痙,栝樓桂枝湯主之。(十一)

栝樓桂枝湯方:

栝樓根二兩　桂枝三兩　芍藥三兩　甘草二兩　生薑三兩　大棗十二枚

上六味,以水九升,煑取三升,分溫三服,取微汗。汗不出,食頃,啜熱粥發之。

【词解】

① 身体强(jiàng酱):即身体肌肉紧张,不自然。

② 几几(shū殊)然:本指小鸟羽毛未盛,伸颈欲飞复不能飞的样子。此指患者身体强直,俯仰转侧不能自如之状。

【释义】

本条论述柔痉的证治。"太阳病,其证备",指该病初发症状如外感病,见发热、汗出、恶风等症状。本证外感风邪,伤及津液不足之体,风性开泄,汗出津更伤,导致津少不得濡养经脉而拘急,见身体强、几几然。脉象沉迟,为津液不足。此由津伤不足,复感风邪,导致筋脉失养而成痉病。治宜扶正祛邪,顾护津液为要,故用栝楼桂枝汤以生津滋液、疏风散邪。方中栝楼根为君药,顾护津液,合芍药养营血,以柔润筋脉;桂枝汤疏风散邪,调和营卫。

【临床应用指要】

本方主治外受风邪,兼津伤不足而导致的柔痉。其主症为发热,汗出,恶风,颈项强,或身体强直,俯仰转侧不能自如,或手足搐搦。若纯属热盛伤津耗液致痉者,非本方所宜。

【医案举例】

柔痉,患者丁某,男,半岁,1931年初夏初诊。症状:身热、汗出、口渴、目斜、项强、角弓反张、手足搐搦、指尖发冷、指纹浮紫、舌苔薄黄。诊断:伤湿兼风,袭入太阳卫分,表虚液竭,筋脉失荣。治法:拟用调和阴阳,滋养营液法,以栝楼桂枝汤主之。栝楼根二钱,桂枝一钱,白芍一钱,甘草八分,生姜二片,红枣二枚,水煎服。3剂后各症减轻,改投:当归一钱,生地二钱,白芍二钱,栝楼根二钱,川贝一钱,秦艽一钱,忍冬藤二钱,水煎服,4剂而愈。[赖良蒲.蒲园医案.南昌:江西人民出版社,1965:259.]

(二) 刚痉

【原文】

太陽病,無汗而小便反少,氣上沖胸,口噤不得語,欲作剛痙,葛根湯主之。(十二)

葛根湯方:

葛根四兩　麻黃三兩(去節)　桂枝二兩(去皮)　芍藥二兩　甘草二兩(炙)　生薑三兩(切)大棗十二枚

上七味,㕮咀,以水一斗,先煮麻黃、葛根,減二升,去沫,內諸藥,煮取三升,去滓,溫服一升,覆取微似汗,不須啜粥,余如桂枝湯法將息及禁忌。

【释义】

本条论述欲作刚痉的证治。太阳病而无汗,为寒邪束表,当有发热、恶寒等症状。一般而言,有汗则小便少,无汗则小便多。本证却见无汗而小便反少,是与寒束肌表,肺气失于宣降,津液敷布失常有关。气上冲胸,即呃逆、嗳气、胸满之谓,为正邪交争,正气抗邪于上。口噤不得语,是筋脉失养而挛急,为牙关紧张、发痉之先兆,故谓"欲作刚痉"。治用葛根汤开泄腠理,解表祛邪,升清生津,舒缓筋脉。本方由桂枝汤加葛根、麻黄组成,方中以葛根解肌生津舒筋,麻黄配合桂枝汤能辛温发散祛邪。

【临床应用指要】

葛根汤主治风寒外束,兼津伤不足,邪未入里,气逆向上之欲作刚痉。临床上症见感冒初期,发热恶寒,无汗,牙关紧闭,已有发痉先兆者。

葛根汤中葛根为君药,且药量大于麻黄,意义在于痉病的根本是外寒束表,兼津伤不足。因此,必须以固护津液为要,同时解表。

【病案举例】

痉病,素体强壮多痰,己巳二月二十二日,晨起感冒,即头痛发热,头痛如劈不能俯,角弓反张,两足痉挛,苔白滑,脉弦迟,瞳神弛纵,项强颈直。确系风邪挟湿,侵犯项背督脉经道,庄云庐亟以葛根汤先解其项背之邪。葛根四钱(先煎),麻黄三钱(先煎),桂枝二钱,白芍二钱,生姜三钱,红枣六枚,炙甘草二钱。服葛根汤后,周身得汗,头痛减轻,项强瘥,拟下方以减背部压力,采大承气汤:枳实三钱,炙厚朴三钱,大黄三钱,元明粉三钱。服大承气汤,得下三次,足挛得展,背痉亦松。[南京

中医学院金匮教研组编. 金匮要略译释. 南京：江苏人民出版社,1959：53.]

（三）阳明热盛成痉

【原文】

痙爲病,一本痙字上有剛字。胸滿,口噤,臥不着席①,脚攣急,必齘齒②,可與大承氣湯。（十三）

大承氣湯方：

大黃四兩(酒洗)　厚朴半斤(炙,去皮)　枳實五枚(炙)　芒硝三合

上四味,以水一斗,先煮二物,取五升,去滓,内大黃,煮取二升,去滓,内芒硝,更上微火一二沸,分溫再服,得下止服。

【词解】

① 卧不着席：指仰卧时腰背折弓向上,不着席,亦即背反张之状态。

② 齘(xiè 械)齿：又谓齿齘。指上下牙齿相互磨切。

【释义】

本条论述邪入阳明热盛的痉病证治。痉为病开始,提示痉病已经发作,症状表现为胸满、口噤、卧不着席、齘齿。治疗用大承气汤,说明表证已经消失,邪气内传,壅于阳明,故必见发热。胸满,是里热壅盛之象；口噤,是牙关紧闭之象；卧不着席,是背反张之甚；脚挛急,是足部筋脉挛急所致；齘齿即口噤之甚,为牙关紧闭严重时上下牙齿咬磨作声。此因邪入阳明,内热炽盛,伤津灼液,筋脉失养,引发痉病。治当急下热邪,以保存阴液,即用泻热存阴止痉之法,以大承气汤主之。

【临床应用指要】

本证属阳明邪热炽盛,灼伤津液,导致发痉,症见发热、胸满、口噤、卧不着席、齘齿等。治疗必须急下存阴,方能止痉,故用大承气汤。

【医案举例】

里海辛村潘塾师之女,八九岁,发热面赤,角弓反张,谵语,以为鬼物。符箓无灵,乃延余诊。见以渔网蒙面,白刃拍案,而患童无惧容。予曰：此痉病也,非魅！切勿以此相恐,否则重添惊疾矣。投以大承气汤,一服,即下二三次,病遂霍然。[黎少庇. 黎庇留医案(八). 广东中医,1958(7)：37.]

五、预后

【原文】

太陽病,發熱,脈沉而細者,名曰痙,爲難治。（三）

暴腹脹大者,爲欲解。脈如故,反伏弦者,痙。（八）

痙病有灸瘡,難治。（十）

【释义】

以上三条论述痉病预后的脉症。痉病脉沉而细者,是正气不足,若复感外邪而发为痉病,则属于邪盛正虚,大多预后不良,故为难治。其实,不独痉病如此,其他疾病也常有此规律。

暴腹胀大者,是指发痉过程中出现腹部胀大的症状,且脉象得以改善,说明邪气入腑为将愈,此与《脏腑经络先后病脉证》篇"入腑即愈"相呼应。若此时脉象同前,仍紧而弦,甚至变化为伏弦者,则痉之状不可缓和。

有灸疮者,表示曾用过灸法,并且灸伤肌肤而成疮,说明其人津血已伤,血脉瘀阻不通。此种体质者外感风寒而成痉病,血虚不能发表,经脉瘀阻亦不易通行,故为难治。《伤寒论》曰："疮家,虽身

疼痛,不可发汗,汗出则痉。"血虚者不可攻下,攻下则虚气上逆。疮家亦不能温通经脉,故为难治。

【点疑指难】

关于"暴腹胀大者,为欲解",大多数注家俱认为是痉病欲解,唯解说的原因不同。徐彬认为,腹胀大是经络之邪欲从内出,痉欲解;黄树曾认为,邪气入腑,邪尚可出,故病欲解;唐宗海认为,阴来和阳,其痉为欲解。唯吴谦等认为,此句为衍文,当删之。

【临床应用指要】

由以上三条可见,痉病的根本在于阴血亏虚之人,外感风寒而更伤津液,导致痉病发生。所以,痉病预后与气血损伤程度有关,气血亏损愈甚则痉病难治。

湿　病

一、证候

【原文】

濕家之爲病,一身盡疼一云疼煩。發熱,身色如熏黄也。(十五)

【释义】

本条论述湿郁为患的症状。湿家,指感受湿邪的患者,湿遏肌表,营卫运行受阻,故一身尽疼;湿郁化热,郁蒸不解,则发热或身黄。"身色如熏黄",是黄而晦滞,如烟熏之状,属湿重于热的现象。

二、治法

(一)发汗

【原文】

風濕相搏,一身盡疼痛,法當汗出而解,值天陰雨不止,醫云此可發汗,汗之病不愈者,何也?蓋發其汗,汗大出者,但風氣去,濕氣在,是故不愈也。若治風濕者,發其汗,但微微似欲出汗者,風濕俱去也。(十八)

【释义】

本条论述风湿病的发汗方法。外感风湿,痹阻经脉,湿留关节,则一身尽疼痛。病在四肢体表,当以汗解之。如值天时阴雨不止,外湿较盛之际,虽汗之而病不愈,这是汗不得法的缘故。因风为阳邪,其性轻扬,易随汗表散;湿为阴邪,其性濡滞,不易速去,若此时大汗,则风邪虽去而湿滞未除,同时还可耗伤卫阳,故其病不愈。因此,治疗风湿为患,虽宜发汗,但必须微似汗出,以使阳气缓缓蒸发而不骤泄,则风与湿邪自能去除。

【点疑指难】

关于"微微似欲出汗",后世注家有认为此意为汗发之微,则出之缓,而不可过也,如徐彬、尤怡;有认为应当等待天气晴朗时发汗,如吴谦等。

【临床应用指要】

治疗风湿为患之病,要掌握微汗的原则,切忌峻猛发汗,否则风祛湿存,徒伤阳气,其病难愈。

（二）利小便

【原文】

太陽病,關節疼痛而煩,脈沉而細一作緩。者,此名濕痺。《玉函》云中濕。濕痺之候,小便不利,大便反快,但當利其小便。(十四)

【释义】

本条论述湿痺的证候及其治则。太阳病,指湿邪由外而感,湿邪滞留肌肉关节,郁阻气机,经脉不通,故见关节疼痛,痛甚遂烦扰不宁。脉沉而细者,沉为在里,细脉主湿,寓示湿邪阻滞较深,为内、外有湿。内湿下流膀胱,膀胱气化不利,故小便不利;湿流大肠,则大便稀溏。当此湿阻内、外之时,治疗不能发汗,唯可利小便,以除湿通阳。俟阳气通达,痺阻内、外的湿邪自能祛之。

本条的关节疼痛而烦一症,是区别外感风寒和风湿的依据。外感湿邪,流注关节,湿郁气机,经脉不通,故一身尽疼痛、关节疼痛而烦(动);外感伤寒,寒凝经脉,虽然身体疼痛,甚至关节疼痛,但是疼痛呈收引状态,没有烦动性。

【临床应用指要】

湿痺利小便的方法,多用于内湿,湿在上、中、下三焦皆可用之。前条的微汗法,宜于湿邪在表;若风湿在表,气虚不能发汗时,也可利小便,如后面的防己黄芪汤证。

三、误治证

（一）变证

【原文】

濕家,其人但頭汗出,背強,欲得被覆向火。若下之早則噦①,或胸滿,小便不利一云利,舌上如胎②者,以丹田③有熱,胸上有寒,渴欲得飲而不能飲,則口燥煩也。(十六)

【词解】

① 噦(yuě):即呃逆;又指干呕。

② 如胎:胎,同"苔"。如胎,指舌上腻苔。

③ 丹田:穴名,在脐下3寸。这里是泛指下焦,与胸上对举。

【释义】

本条论述湿病在表而误下的变证。病湿之人,见但头汗出、背强、欲得被覆向火,是寒湿为患。外感寒湿,肌腠闭塞,阳郁在上,故但头汗出;湿困太阳经脉,故背强不和,其人恶寒,欲得被覆向火。寒湿伤阳,治当温经散湿,微发其汗,宣泄表湿。表湿一除,阳气通达,诸症自消。若将头汗出误作湿热入里而用攻下方法,或误早攻里,必致变证丛生。若外湿陷于内,胃气被郁而失和降,故呃逆;攻下伤正,上焦阳气损伤,则见胸满;下焦阳气损伤,则小便不利。三焦俱伤,必然湿不能尽祛,而湿留下焦郁滞化热,即所谓"丹田有热,胸上有寒"。此即湿病在表而误用下法出现的一种寒热错杂、上寒下热的病理现象。湿热蒸腾,舌腻苔微黄,阳郁化热,则口干渴欲饮;气虚湿在中则不欲饮,但口燥。凡此诸变,均由误下之后,湿遏阳郁所致。

【临床应用指要】

本条对于外感寒湿病位是在表还是入里,提出了鉴别诊断的依据。湿邪入里,郁阻上焦则胸满;郁阻中焦则哕逆;郁阻下焦则小便不利。湿邪在表,则无以上症状,而表现为恶寒、欲得被覆向火、背强不和、但头汗出(郁热)等。在治法上,须知外湿宜微发其汗,内湿宜利小便,忌用攻下。

（二）坏证

【原文】

濕家下之，額上汗出，微喘，小便利—云不利者死；若下利不止者，亦死。（十七）

【释义】

本条论述湿病误下的坏证。湿为阴邪，最易损伤阳气。外感湿邪，误用下法，不仅使湿陷于内，若阳虚湿盛者，重伤里阳，可导致脱证，虚阳上越，则额上汗出而微喘；阴寒内盛，气虚不固，阴从下脱，则小便自利，形成阳气上越而阴气下脱的危恶证，故曰"死"。假如误下而见下利不止者，亦为真阳失守，阴脱于下，其病机与小便自利相同，阴阳两竭，故亦主死。

本条与第十六条同为误下的变证，但结果不同。前条为阳郁偏实，误下后湿未尽祛，正气已伤，而见"丹田有热，胸上有寒"表现；本条属寒湿偏虚，误下后形成虚阳上越而阴气下脱的危恶证。可见，寒湿之证不能用攻下法，更不能认为前者属下之不足而后者属下之太过。

【临床应用指要】

寒湿为病的急性期，病证偏实在表，虽微微发汗，亦需扶正健脾除湿。日久阳虚湿盛于里，可利小便，但忌攻下。下则虚气下脱，利下不止，甚则阴阳两竭。

四、证治

（一）头中寒湿

【原文】

濕家病身疼發熱，面黃而喘，頭痛鼻塞而煩，其脈大，自能飲食，腹中和無病，病在頭中寒濕，故鼻塞，内藥鼻中則愈。《脈經》云：病人喘。而無"濕家病"以下至"而喘"十一字。（十九）

【释义】

本条论述湿犯肌表、头中寒湿的证治。湿犯肌表，阻滞经脉，则身疼；湿郁阳气而发热；面黄是湿郁热在上，病机与第十五条"身色如熏黄"同。湿郁肌表，肺气失宣而喘。头中寒湿，阻滞鼻窍，故头痛鼻塞。脉大，是病邪属实在上。"自能饮食，腹中和无病"，可知湿邪并未传里。治疗纳药鼻中，宣泄上焦，使肺气通利，则寒湿散而病愈。此证多得之于晓行雾中，即《脏腑经络先后病脉证》篇第十三条"雾伤于上"之证。

【临床应用指要】

纳药鼻中法是治疗湿邪表浅在上、祛湿而不伤正的方法。原文未出方，注家多主张瓜蒂散搐鼻，以绵裹塞鼻中，令出黄水以宣泄寒湿。有人用鹅不食草纳鼻，亦有疗效。后世对于类似本条证候者，多采用辛香宣发之味做嗅剂，如《证治准绳》辛夷散（辛夷、细辛、藁本、白芷、川芎、升麻、防风、甘草、木通、苍耳子）一类方剂，亦多有效。

（二）寒湿在表

【原文】

濕家身煩疼，可與麻黃加朮湯發其汗爲宜，慎不可以火攻[①]之。（二十）

麻黃加朮湯方：

麻黃三兩（去節） 桂枝二兩（去皮） 甘草一兩（炙） 杏仁七十個（去皮尖） 白朮四兩

上五味，以水九升，先煮麻黃，減二升，去上沫，内諸藥，煮取二升半，去滓，溫服八合，覆取微似汗。

【词解】

① 火攻：指烧针、艾灸、熨、熏一类外治法。

【释义】

本条论述寒湿在表的表实证治和禁忌。湿寒相兼,侵袭人体,郁阻经脉,不通则痛;湿郁卫阳而烦疼;湿邪在表,正盛邪实,必见恶寒、无汗、发热之症。治当发其汗,但宜微微似欲出汗,用麻黄加术汤。方中麻黄汤为发汗峻剂,加白术四两,量大于麻黄,以减缓其发汗效力。且麻黄得白术虽发汗而不致过汗,白术得麻黄并能行表里之湿,不仅适合于寒湿的病情,而且亦是湿病解表微微汗出的具体方法。如用火攻迫汗,大汗淋漓,风祛湿存,病必不除;且火热内攻,与湿相合,可引起发黄或衄血等病变;若湿被火灼,还可炼湿为胶痰,难以去除,故湿病忌火攻。

【临床应用指要】

本证以身体关节烦疼、四肢痛重而酸困为主症,属于寒湿外感实证,可伴恶寒无汗,或发热或无热。方中麻黄与白术的用量,可根据患者体质强弱而变化。体质偏弱,症见疲乏身体沉重者,加大白术用量;体质较强,症见发热、身体关节痛甚者,则加大麻黄剂量。

【医案举例】

刘某,女,40 岁,1993 年 11 月 30 日诊。周身关节游走性疼痛年余,初起未在意,后逐渐加重,近来因天气寒冷,病情加重……刻诊:关节疼痛部位不定,恶风怕冷,手足欠温,皮肤枯槁,无汗,苔白微腻,质嫩红,脉细缓。治法:发汗祛风,散寒利湿。方用麻黄加术汤:麻黄 10 g,桂枝 10 g,白术 20 g,杏仁 10 g,羌活 10 g,独活 10 g,甘草 6 g。服药 9 剂,周身关节疼痛大减,自觉手足温暖,手足心津津汗出,复查血沉、抗"O"已正常。为服药方便,中药改为散剂服用。麻黄、桂枝各 60 g,白术 100 g,当归、川芎各 50 g,杏仁 45 g,甘草 30 g,共研细末。日服 2 次,每次 10 g,开水冲服。2 个月后,关节疼痛消失。[范召义,等. 经方治痹验案举隅. 安徽中医临床杂志,2002,14(4):204.]

(三) 风湿在表

【原文】

病者一身尽疼,發熱,日晡所①劇者,名風濕。此病傷於汗出當風,或久傷取冷所致也,可與麻黃杏仁薏苡甘草湯。(二十一)

麻黃杏仁薏苡甘草湯方:

麻黃(去節)半兩(湯泡) 甘草一兩(炙) 薏苡仁半兩 杏仁十個(去皮尖,炒)

上銼麻豆大,每服四錢匕,水盞半,煑八分,去滓,溫服,有微汗,避風。

【词解】

① 日晡所:指下午 3~5 时的时间段。

【释义】

本条论述风湿在表的表实证治。湿与风相兼侵犯人体,湿为阴邪,郁阻经脉,不通则疼痛,因风湿为患,故一身尽疼;风为阳邪,与湿相合,易于化热,则发热,且以日晡所为剧。其病多由汗出当风,或经常贪凉,外受湿邪。风湿表实之证,当以汗解之,故用麻杏苡甘汤轻清宣化,解表祛湿。方中麻黄、甘草微发其汗,杏仁、薏苡仁利气祛湿。诸药合之,符合微似汗出的原则。

本方与麻黄加术汤都用于湿邪在表的表实证,彼属寒湿在表,以恶寒、无汗、身痛、关节疼痛酸困而烦为主症;此为风湿在表,症以恶寒、发热日晡所剧、不汗出、一身尽疼甚至关节红肿疼痛为主。

【临床应用指要】

麻杏苡甘汤证的病机是风湿相合,欲将化热。一身尽疼,发热而日晡所剧,恶寒,不汗出,为其主症。

【医案举例】

夏某,男,50岁。晨练汗出,突遭淋雨,午后即觉恶寒,四肢酸痛,自服感冒胶囊,恶寒退而四肢酸痛仍然,历周许,两下肢踝关节肿痛、灼热、拒按,步履艰难,发热,日晡尤甚,体温38.5℃,腰背酸痛。舌苔白腻,脉浮数。诊断为风湿热痹。投麻杏苡甘汤加味,处方:麻黄3g,杏仁、防风各10g,生甘草6g,苡仁30g,防己、晚蚕沙、川草薢各15g。每日1剂,水煎温服,嘱药后应"微似汗出"。6剂后,下肢踝关节肿痛减轻,体温37.5℃,上方减去麻黄、杏仁,加独活、络石藤各10g,银花藤30g,续服6剂病即痊愈。[李古松. 麻杏甘石汤与麻杏苡甘汤方义辨析及临床应用. 浙江中医杂志,2007,42(3):177.]

(四)风湿兼气虚

【原文】

風濕,脈浮,身重,汗出惡風者,防己黃耆湯主之。(二十二)

防己黃耆湯方:

防己一兩　甘草半兩(炒)　白朮七錢半　黃耆一兩一分(去蘆)

上銼麻豆大,每抄五錢匕,生薑四片,大棗一枚,水盞半,煎八分,去滓,溫服,良久再服。喘者加麻黃半兩,胃中不和者加芍藥三分,氣上沖者加桂枝三分,下有陳寒者加細辛三分。服後當如蟲行皮中,從腰下如冰,後坐被上,又以一被繞腰以下,溫令微汗,差。

【释义】

本条论述风湿在表、气虚汗出的证治。外感风湿,病在体表,故脉浮。气虚肌表不固,汗出恶风;气虚湿盛,身体沉重。因风湿在表而气虚汗出,不能用麻黄发汗除湿,只可利小便,故以防己黄芪汤益气除湿。方中防己利水除湿,黄芪益气固表,白术健脾除湿,甘草、姜、枣调和营卫,以顾表虚。本方非发汗剂,方后注中"温令微汗,差"者,为利水后,膀胱经脉之气振奋之象。其机制与《伤寒论》71条五苓散证,利小便而得汗出相同。

方后注云"喘者加麻黄半两,胃中不和者加芍药三分,气上冲者加桂枝三分,下有陈寒者加细辛三分",为不同体质者服本方后,出现不同症状的补救方法。若素体肺气不足者,湿滞于肺而见喘,可加麻黄,以宣肺除湿;若素体中焦之气不足者,因防己渗利伤胃阴,则胃中不和,宜加芍药,以养阴和胃;若素体下焦阴血不足者,用防己渗利而伤肾阴,引发冲气上逆,则加桂枝,以平定冲气;下焦原有陈寒者,因湿为阴邪,致阴寒加重,故加细辛,以温热辛散。"服后当如虫行皮中",为湿欲祛而卫阳振奋之征。因防己渗利,湿邪下趋,阴寒在下,故"从腰下如冰";需"以一被绕腰以下",温复下焦阳气,待水湿祛,则膀胱气化能力增强,太阳膀胱气盛于表,微汗而瘥。

【临床应用指要】

利小便除湿法,多用于治疗内湿。表湿用之,有湿邪内陷之嫌。临床上用防己黄芪汤治疗风湿在表,需把握表虚汗出恶风、身体沉重、脉浮的主症,用时不可多日,以防渗利伤正。

【医案举例】

李某,男,40岁,工人。2年来患寒湿痹证,四肢关节酸痛,逢阴雨加重。近1周来,因感冒发热,服解表药热退后,关节痛烦增重,且又自汗、恶风、短气,脉象浮涩,苔白腻。诊为寒湿痹阻,卫气已虚。遂予防己黄芪汤,益气固卫行湿:生黄芪 30 g,白术 15 g,防己 12 g,桂枝10 g,甘草 7 g,生姜 2 片,大枣 4 枚。服后汗止痛减。[诸葛连祥.《金匮要略》论外湿的临床意义.云南中医学院学报, 1978(3):15.]

(五)风湿兼阳虚

1. 表阳虚

【原文】

伤寒八九日,風濕相搏,身體疼煩,不能自轉側,不嘔不渴,脈浮虛而澀者,桂枝附子湯主之;若大便堅,小便自利者,去桂加白朮湯主之。(二十三)

桂枝附子湯方:

桂枝四兩(去皮)　生薑三兩(切)　附子三枚(炮去皮,破八片)　甘草二兩(炙)　大棗十二枚(擘)

上五味,以水六升,煮取二升,去滓,分溫三服。

白朮附子湯方:

白朮二兩　附子一枚半(炮去皮)　甘草一兩(炙)　生薑一兩半(切)　大棗六枚

上五味,以水三升,煮取一升,去滓,分溫三服。一服覺身痹,半日許再服,三服都盡,其人如冒狀①,勿怪,即是朮、附並走皮中,逐水氣,未得除故耳。

【词解】

① 冒状:此指头晕目眩,这是服药后的反应。

【释义】

本条论述风湿在表兼表阳虚的证治。风湿外侵,日久伤阳,阳虚生寒与湿相并,阻滞经脉,故身体疼烦;湿邪入里,影响肺输布津液则口渴,影响脾胃和降则呕恶,此病位仍在表,故不呕不渴;不能自转侧,为寒湿困阻肌表的明证;脉浮虚主表阳虚,涩者为湿滞。治宜温经助阳,祛风除湿,用桂枝附子汤。方中重用桂枝祛风,附子温经助阳,散寒除湿,甘草、姜、枣调和营卫。此方是为表阳虚、偏于湿盛邪实身痛者而设。

大便坚,小便自利,为脾虚而湿未入里;若表阳虚、偏于湿盛体虚,见身体乏力、沉重者,则用白术附子汤。方中桂枝易白术,温阳化湿,健脾益气;配以附子温阳燥湿(量小于桂枝附子汤);生姜辛温助阳。白术附子汤中附子、姜、枣、甘草的剂量均较桂枝附子汤小,意义在于体虚以扶助正气为主,除湿需缓缓取效。本证病位在表,以"术、附并走皮中"为证。

【临床应用指要】

桂枝附子汤与白术附子汤俱治阳虚、湿盛在表的寒湿痹证,均见身体疼痛、恶寒。桂枝附子汤证以身体疼痛剧烈为著,白术附子汤以身体沉重、疼痛和疲乏无力突出。

【医案举例】

1. 韩某,男,42 岁,龙山镇董华村农民,2000 年 7 月 18 日初诊。自诉右臀部及下肢酸胀疼痛,行走不便 10 日,患者 3 个月前下水作业,冰冷后双下肢自觉酸痛麻木,经自服葱姜汤、热浴后,自觉好转,半个月来因下田劳作,疼痛日益增加,从臀部、大腿、小腿外侧放射性痛……患肢肤冷,舌淡苔白腻,脉弦紧。辨证属风寒湿痹,寒湿痹阻经络,气血受阻。治宜温经通络,燥湿祛寒止痛,方用桂枝附子汤加味。桂枝 20 g,附子 30 g(另包先煎 2 小时),赤芍 15 g,大枣 15 g,透骨草 15 g,牛膝15 g,乌梢蛇 20 g,乳香 15 g,没药 15 g,当归 20 g,鸡血藤 20 g。连服 10 剂,每日 1 剂,每日服 3 次,并配合患肢局部热敷。3剂后,疼痛减轻,自觉肢体转温,可步行。10剂药后疼痛消除,直腿抬高试验阴性,抗"O"试验阴性,行动自如,下地干活。随访1年无复发。[翟忠灿.桂枝附子汤加味治疗坐骨神经痛48例疗效观察.云南中医药杂志,2005,26(5):19.]

2. 韩某,男,37岁。自诉患关节炎有数年之久,右手腕关节囊肿起如蚕豆大,周身酸楚疼痛,尤以两膝关节为甚,已不能蹲立,走路很困难,每届天气变化,则身痛转剧。视其舌淡嫩而胖,苔白滑,脉弦而迟,问其大便则称干燥难解。辨为寒湿着外而脾虚不运之证,为疏:附子15g,白术15g,生姜10g,炙甘草6g,大枣12枚。服药后,周身如虫行皮中状,两腿膝关节出黏凉之汗甚多,而大便由难变易。转方用:干姜10g,白术15g,茯苓12g,炙甘草6g。服至3剂而下肢不痛,行路便利。又用上方3剂而身痛亦止。后以丸药调理,逐渐平安。[刘渡舟.新编伤寒论类方.太原:山西人民出版社,1984:33.]

2. 表里阳虚

【原文】

風濕相搏,骨節疼煩掣痛,不得屈伸,近之則痛劇,汗出短氣,小便不利,惡風不欲去衣,或身微腫者,甘草附子湯主之。(二十四)

甘草附子湯方:

甘草二兩(炙)　白术二兩　附子二枚(炮,去皮)　桂枝四兩(去皮)

上四味,以水六升,煮取三升,去滓。温服一升,日三服,初服得微汗則解,能食,汗出復煩者,服五合。恐一升多者,服六、七合爲妙。

【释义】

本条论述风湿表里阳气俱虚证治。风湿由肌肉侵入关节,故骨节疼烦掣痛,不得屈伸,近之则痛剧;汗出、恶风不欲去衣,为表阳虚;短气、小便不利、身体微肿,是里阳虚,不能化湿。上述病情,总由表里阳虚、风湿两盛所致,故用甘草附子汤以温经助阳、祛风除湿。方中炙甘草协桂枝、附子温助表里阳气,且桂枝可祛风,附子与白术俱能除湿。以甘草名方,意在使药力缓行于骨节之间,以尽驱其湿邪。方后注以用药后的反应判断体虚的程度:初服即得微汗,且饮食如常者,为体虚程度轻,得药即愈;如果汗出复烦者,说明体虚程度重,若服药量大,恐汗出更伤其正,故少服之而取缓效。

以上第二十三、第二十四条三方证提示了湿病的病机特点和发展趋势,即湿必伤阳,病时愈久,阳气愈虚,虚甚则及里,故在治法上需以固护正气为要。

【临床应用指要】

甘草附子汤临床上可用于寒湿痹证,以表里阳气俱虚、风寒湿盛而症见骨节掣痛、不得屈伸、汗出短气、恶风为特点者。

【医案举例】

王某,男,59岁,1986年10月10日初诊。患者1980年以来在井下作业。1984年春两肩关节、肘关节疼痛,经某医院诊为风湿性关节炎,治疗月余,效果不佳。近来双下肢疼痛,尤以两膝关节为甚,掣痛不能行走。小腿发冷,每逢气候变化疼痛加剧,膝关节不肿,舌苔白腻,脉沉细。此系久处湿地,风湿蓄于关节的甘草附子汤证。处方:炙甘草6g,白术10g,桂枝15g,炮附子10g,牛膝15g,威灵仙10g。日服1剂,水煎服。上药7剂后,双下肢疼痛减轻,稍感温暖。仍拟原方加重药量再进7剂,药后,两腿有灼热感,微微汗出,四肢疼痛尽除,并能步行15华里前来复诊。苔白,脉缓,为根除风湿,按原方减量10剂以善后,1年后随访未复发。[黄道富.甘草附子汤治疗痹证举隅.河南中医,1989(3):9.]

暍 病

一、脉症

【原文】

太陽中暍①,發熱惡寒,身重而疼痛,其脈弦細芤遲。小便已,洒洒然毛聳②,手足逆冷,小有勞,身即熱,口開③前板齒燥。若發其汗,則惡寒甚;加溫鍼,則發熱甚;數下之,則淋甚。(二十五)

【词解】

① 暍(yè 谒):《说文》:"伤暑也。"《玉篇》:"中热也。"

② 洒洒然毛耸:形容小便后洒淅寒栗的样子。

③ 口开:张口喘气状。

【释义】

本条论述中暍的主要脉症及其误治的变证。暍者,热是也。太阳中暍,即外感暑热邪气,病在太阳表,则发热恶寒;暑必夹湿,故身重而疼痛。脉弦细芤迟,说明患者体质属气阴两虚;暑热耗气,稍事劳动便阳气外张,故身热、张口喘气;阴伤津亏失润,则前板齿燥;太阳内合膀胱,外应皮毛,小便之后,热随尿失,一时阳气虚馁,故见洒淅寒栗;阳虚不能温煦四肢,则手足逆冷。综上可见,中暍的原因为气阴两虚之体,外感暑热邪气,故暍病不同于单纯中暑而见到的一派阳热之症,而以热不甚高、虚象突出为特点。

本证表里异气,虚实错杂,治应兼顾。如因见表证而贸然发汗,必更伤阳气,致恶寒加甚;如见寒象而误施温针,必愈助暑热,使发热益剧;如误将口开、齿燥认作内有燥热而数加攻下,则更伤其阴,津液内竭,必致小便淋涩,较溺赤之症更甚。凡此诸症,皆属误治之变。

【临床应用指要】

暍病与外感病中暑不同,其根本区别是:暍病为气阴两虚,外感暑热;外感病中暑,唯热邪伤人。故治暍病当养阴益气,清暑解热;治外感病中暑当清解暑热。

二、证治

(一) 热盛伤津气

【原文】

太陽中熱者,暍是也。汗出惡寒,身熱而渴,白虎加人參湯主之。(二十六)

白虎加人參湯方:

知母六兩 石膏一斤(碎) 甘草二兩 粳米六合 人參三兩

上五味,以水一斗,煮米熟湯成,去滓,溫服一升,日三服。

【释义】

本条论述暍病热盛津气两伤的证治。气阴两虚之人,外感暑热,故身热;暑热伤阴则口渴;暑热熏蒸则汗出;因汗出过多而腠理空疏,故汗后恶寒。除此主症外,心烦、溺赤、口舌干燥、倦怠少气、脉虚等现象,亦为临床上所常见。总由暑热偏盛、气津两伤所致,当用白虎加人参汤清热祛暑,生津益气,以为暑热的正治法。

【临床应用指要】

本方适用于暑热偏盛,津气两伤,而未挟湿的暍病。

【医案举例】

李某,男,25 岁,1994 年 7 月 16 日初诊。夏令劳作于烈日下,下午收工后,即发热恶寒头痛。自服感冒药无效,次日来诊。体温 39.5℃,扪之灼手,汗出蒸蒸,面赤气粗,烦渴引饮,头胀痛,微恶风寒,苔黄而燥,脉洪大无力。属暑伤气津,拟白虎加人参汤加味:石膏 50 g(先煎),知母、花粉、芦根、麦冬、石斛各 15 g,甘草 6 g,人参 10 g(另炖),粳米 1 撮。服 2 剂,诸症悉平。[陈勇.白虎汤临床应用举隅.实用中医药杂志,2002,18(9):42.]

(二)湿盛

【原文】

太阳中暍,身热疼重,而脉微弱,此以夏月伤冷水,水行皮中所致也,一物瓜蒂汤主之。(二十七)

一物瓜蒂湯方:

瓜蒂二十個

上銼,以水一升,煑取五合,去滓,頓服。

【释义】

本条论述暍病湿盛的证治。伤暑则身热,夹湿且盛则身疼重;湿遏阳气则脉微弱。病由夏月贪凉饮冷,或汗出入水,水行皮中,阳气被遏所致。治宜一物瓜蒂汤祛湿散水。取瓜蒂以散皮肤水气,水湿祛则暑无所依,其病便愈。

【临床应用指要】

本方适用于暑天贪凉所致的暍病湿盛、阳气被遏者,常以身体疼重为主症。

【医案举例】

仲师于《金匮》出一物瓜蒂汤,历来注家,不知其效用。予治新北门永兴隆板箱店顾五郎亲试之。时甲子六月也,予甫临病者卧榻,病者默默不语,身重不能自转侧,诊其脉则微弱,证情略同太阳中暍,独多一呕吐,考其病因,始则饮高粱酒大醉,醉后口渴,继以井水浸香瓜五六枚,卒然晕倒。因念酒性外发,遏以凉水浸瓜,凉气内薄,湿乃并入肌腠。此与伤冷水水行皮中正复相似。予乃使店友向市中取香瓜蒂四十余枚,煎汤进之,入口不吐。须臾尽一瓯,再索再进,病者即沉沉睡,遍身微汗。迨醒而诸恙悉愈矣。[曹颖甫.曹氏伤寒金匮发微.上海:上海科学技术出版社,1990:262.]

内 容 归 纳

痉病 ┬ 分类 ┬ 刚痉(一条)
　　　│　　　└ 柔痉(二条)
　　　├ 脉症(七、九条)
　　　├ 误治成痉(四、五、六条)
　　　├ 证治 ┬ 柔痉——外受风邪,兼津伤不足——栝楼桂枝汤(十一条)
　　　│　　　├ 刚痉——风寒外束,兼津伤不足——葛根汤(十二条)
　　　│　　　└ 阳明热盛成痉——阳明热盛,灼伤津液——大承气汤(十三条)
　　　└ 预后(三、八、十条)

湿病
- 证候(十五条)
- 治法
  - 外湿为主——微发汗(十八条)
  - 内湿为主——利小便(十四条)
- 误治证
  - 变证——湿病误下,湿遏阳郁(十六条)
  - 坏证——湿病误下,虚阳上越,阴气下脱(十七条)
- 证治
  - 头中寒湿——纳药鼻中(十九条)
  - 寒湿在表——麻黄加术汤(二十条)
  - 风湿在表——麻黄杏仁薏苡甘草汤(二十一条)
  - 风湿兼气虚——防己黄芪汤(二十二条)
  - 风湿兼阳虚
    - 表阳虚——桂枝附子汤,白术附子汤(二十三条)
    - 表里阳虚——甘草附子汤(二十四条)

暍病
- 脉症(二十五条)
- 证治
  - 热盛伤津气——白虎加人参汤(二十六条)
  - 湿盛——物瓜蒂汤(二十七条)

百合狐惑阴阳毒病脉证治第三

导学

　　本篇论述了百合病、狐惑病、阴阳毒病的特征、辨证和治疗。通过学习，应重点掌握百合病、狐惑病的主症、病因病机、治疗原则、各方的组成及运用；熟悉阴阳毒的证治；了解三病合篇的意义。

　　百合病以精神恍惚不定，饮食、行动失常，口苦，小便赤，脉微数为特征，多由热病后期，余热未尽，或情志不遂，郁火伤阴所致，主要病机为心肺阴虚内热。治疗以清心润肺、凉血清热为主，百合地黄汤是治疗百合病的代表方。狐惑病以目赤、咽喉及前后阴蚀烂为主症，由湿热虫毒蕴结所致，以清热除湿解毒为法，可内外合治，内服有甘草泻心汤、赤豆当归散；外治用苦参汤洗前阴，雄黄熏后阴。阴阳毒以发斑、咽痛为主症，与感染疫毒有关，治疗原则为清热解毒、活血化瘀，以升麻鳖甲汤加减。

　　三病虽各有特征，但在某些证候上多有类似之处，故合为一篇讨论。

　　篇中百合病、狐惑病之名目前临床仍然沿用。狐惑又为"狐蚤"，"蚤"字篆文似惑，《公羊传》谓："蚤之犹言惑也。"称"狐蚤"强调了该病与虫相关，言"狐惑"则着眼狐疑惑乱的临床特点。百合地黄汤、甘草泻心汤也是临床用之有效的方剂。阴阳毒之名较为罕用，然可见升麻鳖甲汤的临床应用报道。

百　合　病

一、脉症、病机与治则

（一）脉症与病机

【原文】

　　論曰：百合病者，百脈一宗①，悉致其病也。意欲食復不能食，常默默，欲臥不能臥，欲行不能行，欲飲食，或有美時，或有不用聞食臭時，如寒無寒，如熱無熱，口苦，小便赤，諸藥不能治，得藥則劇吐利，如有神靈者，身形如和②，其脈微數。

每溺時頭痛者,六十日乃愈;若溺時頭不痛,淅然③者,四十日愈;若溺快然,但頭眩者,二十日愈。

其證或未病而預見,或病四五日而出,或病二十日或一月微見者,各隨證治之。(一)

【词解】

① 百脉一宗:百脉,泛指全身之脉。宗,根本。

② 身形如和:和,和顺,安和,引申为无病。此言患者看上去似无明显病态。

③ 淅然:淅(xī 息),形容怕风、寒栗之状。

【释义】

本条论述百合病的病因病机、证候、治疗原则和预后,是百合病的总纲。心主血脉,肺朝百脉,心肺为百脉之宗,心肺阴虚则百脉受累,证候百出,因此谓"百脉一宗,悉致其病"。

百合病的证候表现为两个方面:一是精神症状,出现精神恍惚不定及饮食、行为和感觉失调现象,如意欲食复不能食,欲卧不能卧,欲行不能行,如寒无寒,如热无热等症。这些都是由于阴血不足,影响神明所致。二是阴虚内热证候,见口苦、小便赤、脉微数等症。如有神灵、诸药不能治,得药则剧吐利,是言本病辨治颇难,误治则易引起吐泻。

原文以小便时有无头痛、恶寒来判断疾病的预后,乃因肺主通调水道,下输膀胱,膀胱外应皮毛,其脉上行至头,入络脑,故小便时有头痛或恶风或头眩的症状产生。

六十日、四十日、二十日,可作为判断疾病轻重或痊愈时间的参考,并非定数,不可拘泥。

百合病多见于热病后,或不因热病而由情志不遂所致,应随证治之。

【点疑指难】

对于百合病之名,历代医家有如下几种观点。① 以主药命名:因"百合一味而瘳此疾",如魏荔彤;② 以病机命名:以其为"百脉皆病",如徐彬;③ 以病因命名:认为百合病乃房室过度所致,如日本人饭田鼎。

(二) 治则

【原文】

百合病見於陰者,以陽法救之;見於陽者,以陰法救之。見陽攻陰,復發其汗,此爲逆;見陰攻陽,乃復下之,此亦爲逆。(九)

【释义】

本条论述百合病的治疗原则。心肺阴虚内热是百合病的主要病机,治当补其阴,即所谓见于阳者,以阴法救之;阴虚之甚或阴虚久者,阳亦受损,往往兼怯寒、神疲等症,在治疗上又当酌用养阳之法,即所谓见于阴者,以阳法救之。后世常用温柔养阳之法,临证时可参考。

病见于阳,复发其汗,更伤阴,并伤阳,这是错误的;病见于阴,乃复下之,则阳更伤,而并伤阴,同样也是错误的。

【点疑指难】

注家对"阴""阳"含义的理解有分歧,大致可归纳为两类。一是认为阴阳指虚寒和虚热,"阴法""阳法"指补阴和养阳之法,如尤怡、吴谦等;二是认为阴阳指表里,"阴法""阳法"指从里治和从表治,如唐宗海、黄树曾等。

【临床应用指要】

百合病表现在不同的个体身上,既有阴虚之证,也有阳虚之证,其症或见于里,或现于表,治疗时总以平衡阴阳为宗旨,采用相应的治法。

二、证治

(一)百合病主方

【原文】

百合病,不經吐、下、發汗,病形如初者,百合地黄湯主之。(五)

百合地黄湯方:

百合七枚(擘)　生地黄汁一升

上以水洗百合,漬一宿,當白沫出,去其水,更以泉水二升,煎取一升,去滓,内地黄汁,煎取一升五合,分溫再服。中病,勿更服。大便當如漆。

【释义】

本条论述百合病的正治法。百合病未经吐、下、汗等误治,病情如第一条所言,则用百合地黄汤治疗。方以百合清心润肺,益气安神;生地黄汁滋肾水,益心阴,清血热;泉水下热气,利小便,用以煎百合,共成润养心肺、凉血清热之剂。阴复热退,百脉调和,病自可愈。服药后大便呈黑色,为服生地黄汁所致,停药后便会消失。

【点疑指难】

对于"中病,勿更服"有两种理解。一是药后取效,中病即止;二是药后有效,仍须守方,予以巩固。

【临床应用指要】

百合地黄汤具润养心肺、凉血清热之功,凡心肺阴虚、心神不宁之证可以本方化裁用之。目前常用本方治疗各种神经症,亦可作为热性病的善后调理,常与养阴清热、宁心安神的方药配合使用。

【医案举例】

崔某,女,30岁,1995年5月20日初诊。患者因感冒未彻底治愈与家人发生口角,而心情不舒畅,整天闷闷不乐,继而出现精神恍惚不定,阵发性哭笑,经上级医院诊为癔病,用中西药治疗月余,效果不佳,症状时轻时重,已1年不愈而求治。诊见精神恍惚不定,欲卧不卧,欲行不行,坐立不安,时胡言乱语,哭笑无常,时默默不语,烦躁易怒,心慌气促,口苦,咽干,胸胁胀满,时有刺痛,肢体麻木,大便偏干,观察形体如常人,舌红苔薄稍黄,脉弦细。证属余邪未尽,复肝气郁结化火,营血亏耗,心神失养。治以益气清心,养阴安神,解郁活血。方用百合地黄汤加味[百合20g,生地、太子参、丹参各15g,绿萼梅6g,生大黄6g(后下)]。服药5剂,症状明显好转。去生大黄继服20剂,病告痊愈。未再复发,至今健康。[胡辰生,景秋芝.百合地黄汤加味治疗癔病40例.四川中医,2003,21(5):32.]

(二)百合病误汗

【原文】

百合病發汗後者,百合知母湯主之。(二)

百合知母湯方:

百合七枚(擘)　知母三兩(切)

上先以水洗百合,漬一宿,當白沫出,去其水,更以泉水二升,煎取一升,去滓;别以泉水二升煎知母,取一升,去滓;後合和,煎取一升五合,分溫再服。

【释义】

本条论述百合病误汗后的治法。百合病非外邪客表所致，医者若将如寒无寒、如热无热误以为表实证而妄用辛温发汗，可致阴液更伤，肺阴不足，燥热加甚，除前述证候外，还可出现心烦、口渴等症。对此宜补虚清热、养阴润燥，用百合知母汤。方中仍以百合为主药，配知母养阴清热、除烦润燥，并以泉水煎药。三者相合，具有养阴清热、补虚润燥之功。

【临床应用指要】

本方虽用以治疗百合病误汗的变证，但在临床运用时不必拘泥，属阴虚内热较甚者即可投之。

【医案举例】

患者王某，女，13岁，学生。1960年4月15日在看解剖尸体时受惊吓，随后因要大便跌倒在厕所内。经扶起抬到医院治疗，据代诉查无病，到家后颈项不能竖起，头向左右转动，不能说话，问其痛苦，亦不知答，曾用镇静剂2日无效，转来中医诊治。患者脉浮数，舌赤无苔，无其他病状，当即从"百合病"处理，用百合七枚、知母一钱五分。服药1包后，颈项已能竖起十分之七，问她痛苦亦稍知道一些，左右转动也减少，但仍不能说话，再服1剂，颈项已能竖起，不向左右转动，自称口干燥大渴，改用瓜蒌牡蛎散(瓜蒌、牡蛎各三钱)，服1剂痊愈。[吴才纶.百合病治验.江西中医药，1960(12)：14.]

(三) 百合病误下

【原文】

百合病下之後者，滑石代赭湯主之。(三)

滑石代赭湯方：

百合七枚(擘)　滑石三兩(碎，綿裹)　代赭石如彈丸大一枚(碎，綿裹)

上先以水洗百合，漬一宿，當白沫出，去其水，更以泉水二升，煎取一升，去滓；別以泉水二升煎滑石、代赭，取一升，去滓；後合和重煎，取一升五合，分溫服。

【释义】

本条论述百合病误下后的治法。百合病为虚热在里，不能使用下法。若将意欲食、复不能食视为邪热入里的里实证，而用攻下法，是犯"虚虚"之戒，下后必然津液更伤，内热加重。苦寒攻下之品损伤胃阴，致和降失常，除前述证候外，还可见小便短赤、呕哕之症。治当养阴清热、降逆和胃，方用滑石代赭汤。方中百合为主药，养阴清热；滑石、泉水利小便，导热下行；代赭石降逆和胃。合奏清养心肺、和降胃气之效。

【临床应用指要】

本方用于津伤内热而兼有胃失和降者，如百合病呕逆较重者，尚可配合清热和胃之品。

【医案举例】

夏学传医案：刘某，男，43岁，1977年2月26日初诊。患者于20余日前患上呼吸道感染，高热数日，后汗出热退，伴头痛、口苦、心烦、小便黄赤，尤以心烦不寐日渐严重。近1周来，彻夜不眠，神志恍惚，坐卧不安，曾用中、西药安神镇静，其效甚微。观其神态，不是辗转不安，就是沉默寡言。舌质红，苔薄黄，脉弦细数。投以百合地黄汤、滑石代赭汤加减。百合20 g，生地15 g，滑石12 g，知母10 g，麦冬12 g，茯神12 g，枣仁18 g，甘草3 g，7剂。1周后，每晚可睡三四个小时，心烦不安减轻。继守方5剂，小便已清，脉细，舌稍红，每晚睡眠可达四五个小时。前方去知母、滑石、麦冬，加扁豆、陈皮理脾健胃，10剂。前后经1个月治疗，诸症悉平。[陈明.金匮名医验案精选.北京：学苑出版

社,2000:27.]

(四) 百合病误吐

【原文】

百合病,吐之後者,用後方主之。(四)

百合鷄子湯方:

百合七枚(擘)　鷄子黄一枚

上先以水洗百合,漬一宿,當白沫出,去其水,更以泉水二升,煎取一升,去滓,内鷄子黄,攪匀,煎五分,温服。

【释义】

本条论述百合病误吐后的治法。若将百合病的不用闻食臭误认为是痰涎壅滞,而用吐法,不仅损伤脾胃之阴,而且更扰乱脾胃之气,使阴愈损,燥热愈增,肺胃不得和降,可引起虚烦不安、胃中不和等症。方用百合鸡子汤以滋养肺胃、润燥降逆。

以上第二、第三、第四条均为百合病误治后救治法,因百合病主症仍在,故诸方仍以百合为主药针对本病,再配救误之品以顾兼症,体现了仲景知犯何逆、随证治之的精神。

【医案举例】

卫某,男,63 岁。因高血压(200∕135 mmHg)突然鼻衄,失血量多达 750 ml 左右,五官科医师用凡纱压迫止血,并同时加用降血压和止血药物从静脉及肌内注射治疗,但 3 日后取出填塞压迫的纱布又立即鼻腔大出血,随后再次压迫止血。加用百合鸡子汤加味(百合 30 g、生地黄 30 g、鸡子黄 1 枚、阿胶 20 g、茅根 30 g、黄芩炭 15 g、知母 10 g),每日服 3 次,服 5 日后取出填塞纱布未再次出血,嗣后连服本方 20 剂及降压药,至今已 3 年未复发鼻衄。[陶必贤.古方百合地黄汤、百合鸡子汤加味治疗鼻衄的临床报告.贵阳中医学院学报,1995,17(3):38.]

(五) 百合病变渴

【原文】

百合病一月不解,變成渴者,百合洗方主之。(六)

百合洗方:

上以百合一升,以水一斗,漬之一宿,以洗身。洗已,食煑餅,勿以鹽豉也。

【释义】

本条论述百合病经久变渴的治法。百合病经 1 个月之久而不愈,阴虚内热加甚,出现口渴的变证,单服百合地黄汤药力不够,当内服、外洗并用。配合百合洗方,渍水洗身。肺合皮毛,其气相通,百合水渍洗,以助清热养阴润燥。洗已,食煮饼,以调养胃气、生津,忌用味咸之盐豉,以免耗津增渴。

【临床应用指要】

本方以百合煎汤洗浴,治疗燥渴,可配合百合知母汤内服。

【医案举例】

华某,女,5 岁。1961 年秋患发热下利,住县医院治疗,诊为中毒性菌痢。经治旬余,壮热不退,下利红白,日夜无度,病情危笃,转延中医治疗。症见高热神委,昏昏欲愦,双目露睛,数日未食,口干思饮,唇舌鲜红乏津,舌苔黄,脉细弱而数。胡老(胡翘武)谓:"此利属肠,然治应责诸肺。盖肺热则阴亏,其气不降而失治节之权。肠为热灼,则失传化之职,故利下不止,高热不退。"遂疏《金匮要略》的百合知母汤加沙参、山药、莲子、银花、桑叶、花粉为方。方中百合重用至 30 g，嘱服 2 剂，以观进退。药后下利锐减，热势亦退，嘱守原方再进 2 剂，遂利止热退，余症亦相继好转而出院。讵知 2 日后，忽出现燥渴不已，饮水无度，复求先生为治。先生认为此乃气阴大伤，余热未净，无须惊骇。处以独味百合 120 g，令煎水俟温洗浴。仅洗 1 次，口渴大减，再洗渴止而瘳。[胡谷塘，等. 胡翘武运用经方治验四则. 中国医药学报，1987，2(4)：39.]

【原文】

百合病，渴不差者，用後方主之。(七)

栝樓牡蠣散方：

栝樓根　牡蠣熬等分

上爲細末，飲服方寸匕①，日三服。

【词解】

① 方寸匕：匕，状如今之羹匙。方寸匕，古代量药器具，一方寸匕为体积正方一寸（汉制）的容量。

【释义】

本条论述百合病渴不差的治法。热盛津伤，药不胜病，内服、外洗渴仍不解，用栝楼牡蛎散治之。方中栝楼根生津止渴，清养肺胃；牡蛎益阴潜阳，引热下行，则口渴自解。

百合洗方与栝楼牡蛎散均治百合病后的变证，皆是口渴为甚者，但前者为百合病经久变渴，其症相对较轻，病程较短；后者为百合病经治疗渴仍不瘳，热盛伤津较重，病亦较长。

【医案举例】

晁某，男，60 岁，退休工人，1993 年 3 月 16 日入院。患糖尿病 3 年，曾先后服甲苯磺丁脲、苯乙双胍、格列本脲，症状时轻时重。入院前 2 个月内服格列本脲 5 mg，每日 2 次；苯乙双胍 50 mg，每日 3 次。查空腹血糖 11.1 mmol/L，尿糖定性(＋＋＋)。入院症见：口干多饮，多食善饥，多尿，大便干结，消瘦乏力，面色少华，舌质淡红，苔薄黄，脉细弱。证属肺胃热盛，气阴两虚。治则：清热养阴，益气生津。处方：瓜蒌根 30 g，生牡蛎 30 g，玄参 15 g，沙参 18 g，石膏 30 g，知母 12 g，西洋参 30 g，丹参 30 g，赤芍 12 g，黄连 6 g，山茱萸 10 g，熟地黄 10 g，黄芪 15 g，白术 10 g。水煎服，日 1 剂。服中药 3 个疗程，逐步停服西药降糖药物，复查空腹血糖 6.1 mmol／L，尿糖定性(－)，以后复查 3 次空腹血糖为正常。[陈林霞，等. 瓜蒌牡蛎散加味治疗 2 型糖尿病. 河南中医，1999，19(5)：3.]

(六) 百合病变发热

【原文】

百合病變發熱者，一作發寒熱，百合滑石散主之。(八)

百合滑石散方：

百合一兩(炙①)　滑石三兩

上爲散，飲服方寸匕，日三服。當微利者，止服，熱則除。

【词解】

① 炙：不作今之蜜炙，作炒、烘、晒，使焦燥易于研末用。

【释义】

本条论述百合病变发热的治法。百合病里热较盛，外达肌肤，可见发热，或伴有小便短涩不利，治用百合滑石散。方中百合清润心肺，配以滑石清热利小便，使阴虚得复，里热得除。

百合滑石散与栝楼牡蛎散均用于治疗百合病内热较甚变证,但两者有所不同。后者是热盛津伤,口渴较甚之证,故用牡蛎引热下行,栝楼根生津止渴;而前者是内热达于肌肤,发热较为明显,故用百合滋养肺阴,滑石清热、利小便,使肺阴复而里热除而表热自解。

【临床应用指要】

应用百合滑石散“当微利者,止服”。因百合病阴虚内热,不可过用清利,以免耗伤津液,故药后小便畅利,其热外泄,便应停药。

【医案举例】

谢某,女,23岁。主诉经常头痛,失眠,眼冒金花,口干口苦,手足心热,食欲时好时坏,月经提前量少,小便短赤,大便秘结,若问其有无其他不适,则恍惚去来疑似有无之间,舌润无苔,边尖俱赤,脉弦细而数。予百合23 g,生牡蛎20 g,生地、淮小麦各15 g,知母、滑石、生白芍各10 g,花粉12 g,炙草6 g,大枣3枚。服10剂,口干口苦已好,小便转清。于原方去知母、滑石、花粉,加麦冬、枣仁、阿胶(蒸兑)各10 g,沙参15 g,鸡子黄2枚(冲服),连进20余剂,诸症悉平。[谭日强.金匮要略浅述.北京:人民卫生出版社,1981:56.]

狐 惑 病

一、脉症与内治方

【原文】

狐惑之爲病,狀如伤寒,默默欲眠,目不得閉,臥起不安,蝕①於喉爲惑,蝕於陰②爲狐,不欲飲食,惡聞食臭,其面目乍赤、乍黑、乍白。蝕於上部③則聲喝④一作嗄⑤,甘草瀉心湯主之。(十)

甘草瀉心湯方:

甘草四兩　黄芩三兩　人參三兩　乾薑三兩　黄連一兩　大棗十二枚　半夏半升

上七味,水一斗,煑取六升,去滓再煎,溫服一升,日三服。

【词解】

① 蝕:腐蚀溃烂。

② 阴:前、后二阴。

③ 上部:咽喉部。

④ 声喝(yè 叶):喝,说话声音噎塞或嘶哑。

⑤ 嗄(shà 霎):指声音嘶哑。

【释义】

本条论狐惑病的证治。狐惑病由湿热虫毒内蕴脾胃所致,咽喉及二阴溃烂是其主要临床表现。湿热熏蒸于上,则口咽蚀烂、声音嘶哑;湿热下注,则二阴溃烂;湿热内蕴,营卫失和,则状如伤寒,默默欲眠;胃失和降,则不欲饮食、恶闻食臭;热扰心神,则目不得闭、卧起不安。面目乍赤、乍黑、乍白提示患者面目之色时有变化,概由邪正相争、气血不和所致。以甘草泻心汤治之。方中甘草生用清热解毒;黄连、黄芩苦寒,清热燥湿解毒;干姜、半夏辛温燥湿;人参、大枣、甘草扶正和胃,共奏清热除湿、扶正解毒之功。

【点疑指难】

本病成因，前人认为"因伤寒而变成斯病""虫蚀"所致，"湿热毒气所为"，湿(温)毒气引起。看法虽各有不同，但一致认为该病与湿热相关，近人也多持这一观点，与临床辨证较相符合。

【临床应用指要】

狐惑病本于湿热，但病有新久不同，人有体质差异，故临证应根据不同情况，随证施治。病属湿热内蕴者，用甘草泻心汤化裁治疗，方中甘草一般量宜重且生用。若前阴溃疡可加地肤子，肛门蚀烂加炒槐角，眼部损害加密蒙花、草决明，口腔溃疡可外用冰硼散、锡类散等。

【医案举例】

患者，男，48岁，干部，2000年7月2日初诊。查：体较胖，面目红赤，口腔两侧、齿龈、咽部等处有大小不等淡黄色溃烂，边界清楚，基底平坦，咽干口燥，寒热往来，胸闷痛，心悸气短，不能平卧。两下肢结节性红斑，质硬有压痛，舌下瘀斑，苔黄腻，脉结代(心电图检查：心肌缺血，多发性室性早搏)。诊断：狐惑病(蚀心型)。辨证：湿热毒浸淫，气血瘀浊。处方：炙甘草30g，黄芩12g酒炒，川黄连15g，大黄6g酒炒，生石膏30g轧碎先煎，杭菊花12g后下，当归尾25g，赤小豆15g，淡竹叶8g，10剂，水煎服。7月12日二诊，面目红赤，口腔、齿龈、咽部溃烂和寒热往来消失，但咽部充血，虽心悸气短能平卧，余症见转。上方减生石膏，改酒大黄、黄连5g，加丹参30g。10剂，水煎服。7月22日三诊，咽部充血，胸痛，心悸气短消失，两下肢红斑减轻，质微硬，有轻度压痛。心电图检查：心肌供血欠佳，偶发室性早搏。上方减黄连，加参三七15g。10剂，水煎服。8月10日随诊。偶有心悸气短，余症痊愈。[郭连举.甘草泻心汤加减治疗狐蚤病15例.中华现代医学与临床，2005，3(2)：71.]

【原文】

病者脉数，无热①，微烦，默默但欲卧，汗出，初得之三四日，目赤如鸠眼②；七八日，目四眦③—本此有黄字黑。若能食者，脓已成也，赤豆当归散主之。(十三)

赤豆当归散方：

赤小豆三升(浸，令芽出，曝乾)　当归

上二味，杵爲散，漿水④服方寸匕，日三服。

【校勘】

据《千金要方·卷十》当归作"三两"。

【词解】

①无热：无寒热，是无表证的互词。

②鸠眼：鸠，斑鸠，其目珠色赤。此处以之喻患者的目色。

③四眦：眦(zì自)，即眼角。四眦，两眼内、外眦。

④浆水：浆，酢也。《本草纲目》称浆水又名酸浆。嘉谟云："炊粟米熟，投冷水中，浸五六日，味酸，生白花，色类浆，故名。"

【释义】

本条论述狐惑病成脓的证治。里热表和，见脉数、无寒热而汗出；湿热内蕴扰心，则微心烦而默默欲卧；湿热随肝经上注于目，则目赤如鸠眼，此乃蓄热不解，湿毒不化，即将成脓之象。四眦色黑表明瘀血内积，脓已成熟。病势局限，胃气无扰，故能食。治用赤豆当归散以清热渗湿、活血排脓。方中赤小豆渗湿、和血解毒，当归活血、祛瘀生新，浆水清凉解毒。

【点疑指难】

狐惑病的眼部症状多在疾病反复发作后才出现,故对文中的三四日、七八日当活看。

【临床应用指要】

本证之目赤,以风轮最为明显,可见角膜红赤、畏光、视力减退等。反复发作,可形成前房积脓,甚至致盲。治宜解毒渗湿、清热凉血、活血排脓,可用赤小豆当归散合龙胆泻肝汤、犀角地黄汤等治疗。此外,本方还可用于下焦湿热的便血,以及某些皮肤病,如湿疹、脓疱疮、接触性皮炎等。

【医案举例】

姜某,女,46岁,教师。口舌及阴道溃疡反复发作6年余,叠经中西医治疗,长期使用胸腺肽、转移因子,严重时曾用沙利度胺、雷公藤、泼尼松等,病情尚能控制,但停药后即发。近半年来,发作更频,几乎没有间断,病情加重,累及食管,灼热疼痛,吞咽困难,十分痛苦。于1996年10月18日来院就诊,诊见口唇黏膜及舌边散在五个黄豆大小的溃疡,唇红而干,面额部散在三个红疹似毛囊炎,两下肢见两个2 cm×3 cm红斑,舌苔黄腻。诉口舌、食管灼热疼痛,流大量淡黄色分泌物,口干而苦,大便干结。拟清热解毒、利湿祛瘀法,以甘草泻心汤、赤小豆当归汤加减[生甘草、姜半夏、黄芩、当归各10 g,生黄芪30 g,白花蛇舌草20 g,太子参、赤芍、生地各12 g,黄连3 g,干姜4 g,赤小豆15 g,车前子(包煎)、忍冬藤各12 g]。服药半个月,临床症状减轻,舌边尖两个溃疡渐愈,但食管及阴部仍疼痛,阴道分泌物较多。继以上药服1个半月,食管及阴道溃疡逐渐愈合,分泌物显著减少,面额部红疹消退,下肢红斑亦消,下唇黏膜及舌左边仍有两个溃疡。又服3个月,溃疡痊愈。将原方药物,由原来每日1剂改为每2日1剂,巩固1个月。停药至今,8个月未见发作。[王秋兰.甘草泻心汤、当归赤豆汤合方加减治疗白塞氏病6例.四川中医,1998,16(6):33.]

二、外治方

【原文】

蚀於下部[①]则咽乾,苦参汤洗之。(十一)

【校勘】

"苦参汤洗之"后,赵刻本阙,《医统》本作"苦参汤方:苦参一升,以水一斗,煎取七升,去滓。熏洗,日三"。宜从。

【词解】

① 下部:前阴。

【释义】

本条论述狐惑病蚀于前阴的治法。湿热下注,则前阴溃烂;足厥阴肝经绕阴器,上循于咽,湿热循经上冲,津不上承,则咽干。方以苦参煎汤熏洗局部,杀虫解毒化湿。

【点疑指难】

狐惑病虽有内治、外治之法,但以内治为主,苦参汤仅为狐惑病前阴溃烂的外洗方,临床上当配合内服方一起使用。

【临床应用指要】

苦参汤现代常作为湿疹、疥疮或会阴肛门瘙痒、肿痛及贝赫切特综合征(白塞综合征)的外洗或漱口方。外用治皮肤病常配伍黄柏、蛇床子、赤芍、白鲜皮等。

【医案举例】

患者,男,45岁,2002年6月3日初诊。3个月前无明显诱因而出现阴囊部皮肤瘙痒、潮红肿胀,有湿性倾向。曾服氯苯那敏、维生素 C 等药物,病情时轻时重,因未获痊愈而改由中药外洗。诊查皮肤丘疹,口干,小便黄赤,舌质红苔黄腻,脉滑数。诊为湿热内蕴,外感于风。治宜清热燥湿,祛风止痒。用本方[即苦参 30 g,黄柏 20 g,蛇床子、地肤子、苍耳子各 30 g,花椒、白矾各 15 g,冰片 1.5 g(后下)]水煎外洗,5 剂后症状明显好转,续用 4 剂,病告痊愈。[朱通会.苦参洗剂治疗湿疹 50 例.中国社区医师,2005,7(8):60.]

【原文】

蚀於肛者,雄黄熏之。(十二)

雄黄:

上一味爲末,筒瓦二枚合之,燒,向肛熏之。《脈經》云:病人或從呼吸上蝕其咽,或從下焦蝕其肛陰,蝕上爲惑,蝕下爲狐,狐惑病者,豬苓散主之。

【释义】

本条论狐惑病蚀于后阴的治法。肛门潮湿,易受湿热邪毒侵害,方用雄黄熏患处,杀虫解毒燥湿,就近治之。

【医案举例】

王某,女,32 岁,2003 年 8 月 5 日初诊。患者自述:在 6 日前左侧乳房上部疼痛,皮肤无变化,后出现群集小水疱,疼痛逐渐加剧,向左侧腋部延伸,去皮肤科就诊而诊为带状疱疹。给病毒灵、阿昔洛韦、维生素 B_1 等,服 5 日未有明显好转而疼痛难忍,影响睡眠,而来中医就诊。检查:左侧乳房上下及腹部大面积群集小水疱,投雄黄散 1 剂。雄黄 10 g、明矾 3 g、蜈蚣 2 条,共为极细末,用凡士林调涂患处,早、晚各 1 次。涂 2 日疼痛止,5 日已愈。[周咏梅,李岩.雄黄散外涂治疗带状疱疹 32 例.内蒙古中医药,2006,25(1):26.]

阴 阳 毒 病

一、阳毒病证治

【原文】

陽毒之爲病,面赤斑斑如錦文[①],咽喉痛,唾膿血。五日可治,七日不可治,升麻鱉甲湯主之。(十四)

升麻鱉甲湯方:

升麻二兩　當歸一兩　蜀椒(炒去汗[②])一兩　甘草二兩　雄黃半兩(研)　鱉甲手指大一片(炙)

上六味,以水四升,煮取一升,頓服之,老小再服,取汗。《肘後》《千金方》:陽毒用升麻湯,無鱉甲,有桂;陰毒用甘草湯,無雄黃。

【词解】

① 锦文:丝织品的花纹。此处形容面部色斑。

② 去汗:指去油,去水。

【释义】

本条论述阳毒病证治和预后。阳毒血分热盛，故面部红斑著明如锦纹，热灼咽喉故痛；热盛肉腐成脓，故吐脓血。五日可治、七日不可治，是指出早期治疗的重要意义。治用升麻鳖甲汤，方中升麻、甘草清热解毒；鳖甲、当归滋阴散瘀；雄黄、蜀椒解毒，共奏清热、解毒、散瘀之功。

二、阴毒病证治

【原文】

陰毒之爲病，面目青，身痛如被杖，咽喉痛。五日可治，七日不可治，升麻鱉甲湯去雄黄、蜀椒主之。（十五）

【释义】

本条论述阴毒病证治和预后。病毒侵袭血脉，瘀血凝滞，出现面目色青；经脉阻塞，血液流行不畅，故遍身疼痛；疫毒结喉，故作痛。方仍以升麻鳖甲汤解毒散瘀，去雄黄、蜀椒以防损其阴气。

【点疑指难】

历代医家对阴阳毒的划分多有不同，赵良仁以邪毒在阴经和阳经不同分阴阳毒，魏荔彤以邪毒深浅不同来分阴毒、阳毒，尤怡以邪之隐著、偏表偏里而分阴阳，曹家达以寒热分阴阳。

治疗阴毒以升麻鳖甲汤去雄黄、蜀椒之理，注家看法也多有分歧。尤怡认为，"去蜀椒、雄黄二物……恐阴邪不可劫，而阴气反受损也"；徐大椿认为，雄黄、蜀椒为辛热之品，阳毒用而阴毒反去之，疑误。

【临床应用指要】

现代医家有用本方配伍清热解毒、凉血化瘀之药治疗一些具有类似阴阳毒斑疹、咽喉痛的主症或属于热毒血瘀病机的疾病如猩红热、红斑狼疮等。

【医案举例】

赵某，女，26岁，工人，1996年5月3日初诊。面部红斑2年，在南京某医院及我院检查后确诊为系统性红斑狼疮，经激素及抗凝解聚药治疗，病情一度有所缓解，今年3月份感冒后面部红斑加重，并出现高热，体温达40℃，四肢关节疼痛，双下肢亦出现散在红斑，在我院内科应用泼尼松及多种抗生素治疗半个月余，其间用大剂量地塞米松每日150 mg，连续冲击3日，关节疼痛虽有所缓解，但高热始终不退，遂求治于笔者。诊见患者面部及双下肢红斑散在，无瘙痒及脱屑，高热，体温在39.2～40℃，一般发热从午后开始，持续到翌日上午，不恶寒，轻微汗出，口微渴，不喜饮，胃纳尚可，小便略黄，大便正常，舌质红苔薄，脉细数。辨证为热毒入于阴分，血热亢盛。治拟清热解毒，凉血化斑。升麻鳖甲汤合犀角地黄汤化裁：升麻、炙鳖甲各15 g，当归、丹皮、麦冬各10 g，赤芍、生地、金银花、紫草各20 g，水牛角片30 g，生石膏60 g。3剂。复诊时体温降至38.5℃，且发热持续时间较原来缩短，上方去石膏，水牛角片量加至40 g，再服5剂。三诊时体温降至37.7℃，下肢红斑消失，面部红斑减轻，关节疼痛消失，原方水牛角片量减至20 g，并加生黄芪20 g，炒白术10 g，防风7 g，续服10剂后，体温已经降至正常。［马济佩. 升麻鳖甲汤治杂病发斑. 浙江中医杂志，2001，36(2)：80.］

内 容 归 纳

百合病
- 脉症与病机(一条)
- 治则(一、九条)
- 证治
  - 百合病主方——百合地黄汤(五条)
  - 百合病误汗——百合知母汤(二条)
  - 百合病误下——滑石代赭汤(三条)
  - 百合病误吐——百合鸡子汤(四条)
  - 百合病变渴——百合洗方(六条)
  - 渴不差——栝楼牡蛎散(七条)
  - 变发热——百合滑石散(八条)

狐惑病
- 脉症与内治方
  - 湿热虫毒内蕴脾胃——甘草泻心汤(十条)
  - 狐惑病成脓——赤豆当归散(十三条)
- 外治方
  - 蚀于前阴——苦参汤(十一条)
  - 蚀于后阴——雄黄熏法(十二条)

阴阳毒病
- 阳毒病证治——升麻鳖甲汤(十四条)
- 阴毒病证治——升麻鳖甲汤去雄黄、蜀椒(十五条)

疟病脉证并治第四

导学

本章专论疟病,是一病成篇,主要论述疟病的脉症、类型及其治法。通过学习,熟悉疟病的分类治疗和转归,了解疟病的病机、治则。

疟,《说文》释为"寒热休作"。疟病,是一种因感受疟邪引起的以寒热往来、战寒壮热、休作有时为主的疾病,以发作时痛苦万分而名,至今临床上仍沿用此名。疟病最早见于《内经》,有关其症状、分类都有具体的描述,仲景在此基础上提出疟病的主要脉象为弦脉,并根据寒热的多少将疟病分为瘅疟、温疟、牝疟,提出疟病日久不愈,反复发作,正气渐衰,疟邪假血依痰,结成痞块,居于胁下可形成疟母。对温疟、牝疟,提出了明确的治法、方药。对疟母的治疗强调扶正化瘀、软坚消癥。在治疗方法上,除采用和解少阳之外,还指出了汗、吐、下、温、清、消及针灸、饮食调理等方法,凡此对后世运用中医学理论治疗疟病奠定了坚实的基础。

一、以脉论治

【原文】

師曰:瘧脈自弦,弦數者多熱;弦遲者多寒。弦小緊者下之差,弦遲者可溫之,弦緊者可發汗、鍼灸也,浮大者可吐之,弦數者風發①也,以飲食消息止之②。(一)

【词解】

① 风发:风,泛指邪气。风发,是指感受邪气而发热。

② 以饮食消息止之:指用甘寒的饮食进行调理。

【释义】

本条从脉象论述疟病的病机和治则。"疟脉自弦",不仅代表了疟病的主脉,也说明了疟病的病机为邪搏少阳。但由于患者体质和发病的原因不同,故疟病不但出现弦脉,并常与数、迟等脉象兼见,临证根据不同的表现测知其病位所在,从而采取不同的治疗原则。如脉弦小紧者,是病偏于里,多兼食滞内结,可酌用下法;弦迟者则为里寒,可用温法;弦紧者,为病偏于表,多兼感风寒,可用发汗法,或结合针灸治疗;浮大者为病位偏上,可用吐法以祛其邪,即所谓"其高者,因而越之";脉弦数为有发热之象,属风邪化热、里热内盛,可以甘寒饮食进行调理,此种治疗方法与《内经》中"风淫于内,治以甘寒"相合。

【点疑指难】

有关"风发",有两种认识,一是如上所述认为感受风邪而发热,所谓"弦数者多热";二是认为热盛生风,如赵良仁。

【临床应用指要】

本条是以脉来阐述疟病的病机、治则,说明疟病的治法除和解少阳之外,还有吐、下、清、温等多种治法,当结合临床症状辨证使用,不宜局限于疟脉自弦而和解少阳。

二、证治

(一)疟母

【原文】

病疟以月一日發,當以十五日愈,設不差,當月盡解;如其不差,當云何? 師曰:此結爲癥瘕①,名曰瘧母②,急治之,宜鱉甲煎丸。(二)

鱉甲煎丸方:

鱉甲十二分(炙) 烏扇三分(燒) 黃芩三分 柴胡六分 鼠婦三分(熬) 乾薑三分 大黃三分 芍藥五分 桂枝三分 葶藶一分(熬) 石韋三分(去毛) 厚朴三分 牡丹五分(去心) 瞿麥二分 紫葳三分 半夏一分 人參一分 䗪蟲五分(熬) 阿膠三分(炙) 蜂窠四分(炙) 赤硝十二分 蜣蜋六分(熬) 桃仁二分

上二十三味,爲末,取鍛竈下灰一斗,清酒一斛五斗,浸灰,候酒盡一半,着鱉甲於中,煮令泛爛如膠漆,絞取汁,内諸藥,煎爲丸,如梧子大,空心服七丸,日三服。

【词解】

① 癥瘕:是腹中有积聚痞块的统称,这里指胁下有痞块。

② 疟母:指疟病迁延日久,反复发作,正气渐衰,疟邪假血依痰,结成痞块,居于胁下而形成痞块的一种病证。

【释义】

本条主论疟母的形成和治疗。疟病,以月计之,一日而发,当以十五日愈,因为古人以五日为一候,三候为一气,一气为十五日,人受气于天,息息相通,节气变更,则人身之气亦随之变化,"时至而气旺",则不受邪而自愈;假设不瘥,应当月尽解,即应当在第二个节气自愈。说明人体与自然气候之间存在一定的关系,天气的变化对疾病的转归会产生一定的影响,但不能机械地理解为不需要治疗而自愈。"如其不差",指月底还没有病愈,则说明邪气亢盛,正气渐虚,日久则疟邪假血依痰,结成痞块,居于胁下,形成疟母。"急治之"以示早期治疗,否则病久正衰,病情难愈,治当以鱉甲煎丸行气化瘀,除痰消癥,攻补兼施。方中重用鱉甲软坚散结以消癥,配大黄、桃仁、蜣蜋、蜂窠、鼠妇等活血化瘀,以葶苈、石韦、瞿麦、厚朴行气利水,以助行瘀散结之力,更以黄芩、干姜、柴胡、桂枝、半夏调理寒热,人参、阿胶补益气血。全方二十三味药物,共奏扶正祛邪、消癥化瘀之功。

【点疑指难】

本条是人体与自然整体观的体现。认为人体抵御疾病受自然之气的影响,以此论之,时至则人体气旺,气旺则不受邪而抗病力强。如其瘥的"其",可理解为"期",指"到……时期"之意。

【临床应用指要】

本方功在消癥化瘀、扶正祛邪,适应于多种原因引起的肝脾肿大、子宫肌瘤等,属于本虚标实、病程久而瘀结痰阻之证。

【医案举例】

张某,男,34岁。2年来患三日疟,反复发作,今夏病发至秋,病尚未愈,形体消瘦,面色萎黄,肢体无力,脘闷腹胀,饮食不佳,脾肿大肋下 4 cm。疟来先恶寒怕冷,随即发热,体温 38℃ 上下,2 小时后汗出热退,脉象稍弦,舌苔薄白。邪在少阳留恋不解,痰湿内蕴,气滞血瘀,结于左胁。治当先截其疟后治其痞,方拟鳖甲汤加减。处方:鳖甲 15 g,柴胡、黄芩、半夏各 15 g,常山、槟榔、草果各 6 g,生姜 3 片,大枣 2 枚。于疟发前服药,服药 3 帖,疟停止,随用鳖甲煎丸,以治其癥积,每日服鳖甲煎丸 30 g,分 3 次服,连服 2 个月,疟未发作,脾肿大缩小为肋下 2 cm,再服鳖甲煎丸 1 个月,疟疾根本控制,脾肿大缩小为 1 cm,形体渐壮,饮食增加,病已痊愈。嘱常服鳖甲煎丸,以消余症,防其再发。
[张谷才.从《金匮》方谈瘀血的证治.辽宁中医杂志,1980(7):1.]

(二) 瘅疟

【原文】

師曰:陰氣孤絕,陽氣獨發,則熱而少氣煩冤①。手足熱而欲嘔,名曰癉瘧②。若但熱不寒者,邪氣內藏於心,外舍分肉之間,令人消鑠脫肉。(三)

【词解】

① 烦冤:心中烦闷不舒的感觉。

② 瘅疟:瘅(dàn 单)者,热也。瘅疟,是但热不寒的一种疟病。

【释义】

本条论述瘅疟的病机和症状。瘅疟是一种阳热炽盛,阴液耗伤,表现只热不寒的疟病。"阴气孤绝,阳气独发""邪气内藏于心,外舍分肉之间",言其病机为内外热盛,表里俱热。由于阴液不足,阳热过盛,故症状表现只热不寒;热则伤气而见少气、心中烦闷;四肢为诸阳之本,里热炽盛,故见手足发热;内热上扰于胃则出现欲作呕吐;表里俱热,阴液耗伤,故令人肌肉消损,形体消瘦。

【点疑指难】

对"邪气内藏于心"的"心",具有代表性的认识有两种。一种认为是心脏,如尤怡;另一种认为是在里,如曹家达。

【临床应用指要】

对于瘅疟,仲景未提具体的治法和方剂,后世医家多主张用白虎加人参汤、竹叶石膏汤化裁。

(三) 温疟

【原文】

溫瘧者,其脈如平①,身無寒但熱,骨節疼煩,時嘔,白虎加桂枝湯主之。(四)

白虎加桂枝湯方:

知母六兩　甘草二兩(炙)　石膏一斤　粳米二合　桂枝(去皮)三兩

上銼,每五錢,水一盞半,煎至八分,去滓,溫服,汗出愈。

【词解】

① 其脉如平:指脉象如疟病常见的脉象,多见弦数。

【释义】

本条论述温疟的症状和治疗。温疟为里热炽盛,表兼寒邪。症见身无寒但热,是发热多而恶寒少。外有表寒,则骨节疼烦,邪热犯胃则时而呕吐,总为里热表寒。治以白虎加桂枝汤,内清里热,外解表邪。方中石膏、知母、甘草、粳米清热生津止呕,桂枝解散表邪,表里同治。

【点疑指难】

文中"其脉如平"有两种解释。一种认为与平常人一样之脉,如尤怡;另一种认为是邪在少阳,脉应与平时疟病脉一样,如魏荔彤。

【临床应用指要】

本证的辨证关键在于里热外寒,以里热为主,外兼表邪。症状多见口渴、汗出、时呕或微恶风、骨节痛烦等,临床上可根据寒热多少进行加减。医家常用白虎加桂枝汤治疗热痹。

【医案举例】

友人裴某之第三女患疟,某医投以柴胡剂 2 帖,不愈。余诊其脉洪滑,询之月经正常,未怀孕,每日下午发作时,热多寒少,汗大出,恶风,烦渴喜饮,思此是"温疟"。脉洪滑,烦渴喜饮,是白虎汤证;汗出恶风,是桂枝汤证,即书白虎加桂枝汤。生石膏 48 g,知母 18 g,炙甘草 6 g,粳米 18 g,桂枝 9 g,清水 4 盅,煮米熟,汤成,温服。1 剂病愈大半,2 剂疟不复作。足见迷信柴胡或其他疟疾特效药而不知灵活以掌握之者,殊有失中医辨证施治的规律。[中医研究院主编. 岳美中医案集. 北京:人民卫生出版社,1978:130.]

(四)牝疟

【原文】

瘧多寒者,名曰牝瘧①,蜀漆散主之。(五)

蜀漆散方:

蜀漆(洗去腥) 雲母(燒二日夜) 龍骨等分

上三味,杵爲散,未發前以漿水服半錢。溫瘧加蜀漆半分,臨發時服一錢匕。一方雲母作雲實。

【校勘】

牝疟:原文作"牡疟"。"牡"字误,今据《外台秘要》引《伤寒论》原文,作"牝"疟改正。

【词解】

① 牝疟:《医方考》云:"牝,阴也,无阳之名,故多寒名牝疟。"牝疟,即以寒为主的一种疟病。

【释义】

本条论述牝疟证治。牝疟多由素体阳虚,或复加痰饮阻遏,致使阳气不温四末,故发作时以寒多热少为特征,治以蜀漆散祛痰通阳截疟。方中蜀漆(即常山苗)为主药祛痰截疟,配云母升发阳气以扶正,龙骨既可以收敛浮阳,也可以镇逆安神,且能制约蜀漆涌吐太过。三药合用,共奏祛痰截疟、通阳消阴之功。

【点疑指难】

仲景根据寒热多少将疟病分为瘅疟、温疟、牝疟,其中但热不寒为瘅疟,热多寒少为温疟,寒多热少为牝疟。牝者,为雌性的鸟兽,此处指阴证而言。

【临床应用指要】

临床上使用此类方剂需注意:一是服药时间,一般应在疟疾未发前 1~2 小时内服药,即"临发时服",过早或过迟都会影响药物截疟的效果。二是使用蜀漆或常山治疟,虽疗效肯定,但致吐的副作用大,可用酒煎或姜汁炒熟后使用,也可适当配伍半夏、陈皮等和胃止吐之药,以减轻致吐的副作用。

【医案举例】

黄某,男,53 岁。寒战高热,以恶寒为甚,每次发作时覆盖棉絮两床仍有寒战,口渴不欲饮,微呕恶,神疲肢倦,胸胁痞闷,苔薄白,脉弦迟。此乃太阳阳气衰微,痰湿留恋。治宜和解温化,拟附子理中汤合蜀漆散加减:制附片 12 g,党参 12 g,炒白术 10 g,桂枝 12 g,半夏 10 g,柴胡 10 g,

黄芩 10 g,常山 15 g,草果仁 12 g,煅云母石 15 g,生姜 12 g。水煎,于发作前 2 小时服。3 剂后,诸症均有好转,唯饮食仍不欲进,神疲气怯。守前方加大枣 10 g,甘草 5 g,以和胃进食。服药 5 剂而诸症全消,并嘱其饮食调理,以提高抗病力。[张恩勤.经方研究.济南:黄河出版社,1989:802.]

(五) 附方

1.《外臺》牡蠣湯　治牝瘧。

牡蠣四兩(熬)　麻黃四兩(去節)　甘草二兩　蜀漆三兩

上四味,以水八升,先煮蜀漆、麻黃,去上沫,得六升,内諸藥,煮取二升,温服一升。若吐,則勿更服。

【释义】

本方适用于痰湿内结兼有表寒的疟病。症以寒多热少为特征,可兼见头痛、鼻塞、咳嗽等。方中牡蛎咸寒软坚,散结消痰,敛阳固阴;麻黄辛温散寒,发越阳气;牡蛎与麻黄相伍,一散一收,使邪去而正不伤;蜀漆化痰截疟为主药;甘草调和诸药,共奏化痰截疟、祛痰散邪之功。

2.《外臺》柴胡去半夏加栝樓湯　治瘧病發渴者,亦治勞瘧[①]。

柴胡八兩　人參 黃芩 甘草各三兩　栝樓根四兩　生薑二兩　大棗十二枚

上七味,以水一斗二升,煮取六升,去滓,再煎,取三升,温服一升,日二服。

【词解】

① 劳疟:久疟不愈,反复发作,以致气血虚弱,故称为劳疟。

【释义】

本方即小柴胡汤去半夏加栝楼根而成,具有和解少阳、清热生津之功。适用于疟病寒热往来,发作有时,口渴欲饮;或疟久不愈,正虚邪实者。方中小柴胡汤和解少阳,栝楼根清热生津。

【医案举例】

伍某,女,40 岁。患劳疟已半年,每日下午开始畏冷,旋即头痛发热、汗出口渴,小便短赤,舌红苔薄,脉弦细数。每次服奎宁可止,但遇劳即发,此体质虚弱,正不胜邪。拟扶正祛邪,用柴胡去半夏加栝楼汤。党参 15 g、柴胡 10 g、黄芩 10 g、栝楼根 15 g、甘草 5 g、生姜 3 片、大枣 3 枚,加醋炒常山 10 g,服 3 剂疟止,继用秦椒鳖甲汤(秦椒、鳖甲、地骨皮、柴胡、青蒿、当归、知母、乌梅)加首乌、党参、甘草,服 7 剂后未复发。[谭日强.金匮要略浅述.北京:人民卫生出版社,1981:72.]

3.《外臺》柴胡桂薑湯　治瘧寒多微有熱,或但寒不熱。服一劑如神。

柴胡半斤　桂枝三兩(去皮)　乾薑二兩　栝樓根四兩　黃芩三兩　牡蠣三兩(熬)　甘草二兩(炙)

上七味,以水一斗二升,煮取六升,去滓,再煎,取三升,温服一升,日三服。初服微煩,復服汗出便愈。

【释义】

原载本方用治寒多微有热或但寒不热的疟病,但从方药组成和功效看似有不妥。因柴胡和解少阳,桂枝、干姜温散寒邪,黄芩、栝楼根清热生津,牡蛎散结,甘草调和诸药,共奏温阳散寒、和解表里之功,故用于寒多热少或但寒不热者似欠妥当。

【医案举例】

李某,男,45 岁。患牝疟,发作时畏冷发抖,虽盖厚被两床,仍然寒战不已,头痛身疼、恶心、呕吐、面色苍白,持续约 5 小时,后微热汗出而解,渴喜热饮,舌苔白滑,脉象弦细而濡。此寒湿久羁,阴盛阳衰。拟温寒散湿、助阳抗疟,先用熟料五积散,寒战时间缩短,诸症相应减轻,继用柴胡桂姜汤:柴胡 10 g、酒芩 6 g、桂枝 10 g、干姜 6 g、牡蛎 15 g、甘草 3 g、栝楼根 10 g,加醋炒常山 10 g、槟榔 10 g、草果 5 g,服 3 剂疟止。后用四兽饮(党参、白术、法夏、茯苓、陈皮、草果、乌梅、甘草、生姜、大枣)以巩固疗效。[谭日强. 金匮要略浅述. 北京:人民卫生出版社,1981:73.]

内 容 归 纳

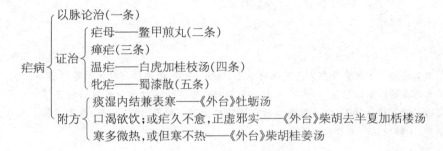

中风历节病脉证并治第五

导学

本篇论述了中风和历节两种疾病的成因、脉症、分类、治则和辨证论治等内容。中风和历节的病名沿用至今,其有关两病的理、法、方药为后世的辨证施治打下了坚实的基础。通过学习,重点掌握中风和历节病的病因病机、辨证施治,熟悉成因与分类,了解中风和历节病的概念。

本篇所论中风,属于杂病中的中风病,该病多由脏腑衰弱,气血两虚,经脉痹阻,偶受外邪诱发致病,故气血内虚,外邪诱发,是中风病总的病因病机。中风病与《伤寒论》的太阳中风和内科的厥证、脱证截然不同,应注意鉴别。中风病的证候,多先猝然昏倒,然后出现半身不遂、口眼㖞斜,重则昏迷不识人。有关中风病的分类,仲景根据其深浅不同程度分为在络、在经、入腑、入脏。后世在此基础上分为中经络和中脏腑两大类。中风病的治疗,当以养血息风、通络祛痰、活血化瘀、扶正祛邪、平调阴阳为原则,并根据不同证型辨证施治。

本篇所论历节病,多以关节病变和剧烈疼痛为主症,其疼痛常从部分关节开始,逐渐发展遍历全身多个关节,甚则造成关节肿大变形、疼痛不可屈伸、身体魁羸。历节病的形成,内因心肝肾的气血不足,外因风寒湿热之邪乘虚侵袭经络而留着关节,导致经脉痹阻不通所致。在辨证方面,以风湿历节证和寒湿历节证为其代表。本篇有关历节病的治法、方药为后世医家所常用。

中风和历节病,皆属于广义风病范围,皆以正气先虚为发病内因,然中风病是由经络而深入脏腑,历节病是由经络而留着关节,但两者都有肢体功能障碍的症状,故合为一篇论述。

中　风

一、脉症、病因病机与鉴别

【原文】

夫風之爲病,當半身不遂,或但臂不遂者,此爲痹。脈微而數,中風使然。(一)

【释义】

本条论述中风病的脉症。中风病以患者半身肢体不能随意运动者较为常见,或只有某一臂

（肢）不遂者，此为中风病的轻症，与大脑元神之腑损伤较为局限有关。"此为痹"指出本病主要病机为经脉痹阻，筋脉失养。其脉微为气血不足，数为病邪有余。说明中风病虽然有半身不遂和但臂不遂的不同，但两者皆因气血不足，外邪诱发而为中风病，故以"脉微而数，中风使然"概之。

【点疑指难】

对"但臂不遂者，此为痹"，注家有不同认识，如沈明宗认为此是分中风和痹也，李克光《金匮要略讲义》亦持此观点；而喻昌则认为此是风从上入臂，为先受之所入浅的中风轻症；南京中医药大学《金匮要略学习参考资料（修订本）》认为，此论中风轻症和中风的病机是经脉痹阻。

【原文】

寸口脈浮而緊，緊則爲寒，浮則爲虛；寒虛相搏，邪在皮膚；浮者血虛，絡脈空虛；賊邪不瀉，或左或右；邪氣反緩，正氣即急，正氣引邪，喎僻①不遂。

邪在於絡，肌膚不仁；邪在於經，即重不勝②；邪入於腑，即不識人；邪入於臟，舌即難言，口吐涎。（二）

【词解】

① 喎僻：即口眼喎斜，不能随意运动。

② 重不胜：肢体重滞不易举动。

【释义】

本条论述中风病的病因病机、脉症和病位深浅的辨证。寸口脉浮而紧，紧主感受外寒，浮主气血内虚。中风之初，气血不足，外邪乘虚入中经络，但病尚轻浅。所以说，寒虚相搏，邪在皮肤，浮者血虚，络脉空虚，说明正气内虚、外邪入中是中风病的病因。外邪乘虚内入，正虚不能驱邪，风邪不能外泄，痹阻经脉，危及脏腑而形成中风病。中风病的特点是，或损及于肢体左侧，或损及于肢体右侧，故原文说贼邪不泄，或左或右。由于病侧的肌肉、经脉为邪气所阻，气血不通，废而不用，表现为松懈弛缓，故曰"邪气反缓"；而未病的一侧气血运行正常，较之于病侧，相对显得紧张有力，故曰"正气即急"。因健侧牵引患侧，左右肌肉、经脉失去了平衡协调，出现口眼喎斜、半身不遂，此即"正气引邪，喎僻不遂"之意。

中风病有轻重之分。如中风轻症，即邪中于络，络脉瘀阻，则营气不能行于肌表，故肌肤麻木不仁；如病情较重，邪中于经，则经脉不通，气血不能运行于肢体，故肢体沉重而不能任重。中风重症，即邪中于脏腑，其中腑者病情深入而涉及六腑，腑失输泄，神失清灵，则不能识人。中脏者，病邪深入脏腑，风痰内壅，脏腑失于清灵，脑神无主，如肺不主声、心不主舌，则舌即难言；脾不能摄津液而廉泉开，则口流涎唾；肝失疏泄，则气血逆乱而血瘀；心窍闭阻，则舌强舌歪、难于言语、口眼喎斜、半身不遂等中风的严重症状相应而生。

【点疑指难】

对"邪入于腑"，注家有不同认识。徐彬认为入腑即是入胃，因胃为六腑的总司；沈明宗认为腑指胸间，邪入于腑，堵塞胸间，神机不能出入鉴照，则不识人。

【临床应用指要】

本条将中风病分为在络、在经、入腑、入脏四种证型，目的在于分清中风病的轻重程度，以有利于中风病的辨证论治，后世将中风病分为中经络和中脏腑两大类，实源于此。从中风病的临床特点看，确实与脏腑阴阳严重失调、血脉瘀阻的部位和程度相关联，但很难区别在何络何经、何腑何脏，故临床应注意整体辨证，灵活应用。本条以络脉空虚和贼邪不泻为前提，再次说明中风病总的病因是正气内虚、外邪诱发，后世医家在此基础上认为本病的形成与风、火、痰、虚、瘀有关，应结合学习。

【原文】

寸口脈遲而緩，遲則爲寒，緩則爲虛，榮緩則爲亡血①，衛緩則爲中風。邪氣中經，則身癢而癮疹②；心氣不足③，邪氣入中④，則胸滿而短氣。(三)

【词解】

① 亡血：在此作"血虚"理解。

② 癮疹：指风疹块遍及全身而痒之症。其病常突然发作，起伏无定。

③ 心气不足：指胸中正气不足。

④ 入中：谓邪不外泄而内传。

【释义】

本条论述中风和癮疹的发病机制。寸口主表，亦主营卫。假如寸口见到"迟而缓"的脉象，则迟脉属寒，缓脉为荣卫气血不足，表气不固，故易中风邪。风寒之邪，乘荣卫气血之虚而侵入，病重者可发为中风，其病机与第二条相同；病轻者亦能发生癮疹，身体奇痒，是风邪外泄的表现；如正气不足，无力抗邪，则邪不外泄，反向内传，此时就会出现胸闷、短气等症。

【点疑指难】

本条大意是指营卫气血不足的人，易为风寒侵袭，既能引发中风，亦可发为癮疹。另有认为，因人体感受外邪而致过敏反应，故出现风疹和胸满短气，并非单指心气不足的短气，可资参考。

二、证治

(一) 风痰湿中经络

【原文】

侯氏黑散：治大風①四肢煩重，心中惡寒不足者。《外臺》治風癲。

菊花四十分　白朮十分　細辛三分　茯苓三分　牡蠣三分　桔梗八分　防風十分　人參三分　礬石三分　黃芩五分　當歸三分　乾薑三分　芎藭三分　桂枝三分

上十四味，杵爲散，酒服方寸匕，日一服，初服二十日，溫酒調服，禁一切魚肉大蒜，常宜冷食，六十日止，即藥積在腹中不下也。熱食即下矣，冷食自能助藥力。

【词解】

① 大风：古代证候名称。

【释义】

本条论述风邪乘虚入中经络的证治。风邪乘虚入中经络，其病重、传变快，故称大风。风邪与内湿相合，经脉痹阻不通，微有化热之势，故四肢苦烦而重滞；里阳虚，阳气不运，卫外不固，故心中恶寒不足。治宜扶正祛邪，用侯氏黑散主之。方中人参、白术、茯苓、干姜，温阳健脾，补中益气；当归、川芎、细辛、桂枝、防风、酒，养血驱风、温经散寒；牡蛎、桔梗、矾石，燥湿祛痰、宣痹通络；菊花、黄芩，清热坚阴、清风化郁遏之热。诸药合用，相得益彰，共达益气活血、祛风化痰之功。

本证是风邪入中经络之疾，病程较长难于速愈。为有利于长期治疗，用药方便，故用散剂，每次用酒送服方寸匕，每日1次，以60日为期。前20日用温酒调服，以助扶正祛邪，通络开痹之功，并注意忌各种鱼肉、大蒜、腥膻、油腻之品，以免滋腻碍邪。20日之后，药已中病，病已衰其大半，宜图缓治，服药时宜冷食禁热食，酒亦不宜加热，直至60日为止。因热食易使药力耗散而下走，而冷服能使药积于腹中缓缓发挥作用，即"冷食自能助药力"之意。

【点疑指难】

对于本条"大风"的概念医家有不同认识,如沈明宗认为外邪直侵肌肉脏腑,故为大风。南京中医学院《金匮学习参考资料》认为是风邪直侵肌肉、脏腑的大风(可能指麻风);新世纪版七年制教材《金匮要略》认为当属于血脉相传、壅塞不通之类的病证,犹言《脏腑经络先后病脉证》所论及的"大邪"。

【临床应用指要】

临床上辨证属气血两虚,肝郁脾湿,风痰内壅,入中经络,窒塞脏腑气机,以中风猝倒、四肢沉重、心中恶寒不足为特点者,均可用本方,并可根据病情适当加入祛痰除湿、活血化瘀之品。待病情基本好转后,可改作散剂,每次5～10 g,每日2～3次。此外,方中矾石,可用绿矾或白矾。

【医案举例】

孙某,男,70岁。患者于晨起时发现左半身瘫痪,但言语仍清晰,神志清楚,伴有发热、恶寒,舌红苔薄白,脉浮。辨证为半身不遂的中风证。先以小续命汤解其外候,而后用侯氏黑散治疗。处方:菊花120 g,白术30 g,防风30 g,桔梗24 g,黄芩15 g,细辛9 g,干姜9 g,党参9 g,茯苓9 g,当归9 g,川芎9 g,生牡蛎9 g,矾石9 g,桂枝9 g。共为细末,每服3 g,开水冲服,每日2次。开始服20日,吃热食;中间20日,吃温食;后20日,吃冷食,共60日为1个疗程,禁食鱼肉、大蒜。服药期间经常观察,自感上下肢渐有力;但服至50日后,腹满纳减;服至60日,停药后,腹满又消失,食欲好转,上、下肢能自动活动,不需人搀扶而能步行。[权依经.古方新用.兰州:甘肃人民出版社,1981:36.]

(二)热盛动风

【原文】

風引湯:除熱癱癇

大黄 乾薑 龍骨各四兩　桂枝三兩　甘草 牡蠣各二兩　寒水石 滑石 赤石脂 白石脂 紫石英 石膏各六兩

上十二味,杵,粗篩,以韋囊①盛之,取三指撮,井花水②三升,煑三沸,溫服一升。治大人風引,少小驚癇瘛瘲③,日數十發,醫所不療,除熱方。巢氏云:脚氣宜風引湯。

【词解】

① 韦囊:古代用皮革制成的药袋。

② 井花水:即为清晨最先汲取的井泉水,其质洁净。

③ 惊痫瘛瘲:惊痫,即惊风或癫痫之疾。瘛为筋脉拘急,瘲为筋脉弛缓,瘛瘲指动风抽搐。

【释义】

本条论述热盛里实、肝风内动的证治。风引者,是因风动而产生的抽搐;热癱癇者,即因热盛风动所致的瘫痪(半身不遂)、癫痫;除热者,是说其治法应当清热泻火、平肝息风,方用风引汤。方中用牡蛎、龙骨、石脂、石英,以平肝息风,重镇潜阳;石膏、寒水石、滑石,辛寒以清风化之火;大黄苦寒泻内实之热,使热或风动得以平息;反佐以干姜、桂枝之温,既能通血脉,又能制诸石之咸寒,而顾护脾胃之气;甘草和中以调和诸药。

【临床应用指要】

本方用法,以十二味共研细末,装入防潮湿药袋或器具中备用。用汤剂时取三指撮(50～100 g为宜)和井中泉水或平常饮用水600 ml,煮数沸,每次服用200 ml,日3服。用散剂时,可依照原方剂量按比例制成散剂,成人每次冲服 5～10 g,每日 2～3 次。如用汤剂时,方中大黄、干姜、桂枝、甘草的常用量以 3～15 g 为宜,其余药的常用量以 20～30 g 为宜。临床上凡辨证为热盛里实、肝风内动、风火痰瘀内窒者,均可加减使用本方。

【医案举例】

郑某,女,49 岁,1980 年 11 月 17 日初诊。患者有高血压 5 年。血压波动在(160～230)/(95～130)mmHg。经常头痛、头晕,服过多种降压西药,但效果不显。1980 年 11 月 6 日心电图检查:窦性心律,Q-T 间期延长 0.44,眼底检查:视网膜血管痉挛。近 1 周来,头痛、眩晕加剧,手足麻木,面红、口苦、耳鸣、便秘、溲赤、舌质红、舌苔薄黄,脉弦硬数,血压180/110 mmHg。诊为肝火上炎,肝阳上亢,肝风有欲动之势。用风引汤加减,处方:寒水石 24 g,紫石英 30 g,石膏 18 g,生龙骨、生牡蛎各 30 g,生石决明 20 g(均先煮半小时),滑石 14 g(包煎),赤芍 15 g,干姜 3 g,大黄 9 g,川芎 10 g,地龙 10 g,钩藤 12 g(后下),菊花 10 g,黄芩10 g。水煎服。每日 1 剂,分 2 次服。3 剂后头痛、眩晕大减,便通溲清,黄苔消退,脉缓,血压 170/100 mmHg,余症同前。原方加灵磁石 30 g,干姜增至 6 g 再进。12 月 4 日血压正常,头痛、眩晕消失,已可自由行走,唯舌头感不太灵活。原方去寒水石、磁石、大黄,加石菖蒲 10 g、葛根 10 g。至 12 月 30 日诸症皆失……追访 1 年,血压一直正常。[程广里. 风引汤的临床运用. 中医杂志,1982(12):25.]

(三)血虚受风

【原文】

防己地黄汤:治病如狂状,妄行,獨語不休,無寒熱,其脈浮。

防己一錢　桂枝三錢　防風三錢　甘草二錢

上四味,以酒一杯,浸之一宿,絞取汁,生地黄二斤,㕮咀,蒸之如斗米飯久,以銅器盛其汁,更絞地黄汁,和,分再服。

【释义】

本条论述阴虚血热感受风邪所致癫狂的治疗。素有阴虚血热之体,感受风邪,风之邪热与里之阴虚血热相搏,则化火生风,热扰心神,故患者狂躁、妄行、独语不休;其脉浮而无寒热者,言无恶寒发热的表证,脉浮为阴虚血热、风火内炽所致。治当用防己地黄汤滋阴凉血,清热祛风。方中重用生地黄滋阴凉血,以清其内炽之热;甘草助地黄清热而兼调诸药;防己苦寒,能泄血中湿热而通窍;轻用防风、桂枝疏风祛邪,以驱血中之风外出。

【临床应用指要】

从原文可知,本方实为主治癫狂类精神病的方剂,癫证、狂证等,凡符合本方证病机者,均可用之加减治疗。

【病案举例】

李某,男,24 岁,1986 年 7 月 5 日初诊。患者 3 个月前因感冒出现心慌胸闷,周身乏力,微寒热,四肢酸楚等症。因值航运途中,随即住入蚌埠市某医院化验检查:血沉(ESR)12 mm/h,抗"O"(ASO)600 U。心电图示:窦性心动过速,频发性室性早搏。经抗感染、抗风湿、大量激素及抗心律失常等治疗,病情一直未控制,同时出现心悸加剧,肢体肿胖,颜面潮红,烦躁失眠,咽干口苦等症,心率每分钟 110～140 次,舌质红肿,苔薄黄,脉滑数有力。证属风邪稽留,营血郁热。治宜清热凉血,祛风利水,防己地黄汤加味:生地 60 g,防己20 g,防风 15 g,桂枝、甘草、苦参各 10 g。3 剂水煎服,地塞米松 1.5 mg,每日 2 次,其他药物停用。服 1 周后,诸症减轻,舌质红胖。继用上方加木通

10 g,再进 5 剂。1 个月后复查,ASO 400 U,ESR 2.5 mm/h,心率每分钟 78 次,心电图窦性心律。体胖渐退,舌转淡红,或薄白,脉濡滑,原方加玉竹 30 g,再进 10 剂而愈。[魏雪舫,陈忠琳. 防己地黄汤临床新用.陕西中医,1991(4):173.]

(四)头风

【原文】

頭風摩散方:

大附子一枚(炮) 鹽等分

上二味爲散,沐了,以方寸匕,已摩疾上,令藥力行。

【释义】

本方见于《千金》头面风门和《外台》头风头痛门。头风病,是一种发作性头痛、头眩或头重之病,其病因病机多是感受风寒湿邪、脉络瘀滞、经络痉急所致。病在头部经络,故以头风摩散外治涂搽头部,用之便捷。方中附子大辛大热,温经散寒,祛风除湿,通络止痛;盐味咸微辛,能入血分祛皮肤之风毒,引附子入经络而通血脉。

【临床应用指要】

凡因气血不足、感受风寒湿邪、脉络瘀滞不通所致的头痛、偏头痛、局部肌肤顽麻或疼痛等,均可用本方治疗。方取炮附子 20 g,盐 20 g,将两药共研细末备用。用法是洗完头之后,取药末 3～5 g,摩涂于痛处,并稍加按摩,使药力行而祛风通络,收效更捷。

【医案举例】

某患者因中风后偏瘫 2 年余,右项颈侧头皮经常麻木,时有刺痛,曾服补气活血化痰通络类方无效,改以头风摩散。附子 15 g,青盐 15 g,共研极细末外用。3 次后头皮麻木、疼痛一直未再发。又例,左肩部、左肘外方,各有约掌大一块肌肤顽麻不仁,遇冷加重,反复调方又治近 1 个月,顽麻依然如故,乃配合头风摩散,炮附子 30 g,青盐 30 g,白芥子 15 g,热敷局部后以药反复搓摩,每次半小时,36 次后顽麻消失。[侯恒太. 头风摩散治疗肌肤顽麻疼痛.江西中医药,1988(2):2.]

(五)附方

《古今録驗》①續命湯 治中風痱②,身體不能自收持,口不能言,冒昧不知痛處,或拘急不得轉側。姚云:與大續命同,兼治婦人產後出血者及老人小兒。

麻黄 桂枝 當歸 人參 石膏 乾薑 甘草各三兩 芎藭一兩 杏仁四十枚

上九味,以水一斗,煮取四升,溫服一升,當小汗,薄覆脊③,憑幾坐,汗出則愈;不汗,更服。無所禁,勿當風。並治但伏不得臥,咳逆上氣,面目浮腫。

【词解】

① 古今录验:书名。据《中国医籍考》云:原作者甄权,隋唐时期人。

② 痱:楼氏《医学纲目》云:"痱,废也。"又称风痱,中风痱,即中风偏枯证。以手足痿废不用为特点,故名。

③ 薄覆脊:稍加衣被覆盖背部。

【释义】

本条论述气血两虚兼风寒之中风偏枯的证治。《灵枢·热病》云:"痱之为病也,身无痛者,四肢不收,智乱不甚,其言微知,可治,甚则不能言,不可治也。"本条所论中风痱,即指中风偏枯之证,与《灵枢·热病》所论相同。因气血虚衰,风邪入中脏腑,窒塞清窍,故口不能言语、冒昧不知痛处;风邪入中,痹阻经脉,气血不通,故身体不能自收持,或拘急不得转侧。治宜祛风散寒,益气养血,用《古今录验》续命汤。方中人参、甘草、干姜扶正固本,益气温中;当归、川芎养血通络,活血化瘀;麻黄、桂枝祛风散寒,通阳行痹;石膏、杏仁清热宣肺。诸药合用使风邪外散,气血畅旺,营卫通调,则风痹自能愈。

【临床应用指要】

本方对气血不足、外中风寒所致的中风病、痹痹确有疗效。

【医案举例】

梁某,男,70 岁,退休工人,2001 年 9 月 20 日初诊。患闭锁综合征已住院 13 日,家属要求服中药治疗。刻诊:形体肥胖,神志清楚,四肢瘫痪,不会说话,不会吞咽,能用瞬目和眼球活动来表达意思,喉中痰鸣,汗出淋漓,大便 13 日未排。舌体卷缩,舌质暗红,舌苔黄厚而干,脉滑数。考续命汤"治中风痹,身体不能自收持,口不能言,冒昧不知痛处,或拘急不得转侧",这些描述与本例很近似。属痰热壅肺,腑气不通,治节失司,百脉不畅所致。治宜先通其腑气,再拟清热化痰,宣肺通脉,益气活血。予星蒌承气汤 1 剂,水煎,分 2 次鼻饲。9 月 21 日再诊:大便已排,腹痛不适,余同前述。方用续命汤加味:麻黄 10 g,石膏 45 g,杏仁 15 g,桂枝 10 g,干姜 6 g,当归 15 g,川芎 12 g,甘草 9 g,人参 12 g,大黄 10 g,地龙 15 g,黄芪 30 g,全蝎 10 g,蜈蚣 2 条。每日 1 剂,水煎,分 3 次鼻饲。服 10 剂时,刺激双下肢可做屈曲活动。18 剂时,刺激双上肢可做屈曲活动。后以上方为基础,随症出入,共投百余剂。患者已拔除鼻饲管,可自主吞咽,能说简单字词,双上肢肌力 2 级,双下肢肌力 3 级。随访半年,病情稳定。[杨森,吴积海.《古今录验》续命汤应用举隅.河南中医,2004,24 (10):69.]

历 节 病

一、成因

(一)肝肾不足,水湿浸渍

【原文】

寸口脉沉而弱,沉即主骨,弱即主筋,沉即爲肾,弱即爲肝。汗出入水中,如水伤心①,歷節黄汗②出,故曰歷節。(四)

【词解】

① 如水伤心:心主血脉,如水伤心,犹言水湿伤及血脉。

② 黄汗:这里是指历节病中的并发症状,是关节痛处溢出黄水,故曰"历节黄汗出"。此与黄汗病的汗出色黄、遍及全身者不同。

【释义】

本条论述肝肾不足、寒湿内侵历节病的病机。寸口脉沉而弱,沉脉为病在里,弱脉主虚。肾藏精主骨,肾气不足,骨失所养,故曰"沉即主骨""沉即为肾";肝主筋而藏血,肝血不足,筋脉失养而脉弱,故曰"弱即主筋""弱即为肝";肝肾气血不足,筋骨失养,是为历节病的内因。肝肾气血不足,营卫空疏,汗出腠理开泄之时,又入于水中,或冒雨涉水,寒湿乘虚内侵,郁为湿热,伤及血脉,浸淫筋骨,留滞关节,关节渐致肿大疼痛,甚或溢出黄汗,则形成历节病。

【临床应用指要】

肝肾气血先虚为病之本,风寒湿邪外侵为病之标。说明肝肾气血不足,外邪侵淫,伤及血脉而留滞关节,是形成历节病的主要病因病机。故治疗本病时,既要注重补益气血,调补肝肾之本,又要注重祛风除湿,通阳宣痹治其标,扶正祛邪,标本兼顾。

(二)阴血不足,外受风邪

【原文】

少陰脈①浮而弱,弱則血不足,浮則爲風,風血相搏,即疼痛如掣。(六)

【词解】

① 少阴脉:指手少阴神门脉,在掌后锐骨端陷中;足少阴太溪脉,在足内踝后五分陷中。

【释义】

本条论述血虚历节病的病机、证候。少阴脉主候心与肾,心主血脉,肾主藏精,少阴脉弱,表明心肾阴血不足,故云"弱则血不足";脉浮为感受风邪,故说"浮则为风"。由于阴血不足,风邪乘虚,侵及血脉,邪正相搏,经脉痹阻,筋骨失养,故关节疼痛如掣、不能屈伸。

【点疑指难】

对少阴脉,注家有不同认识。程林认为是肾脉,诊在太溪;吴谦等认为是诊手少阴神门脉;徐彬认为是左手尺脉;中医五版教材《金匮要略讲义》认为是手少阴神门脉和足少阴太溪脉。

(三)气虚饮酒,汗出当风

【原文】

盛人脈澀小,短氣,自汗出,歷節痛,不可屈伸,此皆飲酒汗出當風所致。(七)

【释义】

本条论述盛人风湿历节病的病机、证候。形体丰盛的人谓之盛人。身体肥胖的患者,形盛气虚,湿盛阳微,血行不畅,故其脉象多涩小不利;阳气不振,中气不足,故动则气短;中虚而卫阳不固,故时有自汗出;汗出则腠理空虚,风湿之邪乘虚侵入,痹阻经脉关节,故形成历节病疼痛,不可屈伸之病。此皆由于肥胖之人素多湿盛,加之反复饮酒过度,损伤脾胃,湿从内生,或汗出当风,风湿相搏所致。

(四)胃有蕴热,外感风湿

【原文】

趺陽①脈浮而滑,滑則穀氣實,浮則汗自出。(五)

【词解】

① 趺阳:为胃脉,在足背上5寸骨间动脉处,即足阳明经的冲阳穴。

【释义】

本条论述胃有蕴热再外感风湿历节病的病机。趺阳脉主候胃气,趺阳脉往来流利,轻取即得,故云"趺阳脉浮而滑"。因素积酒谷湿热而与外感风湿相搏,则胃热盛,故曰"滑则谷气实"。趺阳脉浮,为里热外越而腠理开,津液外泄而为汗,故曰"浮则汗自出"。假如值此汗出腠理空疏之时,感受风邪或冒雨涉水,则内热与外邪相搏,亦能成为历节病。

【点疑指难】

对本条原文有不同认识。中医五版教材《金匮要略讲义》认为本条语气未完,疑有脱简,似"浮则汗自出"之下,当有汗出入水中,或汗出当风,历节痛,不可屈伸等语;高学山认为趺阳脉浮,为里热外越之象,胃热蕴蒸,津液外泄,故曰"浮则汗自出"。

(五)过食酸咸,内伤肝肾

【原文】

味酸則傷筋,筋傷則緩,名曰泄。鹹則傷骨,骨傷則痿,名曰枯。枯泄相搏,名曰斷泄。營氣不通,衛不獨行,營衛俱微,三焦無所禦①,四屬斷絕②,身體羸瘦,獨足腫大,黃汗出,脛冷,假令發熱,便爲歷節也。(九)

【词解】

① 御:作"统驭""统治"讲。

② 四属断绝:四肢得不到气血营养。

【释义】

本条论述偏嗜酸咸致历节病的病机及其与黄汗病的鉴别。酸味适度本能益肝,过食酸则反伤肝,肝伤则筋伤血泄,筋脉失养,弛缓不用,故谓之"泄";咸味适度本能益肾,过食咸则反伤肾,肾伤则化育无源,骨失充养,则痿软不立,故谓之"枯"。若恣食酸、咸过度,致肝肾皆虚,两虚相搏,精竭血虚,则四肢和筋骨失养而痿软不用,此即"枯泄相搏,名曰断泄"。肝肾俱虚,精血衰少,营卫俱衰,则三焦功能失职,肢体失去营养,身体日渐消瘦,气血循行障碍,湿浊下注,故两脚独肿大。假如胫冷,不发热,全身出黄汗,而无其他病处,是为黄汗病;若胫不冷,发热,关节痛,即使有黄汗,而局限于关节痛处,此为历节病。

【临床应用指要】

本条指出过食酸、咸可损伤肝肾,肝肾两虚是形成历节病的主要病机。

二、证治

(一)风湿历节

【原文】

諸肢節疼痛,身體魁羸①,腳腫如脫②,頭眩短氣,溫溫③欲吐,桂枝芍藥知母湯主之。(八)

桂枝芍藥知母湯方:

桂枝四兩　芍藥三兩　甘草二兩　麻黄二兩　生薑五兩　白朮五兩　知母四兩　防風四兩　附子二枚(炮)

上九味,以水七升,煑取二升,温服七合,日三服。

【词解】

① 魁羸:魁,是形容关节肿大。羸,指身体瘦弱。沈氏、尤氏、《金鉴》本俱作"尪羸"(wāng léi 汪雷)。

② 脚肿如脱:形容两脚肿胀,且又麻木不仁,似乎与身体脱离一样。

③ 温温:作"蕴蕴"解,谓心中郁郁不舒。

【释义】

本条论述风湿历节病的证治。历节之病,由于风湿外侵,痹阻筋脉关节,气血不畅,故诸肢节疼痛而肿大；病久不解，正虚邪盛，营卫气血耗损，故身体逐渐消瘦；湿邪痹阻，气血不通，两脚肿胀，麻木不仁，故有如与身体相脱离的感觉；风湿上犯，干及阳位，则头昏目眩；湿阻中焦，清气不升，故中气虚而短气；浊邪干胃，胃失和降，故温温欲吐。病由风寒湿邪外侵，痹阻筋脉关节，逐渐化热伤阴所致。治当祛风除湿，温经散寒，佐以滋阴清热，桂枝芍药知母汤主之。方中桂枝、麻黄祛风通阳；附子温经散寒，止痛；白术、防风除湿宣痹；知母、芍药养阴清热，柔筋缓急；生姜、甘草降逆止呕，和胃调中。

【临床应用指要】

本方主治风寒湿邪外侵，痹阻筋脉关节，渐有化热伤阴所致的风湿历节病，以全身多个关节疼痛，或伴灼热感，甚或关节肿大变形，舌质淡红，脉数，为辨证要点。临床上可根据风寒湿热的偏重不同酌情化裁。

【医案举例】

张某，女，65岁。自述四肢关节游走疼痛，屈伸不利，反复发作已10多年。近日来疼痛加剧，两手中指关节红肿热痛，示指关节变形，但皮色不变，按之不热，肩、踝、膝、趾等关节亦痛，微热，游走性痛，下肢沉重、难行，口干不欲饮，胃纳欠佳，无汗，恶风，舌淡红苔白腻，脉浮滑细。证属风寒湿邪合而为痹，邪有化热之势。治宜祛风散寒除湿，兼清热养阴。桂枝芍药知母汤加减：桂枝、赤芍、知母、制附块、防风、白术、当归各9g，麻黄6g，忍冬藤15g，蕲蛇、露蜂房各5g。服14剂，每日1剂，药后两手中指关节红肿消退，各关节疼痛大减，饮食增。上方去忍冬藤、知母，加伸筋草、鸡血藤各15g，赤芍改为白芍。又14剂，疼痛已止，予前方7剂巩固疗效。[黄英俊.《金匮要略》谈历节病. 浙江中医学院学报，1985(6)：43.]

（二）寒湿历节

【原文】

病歷節不可屈伸，疼痛，烏頭湯主之。（十）

烏頭湯方：治脚氣疼痛，不可屈伸。

麻黃 芍藥 黃芪各三兩　甘草三兩（炙）　川烏五枚（㕮咀，以蜜二升，煎取一升，即出烏頭）

上五味，㕮咀四味，以水三升，煮取一升，去滓，内蜜煎中，更煎之，服七合。不知，盡服之。

【释义】

本条论述寒湿历节病的证治。此为寒湿内盛，痹阻筋脉关节，阳气不通所致。寒湿俱盛，痹阻经脉，留滞关节，气血运行不畅，故关节剧烈疼痛而不能屈伸。治当温经散寒，除湿止痛，方用乌头汤。方中乌头温经散寒，除湿止痛；麻黄发汗宣痹，以逐寒湿；芍药、甘草酸甘柔筋，缓急止痛；黄芪益气固卫，助麻黄、乌头温经止痛，亦制麻黄过于发散之性，与散寒除湿药同用，具有扶正驱邪之效；蜂蜜甘缓，止疼痛而安脏气，减乌头之毒，并缓诸药之燥。诸药合用，能使寒湿邪从微汗而解。

【临床应用指要】

方中乌头中大者每枚约为7g，原文指出"以蜜二升，煎取一升，即出乌头"，若是纯正蜂蜜浓度大，含水分极少，要将2升煎成1升较为困难，使用时应灵活改进，一般可在蜂蜜中加入两倍以上的水，而后如法煎制。方后说"服七合，不知，尽服之"，说明乌头有毒，用时要谨慎，服用量由小到大，中病即止。乌头汤主治寒湿历节病，以关节疼痛、遇寒则加剧、不可屈伸、舌质淡、苔白腻为辨证要点。临床上凡符合本证病机者，均可加减应用。对于病程较长，出现痰凝血瘀征象者，可酌加化痰散结、活血通络之品。

【医案举例】

萧某,女,42岁,工人。从1971年春节开始患风湿性关节炎,反复发作,时已2年,髋、膝关节疼痛,皮色不变。下肢膝关节特别怕冷,局部要加盖厚膝垫保暖,倘遇天冷阴雨,痛更难忍,步伐艰难,不能上班已4个月,舌质淡红,苔薄白,脉弦细而紧。抗"O"1/1 600,血沉30 mm/h。此为寒痹,其主要特点是疼痛有定处,痛较剧。因寒为阴邪,其性凝滞,故痛有定处,局部怕冷。风寒湿邪相搏,阻滞经络骨节,不通则痛,变天则剧。治以散寒止痛为主,佐以祛风除湿,方以乌头汤(《金匮》方)加减。桂枝一两、川乌(制)三钱、黄芪五钱、白术四钱、麻黄二钱、白芍四钱、豹皮樟六钱、豆豉姜五钱。服7剂,关节疼痛大减,膝关节自觉转暖,能慢步行走。复诊时,加猴骨五钱、蕲蛇二钱,再服10剂,抗"O"降至1/300,血沉仅为10 mm/h。嘱病者服药2周,以巩固疗效,追查一年半无复发。[广州中医学院《新中医》编辑室.老中医医案医话选.内部发行.1977:99.]

(三) 附方

1. 礬石湯　治脚氣冲心。

礬石二兩

上一味,以漿水一斗五升,煎三五沸,浸脚良。

【释义】

本条论述脚气冲心的外治法。脚气病,乃由湿邪下注所致。以脚腿肿胀重痛,或软弱无力,麻木不仁为特点,严重者可出现心悸、气喘急、胸中闷、呕吐等症。因湿气上冲心肺引起,故称脚气冲心。矾石即明矾,其味酸性寒,有除湿解毒之功,浆水煎煮,以增清热解毒、利湿止痒。故脚气上冲,用矾石汤温洗浸脚,以燥湿降浊,而助心肾之气。

【临床应用指要】

本病有寒湿和湿热之分,病机亦由心阳不振、肾气虚不能化气行水和脾虚不能运化水湿,以及湿浊内盛而上乘心阳之虚所致。无论哪种病因,只要是脚气冲心者,除辨证予以内服方外,皆可考虑用矾石汤配合洗脚从其外治。

2.《千金》三黃湯　治中風手足拘急,百節疼痛,煩熱心亂,惡寒,經日不欲飲食。

麻黃五分　獨活四分　細辛二分　黃芪二分　黃芩三分

上五味,以水六升,煮取二升,分温三服,一服小汗,二服大汗。心熱[①]加大黃二分,腹滿加枳實一枚,氣逆加人參三分,悸加牡蠣三分,渴加栝樓根三分,先有寒加附子一枚。

【词解】

① 心热:指胃肠实热积滞。

【释义】

本条论述卫虚感受风邪的证治。卫气不足,风邪外中,伤及肌表,营卫不和,则恶寒;痹阻经脉关节,气血不通,故手足拘急、百节疼痛;风为阳邪,最易化热,热扰心神,故烦热心乱;里热伤脾,脾失运化,故不欲饮食。治当祛风散寒,益气固表,兼以清热,用三黄汤。方中麻黄、独活、细辛祛风散寒,通络止痛;黄芪益气固表;黄芩清热降火。

本方虽列于中风诸证之后,但不属于真中风之证,乃属治风湿发汗之剂,故方后指出,分温三服,一服小汗,二服大汗,说明服本方后应有汗出,使风邪得以外出。

【临床应用指要】

本方适用于素体表虚、感受风邪、里热内郁之证,以恶寒、骨痛、心中烦热、汗出不畅、舌淡红苔白、食欲不佳为辨证要点。临床上医家有用之治疗中风后遗症、风湿历节病者。

【病案举例】

患者,男,52岁。患脑血管意外已有半年之久。左侧半身不全瘫,手足时时拘挛,并在夜间疼痛较重,经治不愈。于1977年6月12日就诊。血压24/12 kPa,心电图正常,心肺(-),左手尚能自举活动,走路蹒跚,自觉诸肢节疼痛,尤以患侧为重,其脉浮大,舌质淡暗,舌苔薄白。乃风中经络,湿留肢节,试投千金三黄汤加味:麻黄9 g,独活12 g,黄芪30 g,细辛5 g,黄芩9 g,秦艽15 g,当归15 g,赤芍12 g,甘草10 g。服3剂,疼痛减轻,手足挛急亦有好转,但上肢进展缓慢,又以上方加桂枝、灵仙、姜黄、羌活,取蠲痹汤之义,连服6剂,疼痛已基本消失。后又以千金三黄汤合补阳还五汤,共服30余剂,基本恢复正常。[杨百茀,李培生. 实用经方集成. 北京:人民卫生出版社,1996:330.]

3.《近效方》术附汤 治風虛①頭重眩,苦極,不知食味,暖肌補中,益精氣。

白朮二兩 甘草一兩(炙) 附子一枚半(炮去皮)

上三味,銼,每五錢匕,薑五片,棗一枚。水盏半,煎七成,去滓,溫服。

【词解】

① 风虚:指阳虚畏寒恶风。

【释义】

本方治疗阳虚挟风寒的头眩证。病因脾肾阳虚,水湿不化,清阳不升,风寒内攻,故见畏风寒、头重昏眩,痛苦之极;寒湿内盛,脾阳被困,运化失职,故饮食乏味。治宜温肾壮阳,健脾除湿,用术附汤。方中附子温肾阳;白术、甘草健脾除湿,补中益气;生姜、大枣温胃散寒,调和营卫。

【临床应用指要】

本方主治脾肾阳虚,水湿不化,又挟风寒的头重头晕、纳食无味之证。

【医案举例】

兰某,女,34岁,1984年4月6日初诊。眩晕3日,视物则感天旋地转,卧床不能行动,畏寒。刻诊:恶心呕吐,饮食不进,口干欲饮,水入即吐,心悸,小便短少,四肢发冷,面色苍白,双目紧闭,不敢睁开,舌质淡白,脉沉微。处方:附片20 g、白术15 g、炙甘草5 g、炮生姜15 g、大枣10枚、泽泻15 g。1剂已,眩晕减半;3剂诸症消失,续以香砂六君子汤加减,巩固疗效。[李国华. 白术附子汤治疗阳虚眩晕. 四川中医,1986(9):33.]

4. 崔氏八味丸 治脚氣上入,少腹不仁。

乾地黃八兩 山茱萸四兩 薯蕷四兩 澤瀉 茯苓 牡丹皮各三兩 桂枝一兩 附子一兩(炮)

上八味,末之,煉蜜和丸,梧子大。酒下十五丸,日再服。

【释义】

本条指出脚气病属肾气虚的治疗。肾主化气行水,肾气不足,气化失职,水湿内停,湿浊下注,则腿脚肿胀,发为脚气;水湿内聚,循经上递,故少腹不仁、拘急不舒。皆由肾气不足,气化无权所致。治宜温肾壮阳,化气行水,用八味丸主治。方中桂枝、附子温肾壮阳,以助气化;干地黄、山茱萸、丹皮滋阴益血,以益肾阴;茯苓、山药、泽泻健脾益胃,淡渗泄湿。

【临床应用指要】

本方主治因肾气不足或肾阳虚、水湿下注导致的脚气病,以腿脚肿胀、少腹拘急不舒为主症。

5.《千金方》越婢加朮湯 治肉極①,熱則身體津脫,腠理開,汗大泄,厲風氣,下焦脚弱。

麻黄六兩 石膏半斤 生薑三兩 甘草二兩 白朮四兩 大棗十五枚

上六味,以水六升,先煮麻黄去沫,内諸藥,煮取三升,分温三服。恶风加附子一枚,炮。

【词解】

① 肉极:病名,指肌肉极度消瘦。

【释义】

本条论述肉极的治疗。脾虚不能运化水谷精微,反为风湿外侵,与内湿相合,湿郁化热,迫津外出,津伤液脱,久则肌肉消灼,形体消瘦,故曰肉极;腠理不固而汗大泄,风邪疠气乘虚客于营血,营郁化热,营卫气血壅滞不利,则为疠风气;脾虚则不能化生营卫气血以充养四肢,故下肢软弱无力。治当疏风清热,调和营卫,用《千金方》越婢加术汤。方中麻黄散风湿,白术健脾除湿,两者相伍,相得益彰,并行表里之湿;石膏清郁热;生姜、大枣、甘草调和营卫而益脾胃。

【临床应用指要】

临床可用本方加减治疗历节病证属风寒湿热痹阻者。

内 容 归 纳

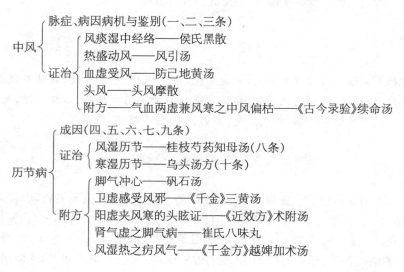

血痹虚劳病脉证并治第六

导学

本篇论述血痹、虚劳两种疾病的证治,重点是虚劳。通过学习,需要掌握血痹、虚劳病的辨证论治、主方大法;熟悉血痹、虚劳病的病因病机和辨证;了解血痹、虚劳病合篇的意义。

血痹之病名,最早见于《内经》,是因营卫虚弱,腠理不固,外受风邪,痹于肌肤血络所致。血痹与风寒湿三气杂至所引起的痹证不同,两者区别的要点是:血痹以周身或局部肌肤麻痹无痛感,甚则伴有酸痛为特点;痹证则以肢节疼痛为特点。本篇论治血痹病只有两条,根据病情轻重,分针刺导引阳气和用黄芪桂枝五物汤通阳宣痹两法,临床上可针、药并用,以提高疗效。

虚劳病为多种原因引起的慢性衰弱性疾患的总称。本篇所述虚劳,主要是五脏气血阴阳虚损的病证。由于虚劳病至中后期,往往五脏俱虚,而以脾肾虚损为主,且偏于阳气虚,故在治疗上着重补脾益肾、甘温扶阳,仲景的这一治疗思路在临床上有广泛的指导意义。本篇治虚劳的九首方中有六首方(桂枝龙骨牡蛎汤、小建中汤、黄芪建中汤、八味肾气丸、天雄散、炙甘草汤)为调补阴阳、侧重甘温扶阳之剂。其他如薯蓣丸之扶正祛邪,酸枣仁汤之养肝宁心,大黄䗪虫丸之化瘀生新等,皆以扶助正气、建立中气为根本治则。本篇创制的方剂多为后世治疗虚劳病的祖方,如补脾的建中汤、补肾的肾气丸、扶正祛邪的薯蓣丸、化瘀补虚的大黄䗪虫丸、养心止悸的炙甘草汤等,皆为治疗虚劳病的经典大法。

由于血痹与虚劳病皆因虚而致病,故合为一篇。

血 痹 病

一、成因与轻证

【原文】

问曰:血痹病从何得之? 师曰:夫尊荣人骨弱肌肤盛,重因疲劳汗出,卧不时动摇,加被微风,遂得之。但以脉自微涩,在寸口、关上小紧,宜针引阳气,令脉和紧去则愈。(一)

【释义】

本条论述血痹病的成因和轻证的治疗。凡养尊处优之人,肌肉虽丰盛,实则筋骨脆弱,腠理不固,因而抵抗病邪的能力薄弱,稍微活动,即体疲汗出,虽微风亦足以引起疾病。脉微主阳弱,涩主血滞,紧是外受风寒之象。总之,血痹为体虚受风、卫阳不足、血行不畅所致。故用针刺法以导引阳气,气行则血行,气血调和则祛邪有力,邪祛则脉和而不紧,血痹自愈。

【点疑指难】

本条"但以脉自微涩,在寸口、关上小紧"的脉象,诸本句读不一,还有两种句读:一作"但以脉自微,涩在寸口,关上小紧";一作"但以脉自微涩在寸口,关上小紧"。

二、重证

【原文】

血痹陰陽俱微,寸口關上微,尺中小緊,外證身體不仁,如風痹狀,黃耆桂枝五物湯主之。(二)

黃耆桂枝五物湯方:

黃耆三兩　芍藥三兩　桂枝三兩　生薑六兩　大棗十二枚

上五味,以水六升,煮取二升,温服七合,日三服。一方有人參。

【释义】

本条论述血痹病重证的证治。阴阳俱微,是营卫气血的不足。寸口、关上微为阳气不足之脉;尺中小紧为感受外邪之象。气虚血痹,肌肤失荣,故外症身体不仁,不仁者肌肤不觉痛痒,甚则如风痹状,即不仁兼酸痛感。黄芪桂枝五物汤即桂枝汤去甘草,倍生姜,加黄芪组成。全方通阳助卫,和营行痹。方中黄芪、桂枝益卫通阳;芍药和营气;生姜、大枣助胃气。五物相合,益气通阳以治本,祛风散邪以治标。处方大法即《灵枢·邪气藏府病形》所谓"阴阳形气俱不足,勿取以针,而调以甘药也"。

【临床应用指要】

黄芪桂枝五物汤为益气通阳行痹的代表方,凡因气虚血滞所致的肌肤麻木不仁,或半身不遂皆可用之。

【医案举例】

郭某,女,33岁,北京某厂干部。于1973年6月间,因难产使用产钳,女婴虽取下无恙,但大量出血达1800 ml之多,当时昏迷,在血流不止的情况下,产院用冰袋敷镇止血,经6个小时血始止住,极端贫血,血色素3 g而需要输血,一时不易找到同血型的供血者,只输了400 ml,以后自觉周身麻痹不遂,医治未效,在弥月(婴儿满月)内即勉强支持来求诊治。患者脉现虚弱小紧,面色㿠白,舌质淡,是产后重型血虚现象,中医诊为"血痹",以黄芪桂枝五物汤补卫和营以治之。处方:生黄芪30 g,桂枝尖9 g,白芍9 g,大枣4枚(擘),生姜18 g,水煎温服。7月2日二诊:上方服3剂,脉虚小紧象渐去,汗出,周身麻痹大部分消失,唯左胁及手仍麻。恐出汗多伤津,用玉屏风散加白芍、大枣,以和阳养阴。处方:生黄芪24 g,白术30,防风9 g,杭白芍9 g,大枣4枚(擘),水煎温服……[中医研究院主编.岳美中医案.北京:人民卫生出版社,1978:89.]

虚 劳 病

一、脉象总纲

【原文】

夫男子平人①,脉大爲勞,极虚亦爲勞。(三)

【词解】

① 平人:即《难经·二十一难》"脉病形不病"者,与《素问·平人气象论篇》中健康无病之"平人"不同。

【释义】

本条论述虚劳病的两大纲脉。肾为先天之本,主藏精,精的耗损是构成虚劳的主因之一,故本篇有的条文多标明"男子"。"平人"意味着从外形看似无病,实则内脏气血已经亏损,这从脉象上可以反映出来。如"脉大为劳"的大脉,为轻取脉大,重按无神、无力、无根,阴虚阳浮者多见此脉;"极虚亦为劳"之极虚脉,为轻取、重按皆极其虚弱无力,是精气内损的本脉。脉大和极虚虽形态不同,但都与精气亏损有关。

【点疑指难】

上述两脉虽是虚劳病的两大纲脉,但并非虚劳病仅有之脉,临床上还可见一些相类脉或相兼脉,如第四条的"浮"、第六条的"浮大"、第八条的"芤迟"、第十二条的"弦而大",皆大脉之类也;第七条的"浮弱而涩"、第九条的"虚弱细微"、第十一条的"沉小迟",皆极虚脉之类也。由于虚劳病病机复杂,故常见复合脉。

【医案举例】

锁某,弱冠吐血,杨医连进归脾汤,吐益甚。孟英视之,面有红光,脉形豁大。因问曰:足冷乎?探之果然。遂与六味地黄汤送饭丸肉桂心一钱,覆杯而愈。[王孟英著. 回春录新诠. 周振鸿重按. 长沙:湖南科学技术出版社,1982:136.]

二、辨证

【原文】

男子面色薄①者,主渴及亡血,卒喘悸,脉浮者,里虚也。(四)

【词解】

① 面色薄:指面白无华。《脏腑经络先后病脉证》云:"色白者,亡血也。"可互参。

【释义】

本条四诊合参以诊断虚劳病。面白无华,为虚劳之色;气喘心悸,动则加重或突然发作,为虚劳之症;脉浮无力,为虚劳之脉。四诊合参,皆里虚所致也。里虚成因,或因消渴,或因亡血,应从病史中求之。

【原文】

男子脉虚沉弦,無寒熱,短氣裏急,小便不利,面色白,時目瞑^①,兼衄,少腹滿,此爲勞使之然。(五)

【词解】

① 目瞑:闭眼为"瞑",虚劳患者精神不足的缘故。

【释义】

本条论述阴阳两虚的虚劳脉症。脉虚沉弦,阴阳俱不足之脉象也。劳而伤阳,阳气不足,在面则色白,在肺则呼吸短气,在腹则里急,在肾和膀胱则小便不利、少腹满;劳而伤阴,阴精不能滋养肝目则时时目瞑;兼衄者,阴虚阳浮或阳虚不固皆可致络破衄血也。凡此脉症,都属于虚劳的范围,故说"此为劳使之然"。

【原文】

勞之爲病,其脈浮大,手足煩,春夏劇,秋冬瘥,陰寒精自出,酸削^①不能行。(六)

【词解】

① 酸削:即腰腿酸软。《吕氏春秋·观表》高注:"削,弱也。"

【释义】

本条承第四条再论阴阳两虚的虚劳脉症。本条的"脉浮大"与第三条的"脉大为劳"病机相同,是真阴不足、虚阳外浮的现象。虚阳外浮,故脉亦随之浮大;阴虚不能敛阳,故手足烦热。此病的减轻或增剧每与时令有关.春夏木升火炎,不利于阴,故病增剧;秋冬金水相生,可以敛藏虚阳,故病势减轻。阴与阳本相互为用.阳虚阴不内守,故"阴寒精自出";肾藏精主骨,肾虚则精虚骨弱,故腰脚酸软、行动无力。

【原文】

男子脈浮弱而澀,爲無子,精氣清冷。一作泠。(七)

【释义】

本条论述肾虚无子的脉症。真阳不足则脉浮弱少力,精亏血少则脉艰涩迟滞,阴阳并虚,精气清冷,不能授胎,故无子。此多为先天不足的体质。曹家达说:"此证用当归羊肉汤,冬令服二三剂,屡试而效。用生羊肉三斤,当归四两,生附子一枚,生姜四两。"

【原文】

男子平人,脈虚弱細微者,喜盜汗也。(九)

【释义】

本条论述凭脉以诊盗汗。盗汗多因阴虚,若脉见虚弱细微,为阴阳气血皆虚之象,阳虚不固,阴虚不守,则易发生盗汗。其治可用第八条的桂枝加龙牡汤,或二加龙骨汤。

【原文】

人年五六十,其病脈大者,痹俠背行^①,若腸鳴,馬刀俠癭^②者,皆爲勞得之。(十)

【词解】

① 痹俠背行:"俠"与"夹"同。即夹背左右两侧麻木感。

② 马刀俠癭:"马刀俠癭"出自《灵枢·经脉》等。指瘰疬,其生于腋下,形如马刀的名为"马刀";生于颈旁如贯珠的名为"俠癭"。

【释义】

本条举出虚劳病的数种证候。人年五六十,精气渐衰。其病脉大者,义同第三条"脉大为劳"。

精气亏损,经脉失养,故脊背两侧有麻木感;若劳伤脾阳,腹中寒气,则肠鸣;条文所述痹侠背行与马刀、侠瘿等,为不同证候,从"皆"字可以理解。

【原文】

脉沉小遲,名脱氣,其人疾行則喘喝①,手足逆寒,腹滿,甚則溏泄,食不消化也。(十一)

【词解】

① 喘喝(hè 贺):有二义:一指气喘而有声,即后世的"哮喘";二指张口而喘,短气不足以息之候。第二义与上"脱气"文义相贯。

【释义】

本条论述阳气虚衰的脉症。脱气,即阳气虚衰证。脉沉小迟,为阳气大虚之脉;其人疾行则喘喝,为肾虚不能纳气,并与肺气衰弱有关;阳虚寒盛于外,故手足逆冷;脾胃阳虚,运化失职,故见腹满,甚则溏泄,食不消化。

【原文】

脉弦而大,弦則爲減,大則爲芤,減則爲寒,芤則爲虚,虚寒相搏,此名爲革。婦人則半産①漏下②,男子則亡血失精。(十二)

【词解】

① 半产:指妊娠约 5 个月,胎儿已成形而流产。

② 漏下:指非经期而阴道出血淋漓不断。

【释义】

本条论述精血亏损的脉象。条文弦大两脉并举以释革脉。弦脉状如弓弦,按之不移,而革脉浮取似弦,按之力减,故曰"弦则为减"。大脉其形阔大,按之有力,而革脉虽大,但外大中空,类似芤脉,故曰"大则为芤"。弦减大芤,如按鼓皮,则为革脉之象。革脉在妇人主半产、漏下,在男子主亡血、失精。精血亡失,阴损及阳,阳虚则寒,故条文曰"虚寒相搏"。

【点疑指难】

芤脉与革脉相类,都属弦大无力之脉,但革脉较芤脉又略硬。

【临床应用指要】

本条又见于本书《妇人杂病脉证并治》篇,治以旋覆花汤。曹家达认为,男子亡血失精可用天雄散,临证可据此辨证选用。

三、证治

(一)虚劳失精

【原文】

夫失精家①,少腹弦急,陰頭寒,目眩一作目眶痛,髮落,脉極虚芤遲,爲清穀亡血,失精。脉得諸芤動微緊,男子失精,女子夢交②,桂枝加龍骨牡蠣湯主之。(八)

桂枝加龍骨牡蠣湯方:《小品》云:虚弱浮熱汗出者,除桂,加白薇、附子各三分,故曰二加龍骨湯。

桂枝 芍藥 生薑各三兩 甘草二兩 大棗十二枚 龍骨 牡蠣各三兩

上七味,以水七升,煑取三升,分温三服。

【词解】

① 失精家:经常梦遗或滑精之人。

② 梦交:夜梦性交。

【释义】

本条论述失精家所致阴阳失调的证治。素有遗精病之人，由于精液耗损太过，阴损及阳，故小腹弦急、外阴部寒冷；精亏血少，阴血不能养目荣发，故目眩、发落。"脉极虚芤迟，为清谷亡血，失精"是插入语，意指极虚芤迟的脉，既可见于失精者，又可出现于亡血和下利清谷的患者。

芤动为阳，迟紧为阴，"脉得诸芤动微紧"大意是或见芤动，或见微紧，并非四脉同时出现。此脉若与男子失精或女子梦交并见，为阴阳两虚、心肾不交，正如尤怡所说"阴阳并乖而伤及其神与精也"，故以桂枝加龙骨牡蛎汤主之。桂枝汤功能调补阴阳；加龙骨、牡蛎，以潜阳入阴镇心神，收敛固涩保肾精。

【临床应用指要】

桂枝加龙骨牡蛎汤为调补阴阳、潜镇固摄之剂，凡因阴阳两虚而失调，导致阴不能内守、阳不能外固，出现遗精、遗尿、自汗、盗汗等，皆可以本方为主化裁治之。

【医案举例】

周左，早年精气不固，两足乏力，头晕目花。证属虚劳，宜桂枝加龙骨牡蛎汤。川桂枝三钱，生白芍三钱，生甘草二钱，龙骨一两先煎，牡蛎三两先煎，大黑枣十二枚，生姜八片。

按：……吾师治此种病，一二剂即已。余依师法而行之，其效亦然。时事新报馆黄君舜君患遗精已久，多劳则剧，不喜服重剂药，为疏：桂枝、白芍各钱半，炙草一钱，生姜一片，大枣四枚，龙骨、牡蛎各三钱，三服而瘥。另有邹萍君年少时，染有青年恶习，久养而愈。本冬遗精又作。服西药，先2周甚适，后1周无效，更1周服之反剧。精出甚浓，早起脊痛头晕，不胜痛苦。自以为中西之药乏效，愁眉不展。余慰之曰：何俱为，予有丹方在，可疗之。以其人大胆服药，予桂枝、白芍各三钱，炙草二钱，生姜三大片，加花龙骨六钱，左牡蛎八钱。龙骨、牡蛎二味打碎，先煎2小时。1剂后，当夜即止遗……其他验案甚多，不遑枚举。[曹颖甫.经方实验录.上海：上海科学技术出版社，1979：57.]

【原文】

天雄散方：

天雄三兩（炮）　白朮八兩　桂枝六兩　龍骨三兩

上四味，杵爲散，酒服半錢匕，日三服，不知，稍增之。

【释义】

本方缺主治证候，据《方药考》云："此为补阳摄阴之方，治男子失精，腰膝冷痛。"方中天雄为附子或草乌头之形长而细者，目前药房已不专备。其功用与附子类同，故可以附子代之。

【临床应用指要】

临床按照本方用量比例制成蜜丸，治疗男子不育症有一定疗效。

（二）虚劳腹痛

【原文】

虚勞裏急①，悸，衄，腹中痛，夢失精，四肢酸疼，手足煩熱，咽乾口燥，小建中湯主之。（十三）

小建中湯方：

桂枝三兩（去皮）　甘草三兩（炙）　大棗十二枚　芍藥六兩　生薑三兩　膠飴一升

上六味，以水七升，煮取三升，去滓，内膠飴，更上微火消解，溫服一升，日三服。嘔家不可用建中湯，以甜故也。《千金》療男女因積冷氣滯，或大病後不復常，苦四肢沉重，骨肉酸疼，吸吸少氣，行動喘乏，胸滿氣急，腰背強痛，心中虛悸，咽乾脣燥，面體少色，或飲食無味，脅肋腹脹，頭重不舉，多臥少起，甚者積年，輕者百日，漸致瘦弱，五臟氣竭，則難可復常，六脈俱不足，虛寒乏氣，少腹拘急，羸瘠百病，名曰黃芪建中湯，又有人參二兩。

【词解】

① 里急：腹中拘急不舒，似胀非胀，似痛非痛。

【释义】

本条论述虚劳病脾虚营弱的证治。《灵枢·本神》说："脾藏营，营舍意，脾气虚则四肢不用，五藏不安。"《灵枢·决气》说："中焦受气取汁，变化而赤，是谓血。"上述表明，脾气虚弱，不能运化水谷，精微不足，营血乏源，五脏失养则病矣。本证以里急、腹中痛等脾虚证为主。脾气虚乏，不能营养脉络，则脘腹拘急不舒，甚则腹中痛，饥不得食尤易发作。脾虚营弱，心失所养则心悸；脾不统血可致衄血；脾虚及肾，肾关不固则梦失精；脾虚不能营养肢体则四肢酸疼，手足烦热；脾虚阴津不能上承，则咽干口燥。小建中汤为治病求本之方。本方以桂枝汤为主，辛以开胃，甘以健脾，辛与甘合，调和脾胃；倍用芍药滋养脾营，缓急止痛；加入胶饴之甘润以建中。全方辛甘温润，变解表之方为建中之剂，正如尤怡所说"是方甘与辛合而生阳，酸得甘助而生阴，阴阳相生，中气自立。是故求阴阳之和者，必求于中气，求中气之立者，必以建中也"。

【点疑指难】

对于小建中汤证，不少教材都从脾胃阴阳两虚立论，如中医五版、六版教材《金匮要略讲义》；亦有注家强调阳虚为主，如徐彬。

【临床应用指要】

仲景书中，论小建中汤处有五：此条为其一；《黄疸病脉证并治》篇治"男子黄，小便自利"，为其二；《妇人杂病脉证并治》篇治"妇人腹中痛"，为其三；《伤寒论》102条治"伤寒，阳脉涩，阴脉弦，法当腹中急痛……"，为其四；《伤寒论》105条治"伤寒二三日，心中悸而烦者"，为其五。五条合参，可知小建中汤以治"腹中痛"为主，凡由脾虚营弱所致的证候皆可以小建中汤化裁治之。此外，目前药店一般无饴糖，可用蜂蜜代之。

【医案举例】

王右。腹痛，喜按，痛时自觉有寒气自上下迫，脉虚弦，微恶寒。此为肝乘脾，小建中汤主之。川桂枝三钱，大白芍六钱，生草二钱，生姜五片，大枣十二枚，饴糖一两。

按：……吾师以本汤治此寒气下迫之证，而兼腹痛者，其效如神……今之医者每不用饴糖，闲尝与一药铺中之老伙友攀谈，问其历来所见方中，有用饴糖者乎？笑曰：未也。可见一斑。先贤汪切庵曰："今人用小建中者，绝不用饴糖，失仲景遗意矣。"然则近古已然，曷胜叹息。夫小建中汤之不用饴糖，犹桂枝汤之不用桂枝，有是理乎？[曹颖甫.经方实验录.上海：上海科学技术出版社，1979：61.]

【原文】

虚勞裏急，諸不足，黃耆建中湯主之。于小建中湯內加黃耆一兩半，餘依上法。氣短胸滿者加生薑（按：《千金》作"嘔者倍生薑"）；腹滿者去棗，加茯苓一兩半；及療肺虛損不足，補氣加半夏三兩。（十四）

【释义】

本条承第十三条论述虚劳病脾气虚甚的证治。虚劳里急，乃因劳伤内损而腹中拘急；诸不足，是指阴阳形气俱不足，亦概指第十三条小建中汤证发展至脾气虚甚的证候。故于小建中汤内加甘温的黄芪，以建脾补虚，扶助阳气。

【临床应用指要】

黄芪建中汤是治疗脾气虚甚所致脘腹痛的专方、良方,并可治以脾虚为主的多种虚劳病证。

【医案举例】

刘某,男,50 岁,1980 年 11 月 25 日诊。胃脘疼痛已 20 余年,疼痛多于空腹时加重,得食能缓解,遇寒冷季节时发作较频繁,伴微畏风,余无不适。舌淡红苔薄白腻,脉细弦。拟诊为中焦虚寒,营卫不足,久痛入络。治宗叶天士"营虚胃痛,进以辛甘"之旨。处方:饴糖 30 g,白芍 18 g,黄芪 15 g,桂枝 9 g,当归、木香、炙草各 6 g,生姜 3 片,大枣 5 粒。上方服 5 剂,胃脘疼痛减轻。续服 5 剂,疼痛缓解。观察半年未见复发。[俞长荣.伤寒论汇要分析.福州:福建科学技术出版社,1985:62.]

(三) 虚劳腰痛

【原文】

虚劳腰痛,少腹拘急,小便不利者,八味肾气丸主之。方见脚气中。(十五)

肾气丸方:

乾地黄八两　　山藥　山茱萸各四兩　　澤瀉　牡丹皮　茯苓各三兩　　桂枝　附子(炮)各一兩

上八味末之,煉蜜和丸梧子大,酒下十五丸,加至二十五丸,日再服。

【释义】

本条论述虚劳病肾气亏虚的证治。腰者,肾之外府,肾虚则腰痛;肾虚而膀胱气化失常,故少腹拘急、小便不利。方用八味肾气丸,补阴之虚以生气,助阳之弱以化水,渗利水湿以护正。

【点疑指难】

古今医家对肾气丸的功效见解不同,有的认为"是温补肾阳的代表方";有的认为"是平补肾阴肾阳之方";有的认为"以滋肾阴为主";有的认为是为肾虚"而小水不利者而设"。

【临床应用指要】

肾气丸为补肾的祖方、主剂,临床应用极其广泛,凡虚劳病肾气虚、肾阳虚、肾阴阳两虚和肾虚水湿内停者,皆可以本方化裁治之;其他诸脏久病及肾,或肾虚日久累及他脏所致病变,亦可以本方加减变通治之。

【医案举例】

葛某,女,45 岁。住院号:8645。眩晕 10 余年,体质发胖 6 年,二便不利 2 年,以"高血压病 Ⅱ 期,单纯性肥胖症"收入院,现腰部酸痛,周身乏力,体形肥胖,头晕眼花,动则胸闷,气短,喘息,小便频数,淋漓不尽,甚则失禁,大便不固,黎明即泄,舌质淡暗,苔薄白而润,脉弦尺弱。分析病机,以肾虚为本,肾气丸主之。处方:生熟地各 15 g,山萸肉 15 g,山药 15 g,丹皮 9 g,泽泻 9 g,茯苓 9 g,炮附子 5 g,桂枝 5 g,加生龙骨 15 g,生牡蛎 15 g。服药 6 剂,二便好转,诸症改善,更可喜的是,血压下降,体重减轻。遂去西药(原经常服复方降压胶囊等),守方服药 1 个月,体重减轻 5 kg,血压由入院时的 22.7/14.7 kPa(170/110 mmHg)下降至 20/12 kPa(150/92 mmHg)。[吕志杰,郭忠印.经方治验析义.北京中医学院学报,1991,14(4):25—26.]

(四) 虚劳风气

【原文】

虚勞諸不足,風氣①百疾,薯蕷丸主之。(十六)

薯蕷丸方:

薯蕷三十分　　當歸　桂枝　麴　乾地黄　豆黄卷各十分　　甘草二十八分　　人參七分　　芎藭　芍藥

白朮 麥門冬 杏仁各六分　柴胡 桔梗 茯苓各五分　阿膠七分　乾薑三分　白斂二分　防風六分　大棗百枚爲膏

上二十一味，末之，煉蜜和丸，如彈子大，空腹酒服一丸，一百丸爲劑。

【词解】

① 风气：泛指外邪。

【释义】

本条论述虚劳病正气不足而感受外邪的证治。所谓"虚劳诸不足"，概指多种虚损证候，如望之面白、神疲、体瘦；闻之喘息、声微；问之心悸、乏力、眩晕、纳呆；切脉虚弱细微或浮大无力等诸不足表现。"风气百疾"泛指感受外邪的证候，如恶寒、发热、咳嗽、肢体疼痛等外邪束表的表现或邪气内犯脏腑的疾患。如此正气不足，邪气留恋，形成正邪相持之势，"正不可独补其虚，亦不可着意去风气"（《心典》）。因补虚则恋邪，攻邪则伤正。其治当寓驱邪于补正之中，使邪气去而正气不伤，薯蓣丸即为此证而设。方中重用薯蓣专理脾胃为君；白术、人参、茯苓、干姜、豆黄卷、大枣、甘草、曲益气调中；当归、芎䓖、芍药、干地黄、麦门冬、阿胶养血滋阴；柴胡、桂枝、防风祛风散邪；杏仁、桔梗、白敛理气开郁，合用以奏扶正祛邪之功。

【临床应用指要】

本条揭示了中医学治病的两大原则：一是"虚劳诸不足"而脾胃虚弱者，应调补脾胃为主，以培植后天之本，使气血生化有源；二是凡正虚邪恋之病情，皆应以扶正祛邪为大法。

【医案举例】

冯某，女，36岁，教师。患心悸、失眠、头晕、目眩数年，耳鸣，潮热盗汗，心神恍惚，多悲善感，健忘，食少纳呆，食不知味，食稍不适即肠鸣腹泻，有时大便燥结，精神倦怠，月经愆期，白带绵绵，且易外感，每每感冒即缠绵难愈。已经不能再坚持工作，病休在家。数年来治疗从未间断，经几处医院皆诊断为"神经官能症"。患者病势日见增重，当时面色㿠白少华，消瘦憔悴，脉缓无力，舌淡胖而光无苔。综合以上脉证，颇符合诸虚百损之虚劳证，投以薯蓣丸，治疗3个月之久，共服200丸，诸症消除而康复。[赵明锐. 经方发挥. 太原：山西人民出版社，1982：163.]

（五）虚烦不眠

【原文】

虚勞虚煩①不得眠，酸棗仁湯主之。（十七）

酸棗仁湯方：

酸棗仁二升　甘草一兩　知母二兩　茯苓二兩　芎䓖二兩　深師有生薑二兩

上五味，以水八升，煑酸棗仁，得六升，内諸藥，煑取三升，分溫三服。

【词解】

① 虚烦：因虚致烦，心中烦乱，翻来覆去，躁扰不安。

【释义】

本条论述虚劳病心肝血虚失眠的证治。肝血不足，血不养心，神魂不安，故不得眠；夜不得眠则心中烦扰，或心悸、眩晕、口干等。方取酸枣仁味酸甘以养肝血；芎䓖辛以调肝气；茯苓、甘草味甘以健脾宁心；知母苦寒以清虚热。全方补肝养血，宁心安神。

【临床应用指要】

本方常用于治疗肝心阴血不足引起的失眠、盗汗、惊悸、情志抑郁等病证，并可随证加味，但要注意，方中川芎用量不宜过大。

【医案举例】

李某,男,24岁,学生。患失眠多年,西医曾诊断为神经衰弱,服用地西泮、氯氮䓬等镇静药,时有小效。近因毕业考试,思虑过度,劳伤阴血,病证加重,昼则头晕头疼,昏昏欲睡,神思恍惚;夜则清清不寐,往事联翩,思绪不断,痛苦非常,口苦,心烦,小便赤,舌红苔薄黄,脉弦细而数。为阴血不足,神魂不安本宅。治当养阴血以复本,清虚热以安神魂,方用酸枣仁汤加味:酸枣仁 15 g,茯苓 18 g,知母 9 g,川芎 6 g,生地 15 g,白芍 9 g,栀子 6 g,朱砂 1.5 g(冲服),竹叶 4.5 g。水煎服,每日 1剂。服本方 6 剂,睡眠稍好,头晕痛亦减。又进 9 剂,睡眠已正常。后用天王补心丹,每晚 2 丸,调理善后。[王云凯.中医自学丛书·金匮.石家庄:河北科学技术出版社,1985:153.]

(六) 虚劳干血

【原文】

五勞虛極羸瘦,腹滿不能飲食,食傷、憂傷、飲傷、房室傷、饑傷、勞傷、經絡營衛氣傷,內有乾血,肌膚甲錯,兩目黯黑。緩中補虛,大黃䗪蟲丸主之。(十八)

大黃䗪蟲丸方:

大黃十分(蒸)   黃芩二兩   甘草三兩   桃仁一升   杏仁一升   芍藥四兩   乾地黃十兩   乾漆一兩   虻蟲一升   水蛭百枚   蠐螬一升   䗪蟲半升

上十二味,末之,煉蜜和丸小豆大,酒飲服五丸,日三服。

【释义】

本条论述虚劳病内有干血的证治。虚极羸瘦,即五劳七伤导致身体瘦弱。劳伤之人,正气不能推动血脉正常运行,从而产生瘀血,瘀血日久者谓"干血"。瘀血内停,血瘀碍气,脾失健运,故腹满不能饮食;瘀血不祛,新血不生,肌肤失其濡养,故粗糙如鳞甲状;目睛失其荣养,因虚致瘀,故两目暗黑。治宜缓中补虚的大黄䗪虫丸。方中用大黄、䗪虫、桃仁、虻虫、水蛭、蠐螬、干漆活血化瘀;芍药、地黄养血补虚;杏仁理气;黄芩清热;甘草和中。诸药合用,共成久病血瘀的缓剂。本方润药以滋干,虫药以行瘀,攻中寓补。峻剂丸服,意在缓攻瘀血,使瘀祛新血生,此即"缓中补虚"之意。

【点疑指难】

原文"缓中补虚"是本条的难点,注家对本方的解析可资参考。喻昌说:"仲景施活人手眼,以润剂润其血之干,以蠕动啖血之物行死血,名之曰'缓中补虚',岂非以行血去瘀,为安中补虚上着耶!"

【临床应用指要】

大黄䗪虫丸以攻瘀为主,主治因虚(阴血虚)致瘀、瘀血日久所致的各种病证。本方以丸剂为宜,若改用汤剂可适当加减。

【医案举例】

陈镜湖,万县人,半业医,半开药铺,有女年十七,患干血痨。经停逾年,潮热、盗汗、咳逆、不安寐,皮肉消脱,肌肤甲错,腹皮急,唇舌过赤,津少,自医无效,住医院亦无效,抬至我处,困疲不能下轿,因就轿诊视。脉躁急不宁,虚弦虚数。予曰:脉数、身热、不寐,为痨病大忌,今三者俱全,又加皮脱肉瘦,几如风消,精华消磨殆尽,殊难着手……究之死血不去,好血无由营周,干血不除,新血无由灌溉,观大黄䗪虫丸,多攻破逐瘀之品,自注缓中补虚,主虚劳百不足。乃拟方:白芍 18 g,当归 12 g,生地 12 g,鳖甲 15 g,白薇 9 g,紫菀、百部各 9 g,甘草 3 g,大黄䗪虫丸 10 粒,煎剂分 2 次服,丸药即 2 次用药汁吞下。10 日后复诊,咳逆略缓,潮热、盗汗渐减,原方去紫菀、百部,加藏红花、琥珀末各 2.5 g,丸药米酒送下。又 10 日复诊,腹皮急日渐宽舒,潮热、盗汗止,能安寐,食思渐佳,改复脉汤嘱守方久服。越 3 个月……已面有色泽,体态丰腴,不似从前尪赢。虚劳素称难治,然亦有短期治愈者。[冉雪峰.冉雪峰医案.北京:人民卫生出版社,2006:28.]

(七)附方

1.《千金翼》炙甘草汤一云复脉汤　治虚劳不足,汗出而闷,脉结悸,行动如常,不出百日,危急者十一日死。

甘草四两(炙)　桂枝　生薑各三兩　麥門冬半升　麻仁半升　人参　阿膠各二兩　大棗三十枚　生地黄一斤

上九味,以酒七升,水八升,先煮八味,取三升,去滓,内膠消盡,温服一升,日三服。

【释义】

本条论述虚劳不足致心病的脉症和治疗。所谓"治虚劳不足",是首先明确炙甘草汤主治病证的病机为虚证,而病位在心;"汗出而闷,脉结、悸"为心病发作的脉症;"行动如常",是说上述脉症时发时止,时急时缓,缓解期如常人;"不出百日,危急者十一日死",是对此类患者预后的判断。炙甘草汤能滋阴养血,通阳复脉,主治阴阳气血俱不足的虚证。方中炙甘草补中益气,使气血生化有源,以复脉之本,为主药;生地、麦冬、阿胶、麻仁益阴养血;人参、大枣补气滋液;桂枝振奋心阳,配生姜更能温通血脉;药用水与清酒煎煮,可增强疏通经络、利血脉的作用。本方补中益心,扶化源以复脉之本,滋心阴以充脉之体,使心血充盈,脉道畅行,则"脉结代,心动悸"自然消失,故一云复脉汤。

【临床应用指要】

本方既可治外感热病致气阴两虚为主的"脉结代,心动悸",又可疗杂病以"虚劳不足"为主要病机的心病。

【医案举例】

王某,女,74 岁,2004 年 3 月 30 日初诊。自诉高血压病 10 年余,冠心病心绞痛数年,多年服降压药。近几年来阵发心前区憋痛(持续 2～3 小时),连及后背,头晕时甚,少寐,大便日 1 次,稍稀,舌紫,脉弦而按之少力。彩超示:冠心病。BP: 24 /13. 3 kPa (180 /100 mmHg)。拟炙甘草汤加减:炙甘草 12 g,党参 15 g,桂枝 10 g,麦冬 30 g,生地黄 40 g,炒枣仁 20 g,桑寄生 30 g,丹参 10 g,川芎 5 g,瓜蒌 15 g,生姜 15 g,大枣 6 枚,黄酒 100 ml 入煎。10 剂,水煎服。笔者 2005 年 4 月 1 日回乡时,患者复诊:诉服上方 10 剂后,诸症明显减轻,1 年来一直未复发。复查 BP: 18. 7 /10. 7 kPa (140 /80 mmHg)。近日时感心前区隐隐作痛,时发时止,脉弦虚,舌暗苔薄白腻。上方加薤白 10 g,服 7 剂。1 周后电话随访病情缓解。[吕志杰,班光国,李晓丽.炙甘草汤治疗心病临证心得.中华中医药杂志(原中国医药学报),2006,21(8):482～483.]

2.《肘后》獭肝散　治冷劳,又主鬼疰①一門相染。

獭肝一具

炙乾末之,水服方寸匕,日三服。

【词解】

① 鬼疰:"疰"同"注",一人死,一人复得,交相移易,交相灌注,因其病邪隐僻难见,似有鬼邪作祟,故名鬼疰。丹波元简曰:"尸疰鬼疰者……大略令人寒热沉沉嘿嘿,不知其所苦,而无处不恶,累年积月,渐沉顿滞,以至于死,后复注易傍人,乃至灭门。"

【释义】

"冷劳"即寒性虚劳证。"鬼疰一门相染",说明此属传染性疾患。獭肝,甘咸性温,《别录》"主治鬼疰蛊毒……止久嗽";《药性论》"治上气咳嗽,劳损疾,瘦病";《本草图经》"主传尸劳极"。从上述本草书所载可见,獭肝可治疗劳损久咳、赢瘦等寒性虚劳证以及某种具有传染性的病证。

内 容 归 纳

血痹病 { 成因与轻证(一条)
重证——黄芪桂枝五物汤(二条)

虚劳 {
脉象总纲(三条)
辨证(四、五、六、七、九、十、十一、十二条)
证治 {
虚劳失精——阴阳两虚失精——桂枝加龙骨牡蛎汤方(八条)
虚劳失精——阳虚失精——天雄散方
虚劳腹痛——脾虚营弱——小建中汤方(十三条)
虚劳腹痛——脾气虚甚——黄芪建中汤(十四条)
虚劳腰痛——肾气亏虚——肾气丸方(十五条)
虚劳风气百疾——薯蓣丸方(十六条)
虚烦不眠——酸枣仁汤方(十七条)
虚劳干血——大黄䗪虫丸方(十八条)
附方 {
虚劳不足之心病——《千金翼》炙甘草汤
寒性虚劳及某种传染性病证——《肘后》獭肝散

肺痿肺痈咳嗽上气病脉证治第七

导学　　　本篇论述了肺痿肺痈咳嗽上气病的成因、脉症、鉴别、预后和辨证施治等内容。通过学习,应重点掌握肺痿、肺痈、咳嗽上气病的辨证要领,各证的主要脉症、方药组成和特殊煎服法;熟悉肺痿、肺痈、咳嗽上气病的成因;了解肺痿、肺痈、咳嗽上气病的概念及合篇意义。

　　本篇论述肺痿、肺痈、咳嗽上气三病的病因病机和辨证施治。肺痿,即肺气痿弱不用之病,以多唾浊沫和短气为主症,有虚热、虚寒之分。虚热者,为热在上焦,津液枯燥所致,治宜清养肺胃,本篇虽未出方药,可用麦门冬汤治疗;虚寒者,为肺中虚冷,不能制下所致,治宜温肺复气,用甘草干姜汤。肺痈即肺内生痈的病证,因感受风热邪毒所引起,以口中干燥、咳嗽胸痛、咳吐腥臭脓痰为主症,多以邪实为主,病情变化约可分为三个阶段,即表证期、酿脓期、溃脓期。表证期治宜辛凉解表,酿脓期治宜清热泻肺,溃脓期治宜排脓解毒。一般来说,肺痿属于虚证,肺痈属于实证,但肺痈到了后期,亦可转变为虚证。咳嗽上气病,是以咳嗽、气逆作喘、不能平卧或喉中痰鸣为主症的病证,有虚实之别。本篇所论咳嗽上气,多为外邪内饮、肺失宣降而触发的实证。因三病病变部位均在于肺,都有咳嗽的症状,病因病机上又都存在着相互联系和相互转化的关系,故合为一篇讨论,以资鉴别。

　　本篇肺痿、肺痈的病名,沿用至今;但咳嗽上气之名,当代临床多未沿袭,篇中所列诸症,临床可分别归入咳嗽、咳喘或哮喘之中。但本篇所出肺痿、肺痈、咳嗽上气各方,历来被医家所推崇,尤其是篇中体现的组方用药思路一直有效地指导着临床实践。

肺　　痿

一、成因、脉症与鉴别

【原文】

　　問曰:熱在上焦者,因咳爲肺痿。肺痿之病,從何得之? 師曰:或從汗出,或從嘔吐,或從消渴,小便利數,或從便難,又被快藥①下利,重亡津液,故得之。

　　曰:寸口脈數,其人咳,口中反有濁唾涎沫②者何? 師曰:爲肺痿之病。若口中辟辟燥③,咳即胸中隱隱痛,脈反滑數,此爲肺癰,咳唾膿血。

脈數虛者爲肺痿,數實者爲肺癰。（一）

【词解】

① 快药：指攻下药。

② 浊唾涎沫：浊唾指稠痰,涎沫指稀痰。

③ 辟辟燥：形容口中干燥。

【释义】

本条论述肺痿的病因及肺痿与肺痈的脉症和鉴别诊断。原文分三段阐述。

第一段从"问曰"至"故得之",论述了虚热肺痿的成因。肺痿有虚热、虚寒之分,肺为娇脏,喜润恶燥,故临证以虚热肺痿多见。若热在上焦,熏灼于肺,既耗肺之气阴,又碍清肃之令,出现气逆而咳,久则肺气痿弱不振,形成肺痿。产生虚热的原因是津液亏耗,其途径有四:一是发汗过多,二是呕吐频作,三是消渴、小便频数量多,四是便难又被快药攻下太过,导致津液严重耗损,津伤而渐生内热,内热熏灼肺津,消烁肺气,形成本病。

第二段从"寸口脉数"至"咳唾脓血",指出了肺痿、肺痈的脉症。因热在上焦,故"寸口脉数"。虚热熏灼于肺,肺气上逆,故见咳。津伤阴虚者,本应干咳无痰,现反吐浊唾涎沫,是因肺痿虽始于重亡津液,但终致肺气大伤,痿弱不用。肺气痿弱,通调失职,不能敷布津液,则津聚于肺,为虚热熏灼,则为稠痰,随肺气上逆而咳出;肺若虚冷,气不布津,则为稀痰。若口中感觉干燥不适,且咳时胸中隐隐作痛,脉来滑数,为邪热在肺,热蕴成毒,结聚成痈。实热在肺,热灼津液,津不上承,故口中辟辟燥;由于肺中邪实,热壅气滞,故咳则胸中隐痛;痈溃脓出,随肺气上逆而咳出,故咳吐脓血;脉来滑实,为实热之证。

第三段"脉数虚者为肺痿,数实者为肺痈",从脉象上揭示了肺痿、肺痈的性质和鉴别诊断。虚热肺痿与肺痈,虽病均在肺、属热、脉数,但一虚一实,迥然不同。两者鉴别见表7-1。

表7-1 虚热肺痿与肺痈的鉴别

病 名	虚 热 肺 痿	肺 痈
病因	上焦有热	风热舍肺
病机	阴虚内热,肺气痿弱	邪热壅肺,血肉腐败
性质	属虚	属实
脉象	数虚(浮大无力)	数实(滑数有力)
证候	咳嗽,多唾浊沫	咳嗽,胸中隐痛,口中干燥,咳唾脓血腥臭
治则	益气养阴清热	清热解毒排脓

【点疑指难】

对肺痈的证候,后世医家看法不一。一是将"口中辟辟燥,咳即胸中隐隐痛"断为"口中辟辟燥咳,即胸中隐隐痛。"强调"燥咳",如李彣、黄树曾。二是对"咳唾脓血",有两种看法:有的认为此症是肺痈所独有,如沈明宗、黄元御;有的认为是肺痈、肺痿所俱见,如陆渊雷。

二、证治

（一）肺气虚寒

【原文】

肺痿吐涎沫而不咳者,其人不渴,必遗尿,小便數,所以然者,以上虚不能制下故也。此爲肺中

冷,必眩,多涎唾,甘草乾薑湯以温之。若服湯已渴者,屬消渴。(五)

甘草乾薑湯方:

甘草四兩(炙)　乾薑二兩(炮)

上㕮咀,以水三升,煮取一升五合,去滓,分温再服。

【释义】

本条论述虚寒肺痿的证治。本条曰"此为肺中冷",提示上焦阳虚、肺气虚冷为虚寒肺痿的病因。上焦阳虚,肺气虚冷,不能化气摄津,故频吐涎沫;病为上焦虚寒,肺气痿弱,无上逆之势,故不咳不渴;肺气虚弱,不能制约下焦,故遗尿或小便频数;肺气虚寒,清阳不升,头目失于温养,故头眩。本证是由肺中虚冷所致,与虚热肺痿截然不同,治宜甘草干姜汤以温肺复气。方中炙甘草补中益气,干姜辛温,炮后苦温,守而不走,温复脾肺之阳。两药合用,尚能补脾温中以暖肺,体现了"培土生金"之法。

【点疑指难】

"若服汤已渴者,属消渴"一句,诸家看法不一。① 认为此句文义难明,主张存疑,如中医四版、五版教材。② 喻昌认为此指肺痿服温药后转属消渴,当随证调之。③ 唐宗海认为是服甘草干姜汤后的反应。④《脉经》无"若服汤已渴者,属消渴"九字。⑤《千金要方》作"若渴者,属消渴法"。

【临床应用指要】

本证病机可由素体阳虚,肺中虚冷,病从寒化而致,亦可由虚热肺痿迁延不愈,阴损及阳演变而来。甘草干姜汤不仅可治疗虚寒肺痿,医家还常用于脾胃虚寒所致的胃脘痛、遗尿、劳淋、眩晕、吐血、泄泻等。使用本方必须遵仲景制方原意,一是甘草应用炙甘草,干姜当取炮姜;二是甘草的用量宜大于干姜。

【医案举例】

胡某,男,4岁,1984年11月15日初诊。近1年多来,患儿几乎每晚遗尿,白天则口吐涎沫不停,服中西药物均无效。余观其面色萎黄,舌淡,苔白润,脉沉细。此乃肺痿证,投与甘草干姜汤加味。处方:炙甘草6 g,干姜、茯苓、白术、半夏各5 g。服2剂后遗尿止,口吐涎沫大减。服4剂后病获痊愈。随访至今,未再复发。[汤水福.经方验案3则.新中医,1995(10):13.]

(二) 附方

1.《外臺》炙甘草湯　治肺痿涎唾多,心中温温液液①者。方见虚劳中。

【词解】

① 温温液液:温温,作"蕴蕴"解,谓郁郁不舒。液液,泛泛欲吐。温温液液,即郁郁不舒、泛泛欲吐之意。

【释义】

本方即桂枝汤去芍药加人参、生地黄、阿胶、麻仁、麦冬而成,以生津润燥为主,故可治虚热肺痿。方中炙甘草配桂枝、生姜、人参、大枣补阳益气,以复肺气;生地黄、麦冬、阿胶、麻仁滋养阴液,以润肺燥。方中桂枝乃热药,不嫌其燥者,在大量滋润药中稍佐以辛温之品,是取其阳升阴长之意。

【医案举例】

刘某,男,60岁,2006年5月23日入院。咳嗽、咯吐白色涎沫2个月。刻诊:咳嗽夜甚,咳吐涎沫色白,胸闷而无喘,无汗,纳可,口不渴,大小便正常,形体消瘦,舌淡红,苔薄白,脉虚缓。胸部CT显示右肺下叶、左肺上叶舌段及左肺下叶血管支气管束增多紊乱、模糊,周围毛玻璃样变,以肺野外围为著;高分辨率扫描见网络状改变,并见走行僵直的纤维索条状影。右肺下叶、左肺上叶舌段及左肺下叶间质性肺炎。既往有2型糖尿病病史11年。诊断为弥漫性肺间质纤维化。辨证为肺气亏虚,体质为阴虚。投炙甘草汤,药用:炙甘草、阿胶各12 g,党参15 g,桂枝6 g,麻仁、麦冬各9 g,生地30 g,生姜5片,大枣3枚。每日1剂,水煎服。连服30余剂,咳嗽大为好转。复查胸部CT显示:右肺中叶、左肺上叶舌段及双肺下叶基底段可见胸膜下区分布为主的斑片状毛玻璃影,病情明显好转而出院。[支开叶.炙甘草汤临床新用3则.山西中医,2007,23(4):65.]

2.《千金》甘草汤

甘草

上一味,以水三升,煮减半,分温三服。

【校勘】

原缺主治和药量,徐镕据《千金要方》补入。《千金要方》肺痿门,主治与《外台秘要》炙甘草汤同,唯"唾多"下有"出血"两字,甘草用二两。《外台秘要》同,《千金翼方》名温液汤,甘草用三两。

【释义】

本方属肺痿轻症的治法。此方取甘草,意在清热、润肺、益气。药虽仅此一味,但其甘微寒,则能补养,可用治肺痿轻症。

3.《千金》生薑甘草汤 治肺痿,咳唾涎沫不止,咽燥而渴。

生薑五兩 人参三兩 甘草四兩 大棗十五枚

上四味,以水七升,煮取三升,分温三服。

【校勘】

《千金要方》肺痿门,大枣作十二枚,《外台秘要》引《集验》主疗下注云"一云不渴",甘草二两炙,大枣十二枚,余并同,方后注云"《伤寒论》《肘后备急方》《千金要方》《经心录》同",可见此方原系仲景之方。

【释义】

本条论述肺痿气津两亏的证治。沈明宗云:"即炙甘草汤之变方也。甘草、人参、大枣益气扶脾而生津,以生姜辛温宣气行滞化涎沫。俾胃中津液,溉灌于肺,则泽槁回枯,不致肺热叶焦,为治肺痿之良法也。"肺气痿弱不振,不能布津,聚而成痰,随肺气上逆,故咳吐涎沫不止;肺之阴津不足,不能上润,故咽燥而渴。因而用生姜甘草汤使肺气复,津液生,则肺痿可愈。

【点疑指难】

对于本证的归属,有的认为是虚热肺痿,如徐彬、沈明宗;有的认为是虚寒肺痿,如丹波元坚。

4.《千金》桂枝去芍藥加皂荚汤 治肺痿吐涎沫。

桂枝三兩 生薑三兩 甘草二兩 大棗十枚 皂荚一枚(去皮子,炙焦)

上五味,以水七升,微微火煮取三升,分温三服。

【释义】

本条论述虚寒肺痿的又一治法。《千金要方·卷十七·肺痿》所载为:"治肺痿吐涎沫不止,桂枝去芍药加皂荚汤。"方中取桂枝汤去芍药,恐芍药对肺气虚寒、痰涎壅滞不利;桂枝、生姜辛甘而温以振奋肺阳;皂荚利涎通窍。本方为平喘攻痰之峻剂。

【点疑指难】

对本方的适应证,后世医家注解不一。如徐彬、沈明宗谓治肺痿,张璐谓治肺痈。

肺　痈

一、病因病机、脉症与预后

【原文】

問曰：病咳逆，脉之何以知此爲肺癰？當有膿血，吐之則死，其脉何類？師曰：寸口脉微①而數，微則爲風，數則爲熱；微則汗出，數則惡寒。風中於衞，呼氣不入；熱過②於營，吸而不出。風傷皮毛，熱傷血脉。風舍於肺，其人則咳，口乾喘滿，咽燥不渴，多唾濁沫③，時時振寒。熱之所過，血爲之凝滯，蓄結癰膿，吐如米粥。始萌可救，膿成則死。（二）

【校勘】

"多唾浊沫"之"多"，赵本作"时"，据《医统正脉》本改。"脓成则死"，《千金要方》作"脓已成则难治"。

【词解】

① 微：作"浮"字理解。《医宗金鉴》：脉微之三"微"字，当是三"浮"字。

② 过：作"至"字或"入"字解，下"过"字同。《汉书·陆贾传》："过，至也。"

③ 浊沫：即浊唾涎沫。

【释义】

本条主要论述肺痈的病因病机、脉症和预后。症见咳嗽气逆，诊脉时如何知其是肺痈呢？肺痈患者当有脓血，但到吐脓血阶段，病已难治。那么，其机制如何呢？"微则为风，数则为热"，指出了肺痈的成因，是感受风热邪毒。"微则汗出，数则恶寒"，进一步说明肺痈初期的病机。风热之邪，其性开泄，致腠理疏松，故汗出发热恶寒。

据条文来看，肺痈的病理变化，可大致分为三个阶段，即表证期、酿脓期、溃脓期。

初期风热袭表，多见恶寒发热、有汗、咽喉干燥、咳嗽、脉浮数等表证。此为"风伤皮毛"阶段，即表证期。

风热邪毒，深入血分，壅滞于肺，肺气不利，气不布津，聚而为痰，瘀滞成痈，多见咳嗽，喘满，口干咽燥，胸痛，多唾浊沫，时时振寒，脉象滑数或数实。此为"风舍于肺"阶段，即酿脓期。

邪热壅肺，血液凝滞，热盛肉腐，蓄结成脓，继而腐溃脓出，故咳吐大量腥臭脓痰，形如米粥。此为"脓成"阶段，即溃脓期。

条文所谓"脓成则死"是与"始萌可救"相对而言，不可拘泥。其意为肺痈病应早期治疗，若致脓成，则治疗困难，且预后较差。

【点疑指难】

本条疑点有三处：一是对"吐之则死"的看法，有的认为"吐"当作治法看，即寓示肺痈忌用吐法，如中医二版、四版金匮教材；有的认为当把"吐"看成症状，意谓肺痈见咳吐脓血，病已危重，如曹家达、王渭川等。二是对"寸口脉微而数，微则为风……微则汗出"等句中"微"字的理解，代表性的观点一是将"微"改成"浮"字，如吴谦等；另一种则认为"微而数"是相对于滑数而言的，如喻昌。三是对"呼气不入""吸而不出"两句,中医五版金匮教材认为是风中于卫,病邪尚易驱出;及至热入于营,病邪已经深入,就难以排出;陈纪藩《中医药高级丛书·金匮要略》则认为是风热在肺,影响肺气的宣发与肃降所出现的呼气不利的现象。

二、证治

(一) 邪实气壅

【原文】

肺癰,喘不得臥,葶藶大棗瀉肺湯主之。(十一)

葶藶大棗瀉肺湯方:

葶藶(熬令黃色,搗丸如彈子大)　大棗十二枚

上先以水三升,煮棗取二升,去棗,內葶藶,煮取一升,頓服。

肺癰胸滿脹,一身面目浮腫,鼻塞清涕出,不聞香臭酸辛,咳逆上氣,喘鳴迫塞,葶藶大棗瀉肺湯主之。方見上,三日一劑,可至三四劑,此先服小青龍湯一劑乃進。小青龍方見咳嗽門中。(十五)

【释义】

此两条论述肺痈邪实气闭喘甚的证治。由于邪热在肺,灼津成痰,壅滞于肺,肺失宣肃,故喘息而不得卧;痰壅胸中,气机不利,故胸满而胀;肺气壅滞,不能通调水道,水气逆行于外,故一身面目浮肿;肺窍不利,故鼻塞流清涕、不闻香臭酸辛;肺失肃降,痰壅气逆,则咳逆上气、喘鸣迫塞。用葶苈大枣泻肺汤涤痰下气,泄肺开闭。方中葶苈子辛苦而寒,能开泄肺气,消痰逐饮,痰浊得驱,肺气始能宣降,则喘息自平。恐其药猛伤正,故佐大枣以缓和药性,甘温安中,使邪祛而不伤正。

【临床应用指要】

本方不仅治疗肺痈初期,脓尚未成,肺壅严重,形气俱实者,也可用于痰壅气闭所致咳喘、不能平卧,属于形证俱实者。但如患者有"鼻塞清涕出"等表证,则宜先解表,可服小青龙汤之类既解表邪又化里饮;或以本方配伍宣散之品,分解表里之邪。

【医案举例】

患者,男,60岁,初诊日期:2003年1月10日。主诉咳嗽1周,加重伴胸闷痛2日。患者1周前不慎受寒后,感恶寒发热、咳嗽痰少、流涕等症,即自服氯苯那敏、泼尼松片等药(具体不详),但病情未减。2日前突发高热40.5℃,感咳嗽阵作,呼吸不利,胸部闷痛,汗出烦躁,自觉喉间有腥味,痰多,色黄绿,质黏难咯,即到县人民医院就诊,经摄片示:右下肺炎。随到我院就诊,检见舌质红,苔黄腻,脉滑数,诊断为肺痈(成痈期)。治宜清肺化痰,消痈,方选葶苈大枣泻肺汤加味:葶苈子15 g,大枣9 g,黄芩15 g,芦根15 g,银花15 g,连翘15 g,每日服1剂,连服2剂,患者感病情大减,胸痛明显减轻,感咳嗽阵作,咯痰黄稠,量不多,咳嗽时偶感胸闷不适,但无心慌心悸等症,时汗出,舌质红,苔薄黄,脉滑数。此属余邪未尽,方拟葶苈子15 g,大枣9 g,上方续尽10余剂,患者感疾病若失,复查胸片显示:右下肺炎症已吸收。[杨坤宁,等.葶苈大枣泻肺汤临床应用举隅.中华当代医学,2004,2(2):75.]

(二) 血腐脓溃

【原文】

咳而胸滿,振寒脈數,咽乾不渴,時出濁唾腥臭①,久久吐膿如米粥者,爲肺癰,桔梗湯主之。(十二)

桔梗湯方：亦治血痹。

桔梗一兩　甘草二兩

上二味，以水三升，煮取一升，分温再服，則吐膿血也。

【词解】

① 浊唾腥臭：指吐出带有腥臭气味的脓痰。

【释义】

本条论述肺痈成脓的证治。风热毒邪舍肺，肺气不利，故咳而胸满；热伤血脉，以致卫气不能温煦肌表，故振寒脉数；热虽在里，但蒸营阴，上潮于口，故咽干不渴；热壅毒蕴，血肉腐败，酿成痈脓，痈溃外泄，故时出浊唾腥臭脓痰如米粥状。文中"久久"二字，则说明病经久不愈，正气已渐虚，故以桔梗汤排脓解毒为主。方中桔梗宣肺祛痰排脓，生甘草清热解毒。两药合用，具有清热解毒消痈之功。

【临床应用指要】

本方属治肺痈脓溃的主方，为甘缓轻剂，但因药少力弱，故临床上如兼用《千金要方》的苇茎汤，则其效更佳。如再加清热解毒排脓等药物，疗效更好。

【医案举例】

施某，男，17岁。憎寒发热1周，咳嗽胸闷不畅，吐少量白色黏痰，西医诊为左下肺脓疡。经住院治疗8日，使用大量抗生素，发热不退，遂邀中医诊治。用桔梗60 g，生甘草30 g，服药1帖，咳嗽增剧，翌晨吐出大量脓痰，挟有腥臭。原方续进2帖，排出大量脓痰，发热下降。减桔梗为20 g，生甘草10 g，加南沙参、银花、鱼腥草、生苡仁、瓜蒌皮等，服至10余帖，脓尽热退，精神佳，饮食增，胸透复查，脓疡已消散吸收，血象亦正常。[吴传铎.桔梗汤治疗肺痈的临床体会.江苏中医杂志，1981（3）：35.]

（三）附方

1.《千金》苇茎汤　治咳有微热、烦满、胸中甲错，是爲肺癰。

苇莖二升　薏苡仁半升　桃仁五十枚　瓜瓣半升

上四味，以水一斗，先煮苇莖，得五升，去滓，内諸藥，煮取二升，服一升，再服，當吐如膿。

【释义】

本条论述肺痈成脓的证治。痰热阻肺，肺气不利，故咳嗽、胸满；热入营分，内扰心神，故心烦、微热；瘀血内结，新血不生，肌肤失养，故胸部皮肤甲错。治以苇茎汤清肺化痰、活血排脓。方中苇茎能清肺泄热，瓜瓣、薏苡仁排脓消痈，桃仁活血化瘀。诸药合用，成为治疗肺痈的常用方剂。

【医案举例】

何某，男，45岁，教师，1990年3月1日初诊。患者以恶寒发热，头痛身困，咽痒咳嗽10日而住院治疗。经抗炎治疗无效而请中医会诊。诊见舌质红，舌苔薄白，脉浮数。遂按风热犯肺施治。投以二花、连翘、羌活、防风之类以清热祛风，宣肺解毒。3剂药尽，恶寒虽止，但余症有增无减。并出现胸部疼痛，咳吐脓痰而腥臭，舌苔变黄，脉呈滑数。X线胸部透视，确诊为肺脓肿。乃属中医肺痈。证为热毒犯肺，瘀结成痈。服加味苇茎汤：苇茎30 g，冬瓜仁30 g，桃仁15 g，薏苡仁30 g，大贝母15 g，鱼腥草30 g，黄芩15 g，黄连9 g，公英30 g。3剂水煎服。3月4日二诊。药后发热胸痛明显减轻，仍见咯痰不利，但药已对证，效不更方，原方加桔梗，继进10剂，诸症悉除。[李临恭.加味苇茎汤治疗肺组织化脓症举隅.中医研究，1997，10（1）：44.]

2.《外臺》桔梗白散　治咳而胸滿，振寒脈數，咽乾不渴，時出濁唾腥臭，久久吐膿如米粥者，爲肺癰。

桔梗　貝母各三分　　巴豆一分(去皮，熬，研如脂)

上三味，爲散，强人飲服半錢匕，羸者減之。病在膈上者吐膿血，膈下者瀉出，若下多不止，飲冷水一杯則定。

【释义】

本条论述肺痈重症脓成正不虚的证治。本条与前桔梗汤条所述证候相同，一证出示两方。病势较轻者，用桔梗汤排脓解毒；病势较重，且形体壮实者，则宜用本方。方中桔梗开提肺气，祛痰排脓；贝母清化热痰；巴豆可逐脓下出，恐巴豆下之太过，故用冷水以减其势。

【点疑指难】

"匕"者，多指有手柄的器具。有人提出，钱匕为王莽的金错刀，因东汉度量衡制是沿用王莽制。此刀，有柄，制作规范，用于取药末手持方便，实际平面积是东汉一方寸匕的一半，取一整钱者，称一方寸匕；取半钱者，称半方寸匕，故仲景药量云一钱匕，即为半方寸匕；云半钱匕者，即为四分之一方寸匕。一方寸匕≈2 g(矿物药末)≈1 g(动植物药末)≈2.74 ml(药液)。

【临床应用指要】

桔梗白散属祛邪峻剂，适宜于肺痈重症，热毒蕴蓄成脓，但形体壮实正气未虚者。其用量宜因人而异，体壮者只服半钱匕；体弱者，则更减其量。

咳　嗽　上　气

一、辨证与预后

【原文】

上氣①面浮腫，肩息②，其脈浮大，不治，又加利尤甚。(三)

上氣喘而躁者，屬肺脹，欲作風水，發汗則愈。(四)

【词解】

① 上气：气逆不降之意。《周礼》郑玄注："逆喘也。"

② 肩息：指气喘抬肩呼吸，是呼吸极端困难的表现。亦称"息高"，或"息贲"。

【释义】

上两条分别论述了上气证的虚实两种病情和预后。前条言虚喘，上气面浮肿、肩息可见于虚证和实证，辨证关键在于其脉浮大。此处脉浮大是浮大而无根之意，为虚，是虚阳上脱之候；兼喘则是肾气衰竭，不能摄纳，病情危笃，往往预后不良，故曰不治；由于元气无根，升而不降，故上气；肾阳衰微，水气上溢，故面浮肿；肾气衰竭，不能纳气归元，呼吸极度困难，故肩息；若兼见下利，则为阳脱于上，阴竭于下，阴阳离绝，病情尤为险恶，故曰又加利尤甚。

后条言实喘。从原文"发汗则愈"，可知此上气为外感实邪、肺气闭阻所致。本篇的肺胀是由于外感风寒或风热，内有水饮，兼夹郁热，外内合邪，令肺气胀满，冲逆于上所致。肺失宣降，故喘；水气夹热上冲,故躁;肺气壅闭,不能通调水道,水溢肌表,加之风激水泛,有发风水之势,故曰欲作风水;此时当发汗,使水饮和外邪从汗而解,如此则肺气宣降复常,诸症自愈,故曰发汗则愈。

【点疑指难】

文中所言"不治"其实并非绝对不治,只要救治及时得当,也可转危为安。

此处的肺胀与后世所称肺胀有别。

【临床应用指要】

喘病当辨虚实,先从气息和脉象来判断:凡气粗声高,以呼出为快,脉浮大有力者,多为实喘;气怯声低,但得长引一息为快,脉浮大无根者,多为虚。若论治疗和预后,实喘应宣肺祛邪、降气平喘,其病程一般较短,容易治愈;虚喘则应温肾纳气,但要避免温之太过,以防虚阳外越,气不归元,其病程一般较长,宜慢慢调理。

二、证治

(一)寒饮郁肺

【原文】

咳而上氣,喉中水鷄聲①,射干麻黄湯主之。(六)

射干麻黄湯方:

射干十三枚一法三兩　麻黄四兩　生薑四兩　細辛 紫菀 款冬花各三兩　五味子半升　大棗七枚　半夏(大者洗)八枚一法半升

上九味,以水一斗二升,先煑麻黄兩沸,去上沫,内諸藥,煑取三升,分温三服。

【词解】

① 水鸡声:水鸡,即青蛙,俗名田鸡;水鸡声,是形容喉中痰声好像蛙鸣,连连不绝。

【释义】

本条论述寒饮郁肺咳嗽上气的证治。咳而上气,喉中水鸡声,是哮喘病的特有症状。寒饮郁肺,肺失清肃,气逆不降,故咳而上气;寒饮随气上逆,气道壅塞,痰气相搏,故喉中水鸡声。本证系寒饮上逆而为外邪诱发者,故用温肺散寒化饮、开结降逆平喘的射干麻黄汤治疗。方中射干消痰开结,以利咽喉;麻黄发散风寒,宣肺平喘;生姜、细辛散寒行水,同时生姜走而不守,又可利胸中气机;紫菀、款冬花温肺化痰止咳;半夏降逆化痰;五味子收敛肺气,与麻黄、细辛、生姜、半夏诸辛散之品同用则散中有收,不致耗散正气;大枣补益中气,生化气血,滋荣肺气。诸药合用,使邪祛而正不伤。

【点疑指难】

煎煮法中提到"先煮麻黄两沸,去上沫",因麻黄中含有刺激咽喉的成分,为避免此成分刺激咽喉而加重咳喘,故先煮麻黄去上沫。

【临床应用指要】

运用本方要紧扣寒饮郁肺的病机。辨证要点为咳而上气,喉中水鸡声。此外,还当有胸膈满闷,不能平卧,舌苔白腻或白滑,脉象浮紧或浮弦等症。

本方适用于寒饮哮喘发作期,不论老幼,都能较好地缓解症状,但不易根除,不宜长期服用,以免耗伤肺气。缓解期还应遵循"发时治上,平时治下"的原则,根据辨证调补肺、脾、肾三脏,方可根治哮喘或控制其发作。

【医案举例】

康某,男性,49岁,1965年12月2日初诊。1958年脊柱骨折后患喘息性支气管炎并发肺气肿。近 1 周来受寒咳喘加重,喉中痰鸣,不能平卧,咳吐白黏痰,量多,头痛,背痛,口干不思饮,苔白腻,脉浮弦。证属外寒内饮,而属射干麻黄汤证:麻黄 12 g,射干 10 g,生姜 12 g,大枣 4 枚,紫菀10 g,款冬花 10 g,细辛 10 g,五味子 10 g,清半夏 15 g。结果:上药服 3 剂咳喘减,稍能平卧。因口渴明显,汗出较多,上方加生石膏 45 g,服 7 剂咳喘明显减轻,可以平卧。[冯世纶.张仲景用方解析.北京:人民军医出版社,2004:126.]

(二)痰浊壅肺

【原文】

咳逆上氣,時時吐濁①,但坐不得眠,皂莢丸主之。(七)

皂莢丸方:

皂莢八兩(刮去皮,用酥炙②)

上一味,末之,蜜丸梧子大,以棗膏和湯服三丸,日三夜一服。

【词解】

① 吐浊:指吐出胶稠的浊痰。

② 酥炙:为牛羊乳所制之油,涂于皂荚上,用火烘干即可。

【释义】

本条论述痰浊壅肺的咳喘证治。稠痰黏肺,肺失清肃,气逆不降,故咳嗽气喘;肺中稠痰,不断随上逆之气而出,故时时吐浊;痰浊壅盛,虽吐而咳逆喘满依然不减,卧则气逆更甚,故但坐不得眠。若不迅速扫除稠痰,很可能有痰壅气闭的危险,故必用除痰最猛的皂荚丸方能胜任,使稠痰去除而咳喘自止。此即徐灵胎所谓:"稠痰黏肺,不能清涤,非此不可。"方中皂荚辛咸,辛以散结,咸以软坚,能宣壅导滞,涤痰利窍,由于药力峻猛,故宜酥炙蜜丸,以缓其峻猛燥烈之性;且皂荚质润多油,有润肠通便之效,可使浊痰从大便而去。枣膏调服,可顾护脾胃,以免损伤正气,使痰除而正不伤。

【点疑指难】

原文中提出的服药时间为"日三夜一服",体现了昼夜给药的方法,使药力持续,方可缓解危重的证候。此外,考虑到此证为稠痰胶结,易闭阻气道,夜卧则痰阻气道更甚,为防止窒息,故文中提出"日三夜一服"。

【临床应用指要】

运用本方要紧扣痰浊壅肺的病机。辨证要点为吐胶黏痰不断,但坐不得眠,苔垢腻。此外,还当有咳逆喘满,胸痛甚或连及两胁,大便难,脉象滑实等症。尤需注意的是,患者当以形气俱实者为宜,若气虚体弱,虽痰浊壅肺,不宜轻试本方。

【医案举例】

陈某,男,3 岁,1991 年 7 月 5 日初诊。半年前因感冒咳嗽住某医院,诊为支气管哮喘,缓解后至今已复发 2 次。旬日前又感冒复发,咳喘痰鸣,经某医院中西医治疗 10 日罔效。刻下咳喘日甚,气息急迫,呼多吸少,喉间痰声辘辘,肺呈哮鸣音,口唇紫绀,面颊潮红,额汗淋漓,口干喜饮,纳少便结,小便黄短,舌红,苔黄腻。家父诊为痰热壅阻,肺气闭郁。急宜调中通腑,降浊升清,投皂荚丸加味(皂荚、生大黄、天龙各等分为末,炼蜜为丸),日量 3 g,分 3 次用大枣 10 枚捣膏炖汤送服。药服 2日,每日大便通畅,解下秽臭便较多,诸症即日大减,次日即平,唯夜间稍有痰鸣,苔转薄白。减药量为每日 1 g,分 2 次服,嘱守服 1 个月,食欲大增,大便每日通畅,面转红润,体重增加,追访 2 年无复发。[邱江东.邱志济治疗小儿急慢性咳喘经验举隅.实用中医药杂志,2000(7):51.]

（三）饮热郁肺

【原文】

咳而上氣，此爲肺脹，其人喘，目如脱狀①，脈浮大者，越婢加半夏湯主之。（十三）

越婢加半夏湯方：

麻黄六兩　石膏半斤　生薑三兩　大棗十五枚　甘草二兩　半夏半升

上六味，以水六升，先煮麻黄，去上沫，内諸藥，煮取三升，分温三服。

【词解】

① 目如脱状：是形容两目胀突，有如脱出之状。

【释义】

本条论述饮热郁肺的咳喘证治。本证的肺胀是因内有水饮，壅塞胸膈，兼之外感风热，使内外合邪，肺气胀满而形成的。肺气胀满，肺失宣降，则咳而上气。脉浮主风主表，亦主上迫；脉大主有热，亦主病进，此浮大脉象提示风热夹饮上逆；饮热交阻，肺气壅塞，气逆不降，故其人喘促，两目胀突有如脱出之状。治宜宣肺泄热，降逆平喘，用越婢加半夏汤。方中麻黄宣肺平喘，与石膏相配，既可辛凉清解，又能发越水气；半夏、生姜散饮降逆；甘草、大枣和诸药而安中，且缓麻黄之散、石膏之寒，以期攻邪而不伤正。

【临床应用指要】

运用本方要紧扣饮热互结、热甚于饮的病机。辨证要点为喘咳，喘甚于咳，目如脱状，脉浮大。此外，还当有胸膈胀满、口渴喜冷饮、身形如肿等症。

本证之脉是浮大有力，属正盛而邪实之象，与本篇第三条的脉浮大而无根截然不同，彼为肾气衰竭、虚阳外越之象，临证当注意鉴别之。

【医案举例】

患者某男，年 50 岁，教师。患者曾于 1990 年 7 月 10 日午后，正值盛夏炎热之际，徒步外出活动，突然狂风四起，尘沙迎面扑来，当即返家。时逾约 2 小时后，突然发热恶寒，遍体小汗，头痛项强，胸满咳喘，吐黄色黏痰，气涌不能睡，体温 39℃，两脉浮滑，舌苔黄燥。据脉症来看，当系外感风寒，营卫失调，兼之暑热上壅于肺，使肺失肃降，而气反上逆，故胸满咳喘、痰涌气急、不能平睡。此为肺胀之急性病候。宜宣肺泄热，降逆平喘。方拟越婢加半夏汤为主，并加瓜蒌开胸润肺豁痰，厚朴下气除满。药为：麻黄 18 g，生石膏 50 g，生姜 10 g，甘草 7 g，生半夏 10 g，全瓜蒌 1 枚（捣如泥），厚朴 12 g。煎服 1 剂，咳喘吐痰顿减，已能安睡；再剂诸恙悉平。为了巩固疗效，以原方加减化裁，嘱服 3 剂，平复如初。[吴禹鼎. 经方临证录. 西安：陕西科学技术出版社，1994：32.]

（四）寒饮夹热

【原文】

咳而脈浮者，厚朴麻黄湯主之。（八）

厚朴麻黄湯方：

厚朴五兩　麻黄四兩　石膏如鷄子大　杏仁半升　半夏半升　乾薑二兩　細辛二兩　小麥一升　五味子半升

上九味，以水一斗二升，先煮小麥熟，去滓，内諸藥，煮取三升，温服一升，日三服。

脈沉者，澤漆湯主之。（九）

澤漆湯方:

半夏半升　紫參五兩一作紫菀　澤漆三斤(以東流水五斗,煑取一斗五升)　生薑五兩　白前五兩　甘草　黃芩　人參　桂枝各三兩

上九味,㕮咀,內澤漆汁中,煑取五升,溫服五合,至夜盡。

【校勘】

赵良仁、徐、尤、陈诸注本"脉沉"上均有"咳而"两字。

【释义】

以上两条从脉象上分论了咳喘的病机和治法。此两条原文简略,故当从方测证来分析。前条咳而脉浮的"浮"字,既指脉象,又是病机的概括。脉浮主表,亦主病邪在上,即徐彬所谓"肺家气分之表也",即病邪上迫于肺之意。故可知本条病机为病近于表而又邪盛于上。方中重用厚朴行气除满,可知本证应有胸满;石膏用如鸡子大,应有烦躁口渴等症,此乃痰饮郁久化热之象;又方中一派化饮降逆之药,故必有咳嗽喘逆、痰声辘辘、倚息不能平卧等症状;饮邪盛于上,故可见但头汗出。治宜宣肺化饮,利气降逆,止咳平喘,用厚朴麻黄汤。方中厚朴、麻黄、杏仁宣肺利气,降逆平喘;细辛、干姜、半夏化饮止咳;石膏清热除烦;小麦护胃安中;五味子收敛肺气,可防诸药辛散耗气伤阴。

后条脉沉者是与前条脉浮者相对而言,脉沉主里亦为有水之证,故揭示了本条水饮内停、咳喘身肿的病机。《脉经·卷二》云:"寸口脉沉,胸中引胁痛,胸中有水气,宜服泽漆汤。"据此可见,除咳嗽、脉沉之外,本证还应有咳唾引胸胁痛,甚或兼有身肿。以方测证,此水饮内停,主要是脾虚不运所致。水饮内停,上迫于肺,肺失宣降则咳喘;水饮结于胸胁,肝失疏泄,故咳唾牵引胸胁疼痛;水阻阳气,气化不行,则小便不利;水饮外溢肌肤则出现水肿。治宜通阳利水,益气健脾,止咳平喘,用泽漆汤。方中泽漆消痰逐水;紫参,《本经》载利大小便而逐水;半夏、生姜、桂枝散水通阳降逆;人参、甘草益气健脾以扶正;白前平喘止咳;饮郁久化热,故用黄芩清泄郁热。诸药共奏逐邪安正之功。

此证与厚朴麻黄汤证均以咳为主症,都以寒饮为主,兼夹郁热,但两方证有根本的区别,其鉴别要点见表7-2。

表7-2　厚朴麻黄汤证与泽漆汤证的鉴别

区　别	厚朴麻黄汤证	泽漆汤证
病机	饮热偏上,而近于表	饮结胸胁,而偏于里
主症	咳喘,胸满,倚息不能平卧,但头汗出,烦躁,脉浮苔滑	咳喘,胸胁引痛,身肿,小便不利,脉沉
治疗	宣肺化饮,利气降逆,清热平喘	通阳逐饮,益气健脾,降逆平喘
方药	厚朴麻黄汤(厚朴、麻黄、石膏、杏仁、半夏、干姜、细辛、小麦、五味子)	泽漆汤(泽漆、紫参、半夏、生姜、白前、黄芩、人参、桂枝、甘草)

【点疑指难】

此两条的疑难点有二:一是紫参的功效,《本经》记载其有利大小便逐水之功,以治水肿;二是原文石膏用量为"如鸡子大",当指如鸡蛋一样大。

【临床应用指要】

运用厚朴麻黄汤要紧扣饮热偏上,而近于表的病机。辨证要点为咳喘,胸满烦躁,但头汗出,倚息不能平卧,脉浮。此外,还当有咽喉不利、痰声辘辘、苔滑等症。

运用泽漆汤要紧扣饮结胸胁而偏于里的病机。辨证要点为咳喘,胸胁引痛,浮肿,小便不利,

脉沉。

【医案举例】

1. 张某,女,21岁,1993年5月14日初诊。反复咳喘2个月余,曾在某医院诊断为支气管炎,间质性肺炎。用青霉素、泼尼松等治疗未愈。诊见胸闷、咳嗽、喘息,夜间为甚,咳痰色白稠黏,不易咯出,舌苔白微黄薄腻,质红,脉浮滑数。胸片示:两肺纹理增多,右上纵隔旁见少许索条影,侧位于肺门后上方,病灶周界清楚,水平叶间裂显示,心膈无特殊。诊断:间质性肺炎。辨证为饮热迫肺,肺失宣降。方予厚朴麻黄汤:厚朴、炙麻黄各6g,生石膏30g,杏仁、法半夏各10g,干姜6g,细辛3g,五味子6g,小麦30g,3剂。17日复诊:咳嗽气喘明显好转,咯痰尚欠爽。原方加薄橘红、前胡、白前各10g,3剂。20日三诊:咳嗽显减,气喘已平,唯中午尚咳逆,咯痰量已少,舌苔薄黄,腻苔已退,质红,脉滑。予前方复加象贝母、佛耳草各15g,3剂。5月21日,复查胸片示:两肺未见实质性病变,心膈正常。[张荣春.张德超应用经方治验五则.中国中医基础医学杂志,2000(9):39.]

2. 陈某,女,22岁,1984年1月16日诊。有支气管哮喘病史12年,常反复发作,冬令尤频。1周前,婆媳口角,火气浮动,宿痰暴涌,服解痉剂及激素类西药,症未缓解,故迎余往诊。履未及室,痰鸣呼吼声先入耳,待入内诊察,见唇面青灰,额汗若洗,抬肩滚肚,胸廓膨隆,喘促气急,睛突口张,时而吹呼,时而咳唾,痛苦万状,舌质紫,苔白滑,脉中取滑而重按促。辨证为胸有壅塞之气,膈有潜蓄之痰,气痰相搏,聚结息道,酿成"痰栓"。治当涤痰降逆,宣肺缓急。方拟泽漆汤倍半夏:泽漆30g,姜半夏20g,紫菀、白前、生姜各15g,桂枝、黄芩、党参、炙甘草各10g。3剂,水煎服。二诊:痰势衰退,喘促缓和,胸膈稍宽,夜能俯寐,效不更方,续进3剂。三诊:痰喘诸症已缓,寝食如常。拟苏子降气汤加生晒参,嘱每周服5剂,连服10周。后随访1年,未再复发。[海崇熙.泽漆汤治疗肺系急重病验案三则.国医论坛,1991(3):14.]

【原文】

肺脹,咳而上氣,煩躁而喘,脈浮者,心下有水,小青龍加石膏湯主之。(十四)

小青龍加石膏湯方:《千金》證治同,外更加脅下痛引缺盆。

麻黄 芍藥 桂枝 細辛 甘草 乾薑各三兩 五味子 半夏各半升 石膏二兩

上九味,以水一斗,先煮麻黄,去上沫,内諸藥,煮取三升。強人服一升,羸者減之,日三服,小兒服四合。

【校勘】

《千金要方》作"咳而上气,肺胀,其脉浮,心下有水气,胁下痛,引缺盆,设若有实者必躁,其人常倚伏,小青龙加石膏汤主之"。

【释义】

本条论述外寒内饮夹热的咳喘证治。从文中"烦躁而喘,脉浮者,心下有水"可以看出,本方证的肺胀是由于外感风寒、内有饮邪郁热所引起。风寒外袭,故脉浮;心下有水,上逆溃肺,肺气上逆,故咳嗽、气喘;寒饮怫郁化热,热扰心神,故烦躁。治宜解表化饮,清热除烦,用小青龙加石膏汤。方中麻黄、桂枝发汗解表,宣肺平喘;半夏、干姜、细辛温化水饮,散寒降逆;芍药、五味子收敛逆气,以防发汗宣散太过;石膏清热除烦,与麻黄相合,又可发越水气;甘草调和诸药。

本方证与越婢加半夏汤证病机均为邪实气闭,肺气胀满,但两者相异之处甚显,其鉴别要点见表7-3。

表7-3 越婢加半夏汤证与小青龙加石膏汤证鉴别表

区 别	越婢加半夏汤证	小青龙加石膏汤证
病因	外感风热	外感风寒
病机	饮热互结,热甚于饮	外寒里饮,饮郁化热,饮甚于热
症状	其人喘,目如脱状,喘甚于咳	咳而上气,烦躁而喘,咳喘并重
治则	宣肺泄热,降逆平喘	解表化饮,清热除烦
方药	越婢加半夏汤(麻黄、石膏、生姜、大枣、甘草、半夏)	小青龙加石膏汤(麻黄、芍药、桂枝、细辛、甘草、干姜、五味子、半夏、石膏)
配伍特点	重用石膏、麻黄,辛凉配伍,发越水气,清泄里热,石膏半斤,以辛凉为主	方中用麻黄、桂枝、于姜、细辛温散里邪,佐石膏二两,清郁热,以辛温为主

注:以上两方证均治肺胀,病机均为饮热互结,皆由外邪引发。

【临床应用指要】

运用本方要紧扣外寒里饮、饮郁化热、饮甚于热的病机。辨证要点为咳而上气、烦躁而喘、咳喘并重,脉浮。此外,还当有恶寒发热、无汗、痰多清稀等症。

【医案举例】

李某,女,38岁。患"喘息性气管炎"已10余年,近两年发作频繁,曾服中药及有关成药无显效。现面唇略呈青紫,喘息甚剧,胸中烦闷不适,舌苔白滑,舌质红,脉浮滑有力。窃思患者素有痰饮之人,常为外邪引发,其治是在消炎止咳平喘,而忽视宣肺解表。今观此候,显属内饮兼外感、饮邪夹热之证。遂拟小青龙加石膏汤1剂,嘱服后以观进退。处方:桂枝10g,麻黄10g,白芍12g,甘草3g,干姜10g,五味子5g,细辛5g,半夏10g,石膏30g。3日后,患者谓服1剂后,无不良反应,遂连服2剂,喘咳大减,痰较前易咯出,胸中不烦闷。诊其舌苔渐退,脉滑而有力。于前方去麻黄、石膏,加鱼腥草、紫菀、杏仁。服2剂后,诸恙悉平。[陈治恒. 运用《伤寒》《金匮》方治疗典型病例. 成都中医学院学报,1982(3):36.]

(五) 肺胃阴虚气逆

【原文】

大逆上氣,咽喉不利,止逆下氣者,麥門冬湯主之。(十)

麥門冬湯方:

麥門冬七升 半夏一升 人參三兩 甘草二兩 粳米三合 大棗十二枚

上六味,以水一斗二升,煮取六升,溫服一升,日三夜一服。

【校勘】

"大逆":徐彬、尤怡、吴谦等注本作"火逆"。

【释义】

本条论述虚火咳喘的证治。本病虽见于肺,其实源于胃,胃阴不足则肺津不继。津伤则阴虚,阴虚则火旺,火旺必上炎,以致肺胃之气俱逆,故见咳嗽、气喘;咽喉为肺胃的门户,肺胃津伤,津不上承,故咽喉干燥不利、痰稠咯吐不爽。本证是因肺胃津液耗损、虚火上炎所致,治宜清养肺胃、止逆下气,用麦门冬汤。方中重用麦门冬,以其甘寒润肺养胃、清退虚热为主药;辅以人参、甘草、大枣、粳米益气生津,以滋胃阴,胃得养则气能生津,于是肺得滋养,此即"培土生金"法之意;佐以少量半夏降逆化痰,其性虽辛温,但与大量清润滋阴药同用,故不嫌其燥,且麦门冬配半夏,则滋而不腻。

诸药合用,使津液复,虚火降,逆气平,则咳喘自愈。

【点疑指难】

原文"大逆上气",历代医家大致有两种看法:一说为火逆上气,即虚火上炎,咳喘伴少量痰涎;另一说为气逆上冲较甚之义。

【临床应用指要】

运用麦门冬汤要紧扣肺胃津亏、阴虚内热的病机。辨证要点为咳逆上气,咽喉不利,咯痰不爽。此外,还当有口干欲得凉润、手足心热、舌红少苔、脉象虚数等症。本方还可治疗虚热肺痿,但咳嗽上气属于寒性者,则非本方所宜。

【医案举例】

王某,男,46 岁。肺结核大咯血后 10 多日,低热不退,面色㿠白,形体消瘦,头眩心悸,语言无力,微咳有痰,咽喉不利,动则气喘,饮食极少,口干思饮,大便稀溏,脉象细数,舌光红无苔。为肺胃阴伤,脾虚失运,土不生金。方拟麦门冬汤加味以调脾胃、益肺金。药用:麦冬 10 g,党参 10 g,甘草 5 g,粳米 30 g(先煎),大枣 5 枚,黄芪 6 g,半夏 4 g,款冬 6 g。服药 20 剂,低热消退,饮食增加,面转红润,舌苔渐生,脾胃之气来复,肺气亦平。继从原法递进 10 剂,诸症消失,身体渐佳,病情趋于稳定。[王兴华. 张谷才从脾胃论治验案. 湖北中医杂志,1986(4):10.]

内 容 归 纳

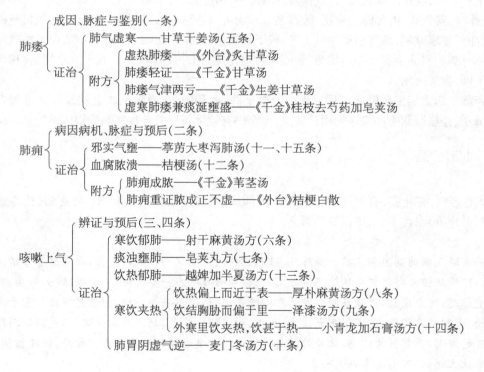

肺痿
　成因、脉症与鉴别(一条)
　证治
　　肺气虚寒——甘草干姜汤(五条)
　　附方
　　　虚热肺痿——《外台》炙甘草汤
　　　肺痿轻证——《千金》甘草汤
　　　肺痿气津两亏——《千金》生姜甘草汤
　　　虚寒肺痿兼痰涎壅盛——《千金》桂枝去芍药加皂荚汤

肺痈
　病因病机、脉症与预后(二条)
　证治
　　邪实气壅——葶苈大枣泻肺汤(十一、十五条)
　　血腐脓溃——桔梗汤(十二条)
　　附方
　　　肺痈成脓——《千金》苇茎汤
　　　肺痈重证脓成正不虚——《外台》桔梗白散

咳嗽上气
　辨证与预后(三、四条)
　证治
　　寒饮郁肺——射干麻黄汤方(六条)
　　痰浊壅肺——皂荚丸方(七条)
　　饮热郁肺——越婢加半夏汤方(十三条)
　　寒饮夹热
　　　饮热偏上而近于表——厚朴麻黄汤方(八条)
　　　饮结胸胁而偏于里——泽漆汤方(九条)
　　　外寒里饮夹热,饮甚于热——小青龙加石膏汤方(十四条)
　　肺胃阴虚气逆——麦门冬汤方(十条)

奔豚气病脉证治第八

导学

本篇介绍了奔豚气病的成因、主症和辨证施治等内容。通过学习,应重点掌握奔豚气病的主症和辨证施治,熟悉其成因,了解其概念。

本篇论述奔豚气病的病因病机、症状和治法。奔豚气病是一种发作性的疾病,其特征为自觉有气从少腹上冲胸咽,发作时痛苦难忍,发作后冲气渐平,诸症悉去,即如常人。奔即奔跑,豚,小猪也,因该病发作时,其气攻冲,如豚之奔状,故得名。本病可因惊恐等情志刺激,气郁化热,气机逆乱而上冲;或发汗后复感寒邪,寒气引动冲气上逆;或下焦饮停,又误汗伤阳,致水饮内动,引发冲气上逆所致。奔豚气病的气从少腹上冲之状与《素问·骨空论篇》的冲疝、《难经·五十六难》的肾积奔豚形似而实不同,宜加区别。

临床上奔豚气病之名至今仍然沿用。篇中养血平肝、调和阴阳、通阳利饮之法及以甘李根白皮清热平冲降逆、桂枝温阳平冲降逆的用药特点,至今仍有效地指导着奔豚气病的临床治疗。

一、成因与主症

【原文】

師曰:病有奔豚,有吐膿,有驚怖,有火邪,此四部病,皆從驚發得之。師曰:奔豚病,從少腹起,上衝咽喉,發作欲死,復還止,皆從驚恐得之。(一)

【释义】

本条论述奔豚气病的病因和主症。奔豚气、吐脓、惊怖、火邪这四种病的发生,每与惊恐等情志因素有关,故曰"皆从惊发得之""皆从惊恐得之"。吐脓即呕吐脓血一类病证,先有痈脓(如肺痈、胃痈)存在,突受惊恐,气血逆乱,可致吐脓。惊怖即心悸易惊、恐惧不安的病证,由惊恐所致。至于火邪,据《伤寒论》太阳病篇记载,是因误用火攻法(如熏、熨、烧针、艾灸)劫汗而致惊证,不是因惊而得火邪。奔豚气的成因,并非仅为惊恐,此处的惊恐泛指七情诸类过极的致病因素。此外,误汗伤阳,下焦阴寒或水饮上逆,亦可引发本病。

奔豚气病的病机,与冲脉经气上冲有关,涉及肝、肾、心。冲脉起于下焦,上循咽喉。其循行路线与肝、肾、心相关。如情志不遂,肝郁化火,气火上逆,或误汗伤及心阳,下焦阴寒或水饮上逆,均可引动冲脉经气上逆而发生奔豚气病。奔豚气病的主症是发作时自觉有气从少腹上冲咽喉,痛苦难以忍受,随后冲气渐渐平复,一如常人,故云"发作欲死,复还止"。

【点疑指难】

原文所指的奔豚气、吐脓、惊怖、火邪"皆从惊发得之"是本条的疑点,对此主要有几种看法。① 认为有脱简,如吴谦指出"必有缺文";② 对原文中能释者解之,未明者存疑,如尤怡;③ 遵从原文之意加以阐发,如徐彬、周扬俊、黄树曾等。

对于奔豚气病的病机,各版教材的解释有所不同,中医六版教材《金匮要略选读》认为是肝气"随冲气上逆而发奔豚","寒气引动冲气";新世纪版教材《金匮要略》谓"肝气郁结化热,随冲气上逆""阳虚寒逆引起气冲";21世纪版教材《金匮要略讲义》谓"肝火、寒邪、水饮等诸因素,导致冲脉之气上逆";新世纪版七年制教材《金匮要略》谓"气机失常,而引发冲气""肾的寒水之气内盛,引动冲气上逆"。

二、证治

(一)肝郁气逆

【原文】

奔豚氣上衝胸,腹痛,往來寒熱,奔豚湯主之。(二)

奔豚湯方:

甘草 芎藭 當歸各二兩　半夏四兩　黃芩二兩　生葛五兩　芍藥二兩　生薑四兩　甘李根白皮一升

上九味,以水二斗,煮取五升,溫服一升,日三夜一服。

【释义】

本条论述肝郁气逆奔豚气病的证治。惊恐恼怒,肝气郁结化热,引动冲气上逆而发奔豚,故气上冲胸;肝郁气滞,经脉不畅,故少腹或胁下腹痛;肝与胆互为表里,肝郁则少阳之气不和,故往来寒热。但此往来寒热是奔豚气病发于肝而影响于胆的特征,并非是所有奔豚气病必具之症。以方测证,尚可伴胸闷心烦、呕恶、口苦、咽干、平素性情多疑善怒、舌边尖红、苔薄黄、脉弦数等症。治以奔豚汤养血调肝,泄热降逆。方中甘李根白皮味苦性寒,泄热降冲,专治奔豚气病;黄芩佐甘李根白皮以清肝胆之热;当归、白芍、芎藭养血调肝;白芍配甘草缓急止痛;葛根升脾阳,半夏、生姜降胃气,体现泻肝实脾、肝脾同治之意。诸药同用,使肝脾调和,热清逆降,冲气平复,则诸症可除。

【点疑指难】

本条腹痛的病位,注家多未明言,部分教材、教参虽做了解释,但说法不一。如中医五版《金匮要略讲义》教参解为脘腹部;中医六版教材《金匮要略选读》解为少腹部等。

【临床应用指要】

本方清肝泄热,降逆平冲,适宜于肝郁化热的奔豚气病。若奔豚气病反复发作,肝热伤阴,形体消瘦,舌红少苔者,方中生姜、半夏、芎藭等辛温之品要慎用,可重用甘李根白皮。甘李根白皮为治奔豚气病的主药,临证若无此药,有以川楝子、桑根白皮或赭石代之者。

【医案举例】

张某,男,47岁,1981年10月初诊。患者于4年前,自觉左胸部闷痛,经检查诊断为早期冠心病,曾按胸痹论治,用枳实薤白桂枝汤治之获愈。近日来,因思虑过度,情志不舒,胸痛一症又发作,每次发作自觉有气从少腹上冲咽喉与胸腹,胸痛窒闷难忍,持续10多分种后缓解,过后一如常人,每日一二次,易发于夜间,影响睡眠。患者疑其冠心病复发,忧虑重重,遂服前治胸痹的原方数剂,未获寸效……遂来诊。察舌红苔薄黄,脉弦细,观其脉证,似属奔豚气病,遵仲景奔豚汤治之(因当地无李树,故缺李根白皮一味)。服 3 剂后,诸症自平,但相隔 10 多日后旧疾又发,病证如前,再与前方 3 剂,服后诸症解,但相隔月余又复发如前,再与 2 剂(加入李根白皮一味),告愈。[钱光明.奔豚汤运用体会.浙江中医杂志,1982,17(5):225.]

(二) 阳虚寒逆

【原文】

發汗後,燒鍼令其汗,鍼處被寒,核起而赤者,必發奔豚,氣從少腹上至心,灸其核上各一壯,與桂枝加桂湯主之。(三)

桂枝加桂湯方:

桂枝五兩　芍藥三兩　甘草二兩(炙)　生薑三兩　大棗十二枚

上五味,以水七升,微火煮取三升,去滓,温服一升。

【释义】

本条论述因误汗后阳虚寒逆奔豚气病的证治。患者已被发汗后,复用烧针方法强迫使汗,阳随汗泄,卫外不固,外寒乘虚从针孔而入,以致局部血行瘀滞,形成红色硬结,状如果核。汗为心之液,过汗使心阳受损,以致心火不能下济肾水,阴寒之气上逆,引动冲气而发奔豚气病,故患者自觉有气从少腹上冲至心胸。当内外并治,外用灸法,温经散寒;内服桂枝加桂汤,调和阴阳,平冲降逆。

【点疑指难】

对于本方所加的"桂",诸家有三种不同的看法。① 加桂枝,如黄元御、柯琴;② 加肉桂,如方有执、张璐;③ 视病邪的不同,选加桂枝或肉桂,如章楠。

【临床应用指要】

本方适用于病机为心肾阳虚、寒气上逆的奔豚气病。至于桂枝汤方中加桂枝还是肉桂,宜根据病机酌情选择。

【医案举例】

崔某,女,50 岁。患奔豚气病半年余,每次发作时自觉有一股气,先从足内踝开始,沿两股内侧向上冲动,至小腹则小腹鼓起如木棒状,胀坠不舒;至心胸则觉胸中憋闷难忍,心悸,短气,头部冷汗淋漓;至咽喉则呼吸困难有窒息之感,精神极度紧张而恐怖欲死。少顷气往下行,症状随之而减轻。如此每日发作三四次,患者苦不堪言。兼见腰部酸痛重着,带下清稀量多。望其面色青黄不泽,舌胖质嫩,苔白而润,切其脉来弦数而按之无力。此为心阳虚衰于上,坐镇无权,而下焦之阴气乘虚上冲所致。治当温补心阳,下气降冲。方用:桂枝 15 g,白芍 9 g,生姜 9 g,炙甘草 6 g,大枣 7 枚,另服"黑锡丹"6 g。共服 5 剂,冲气下降而病愈。[陈明.刘渡舟验案精选.北京:学苑出版社,1996:130.]

(三) 阳虚饮动

【原文】

發汗後,臍下悸者,欲作奔豚,茯苓桂枝甘草大棗湯主之。(四)

茯苓桂枝甘草大棗湯方:

茯苓半斤　甘草二兩(炙)　大棗十五枚　桂枝四兩

上四味,以甘瀾水一斗,先煮茯苓,減二升,内諸藥,煮取三升,去滓,温服一升,日三服。甘瀾水法:取水二斗,置大盆内,以杓揚之,水上有珠子五六千顆相逐,取用之。

【释义】

本条论述阳虚饮动欲作奔豚气病的证治。患者下焦素有水饮内停,气化不利,复因误发其汗,伤及心阳,上虚不能制下,水饮内动,以致脐下筑筑动悸,有引动冲气上逆,欲作奔豚之势。治以茯苓桂枝甘草大枣汤通阳降逆,培土制水。方中茯苓、桂枝通阳化饮,以止逆气;炙甘草、大枣培土制水,以制上逆之水饮。

以上第三、第四两条,虽均为误汗的变证,病机与心肾有关,但有一定的区别,主要在于有无水饮。本条是汗后伤及心阳,下焦水饮内动,欲作奔豚,故方中重用茯苓健脾利水,以防饮逆;第三条是汗后感寒,心阳虚不能制下,下焦阴寒之气上逆,已作奔豚,故方中重用桂枝通阳平冲。

【临床应用指要】

本方主治心阳不足、水饮上逆所致的奔豚气病,亦可用于出现类似病状,符合阳虚饮盛病机的其他病证。

【病案举例】

黄某,男,43岁,1981年11月30日初诊。3个月前劳动汗出受风,即感身痛心悸,经服感冒清热冲剂,身痛缓解。但心悸日益加重,气短乏力,多汗,以致不能劳动。经某医院内科诊为冠状动脉供血不全,按冠心病常规服药半个月,效果不显。又进益气养血补心健脾中药20余剂,仍不效,转来试治,观面色㿠白,精神不振,察询病情,发作之前,自觉有一股凉气从少腹上冲至胸,随之心悸不休,坐卧不安,须手按心胸部始舒,喜暖恶寒,口不渴,脉沉细小数而无力,舌淡红苔薄白而润滑。诊为心阳不足水气上乘证。拟温通心阳、化气行水法。处方:茯苓24 g,桂枝12 g,炙甘草6 g,大枣15枚。1剂3煎,日3服。服药2剂,其症大减,继服2剂,痊愈。[陈明,张印生.伤寒名医验案精选.北京:学苑出版社,1998:110.]

内 容 归 纳

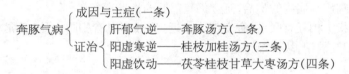

奔豚气病
- 成因与主症(一条)
- 证治
  - 肝郁气逆——奔豚汤方(二条)
  - 阳虚寒逆——桂枝加桂汤方(三条)
  - 阳虚饮动——茯苓桂枝甘草大枣汤方(四条)

胸痹心痛短气病脉证治第九

导学

本篇主要讨论了胸痹心痛的病因病机、临床表现和治法、方药。通过学习，应重点掌握胸痹心痛的主要脉症、治法方药和辨证思路；熟悉胸痹的病机及据脉辨证的特点；了解胸痹、心痛、短气的概念及合篇的意义。

本篇虽将胸痹、心痛、短气三者并列于篇名，但实际上主要是论述胸痹与心痛的病因病机和证治。痹者，闭也，不通之义，不通则痛，故胸痹是指以胸膺部满闷窒塞，甚至疼痛为主症的一种病证。心痛是指心窝部疼痛，有心痛彻背的临床特点。短气为呼吸短促，是胸痹、心痛病中的伴随症状。

仲景以"阳微阴弦"的脉理阐明了胸痹心痛的形成机制，以"喘息咳唾，胸背痛，短气"概括了胸痹病的临床特征，以栝楼薤白白酒汤为基础方加减治疗各种胸痹证，充分体现了通阳宣痹的治法和辨证论治的精神。这些内容对于胸痹心痛病的辨治，至今仍有重要的指导意义。

由于胸痹、心痛、短气三者在症状上相互有联系，病变部位相近，病因病机有相同之处，且常相互影响，合并发生，治法、方药也可相互借用，故合篇讨论。

胸痹、心痛作为病名沿用至今。

一、胸痹、心痛的病因病机

【原文】

師曰：夫脈當取太過不及①，陽微陰弦，即胸痹而痛，所以然者，責其極虛也。今陽虛知在上焦，所以胸痹、心痛者，以其陰弦故也。（一）

【词解】

① 太过不及：指脉象改变。盛过于正常者为太过，不足于正常者为不及。太过主邪盛，不及主正虚。

【释义】

本条用阳微阴弦的脉理来阐明胸痹心痛的病因病机。切脉应首辨其太过和不及两大类脉象，以分辨邪正虚实。太过和不及，均为病脉。太过之脉象主邪盛，"阴弦"为太过之脉。阴弦为尺脉弦，尺脉主下焦，脉弦主阴寒太盛、水饮内停。不及之脉主正虚，"阳微"为不及之脉。阳微指寸脉微，寸脉主上焦，微脉主阳气不足、胸阳不振。"阳微阴弦"，简明扼要地阐明了胸痹心痛的病因病机：上焦阳虚，下焦阴寒水饮等邪上逆，阴乘阳位，痹阻胸阳，邪正相搏，则发生胸痹心痛。正虚之处，便成容邪之所，邪气为何痹阻于心胸，是因为胸中阳气"极虚"故也。

"今阳虚知在上焦,所以胸痹心痛者,以其阴弦故也",本段从另一个角度阐明"阳微"和"阴弦"的辨证关系。仅有胸阳之虚,而无阴邪之盛,或仅有阴邪之盛,而无胸阳之虚,都不会发生胸痹心痛。进一步强调指出"阳微"和"阴弦"是胸痹心痛病机中不可缺少的两个方面,必须两者俱备,方可形成本病。

【点疑指难】

对阳微阴弦中"阴阳"的解释,注家意见不一,归纳起来不外乎三种。① 认为脉浮为阳,脉沉为阴;② 认为右脉为阳,左脉为阴;③ 认为寸脉为阳,尺脉为阴。

"太过不及""阳微阴弦",既是脉象,又是胸痹心痛病因病机的高度概括。由脉理推测病理,是仲景常用的方法,这也是本条乃至本篇的难点、重点。

【原文】

平人无寒热,短氣不足以息者,實也。(二)

【释义】

本条论述邪实内阻所致胸痹心痛的病因病机。某些胸痹心痛患者,当其邪轻病微未发作时,如同正常人一样,故称"平人"。但可以在不感受外邪、无恶寒发热表证的情况下,突然发生胸膈痞塞、短气不足以息等症状,这是阴邪壅滞胸中、阻碍气机升降所致,故曰"实也"。

【点疑指难】

第一条"责其极虚",重点强调本虚;本条"实也",重点强调标实。因此,胸痹心痛是以本虚标实,虚实夹杂为病机特点,而临床表现有偏虚、偏实之异。

【临床应用指要】

第一、第二两条说明胸痹、心痛既有胸阳不足而正虚的一面,又有阴邪内阻而邪实的一面,本虚标实、阳虚阴盛是其病理特点。当其病未发作时,一般重点从缓治本,以扶阳气之虚;发作之后,重点从急治标,以祛阴邪之盛。

二、胸痹证治

(一) 典型证候

【原文】

胸痹之病,喘息咳唾,胸背痛,短氣,寸口脈沉而遲,關上小緊數,栝樓薤白白酒①湯主之。(三)

栝樓薤白白酒湯方:

栝樓實一枚(搗)　薤白半斤　白酒七升

上三味,同煮,取三升,分温再服。

【词解】

① 白酒:《金匮要略语译》(中医研究院编)谓:"米酒初熟的称为白酒。"

【释义】

本条论述胸痹病发作时的典型证候、治法和主方。胸痹病的主症是喘息咳唾、胸背痛、短气,其中胸背痛、短气是辨证关键。胸阳不振,阴邪阻滞,胸背之气痹而不通,故胸背痛;邪阻气滞,气机失畅,故有短气、呼吸迫促;阴邪上乘阳位,肺失宣降,故喘息咳唾;寸口脉沉而迟,寸脉主候上焦,沉迟主胸阳不振,与"阳微阴弦"中的"阳微"脉同义;关上小紧数,主中焦停饮,阳虚阴盛,与"阳微阴弦"中的"阴弦"脉同义。本条脉象虽与阳微阴弦表述相异,其理却相同。栝楼薤白白酒汤具有宣通阳气、豁痰利气的功能,是治疗胸痹病的主治方剂。方中栝楼苦寒滑利,豁痰下气,宽畅胸膈;薤白辛温,通阳散结以止痹痛,是治胸痹心痛的一味良药;白酒辛温通阳,行气以助药势。诸药配伍,使痹阻得通,胸阳宣畅,胸痹心痛诸症得解。

【点疑指难】

对原文中"迟""数"两字同见于脉象中,历代争议颇多。① 程林认为"数字误";② 沈明宗认为,寸口脉沉而迟当为虚寒之证,关上小紧数为寒实之证;③ 徐彬则以"数"字解释病机;④ 中医五版教材《金匮要略讲义教参》中,李克光教授认为"紧数相合,是形容弦脉的动态";⑤ 王付、石昕昕《仲景方临床应用指导》一书"疑'数'为'薮'字,以示关脉紧特别明显"。

【临床应用指要】

喘息咳唾、胸背痛、短气是胸痹病的典型症状。栝楼薤白白酒汤为治疗胸痹病的基本方,临床上凡属痰饮痹阻胸中,阻遏胸阳,以胸闷、胸痛、短气、喘息、咳唾为主症的病证,皆可用此方加味治之,常辨证加入活血、化痰之品。

关于方中的白酒,临证时可不必拘于米酒,也可使用高粱酒或绍兴酒等。酒量多少可因人、因证而酌情用之。既可用酒兑药服,亦可与水同煎药。

【医案举例】

周某,男,25 岁,社员。于 1974 年 8 月 21 日,发冷,发热,右胸剧痛,咳嗽来门诊。检查:体温 38.5℃,脉搏 101 次/分,血压 120/84 mmHg,右胸部突起,第二肋以下呼吸音、语音均消失,心脏气管纵隔左移。右胸试穿,抽出 50 ml 浅黄色液体,送检呈瑞氏反应阳性,诊断为渗出性胸膜炎。治用栝楼薤白白酒汤:栝楼 50 g,薤白 20 g,水煎后加白酒(60 度)一小杯,早、晚各服 1 次,连服 10 剂痊愈。1 个月后复查未见异常。[李书华. 栝楼薤白白酒汤治疗渗出性胸膜炎. 吉林中医药,1981 (2):47.]

(二) 痰饮壅盛

【原文】

胸痹不得卧,心痛彻背者,栝樓薤白半夏汤主之。(四)

栝樓薤白半夏汤方:

栝樓實一枚(搗) 薤白三兩 半夏半升 白酒一斗

上四味,同煮,取四升,温服一升,日三服。

【释义】

本条论述痰饮壅盛的胸痹证治。胸痹的主症是喘息咳唾,胸背痛,短气。本条首冠"胸痹",理当具备上述症状。胸痹而不得平卧较第三条中的"喘息咳唾"为重;心痛彻背较第三条中的"胸背痛"为剧,这是因为痰饮壅盛、痹阻之甚所致。本证较前证重,治当在前方的基础上增加辛温的半夏,以增强降逆化痰逐饮的功效。同时,白酒量由"七升"增至"一斗",服药次数由"日二服"增至"日三服"。

【临床应用指要】

本方较栝楼薤白白酒汤化饮涤痰降逆之力更强,临床上常用于痰浊饮邪壅盛、痹阻胸阳,而以胸痛、胸闷、短气、喘息、咳唾等症为主的诸多病证。由于痰饮壅阻,易致气滞血瘀,故常加入活血化瘀之药。

【医案举例】

张某,男,46 岁,教师。反复发作性胸闷,心悸,气短 3 年,加重 2 个月。患者 3 年前体检发现有高血压病,每遇劳累情绪变化出现胸闷不适,心悸,活动后气短无力,头晕,失眠,心烦,口苦咽干,喉中有痰不易咯出,易出汗。血压:19/13 kPa,面色红,形体肥胖,舌质淡白苔厚腻,脉弦滑。心电图示 T 波低平,ST 段下移 0.2 mV,三酰甘油 2.98 mmol/L,左心室 EF 65%,符合高血压冠心病改变。中医诊断胸痹痰浊郁阻,气滞血瘀,投瓜蒌薤白半夏汤加味(基础方:瓜蒌 15 g,薤白、菖蒲、半夏各 12 g,郁金、乳香各 10 g,降香 6 g,丹参、黄芪各 20 g,每剂加水 1 000 ml,煎取 600 ml),每日 1 剂,每次 200 ml,早、中、晚 3 次口服,服药 30 日后,临床症状消失,查体血压等均正常,心电图、血脂检查正常,心功能 EF 90%,痊愈。[谭让科. 瓜蒌薤白半夏汤加味治疗胸痹 46 例. 陕西中医,2006 (7):787.]

(三) 偏虚偏实

【原文】

胸痹心中痞①,留气结在胸,胸满,胁下逆抢心②,枳实薤白桂枝汤主之;人参汤亦主之。(五)

枳實薤白桂枝湯方:

枳實四枚　厚朴四兩　薤白半斤　桂枝一兩　栝樓一枚(搗)

上五味,以水五升,先煮枳實、厚朴,取二升,去滓,內諸藥,煮數沸,分溫三服。

人參湯方:

人參　甘草　乾薑　白朮各三兩

上四味,以水八升,煮取三升,溫服一升,日三服。

【词解】

① 心中痞:此指胃脘部痞塞不通。

② 胁下逆抢心:抢(qiāng 枪),冲击、碰撞之意。指胁下气逆上冲心胸。

【释义】

本条论述胸痹虚实不同的证治。胸痹为阳虚阴盛的虚实夹杂证,临证应分辨偏虚或偏实的不同进行治疗。本条所论胸痹除有主症喘息咳唾、胸背痛、短气外,更见心中痞闷、胸满、胁下之气上逆攻冲心胸等证候。说明病势不但从胸膺部向下扩展到胃脘两胁之间,且胁下气逆上冲心胸,形成了胸胃同病证候。如证偏实者,可兼腹胀,大便不畅,舌苔厚腻,脉弦紧等。此乃阴寒邪气偏盛,停痰蓄饮为患。法宜宣痹通阳,泄满降逆,方用枳实薤白桂枝汤。该方是栝楼薤白白酒汤去白酒加厚朴、枳实、桂枝而成。白酒虽可行气通阳,但酒性上升,于气逆证不利,故去之;加桂枝通阳化气,平冲降逆;枳实、厚朴理气散结,消痞泄满;栝楼、薤白豁痰开结。诸药合用,则痞结可开,痰饮可去,胸胃之阳得复。本证用此方,体现了"实者泻之",属"急者治其标"。如证偏虚者,可兼见四肢欠温,倦怠少气,语声低微,大便溏泄,舌淡,脉迟无力等。此乃中焦阳虚、寒凝气滞所致,属无形之气痞,法当补中助阳,振奋阳气,方用人参汤。方中人参、白术、甘草补中益气以培土治本,干姜温中扶阳以消阴霾。诸药合用,阳气振奋,阴寒自消,诸症悉除。此证用该方,属于"塞因塞用",是"缓者治其本"。

人参汤与理中汤,药物组成与用量相同,所不同的是理中汤用炙甘草,而人参汤用生甘草。

【临床应用指要】

本条为同病异治之例,提示辨治胸痹当别虚实。枳实薤白桂枝汤宣痹通阳、涤痰泄满之力较强,适宜于痰饮痹阻胸阳,并波及胃脘、胁下的胸痹偏实证,其主症常见胸闷、胸痛、胃脘痞塞、胁腹胀满等。

人参汤主要适宜于胸痹阳虚较著者,其主症除胸闷、胸痛、短气外,常伴有脾虚证候。

【医案举例】

1. 傅某,女,60岁,干部。冠心病伴发室性早搏多年,以往以"慢心律"控制,近疗效不佳。主诉:胸闷、胸痛、心悸、气短,查舌质淡暗,苔白腻。证属胸痹,为心阳不振所致。治宜温阳通痹。给予枳实薤白桂枝汤加减,处方:枳实9g,薤白6g,桂枝20g,栝楼12g,厚朴6g,枣仁9g,菖蒲12g,服6剂治愈。[朱崇华.同病异治经方应用二则.中医药导报,2005,11(1):55.]

2. 赵某,男,52岁,1986年12月23日诊。有冠心病、心绞痛病史6年,入冬以来加重。现阵发性胸骨后憋闷而痛,多在活动时发病,含二硝酸异山梨醇酯、速效救心丸之类后缓解。心电图检查:冠状动脉供血不足,偶发室性早搏。诊断为胸痹心痛。首用宣痹通阳法,以栝楼薤白半夏汤治之效果不佳。二诊加用活血化瘀药,仍无改善。由于气候日渐寒冷,病情发作日趋频繁。发病后动则气喘,倦怠乏力,食少便溏,脘腹胀满,舌淡紫体胖苔薄腻,脉弦而结(64次/min,每分钟间歇3～5次),按之无力。复查心电图:频发室早。四诊合参,乃心脾阳气虚衰,痰瘀交阻心脉。从前治法,舍本重标,唯宣通之品无功。三诊用人参汤合宣痹、活血方药,以标本兼治。服药3剂,疗效不著。四诊考虑经方之功在于精专力宏,方不精,药不专,病重药轻,殊难奏效。故以大剂人参汤为主治之,处方:人参、白术、干姜、甘草各30g,加川芎9g,菖蒲12g,砂仁6g。日1剂,水煎分5次温服。服药4剂,心痛发作明显减少,脉缓偶结。原方减量,调治1个月,病情缓解并稳定。[吕志杰,等.经方治验析义.北京中医学院学报,1991(4):25.]

(四) 饮阻气滞

【原文】

胸痹,胸中氣塞,短氣,茯苓杏仁甘草湯主之;橘枳薑湯亦主之。(六)

茯苓杏仁甘草湯方:

茯苓三兩　杏仁五十個　甘草一兩

上三味,以水一斗,煮取五升,溫服一升,日三服。不差,更服。

橘枳薑湯方:

橘皮一斤　枳實三兩　生薑半斤

上三味,以水五升,煮取二升,分溫再服。《肘後》《千金》云:"治胸痹,胸中愊愊如滿,噎塞習習如癢,喉中澀燥,唾沫。"

【释义】

本条论述胸痹饮阻气滞轻证的不同证治。胸痹主症为"喘息咳唾,胸背痛,短气",而本条虽冠以"胸痹",却复言"短气",不言"胸背痛",但言"气塞",可知此证胸中不痛,而是以胸中气塞、短气为主要临床特点,属胸痹病中的轻证。胸中气塞或短气虽同由饮阻气滞所致,但在病情上却有偏于饮邪和偏于气滞的差异。治疗时应遵循"同病异治"的原则,分别施以不同的方药。若证属饮邪偏盛者,除气塞、短气外,兼见咳逆、吐涎沫、小便不利,此乃痰饮上阻、肺失宣降所致,治宜宣肺利气、化饮降逆,方用茯苓杏仁甘草汤。方中茯苓利水化饮,杏仁宣肺降逆,甘草缓中健脾,使水饮去肺气利,气塞、短气诸症可除。若证属气滞偏盛者,除气塞、短气外,兼见心下痞满、呕吐气逆,此乃水饮停蓄、胃气不降所致,治宜温胃化饮、理气散结,方用橘枳姜汤。方中橘皮理气,和胃止呕;枳实泄满,宽胸散结;生姜温胃,化饮降逆。使气行饮除,诸症自消。

【临床应用指要】

此两方均主治胸痹轻证,皆以胸中气塞、短气为主,但同中有异,其中茯苓杏仁甘草汤证常伴饮阻于肺的见症,橘枳姜汤则多见饮滞于胃的表现。因饮阻和气滞可互为因果,有时临床上又很难截然分开,故两首方剂可分可合,合用时宜根据证情需要在剂量上有所偏重,亦可与栝楼、薤白等药配伍应用。

【医案举例】

1. 何某,男,34岁。咳嗽5年,经中西医久治未愈……细询咳虽久而并不剧,痰亦不多;其主要证候为入夜胸中似有气上冲至咽喉,呼呼作声,短气,胃脘胸胁及背部隐隐作痛,畏寒,纳减。脉迟而细,苔薄白……乃以橘枳生姜汤加味治之。橘皮四钱,麸枳实四钱,生姜五钱,姜半夏四钱,茯苓四钱。二诊:服药3剂后,诸症消退,胁背部痛亦止,唯胃脘尚有隐痛,再拟原方出入。橘皮四钱,麸枳实三钱,生姜四钱,桂枝二钱,陈薤白三钱,全瓜蒌四钱。三诊:5年宿疾,基本痊愈,痛亦缓解,再拟上方去薤白、瓜蒌、桂枝,加半夏、茯苓、甘草以善其后。[姚国鑫,等.橘枳生姜汤治疗胸痹的体会.中医杂志,1964(6):22.]

2. 赵某,男,56岁。西医确诊冠心病已3年,但病状轻,偶有心悸,胸闷痞塞,仍坚持办公室工作。2个月来又患支气管炎,咳嗽时作,咯吐白沫痰,胸中痞塞较前加重,纳略减,大便尚调,下肢轻微浮肿,小便量减,舌质淡苔薄白,脉滑小数。证属心阳不振,痰饮内结之胸痹。治用茯苓杏仁甘草汤合二陈汤,宣肺化饮:茯苓30 g,陈皮10 g,制半夏10 g,杏仁10 g,甘草5 g,红枣5枚,生姜3片。5剂,水煎服,每日1剂。药后下肢浮肿消净,胸闷痞塞大减,小便量增。上方加全瓜蒌15 g,桂枝8 g,再进7剂。咳偶作,咯吐白痰少许。上方10倍量制水丸,每日2次,每次6 g。服丸剂期间正常工作。[李文瑞,等.金匮要略汤证论治.北京:中国科学技术出版社,2000:312.]

(五)胸痹急证

【原文】

胸痹缓急①者,薏苡附子散主之。(七)

薏苡附子散方:

薏苡仁十五兩　大附子十枚(炮)

上二味,杵爲散,服方寸匕,日三服。

【词解】

① 缓急:偏义复词,其义偏在急字,指病势困危、急迫之意。

【释义】

本条论述胸痹急证的治疗。原文虽叙证简略,但既云胸痹,应有"咳息咳唾,胸背痛,短气"等症。以方测证可知,其病发作突然,胸痛剧烈,且伴有四肢筋脉拘挛性疼痛等,此乃阴寒凝聚不散、阳气痹阻不通所致。治当温经散寒、除湿止痛,方用薏苡附子散。方中附子温经散寒,通阳行痹;薏苡仁除湿宣痹,缓急止痛。《本经》记载:薏苡仁有缓解筋脉挛急的功效,与附子同用,共奏缓急止痛之效。因病势急迫,故用散剂,取其药力雄厚而收效快速的功用。

【点疑指难】

"缓急"一词,历代医家有不同见解,归纳起来有如下五种。① 指胸痹病势急迫,如周扬俊、丹波元坚等;② 指胸痹病证候时缓时急,如程林、吴谦、何任等;③ 指四肢筋脉拘急挛痛,如尤怡、李今庸等;④ 指口自有急处有缓处,偏痛一侧,如邹澍等;⑤ 指缓其急止其痛的治法。

【临床应用指要】

本方适用于胸阳不足、阴寒或寒湿壅盛、痹阻胸阳导致的胸痹急证,以胸闷、胸痛、面白、唇青、肢冷为主症者。

仲景用附子,有生用和炮用之别。凡属亡阳急症,需回阳救逆者多用生附子;凡因风寒湿邪痹着肌肉筋骨,需温经散寒、助阳止痛者则多用炮附子;若痛剧而有肢冷汗出的发作性疼痛,证属沉寒痼冷者,则用乌头。

【医案举例】

贾某,男,56 岁,干部,1987 年 10 月 5 日初诊。3 年前于劳累后觉心前区憋闷、疼痛,经某医院确诊为"广泛下壁心梗",对症处理后,症状暂得缓解而出院。虽以西药维持治疗,但仍时有发作。近日发作频繁,且痛闷程度渐趋重笃。刻下正值发作之时,见患者面白唇青,神疲肢冷,双手扪于胸前,不能大声说话,不敢下地活动,舌质滞暗少苔,六脉沉细如丝。综观其脉证,虽虚实兼夹,然心阳虚当为矛盾的主要方面。遂以薏苡附子散加味治之:薏苡仁 50 g,附子 30 g,桂枝 10 g。1 剂药毕,顿觉舒适。药进 5 剂,痛闷去其大半。效不更方,前后断续服药百余剂,其间或合活血化瘀,或合涤痰降浊,或兼滋肾养血,或兼健脾益气,随兼证的不同灵活变通其方,然始终以薏苡附子散宣痹通阳一线贯穿,随着整体功能的改善,局部症状亦逐步缓解直至消失,心电图检查提示:心肌供血恢复正常。[王庆昌. 薏苡附子散加味治疗胸痹 62 例. 国医论坛,1993,8(6):17.]

三、心痛证治

(一) 寒饮气逆

【原文】

心中痞,诸逆,心悬痛①,桂枝生薑枳實湯主之。(八)

桂枝生薑枳實湯方:

桂枝 生薑各三兩　枳實五枚

上三味,以水六升,煑取三升,分温三服。

【词解】

① 心悬痛:《说文解字》:"悬,系也。"犹空中悬物,有紧缩、束缚、捆绑之感。意指心中如有物束缚样疼痛,即呈所谓压榨性、窒息状心痛的感觉。

【释义】

本条论述寒饮气逆心痛的证治。心中痞是指心窝处胃脘部痞闷不舒,因寒饮之邪停聚于胃,阳气不运所致。停留于心下的水饮、阴寒与胃气同时向上冲逆,故曰"诸逆"。寒凝心脉,阻滞不通,则心悬痛。治当温阳化饮、下气降逆,方用桂枝生姜枳实汤。方中桂枝温阳化饮,平冲降逆;生姜通阳散寒,化饮除痞;枳实下气开结,消痞除满。诸药相伍,痞开升降,悬痛自止。

枳实薤白桂枝汤证与本方证均有心中痞、气逆等证,治法上均有消痞下气的作用。但前者以"胸痹"冠首,重在突出胸痹,应有喘息咳唾、胸背痛、短气等主症,而见心下痞闷,其病势乃由胸膺向下扩展至胃和两胁,故治法上既用桂枝、枳实、厚朴通阳开结下气,也用栝楼、薤白宽胸通痹。本方以心下痞、心悬痛为主症,无"胸痹"之证,属心痛轻症,是寒饮之邪停于心下,上逆攻冲心胸所致,故治法上不用栝楼、薤白,而只用桂枝、生姜、枳实以温化水饮、降逆下气。

本方与橘枳姜汤仅一味之差,而作用却有不同,本方证以气逆心悬痛为主,用桂枝配枳实、生姜,偏于化饮降逆,通阳止痛;橘枳姜汤证以胸中气塞、短气为主,用橘皮配枳实、生姜,偏于理气散结、宽胸除满。

【点疑指难】

心悬痛一症,除上述解释外,另有不同看法。如多数医家注释为向上牵引疼痛,即此处疼痛牵引彼处亦疼痛,意指疼痛的广泛性、移动性。

【临床应用指要】

本方主治心下寒饮上逆,阻遏心阳,以胃脘部痞闷不舒、心中如有物束缚样疼痛为主症者,临床可随证加味。

【医案举例】

吴某,男,45岁。近年来自觉胸中郁闷,常欲太息,胃中嘈杂,时有涎唾,最近胸前压痛感,心悬如摆,短气不足以息,闻声则惊,稍动则悸,心烦失眠,精神困倦,食纳尚可,口中不欲饮,小便频而短,体质肥胖,素食甘脂,舌胖苔白,脉弦而数。此属脾失健运,痰饮上凌,以致心阳被遏,肺气郁滞,而病胸痹。治宜驱逐痰饮为主,兼运脾胃,主用桂枝生姜枳实汤加味。嫩桂枝5 g,淡生姜5 g,炒枳实6 g,法半夏9 g,鲜竹茹10 g,云茯苓10 g,广陈皮6 g,全瓜蒌9 g,薤白头9 g,炙甘草5 g。服5剂后数脉转缓,苔呈现薄腻,胸满略舒,心痛已止,但惊悸仍影响睡眠。仍宗上方去生姜、竹茹,加白术9 g,九节菖蒲3 g,服至20余剂,诸症若失。[李聪甫.试论胸痹与脾胃辨证的关系.中医杂志,1983(1):13.]

(二)阴寒痼结

【原文】

心痛彻背,背痛彻心,乌头赤石脂丸主之。(九)

乌头赤石脂丸方:

蜀椒一两一法二分　乌头一分(炮)　附子半两(炮)一法一分　乾薑一两一法一分　赤石脂一两一法二分

上五味,末之,蜜丸如梧子大,先食服一丸,日三服。不知,稍加服。

【释义】

本条论述阴寒痼结心痛证治。"心痛彻背,背痛彻心"的临床特点是心窝部疼痛牵引至背,背部疼痛又牵引到心窝,形成心背相互牵引的广泛性疼痛症状。痛势急剧而无休止,甚者可伴有四肢厥冷、冷汗出、面色苍白、脉沉紧等,这是因为阴寒痼结、寒气攻冲所致。治宜温阳逐寒、止痛救逆,方用乌头赤石脂丸。方中乌头、附子、蜀椒、干姜一派大辛大热之品协同配伍,逐寒止痛之力极强;赤石脂温涩调中,收敛阳气,以防辛热之品温散太过;以蜜为丸缓之,每次仅服1丸,小其剂量,使阴寒散,痼结除,疼痛止而不伤正。"不知,稍加服",提示不可久服,不可过量。

附子和乌头虽属同类,但其功用略有不同:乌头长于起沉寒痼冷,可使在经的风寒得以疏散;附子长于治在脏的寒湿,能使在里的寒湿得以温化。由于本证阴寒邪气病及心背内外脏腑、经络,故仲景将乌、附同用于一方,以加大振奋阳气、峻逐阴寒的力度,速达寒祛痛止的目的。

栝楼薤白半夏汤证与本方证均有心痛彻背,但病因病势不同,当区别轻重不同而治之。从痛势而言,前者痛轻有休止,本证痛重无休止;从病机而论,前者为痰涎壅盛,胸阳痹阻,而本证属阴寒痼结,寒气攻心;从病位而辨,前者病变在胸中,属于胸痹,而本证病变在心下,谓之心痛;从遣药制方看,前者用栝楼薤白半夏汤之平剂,宣痹通阳,降逆逐饮,而本证用乌头赤石脂丸之峻剂,峻逐阴寒。

【临床应用指要】

本方适用于阴寒痼结,阳气痹阻,而以心痛彻背、背痛彻心为主症的疾病,临床上可用作汤剂。

【病案举例】

邹某,男,43岁,省农资公司驾驶员,初诊于1984年4月26日。患者因长期饮食不节,饥饱无常,嗜饮生冷,于1个月前突感胃脘痛,时缓时剧,缓则隐隐作痛,剧则痛彻胸背,如椎如刺,得热敷及滚汤可稍缓解。伴见呕吐清涎,不思纳谷,四肢冰冷,大便溏薄,偶见完谷不化,脉沉而弱,舌淡苔白腻。此脾肾阳虚,阴寒痼结,当温阳散寒法,宜乌头赤石脂丸:制川乌10 g,熟附片18 g,川椒6 g,干姜6 g,赤石脂30 g,服2剂痛大减。后加陈皮10 g,法夏12 g,续用20剂后,诸症若失,至今未发。[李家珍.乌头赤石脂丸的应用体会.贵阳中医学院学报,1996,18(1):60.]

(三) 附方

九痛①丸:治九种心痛。

附子三两(炮)　生狼牙一两(炙香)　巴豆一两(去皮心,熬,研如脂)　人参　乾薑　吴茱萸各一两

上六味,末之,炼蜜丸如桐子大,酒下。强人初服三丸,日三服;弱者二丸。兼治卒中恶②,腹胀痛,口不能言;又治连年积冷,流注心胸痛③,並冷衝上氣,落馬墜車血疾等,皆主之。忌口如常法。

【校勘】

"生狼牙一两",《千金要方·卷十三》作生狼毒四两。

【词解】

① 九痛:《千金要方·卷十三》谓:"一虫心痛,二注心痛,三风心痛,四悸心痛,五食心痛,六饮心痛,七冷心痛,八热心痛,九去来心痛。"

② 卒中恶:指突然感受外来邪气,见心腹刺痛、闷乱欲死的疾病。

③ 流注心胸痛:流,流散移动。注,专注集中,固定不移。此指心胸部疼痛,有时呈移动性,有时呈固定性。

【释义】

本条论述九痛丸的组成、用法和适应证。所谓九种心痛,是泛指多种原因引起的心胸及胃脘部疼痛的病证。孙思邈和尤怡等人解释的虫、注、风、悸、食、饮、冷、热、去来九种心痛,被后世医家公认。胸痹心痛病机各异,九痛丸当是针对阳虚阴盛的病机特点而创制,是主治心胸、胃腹疼痛的验方。其疼痛之因,主要有寒冷、痰饮、虫注、宿食、血结、积聚等。治当破阴逐寒,温通杀虫,扶正祛邪,方用九痛丸。方中附子、干姜、吴茱萸温中开郁,通阳止痛,善治沉寒积冷;生狼毒杀虫破积聚,除寒热水气;巴豆温通峻猛,善攻食、饮、痰、水、寒等邪之结聚;人参补脾胃,扶正气,使祛邪不伤正。

【临床应用指要】

全方重用大辛大热之品,为攻逐寒实积滞之剂,适宜于阴寒实邪结聚而引起心胸、胃脘部位疼痛的病证,对于心脾虚弱的悸心痛和邪热内闭的热心痛则不宜使用。

【医案举例】

戴某,女,42岁。胃脘痛已10多年,每于秋冬风寒之际加剧。近日来又发作,坐卧不安,面色苍白无华,不欲进食,但食后痛缓,时时泛酸,畏寒肢冷,形体消瘦,小便清长,大便色黑而秘结,三四日一解,舌淡红,苔薄白,脉沉弱无力,大便检查隐血试验阳性。此系阴寒痼冷积于中焦,脾胃失和。治宜温通散寒,健脾止痛。令痛甚时随服九痛丸1丸,服后10多分钟即慢慢缓解。当日计服15丸,次日痛大减,但时有隐隐然感觉,改为日服3次,每次1丸,共服100丸,痼痛除,大便检查隐血试验阴性,随访10年,未见复发。[袁呈云.九痛丸治疗胃脘顽痛.浙江中医杂志,1984(2):58.]

内 容 归 纳

胸痹、心痛的病因病机(一、二条)

胸痹证治
- 典型证候——栝楼薤白白酒汤方(三条)
- 痰饮壅盛——栝楼薤白半夏汤方(四条)
- 偏虚偏实——枳实薤白桂枝汤方,人参汤方(五条)
- 饮阻气滞——茯苓杏仁甘草汤方,橘枳姜汤方(六条)
- 胸痹急证——薏苡附子散方(七条)

心痛证治
- 寒饮气逆——桂枝生姜枳实汤方(八条)
- 阴寒痼结——乌头赤石脂丸方(九条)

附方——治九种心痛——九痛丸

腹满寒疝宿食病脉证治第十

导学　　本篇介绍了腹满、寒疝、宿食病的病因、脉症、辨证、治则和方药等内容。通过学习应重点掌握腹满、寒疝病的辨证思路、治疗原则、各证的主要脉症,以及方药的组成特点和特殊煎服法;熟悉腹满寒热虚实的辨证与治法,宿食病的脉症与治疗;了解腹满、寒疝、宿食病的概念及合篇意义。

　　本篇论述腹满、寒疝、宿食病的辨证和治疗。这三种病多以腹部胀满或疼痛为主要症状,且与胃肠道病变有关,篇中所出方治,可互为通用,故合为一篇。

　　该篇腹满病是以腹部胀满为主要症状,在胃肠病变中较为常见,且病机变化颇为复杂。根据"阳道实,阴道虚""脏寒生满病"的理论,腹满属于实证、热证者,病机多与胃肠有关,治宜攻下;腹满属于虚证、寒证者,病机多与脾肾有关,治当温补。又因病机病位的差异,证治亦各不相同。仲景在篇中对腹满辨证、治则、脉症、方药做了详尽的论述,至今仍有重要的临床指导意义和应用价值。

　　寒疝,是一种因寒气攻冲而腹中拘急疼痛的病证。临床上以病发时绕脐剧痛、汗出肢冷、脉沉紧为主要症状,在病机上有表里俱寒、阴寒痼结和血虚内寒等不同变化,治疗则以温散和养血为主要方法。寒疝病名,为仲景所创,其含义与临床上常见的疝气病有区别。

　　宿食即伤食,或称食积,病由饮食不节、食积胃肠、经宿不化所致,临床上以腹胀气急、嗳气酸臭为主要症状,治疗可因其病位不同而方法迥异,但因势利导则是必须遵循的施治原则。如宿食在上脘,一般用吐法;在下脘,则用下法;食积在中,仲景虽未明示治法,但后世受其启悟,立有消导之法,如保和丸之类,可为补充。

　　《金匮要略》关于腹满、寒疝、宿食的病名,历经演变,现今在临床上已不常用,代之以腹胀、胃脘痛、胁痛、便秘、腹痛、伤食或食积等病名。但篇中仲景所确立的按腹、察舌等辨证方法,及寒热虚实的辨治原则,均为后世医家所推崇,并被广泛运用。本篇不仅丰富了杂病的辨证施治内容,而且对临证思维的启迪亦甚有帮助,尤其在辨治胃肠道疾病方面具有相当重要的临床价值。

腹　满

一、辨证与治则

(一) 虚寒性腹满

【原文】

趺陽脈微弦,法當腹滿,不滿者必便難,兩胠①疼痛,此虚寒從下上也,當以溫藥服之。(一)

腹滿時減,復如故,此爲寒,當與溫藥。(三)

【词解】

① 胠(qū区):指胸胁两旁当臂之处。

【释义】

上两条论述虚寒性腹满的成因、脉症和治法。前条以趺阳脉微弦,直接阐明脾胃虚寒的病机,但其病理变化复杂,症状可各异。如寒气壅逆,中阳失运,可症见腹满;升降失司,传导不利,则大便难;土虚木侮,肝气上逆,遂两胠疼痛。究其根本,实为脏气虚寒、气逆而上所致,故当用温药治疗。

后条言虚寒腹满的病证特点,因阳气时运,故腹满时而减轻;阴寒复聚,则腹满复如故。治用温药,以温阳散寒,恢复脾胃功能,则腹满可愈。

【点疑指难】

不少教材与注家认为本条是单言虚寒腹满的成因和证治;但有注家认为是总论腹满、寒疝的病机,如徐彬等。

另对"此虚寒从下上也"的"下"之所指,注家亦见解不一:① 喻昌、唐宗海认为是肝气上逆;② 尤怡认为是肾虚寒动于中;③ 沈明宗认为是脾胃阳微,肾寒随肝气上逆。

【临床应用指要】

临床上腹满、腹痛可兼见,但有主次之分,故需注意辨析。

用温药治疗虚寒性腹满,一般可选理中汤或附子理中汤,或用厚朴生姜半夏甘草人参汤,亦可随病情需要酌加行气除满、活血利水之品。

(二) 实热性腹满

【原文】

病者腹滿,按之不痛爲虚,痛者爲實,可下之。舌黃未下者,下之黃自去。(二)

【释义】

本条论述腹满虚实的辨证和腹满实证的治法。腹满有虚实之分(表10-1),辨识之法可以手按压其腹部,如不感觉疼痛的,多属虚证;如感觉疼痛甚至拒按的,多属实证。实证腹满,病由胃肠实热积滞所致,可用攻下法治之。腹满常需结合舌诊予以辨治,若舌苔已黄而未经攻下者,用攻下法后,实热得除,苔黄自消,腹满必愈。

表 10－1 虚寒性腹满和实热性腹满鉴别要点

鉴 别	主 症	病 机	腹 诊	舌 诊	治 法
虚寒性腹满	腹满时减,复如故	脾胃虚寒,气滞不行	按之不痛,喜温喜按	舌质淡,苔白滑	温阳散寒
实热性腹满	腹满不减,减不足言	胃肠实热积滞,气机闭塞不通	按之痛剧,且拒按	舌质红,苔黄燥	通腑泻热

【点疑指难】

原文"舌黄未下者,下之黄自去",提示实证腹满未经攻下者,下之即可获效;若已经攻下,舌苔仍黄者,则未必如此。言外之意当细辨其下后舌苔仍黄的原因,以确定是否可再攻和选择何种下法。

【临床应用指要】

腹满辨虚实,腹诊和舌诊是常用的诊法,应熟练掌握,并既知其常又达其变。如腹满虚证也可见腹痛,但按之痛止;实证不按自痛,按之则剧。又如察舌验苔,苔黄常为使用下法的依据,但需注意用下的重要指征,即舌苔必是老黄或焦黄且厚燥。当然,可下之证又未必尽见苔黄,如遇水饮壅聚、瘀血内停等实证当下者,应四诊合参,确定治法。

(三)表里皆寒证

【原文】

寸口脉弦,即胁下拘急而痛,其人啬啬①恶寒也。(五)

【词解】

① 啬(sè 色)啬：形容恶寒怕冷之状。

【释义】

本条论述腹满表里俱寒的脉症。寸口脉主表,弦为肝脉属里,主寒主痛。寸口脉弦,辨证当属表里俱寒。啬啬恶寒,是寒邪在表,表阳被遏之象;胁下拘急痛,则是寒邪入里,肝经郁滞,其气不行之故。

【点疑指难】

对"恶寒"的机制,注家有不同认识。① 认为是外寒,如尤怡、徐彬等;② 认为是里寒,如程林等。

此外,本条所论内容,中医五版教材《金匮要略讲义》、徐彬等认为是论寒疝表里俱寒的脉症;新世纪版教材、尤怡等认为是论腹满表里俱寒的脉症。

【临床应用指要】

临床上脉弦往往有浮弦和沉弦的不同,临证时应细加辨证。一般而言,浮弦脉主表寒,沉弦脉主里寒,治法上一宜温散、一宜温补。

(四)表寒与里寒之辨

【原文】

夫中寒家,喜欠,其人清涕出,發热色和者,善嚏。(六)

中寒,其人下利,以裏虚也,欲嚏不能,此人肚中寒。一云痛。(七)

【释义】

此两条论述表寒和里寒的症状。一般来说,阳虚内寒之人,较易外感寒邪,且症状有表寒和里寒的不同。如新感寒邪,因表阳为寒邪所遏,里阳郁而欲伸,邪正相争,阴阳相引,故频频呵欠。此时,寒邪由表伤肺,肺窍不利,津液失于输布,则有鼻塞流涕的症状;若寒邪侵表,卫阳被遏,则发热,且面色如常人;因其病势轻浅,正气欲驱邪外出,故其人多喷嚏。此皆属表寒的症状表现。

如感受寒邪后,邪气内传,寒伤脾胃,则属里寒之证,症见泻利、腹痛、腹满等。此与伤寒直中太阴病的病机相同。泻利后,阳气更伤,里虚寒盛,正不胜邪,故欲嚏不能。

【点疑指难】

本条疑难之处主要有三点。

1. “中”字的读音　据《金匮述义》所载,吴谦等读作平声,即 zhōng,音忠;其余注家皆读作去声,即 zhòng,音重。

2. 关于“欠”的机制　① 有的把呵欠视为阳气被抑,如尤怡;② 有的解为中气自馁,如周扬俊;③ 有的释为阴盛引阳,如吴谦等。

3. 此两条所指的证候　① 有谓前者病在表,其寒浅,后者病在里,其寒深,如李彣;② 有言前者辨心胸之中寒,后者辨腹中寒,如吴谦等;③ 有认为前条指里阳不虚的感寒证,后条指里阳素虚的感寒证,如新世纪版七年制教材《金匮要略》;④ 有质疑者,提出此两条或许可能系本书《五脏风寒积聚病脉证并治》篇条文,因传抄而错置于此,如新世纪版教材《金匮要略》。

【临床应用指要】

本条所论呵欠和嚏的种种表现,在临床上确有辨证意义。凡初感风寒,禀体不足,或疲劳及重病者,均喜呵欠。故治疗此类感冒虚证,宜用扶正祛邪之法,或益气解表,或助阳解表等。

临床上,喷嚏多见于外感寒邪之证,且为正气犹能抗邪、病有向愈的征兆。而在腹痛泄泻等属于里寒的临床案例中,鲜有喷嚏现象,对此外寒证治宜宣肺利气。

(五)寒实证脉象与治法

【原文】

其脉数而紧乃弦,状如弓弦,按之不移。脉数弦者,当下其寒;脉紧大而迟者,必心下坚;脉大而紧者,阳中有阴,可下之。(二十)

【校勘】

《脉经》:“其脉数”作“其脉浮”,“紧大”作“双弦”,条末有“宜大承气汤”五字。

【释义】

本条论述寒实可下之证的脉象和治法。本证临床上脉象较为复杂,同病异脉,异病同脉,还有数种脉相兼合,俱反映一定的病机变化。一般而言,弦紧脉属于寒实证的主要脉象,可见于腹满和寒疝病。本条将紧与数合论而为弦脉,并言其状如张弓弦,挺直不移,且脉动有力,说明该证阴寒邪盛的病机特点。治疗应当辨其脉证,酌情施治。如脉数而弦者,为阴寒内结、腑气不畅,治可温下,以驱阴寒,其当有腹胀、腹痛等见症;如脉紧大而迟者,亦为阴寒内结、胃肠邪实,故其必心下坚满,即脘腹痞硬胀满等症;如脉大而紧者,其大脉为阳,紧脉为阴,大紧脉并见为“阳中有阴”,则属邪盛病进,寒实互结,故可用攻下。

【点疑指难】

本条文义,诸家存有异议。① 吴谦等认为文义不属,当有衍文;② “下其寒”和“可下之”,《脉经》分列在两条,并有用大黄附子汤和大承气汤的不同。

对文中的“脉数”,有不同的看法。多数注家从属阳解,如徐彬、周扬俊、尤怡等;唯李彣提出:

"数者,邪气乘之急也(与数为热异)。"《中医药学高级丛书·金匮要略》更明确指出:"这里的数不是指脉的至数,而是指脉来有迫促之感。"

二、证治

(一) 里实兼表寒证

【原文】

病腹滿,發熱十日,脈浮而數,飲食如故,厚朴七物湯主之。(九)

厚朴七物湯方:

厚朴半斤　甘草三兩　大黃三兩　大棗十枚　枳實五枚　桂枝二兩　生薑五兩

上七味,以水一升,煮取四升,溫服八合,日三服。嘔者加半夏五合,下利去大黃,寒多者加生薑至半斤。

【释义】

本条论述腹满里实兼表寒的证治。症见腹满,且已发热 10 日,缘因外感,表寒不解,渐次入里,邪滞于肠之故。因病不在胃,故尚能饮食。其脉浮发热,为表邪仍盛;数脉主热,兼见腹满,为邪盛于里之象;脉浮而数,当属表里俱病、里实兼表的病机表现。治疗用表里双解的厚朴七物汤,行气除满。方用厚朴三物汤的厚朴、枳实、大黄行气除满以祛里实,合桂枝汤去芍药解表散寒以和营卫,去芍药是因虽腹满而不痛,需防其酸敛留邪;若见呕吐,需加半夏和胃降逆止呕;下利则去大黄之苦寒攻伐,以顾护脾阳;寒多则重用生姜温胃散寒。

【点疑指难】

本条疑点有二:一是腹满和发热的先后问题。许多教材与注家认为是腹满里实在后,表寒发热在先,如徐彬认为是有表复有里;但有认为是腹满在先,发热在后,如周扬俊认为是有里复有表。二是厚朴七物汤的组方,注家多认为是小承气汤与桂枝汤去芍药相合,如徐彬、程林、周扬俊等;也有注家认为是取桂枝加大黄汤去芍药加枳朴之义,如张璐;教材多采用厚朴三物汤与桂枝汤去芍药相合之说。

【临床应用指要】

治表里俱病,原则上有先表后里、先里后表、表里同治三种,临床上应根据表里病情的轻重缓急而定。在运用表里双解法时,还当分辨其表里轻重,在治里或治表方面有所侧重。

本方主治里实气滞兼表寒,而见腹满(多拒按)、便秘、恶寒发热等症者。此外,本方亦可变通用于里实气滞而无表寒的腹满便秘证,获效的关键在于随症增减桂枝和大黄的用量。

【医案举例】

潘某,男,43 岁。先因劳动汗出受凉,又以晚餐过饱伤食,致发热恶寒,头疼身痛,脘闷恶心,单位卫生科给以藿香正气丸 3 包不应,又给保和丸 3 包亦无效,仍发热头痛,汗出恶风,腹满而痛,大便 3 日未解,舌苔黄腻,脉浮而滑。此表邪未尽,里实已成。治以表里双解为法,用厚朴七物汤:厚朴 10 g,枳实 6 g,大黄 10 g,桂枝 10 g,甘草 3 g,生姜 3 片,大枣 3 枚,加白芍 10 g。嘱服 2 剂,得畅下后即止后服,糜粥自养,上症悉除。[谭日强. 金匮要略浅述. 北京:人民卫生出版社,1981:159.]

(二) 里实兼少阳证

【原文】

按之心下滿痛者,此爲實也,當下之,宜大柴胡湯。(十二)

大柴胡湯方：

柴胡半斤　黃芩三兩　芍藥三兩　半夏半升(洗)　枳實四枚(炙)　大黃二兩　大棗十二枚
生薑五兩

上八味，以水一斗二升，煮取六升，去滓，再煎，溫服一升，日三服。

【释义】

本条论述腹满里实兼少阳的证治。心下痞满，按之可知虚实，若按之疼痛，当属里实；心下属胃，下连于腹，若其满痛旁及胸胁两侧，则是病及少阳，因两胁为肝胆所属。据此，本证心下满痛，病机为阳明里实兼少阳。联系《伤寒论》辨太阳病篇136条"伤寒十余日，热结在里，复往来寒热者，与大柴胡汤"，103条"太阳病……呕不止，心下急，郁郁微烦者，为未解也，与大柴胡汤下之则愈"，本证除心下满痛外，应兼往来寒热、胸胁苦满、心烦喜呕、苔黄脉数等症。治用大柴胡汤表里双解，以攻下阳明里实，兼解少阳之邪。大柴胡汤方即小柴胡汤去人参、甘草，加枳实、芍药、大黄，并重用生姜而成。方用柴胡、黄芩清少阳之邪，大黄、枳实泻阳明里实，芍药缓急止痛，半夏、生姜、大枣降逆安中。如此表里兼治，心下满痛则愈。

【点疑指难】

注家对"心下"的部位认识不一：有认为是胃上脘，如沈明宗；有认为是胸，如周扬俊；教材多认为是胸腹，并多旁及两胁。

【临床应用指要】

本条心下满痛的辨证，对临床思维有启迪意义。腹部疾病的临床诊断和治疗，离不开对病位、病性的正确辨析，而腹诊的普遍应用可以避免误诊、漏诊的现象出现。

临床上应用大柴胡汤治疗表里证，需符合阳明兼少阳的病机。胸腹满痛、往来寒热、心烦喜呕、苔黄、脉弦有力等，皆为本方选用的指征。

本方功能疏利肝胆气滞，荡涤肠胃实热，用治阳明里实便坚者，宜加咸寒软坚之品；少阳郁热而胆汁外泄者，当兼清热利胆；兼气滞者，则兼以行气导滞。

【医案举例】

赵某，男，36岁。胃脘反复疼痛3年。2日前饱食后脘痛阵作，状如刀割，窜走腰背，往来寒热，恶心呕吐，大便如常，小便短黄，舌质红，苔黄腻，脉弦数。外院以半夏泻心汤合保和丸治之无效，于1988年9月20日送来我处就诊。查体温38.5℃，白睛略黄，胃脘硬满，轻按即痛，白细胞总数14×10^9/L，中性80%，苏氏法血尿淀粉酶＞500 U，B超见胰腺增大增厚，回声增强。辨证属湿热中阻、肝气犯胃。因拒绝西药治疗，遂投中药：柴胡12 g，大黄5 g，半夏、川楝子各10 g，枳实、黄芩、元胡、生姜、大枣、甘草各15 g，虎杖、白芍各30 g。每日1剂，水煎服。药进3服。寒热除，呕恶止，痛满大减。又予原方去生姜、大枣续服5剂，诸症悉平。重复病初各项检查，均在正常范围。[夏斌.大柴胡汤治胰腺炎.新疆中医药，1989(4)：46.]

(三) 里实胀重于积证

【原文】

痛而闭者，厚朴三物汤主之。(十一)

厚朴三物湯方：

厚朴八兩　大黃四兩　枳實五枚

上三味，以水一斗二升，先煮二味，取五升，内大黃，煮取三升，溫服一升。以利爲度。

【校勘】

"痛而闭"《脉经》作"腹满痛"。

【释义】

本条论述腹满胀重于积的证治,症见腹部胀满疼痛,大便不通,是实热内结、腑气阻滞之故。治方不用小承气汤,而用厚朴三物汤行气除满,泻热通便,说明本证具有气滞重于实积的病机特点。方用厚朴行气除满为君,配以大黄、枳实去积通便,药仅三味,但功效专宏。

【临床应用指要】

应用厚朴三物汤获效的关键是紧扣胃肠实热积滞、腑气闭阻不通的病机,并掌握临床应用指征,如腹部痞满胀痛、大便秘结、苔黄燥、脉滑数有力等。

本方能行气消胀,通腑去实,用治里实气滞之证。方后注曰"以利为度",说明药后大便通,腑气行,应中病即止。若热结便坚者,可兼以咸寒软坚;食积明显者,宜加消导之药;虫积者,当兼以驱虫杀虫。

【医案举例】

患者某男,57岁,1993年3月20日就诊。有胃痛史20余年,间歇性发作,伴烧心泛酸,有时大便呈黑色。4日前突然发热恶寒、头身疼痛,2日后寒热渐平,但腹痛胀满,呈阵发性加剧,呕吐频作,每因进食或饮水而诱发,呕吐物初为食物和黏液,后为黄绿色液体。经X线腹部透视,发现肠腔内有大量气体和液平面。诊断:完全性单纯性肠梗阻。建议立即手术治疗,患者惧怕手术,邀吾师赵广安诊治。症见:患者烦躁不安,腹胀、疼痛,自觉有气体在腹内冲动,达右上腹时疼痛剧烈,大便2日未行,亦无矢气,小便量少色赤。切诊腹痛拒按。听诊肠蠕动音高亢。舌质略赤,苔黄燥,脉沉滑。辨证:初为寒邪袭表,入里化热,与胃肠郁热搏结,致使肠道燥屎内结而腑气不通。《金匮要略》云:"痛而闭者,厚朴三物汤主之。"急用厚朴三物汤通腑下气、泻热导滞。处方:厚朴100 g,枳实30 g,大黄15 g(后入)。水煎分2次服。1剂后腹中矢气频频,随后泻下燥屎及黏液。3剂后诸症消失,再予健脾和胃药3剂调理而愈。[张宗圣.厚朴三物汤验案三例.山东中医杂志,1997 (8):375.]

(四)里实积胀俱重证

【原文】

腹滿不減,減不足言,當須下之,宜大承氣湯。(十三)

大承氣湯方:見前痙病中。

【释义】

腹部胀满,如症状持续不能缓解,或即便有所减轻,但实际并无较大变化者,是腹满里实证。病由气滞和燥实内结于肠,腑气闭阻而成。其证具有胀积俱重的特点,治当攻下里实,故以大承气汤荡涤实热之邪。方用大黄荡涤胃肠,泻热逐实,芒硝软坚散结,枳实、厚朴行气除满。

本条"腹满不减,减不足言"与第三条"腹满时减,复如故"相互印证,一实一虚,泾渭自明。

腹满里实述及厚朴七物汤、大柴胡汤、厚朴三物汤、大承气汤四汤证,现列表鉴别于表10-2。

表10-2 腹满里实四汤证鉴别表

鉴别	厚朴七物汤	大柴胡汤	厚朴三物汤	大承气汤
病机	表邪不解,邪传于里壅滞于肠,里实兼表	病邪入里,并及少阳,阳明少阳合病	实热内积,气滞不行,胀重于积	燥实内结,胃肠壅滞,胀积俱重

续 表

鉴别	厚朴七物汤	大柴胡汤	厚朴三物汤	大承气汤
主症	腹满,发热,脉浮而数,饮食如故	心下满痛,往来寒热,心烦喜呕,苔黄,脉弦有力	腹胀满疼痛,大便秘结	腹满不减,痞满燥实坚俱见
病位	腹部满痛,病在胃肠,兼有表邪	心下满痛,旁及两胁,病在胆胃	中脘满痛,病位在胃	脐腹满痛,病在肠胃
治则	表里双解	和解攻里	行气除满	攻下积滞
组方	厚朴三物汤合桂枝汤去芍药	小柴胡汤去人参、甘草,加枳实、芍药,重用生姜	厚朴为君,配以大黄、枳实	重用大黄、厚朴,佐以芒硝、枳实
功效	行气除满,解表散寒	和解少阳,攻下里实	行气除满,祛积通便	通腑泻热,荡涤胃肠

【点疑指难】

本条"腹满不减,减不足言",虽然诸家见解基本一致,即实证腹满是不减的,但有程度上的差异,如尤怡等认为虽减而不足云减;吴谦、唐宗海等认为虽减而不过稍减,或微微减轻;周扬俊等则认为实证没有减轻的感觉。

【临床应用指要】

应用大承气汤获效的关键是紧扣里实而胀积俱重的病机。腹胀满持续不减,绕脐腹痛,按之痛剧,烦躁不安,潮热谵语,大便秘结,舌苔黄燥,甚则焦黑起刺,脉沉滑有力等,皆为其选方的指征。

本方峻下燥结,荡涤实热,用治腑实内结、气机壅滞不通之证,需因人因时制宜,酌情调整剂量,细心观察服药后的变化,要中病即止,以免过服伤正。

【医案举例】

许生咏堂母病请治,据云因食豚肝面饼,后偶触怫郁,致患腹痛。自用麦芽、楂曲、香砂、二陈不应。因其痛在少腹,以为寒凝厥阴,加吴萸、炮姜,服之益剧。予问:"痛处可按乎?"曰:"拒按。"又问:"日来便乎?"曰:"未也。"切脉沉细,视舌苔黄,中心焦燥,顾谓生曰:"此下证也。"生曰:"连服温消,诸剂不验,因家母平素质亏,且脉沉细,故未敢下。"予曰:"痛剧脉伏,此理之常,质虽虚而病则实,书称'腑病以通为补';仲师云'腹满不减,减不足言,当下之',又云'舌黄未下者,下之黄自去',今满痛拒按,舌黄焦燥,下证悉具,夫复何疑?"方定大承气汤,用元明粉代芒硝,仍加香砂、楂曲兼行气滞。服头煎后,便行1次,其病略定;随服复煎,夜半连下3次,痛势大减,舌干转润,易以调中和胃,旬后起居如常。[程杏轩.杏轩医案.合肥:安徽人民出版社,1959:30.]

(五) 虚寒饮逆

【原文】

腹中寒气,雷鸣切痛①,胸胁逆满,呕吐,附子粳米汤主之。(十)

附子粳米汤方:

附子一枚(炮) 半夏半升 甘草一两 大枣十枚 粳米半斤

上五味,以水八升,煮米熟,汤成,去滓,温服一升,日三服。

【词解】

① 雷鸣切痛:形容肠鸣声大,腹痛剧烈。

【释义】

本条论述脾胃虚寒、水饮上逆的腹满痛证治。腹中寒气,为本证病机所在。病由脾胃阳虚,阴寒内生,水湿不化,聚而为饮所致。饮寒相搏,寒气攻冲奔迫于胃肠,以致肠鸣腹痛;寒饮上逆,胃失和降,则胸胁胀满,并见呕吐。此虚寒饮逆之证,还当兼见四肢厥冷、舌苔白滑、脉细迟等症,可以附子粳米汤温中降逆、散寒止痛治之。方用附子温阳散寒,半夏降逆化饮,粳米、甘草、大枣补益脾胃,安中缓急。诸药合用,阳复阴散,寒饮可化,则腹满痛自已。

【临床应用指要】

应用附子粳米汤,要把握脾胃虚寒、寒饮上逆的病机。肠鸣腹痛,胸胁胀满,呕吐清涎,喜暖畏寒,四肢厥冷,舌苔白滑,脉细而迟等,皆是临床选用本方的指征。

【医案举例】

周某,男,54岁,1985年5月5日初诊。胃痛频发10余年,近则腹痛加剧,腹中雷鸣,胸闷气逆,腹满呕吐,喜平卧,起坐则自觉胃部下坠,疼痛较剧,平卧则持续小痛,纳差,仅食少许粉汤,舌苔薄白,脉细弱。此乃胃阳虚弱,下焦阴寒上逆,脾虚无力抵御寒邪之证。拟助阳散寒,降逆止呕。附子粳米汤加味:炮附子6 g,半夏、粳米各10 g,甘草3 g,大枣10枚,煅瓦楞12 g。服药2剂,腹痛减,呕吐肠鸣已止,能起坐或下床活动,饮食略增,精神转佳,药既奏效,毋庸更张。处方:炮附子、姜半夏、陈皮各5 g,生姜3片,粳米10 g。连服20余剂,腹痛已止,饮食正常。2个月后随访,已能上班工作。[陈树人.厚朴三物汤、附子粳米汤治腹痛.四川中医,1989(6):32.]

【原文】

寒氣厥逆①,赤丸主之。(十六)

赤丸方:

茯苓四兩　烏頭二兩(炮)　半夏四兩(洗)一方用桂　細辛一兩《千金》作人參

上四味,末之,内真朱②爲色,煉蜜丸如麻子大,先食酒飲下三丸,日再夜一服;不知,稍增之,以知爲度。

【词解】

① 厥逆:这里并指症状和病机,如同《伤寒论》辨太阳病脉并治篇第337条所指出:"厥者,阴阳气不相顺接,便为厥;厥者,手足逆冷者是也。"

② 真朱:即朱砂。

【释义】

本条论述寒饮腹痛证治。虽然叙证简略,但可通过以方测证,察知病情。寒气厥逆,言其病机为脾肾阳虚,寒饮内盛,寒气夹水饮上逆;述证当具腹痛、肢厥、心下悸动、呕吐等症;故以赤丸方温阳散寒,化饮降逆治之。方用乌头、细辛驱沉寒痼冷;茯苓、半夏化饮降逆;朱砂为衣,重镇以安心神。诸药相伍,以酒助其行通,能收散寒止痛、降逆止呕之效。

【点疑指难】

本条注家意见有分歧,否定此文者有之,如《脉经》无此条记载,吴谦怀疑有脱简,陆渊雷认为证不备具等;肯定此文者亦有之,如唐宗海认为其文承上启下,与前述各证有移步换形之别。

方中的乌头和半夏属于后世反药之列,此证用之,有三点值得注意:一是病情较为急重,为"寒气厥逆";二是炼蜜为丸,既可制毒又缓和其药力;三是药量小,中病即止。每次服"麻子大三丸",日2次,夜1次,且"不知,稍增之,以知为度"。

【临床应用指要】

应用赤丸方要注意几点:一是把握阳虚阴盛、寒气挟饮上逆的病机;二是抓住其应用的指征:腹痛,腹胀满,肢冷畏寒,呕吐,心下动悸,头晕目眩,舌淡嫩,苔白滑,脉沉滑或沉迟等;三要注意药量,中病即止。

【医案举例】

周某,男,28 岁。患者白天因天气炎热,口渴饮大量河水,晚餐又食酸腐食物,夜宿露天乘凉,半夜突然出现心腹绞痛,呕吐饮食,四肢厥冷,脉象沉迟,舌淡苔白。为寒湿内伤,中焦阳虚。治当温中散寒,降逆化湿。仿仲景理中赤丸方意治之。处方:制乌头(先煎)、甘草各 4 g,细辛 2 g,半夏、苍术各 6 g,太子参、茯苓各 10 g,生姜汁 5 滴(冲服)。煎 200 ml,分 2 次服。1 剂痛解呕平,再服 1 剂愈。[张谷才. 从《金匮要略》谈相反的配伍方法. 安徽中医学院学报,1983(2): 40.]

(六) 脾胃虚寒

【原文】

心胸中大寒痛,嘔不能飲食,腹中寒,上衝皮起,出見有頭足①,上下痛而不可觸近,大建中湯主之。(十四)

大建中湯方:

蜀椒二合(去汗)　乾薑四兩　人參二兩

上三味,以水四升,煑取二升,去滓,内膠飴一升,微火煎取一升半,分溫再服;如一炊頃②,可飲粥二升,後更服,當一日食糜③,溫覆之。

【词解】

① 上冲皮起,出见有头足:指腹部因寒气攻冲而出现犹如头、足状的包块起伏蠕动。

② 如一炊顷:意即烧一餐饭的时间。

③ 食糜:即喝粥。

【释义】

本条论述脾胃虚寒的腹满痛证治。本证"心胸中大寒痛"与前第十条"腹中寒气"比较,病情严重,不仅病位广,而且疼痛更加剧烈。究其病机,乃为脾胃阳虚、中焦阴寒太盛、寒阻气逆所致。因寒气肆虐于胸腹,上下奔迫,充斥于内外,故上至心胸,下至于腹部,胀满疼痛,痛势剧烈,手不可触近;寒气攻冲于腹中,则腹部可见有如头足状的包块,移动起伏;寒气上逆于胃,故有呕吐不能食。此外,手足逆冷、舌淡苔滑、脉沉迟紧等亦是其应有之症。病属中焦虚寒,故以大建中汤温中散寒,缓急止痛。方用蜀椒、干姜温中散寒,人参、饴糖补气缓中。诸药合用,使中阳得运,阴寒自散,诸症遂愈。

本方证与附子粳米汤证同属于脾胃虚寒,但病机和症状均存在较多差异,现列表 10-3 鉴别如下。

表 10-3　附子粳米汤与大建中汤方证鉴别表

鉴　别	病　机	主　症	病　势	治　法	组 方 特 点
附子粳米汤证	脾胃虚寒,寒饮上逆	腹中雷鸣切痛,胸胁逆满,呕吐	轻	温中散寒,化饮降逆	附子散寒止痛,半夏降逆止呕,粳米、甘草、大枣温补脾胃,功效稍弱
大建中汤证	脾胃阳虚,阴寒内盛	心胸中大寒痛,呕不能饮食,上冲皮起,出见有头足,上下痛不可触近	重	温阳散寒,大建中气	干姜、蜀椒温中散寒止痛,人参、饴糖温补脾胃,功效较强

【点疑指难】

对本条"上冲皮起,出见有头足"的理解,注家多认为是腹中寒气冲逆所为,如吴谦等谓其寒甚拒坚于外;但也有认为是寒气搏于肠胃之外,冲突出见于皮肤膜原之分所致,如程林等;更有认为是阴凝成象,腹中虫物乘之而动之故,如尤怡等。

【临床应用指要】

应用大建中汤,要紧扣脾胃阳虚、阴寒内盛的病机,把握该方证疼痛剧烈、病位较广的特点。腹满,腹痛,呕吐,腹部有移动性包块等,俱为其常见的选方指征。

【医案举例】

陈某,女,37岁。素体虚寒,常喜热饮,一日不慎受凉,脘腹急痛如刀割,疼痛放射至胛部,痛楚甚剧,时而前俯后仰或弯腰按腹,时而辗转反侧,又合眼甩头,伴有恶心,呕吐苦汁,并吐出蛔虫1条。触诊在上腹近心窝处剧痛拒按,四肢发凉。察其舌淡,苔薄白,脉象沉弦。诊断为蛔厥,即胆道蛔虫症。治拟温中散寒,安蛔止痛。予大建中汤:川椒3g,干姜6g,党参9g,红糖1匙。先煎前三味,去滓,纳红糖,微火调烊,趁热小口顿服。服后随即痛止,安然入寐,熟睡一夜,次日下床,一如常态,嘱其节饮食,慎生冷,善自调理。至今17年,追访未再发。[王锦槐.大建中汤治蛔厥.浙江中医杂志,1981(5):210.]

(七)寒实内结

【原文】

脅下偏痛,發熱,其脈緊弦,此寒也,以溫藥下之,宜大黃附子湯。(十五)

大黃附子湯方:

大黃三兩　附子三枚(炮)　細辛二兩

上三味,以水五升,煑取二升,分溫三服;若強人煑取二升半,分溫三服。服後如人行四五裏,進一服。

【校勘】

《脉经》:无"发热"两字。

【释义】

本条论述寒实内结的胁腹满痛证治。胁下偏痛,是指胁腹胀满疼痛于一侧,不同于第一条虚寒腹满的两胠疼痛。症虽发热而非实热所为,因其脉紧弦,主寒主痛。"寒也"两字,是对本证病机的概括,即病因寒实内结于胃肠所致。寒实内结,腑气不通,故胁腹满痛,兼见大便秘结;阴寒内结,阳气郁遏,则发热;寒阻气逆,偏聚一处,故胁腹偏痛,或左或右。既是寒实内结之证,当用温药攻下,故以大黄附子汤温阳通便治之。方用附子、细辛温经散寒止痛,大黄泻下通便,使寒祛便通,其胁腹满痛自止。

【临床应用指要】

应用大黄附子汤,既要把握阴寒内结成实的病机,又要视邪正变化的状况用药,才能获得佳效。凡腹痛,胁下偏痛,大便秘结,手足逆冷,苔滑润,脉紧弦等,皆是选用本方的指征。

【医案举例】

宋某,男,40岁,1990年3月初诊。上腹胀痛10余年,加重2个月。2个月前因公外出在外,情志不舒,又伤于饮食,旧病复发。症见胃脘疼痛胀满,恶心呕吐,嗳气频作,口中黏腻,食欲呆滞,大便腻而不畅,每于进食后腹痛腹胀加剧,频频呕吐未消化之食物,须至第二餐前方能逐步缓解,但进食后复又如常,患者因担心发作而畏惧进食,致使近2个月来消瘦明显,体重迅速下降,面色晦暗,情志抑郁,精神萎靡不振,舌质暗红,舌苔白厚,中央灰黑而腻,脉弦紧有力。上消化道钡透诊为慢性胃炎、十二指肠壅积症。脉症合参，实由寒实积滞而成。非温不能散其寒，非下不能祛其实，以大黄附子汤加味治之。处方：大黄10g，制附子15g，细辛5g，半夏15g，藿香10g。先后共用9剂，诸症悉除。改用香砂六君子丸以资巩固，随访1年，未再复发。[周念兴.大黄附子汤古方新用.中医杂志，1992(5)：23.]

三、预后

【原文】

病者痿黄，躁而不渴，胸中寒實，而利不止者，死。(四)

【释义】

本条论述寒实内结、里阳衰竭的腹满证预后。凡胸腹胀满，如症见肤色萎黄者，为中阳衰败，脾气欲绝；烦躁而不口渴者，为阴寒内盛，阳微欲竭。究其躁，无阳热之象，当为阴躁；口不渴，是阳弱不化，故本病病机属于胸中寒实内结、阴盛阳微所致。其症若兼见下利不止，则预示中阳败绝，脏气下脱。此正虚邪实之候，预后极差，当属于死证。本条可与《伤寒论》298条"少阴病，四逆，恶寒而身倦，脉不至，不烦而躁者，死"相参，其机制十分相近。

【点疑指难】

关于本条疑难之处：一是对"躁而不渴"的理解，注家存在争议，如吴谦、程林等改"躁"为"燥"，认为口燥而不渴，文理始通；赵良仁、喻昌等认为躁为阴躁；尤怡等认为是气不至为躁；教材多采用阴躁之说。二是对"胸中寒实"的认识，王叔和等认为是胃中寒实；喻昌等认为是病在胸腹；教材多认为是胸中寒实内结。

【临床应用指要】

虽然腹满而寒实内结之证，临床上可用温下法，但大虚似实之候，则不可攻下，否则易促使病情转化，导致里阳下竭而不治。辨证治疗的关键，应视面色是否萎黄和有无烦躁而不口渴等，以判断正气虚衰的程度，及早回阳救逆，以免贻误病机，使生机丧失。

寒　疝

一、证治

(一)阳虚寒盛

【原文】

腹痛，脈弦而緊，弦則衛氣不行，即惡寒，緊則不欲食，邪正相搏，即爲寒疝。

寒疝繞臍痛，若發則白汗①出，手足厥冷，其脈沉緊者，大烏頭煎主之。(十七)

烏頭煎方：

烏頭大者五枚(熬，去皮，不㕮咀)

上以水三升，煮取一升，去滓，内蜜二升，煎令水氣盡，取二升，强人服七合，弱人服五合。不差，明日更服，不可一日再服。

【校勘】

"白汗",赵刻本作"自汗",今依俞桥本及《千金要方》《外台秘要》改。

【词解】

① 白汗：指剧痛时出的冷汗。

【释义】

本条论述寒疝阳虚寒盛的病机和证治。腹痛为寒疝的主要症状,每因寒而发,其脉象具有弦而紧的特征。弦脉主内寒,里阳不足,阳气不能外达,卫气不行于表,故恶寒;紧脉主外寒,寒自外入,结聚于里,胃阳不运,故不欲食。邪正相搏,为寒邪和阳气相搏结的病机概括,腹痛虽因之而变化,但以绕脐腹痛为寒疝最具特征的症状。脐腹居中,内连肠胃,外接肌表,外寒入里,内寒应之,脐当其冲,两寒相聚于此,与正气相搏结,则病发绕脐而痛。其疼痛剧烈,乃因阴寒凝聚、气机痹阻之故;身冷汗出肢厥,则为阴盛格阳、虚阳外泄所致;其脉沉紧,为寒盛于里之象。故以乌头煎破阴散寒止痛治之。方用乌头大辛大热,助阳通痹散寒,治沉寒痼冷,缓急止痛;以蜜煎,可制乌头毒性,且延长药效。本方药性峻烈,方后特有警示,如强弱异量,一日不可再服等,故用时宜慎。

【点疑指难】

本条疑难有二：一是白汗为何物? 多数教材和注家认为是因剧痛而出的冷汗;有注家如黄元御认为是肾精不藏,溲出白液;也有认为是白津,为冷涎,如徐彬、尤怡、朱光被等;还有认为是自汗。二是寒疝之义,教材和注家皆作寒性腹痛解,且以绕脐腹痛为特点,但也存在认识上的差异,如魏荔彤认为是气病,厥气在下、寒气上逆之证;朱光被认为是腹满失治而成;黄元御认为是疝、瘕同类,肝肾阴邪所凝结;徐彬、喻昌等认为寒疝是绕脐痛。

【临床应用指要】

乌头煎主治由阴寒内盛、阳虚失运所致,以发作性脐腹剧烈疼痛、畏寒怕冷、手足厥逆、不欲饮食、身出冷汗、唇青面白、脉沉紧或沉伏等为主症的病证。

【医案举例】

沈某,年50余,1973年6月初诊。有多年宿恙,为发作性腹痛,因旧病复发,自外地来京住我院。1959年曾在我院做阑尾炎手术,术后并无异常。此次诊为胃肠神经症,自述每发皆与寒凉疲劳有关。其症：腹痛频作,痛无定处,唯多在绕脐周围一带,喜温可按,痛甚以致汗大出,查舌质淡,苔薄腻而滑,脉沉弦。诊系寒气内结,阳气不运,寒则凝泣,热则流通。寒者热之,是为正治。曾投理中汤,药力稍轻,药不胜病。非大乌头煎不可,故先小其量以消息之。乌头用4.5g,以药房煎不便,盖蜜煎者缓其毒也,权以黑豆甘草代之。2剂后,腹痛已止,只腹部微有不适而已。第见腻苔已化,舌转嫩红,弦脉缓和,知沉寒痼冷得乌头大热之品,涣然冰释其寒。患者月余痊愈出院。[魏龙骧.续医话四则.新医药杂志,1978(12)：14.]

（二）血虚寒滞

【原文】

寒疝腹中痛,及胁痛里急者,当归生姜羊肉汤主之。(十八)

当归生姜羊肉汤方：

当归三兩 生薑五兩 羊肉一斤

上三味,以水八升,煮取三升,温服七合,日三服。若寒多者,加生薑成一斤;痛多而呕者,加橘皮二兩、白朮一兩。加生薑者,亦加水五升,煮取三升二合,服之。

【释义】

本条论述寒疝血虚寒滞的证治。寒疝腹痛以第十七条发作性绕脐疼痛的病情最重,病由阴寒内盛、阳虚气阻所致。本条腹中痛及胁痛里急,较之相对轻缓,其腹中痛,是因于里寒;痛连两胁而拘急,是因血虚而寒凝,肝之经脉失于温煦和濡养所致。故以当归生姜羊肉汤养血散寒止痛治之。方用当归养血,生姜散寒,羊肉补虚养血。诸药合用,则虚可补,寒可散,痛可止。

【临床应用指要】

凡症见腹中拘急疼痛,连及胸胁,或胁腹拘急不舒、隐痛不适,喜温喜按,面白无华,形体羸弱等,属血虚气少、寒气凝滞所致者,可用当归生姜羊肉汤治疗。血虚有寒之人,可将当归生姜羊肉汤作为食疗方常服。

【医案举例】

李某,男,35岁。胃脘痛4年,遇寒或空腹加重,得温、得食则减,痛甚时口吐清涎,自觉胃脘部发凉,如有一团冷气结聚不散,曾在某医院检查确诊为十二指肠球部溃疡,久服西药和中药理中、建中之剂,进药则缓,停药则发,终未得除。舌淡胖嫩,边有齿痕,脉细弱。辨证为中阳不足,气血虚寒,以当归生姜羊肉汤原方:当归10 g,生姜60 g,羊肉60 g,1剂进,患者自觉腹中温暖舒适。服至10剂,胃部冷感基本消除。后改方中生姜为30 g,又续服40余剂,诸症得平,停药至今未见复发。[宋传荣.当归生姜羊肉汤治验.实用中医内科杂志,1990(3):31.]

(三) 内外俱寒

【原文】

寒疝腹中痛,逆冷,手足不仁,若身疼痛,灸刺諸藥不能治,抵當①烏頭桂枝湯主之。(十九)

烏頭桂枝湯方:

烏頭

上一味,以蜜二斤,煎減半,去滓,以桂枝湯五合解之②,得一升後,初服二合,不知,即服三合;又不知,復加至五合。其知者,如醉狀,得吐者,爲中病。

桂枝湯方:

桂枝三兩(去皮)　芍藥三兩　甘草二兩(炙)　生薑三兩　大棗十二枚

上五味,锉,以水七升,微火煮取三升,去滓。

【校勘】

《千金》:无"抵当"两字;"若身疼痛"作"若一身尽痛";方中乌头为"秋干乌头实中者五枚,除去角"。

【词解】

① 抵当:作"只宜"解。

② 解之:即稀释之意。

【释义】

本条论述寒疝内外俱寒的证治。本条寒疝与乌头煎条证相似,腹中痛、四肢逆冷,是阴寒内结、阳气不能外达所致;手足麻痹不仁,为阴寒凝滞所为;身体疼痛,则是外寒痹阻、营卫不利之故。此表里同病,内外俱寒,仅以针灸、汤药单纯治表或温里,难以收效。只能以乌头桂枝汤表里双解,以祛内外之寒。方用乌头逐阴止痛,以治里寒;桂枝汤调和营卫,以解表寒。服药后,如有醉酒状并呕吐者,即为寒祛病除。本篇治寒疝三方,同中有异,兹比较如表10-4。

表10-4 寒疝三方证鉴别表

鉴 别	大乌头煎证	当归生姜羊肉汤证	乌头桂枝汤证
主症	绕脐腹痛,发则冷汗出,手足逆冷,脉沉紧	腹痛及胁痛里急	腹痛,肢冷,手足麻痹不仁,头痛身痛
病机	阴寒内盛,阳虚失运	血虚寒滞	内外俱寒,营卫不行
病性	里寒	里虚寒	表里俱寒
治法	破阴散寒止痛	养血散寒	散寒止痛,表里双解

【临床应用指要】

乌头桂枝汤证的病机是内外俱寒,凡见腹痛拘急、四肢逆冷、畏寒喜温、头痛、身痛、手足麻木不仁等症即可选用本方。该方功能双解表里之寒,用治里寒偏重者,宜酌加温中散寒之品;若表寒盛者,则兼以温经散寒之品。

【医案举例】

袁某,青年农妇。体甚健,经期准,已有子女三四人矣。一日少腹大痛,筋脉拘急而未少安,虽按亦不住,服行经调气药不止,迁延10余日,痛益增剧。迎余治之,其脉沉紧,头身痛,肢厥冷,时有汗出,舌润,口不渴,吐清水,不发热而恶寒,脐以下痛,痛剧则冷汗出,常常有冷气向阴户冲去,痛处喜热敷。此由冷气积于内,寒气搏结而不散,脏腑虚弱,风冷邪气相击,则腹痛里急而成纯阴无阳之寒疝。窃思该妇经期如常,不属于血凝气滞,亦非伤冷食积,从其脉紧肢厥而知为表里俱寒……处以乌头桂枝汤:制乌头四钱,桂枝六钱,芍药四钱,甘草二钱,大枣六枚,生姜三片,水煎,兑蜜服。上药连进两帖,痛减厥回,汗止人安。换方当归四逆加吴茱萸生姜汤……以温经通络,清除余寒,病竟愈。[赵守真.治验回忆录.北京:人民卫生出版社,1962:76.]

二、误治变证

【原文】

夫瘦人绕脐痛,必有风冷,谷气不行①,而反下之,其气必冲,不冲者,心下则痞也。(八)

【词解】

① 谷气不行:即大便不通之意。

【释义】

本条论述寒疝误下后的变证。瘦人多禀体不足,如绕脐腹痛,多为感受风寒而阴寒内结所致。外寒入里,胃肠失运,腑气不行,故大便不通。此时如误认为实滞内积而施以攻下,则易损阳伤胃,产生若干变证,或者因寒盛于下而气逆冲上,或者因邪气内陷,而心下成痞。

【点疑指难】

不少教材将"其气上冲",看作是正气较强,犹能抗拒下药之力,与《伤寒论》太阳病篇15条"太阳病,下之后,其气上冲者,可与桂枝汤"同理。但有注家持不同见解,如尤怡认为是邪犯于上,周扬俊认为是气上冲胸,邪在大肠。

【临床应用指要】

绕脐腹痛,证有虚实,病因多寒,临床应详辨之。用药宜温散或温补,即便寒结胃肠,大便不通,亦应慎用攻下,只宜酌情温下,不可苦寒攻下,以免伤阳伐正成坏证。

三、附方

1.《外臺》烏頭湯　治寒疝腹中絞痛,賊風入攻五臟,拘急不得轉側,發作有時,使人陰縮①,手足厥逆。方見上。

【词解】

① 阴缩:指阴囊阴茎因受寒而内缩。

【释义】

本条论述寒疝表里寒盛的证治。本条是寒疝危重之症,较之乌头桂枝汤证,病情险急。其腹中绞痛,拘急不得转侧,阴器内缩,当为阳虚阴盛之体,复因风寒内犯,而表里寒盛,凝敛收引所致;阴凝于内,阳微欲竭,故手足逆冷。而以《外台》乌头汤温阳散寒,和营缓急治之。本方原出《千金·卷八·贼风》,亦见《外台·卷十四·贼风》,方用乌头十五枚,桂心六两,芍药四两,生姜一斤,甘草二两,大枣十枚。方中重用乌头、桂心、生姜温阳散寒,以逐阴邪,配以芍药、甘草、大枣和营通痹,以缓急止痛。

【临床应用指要】

《外台》乌头汤多用于病情急重、表里俱寒盛的病证,腹中绞痛、拘急痉挛、阴器内缩、冷汗频出、手足厥冷、脉细欲绝等为本方的选用指征。

本方为辛热重剂,功在破阴和营、缓急止痛,用治阴盛阳微者,宜酌加温阳救逆之品;如营血凝瘀者,兼以活血通痹之品。

2.《外臺》柴胡桂枝湯方　治心腹卒中痛者。

柴胡四兩　黃芩 人參 芍藥 桂枝 生薑各一兩半　甘草一兩　半夏二合半　大棗六枚

上九味,以水六升,煑取三升,溫服一升,日三服。

【释义】

本方主治表寒兼郁热的腹痛证。心腹卒中痛,缘因中寒而起。外寒内传肝胆,邪气郁而化热,疏泄失职,气机不利,故突发心胸、腹痛。此表寒兼郁热之证,以《外台》柴胡桂枝汤,清解热邪、解表散寒治之。其证与《伤寒论》太阳病下篇第146条"伤寒六七日,发热微恶寒,肢节烦疼,微呕,心下支结,外证未罢者"机制相同。方中以小柴胡汤和解少阳,以清郁热;以桂枝汤调和营卫,以解表寒。合而用之,可收缓急止痛、解表和里之功。

【临床应用指要】

凡表寒兼里有郁热,症见胸胁腹痛、恶寒发热、心烦喜呕、脉弦等,可用柴胡桂枝汤施治。本方功在清热解郁,调和营卫,用治表寒偏重者,宜酌加解表散寒之品;若里热盛者,则兼清泄里热;兼气郁者,又当理气解郁。

3.《外臺》走馬湯①　治中惡②心痛腹脹,大便不通。

杏仁二枚　巴豆二枚(去皮心,熬)

上二味,以綿纏槌令碎,熱湯二合,捻取白汁,飲之,當下。老少量之。通治飛尸③鬼擊④病。

【词解】

① 走马汤:形容药效迅速,势如奔马。

② 中恶:古病名,俗称绞肠乌痧。因卒感秽毒之气,壅塞胃肠,心神逆乱,以致症见心腹痛、闷乱欲死、神昏面黑等表现。

③ 飞尸:古病名。因卒感秽浊之气而突然发病,病势凶险,常见腹中刺痛、气息喘急、胀满、上冲心胸等表现。

④ 鬼击：古病名。因卒感不正之气所致,症见胸胁腹内绞急切痛,或吐血、衄血、下血等。

【释义】

本方主治寒实闭结的心腹痛证。本证心腹卒然疼痛胀满、大便不通是因触冒秽毒之邪,直入于心胸和胃肠,使气机壅闭不通所致。其状急迫,痛胀欲死,为寒实闭阻的重症。以走马汤急攻其邪,通其闭塞,缓则邪闭机窍,阴阳离决,预后不良。方中巴豆峻烈温通,破结开闭;杏仁苦温,宣肺利肠。两药合用,使秽毒之邪下泄,气机闭塞可通,通则不痛,即可转危为安。

【点疑指难】

"中恶"证治,注家多未做解释,唯沈明宗谓之绞肠乌痧;另据《诸病源候论》所载干霍乱,病情与之相似,即因饮食不节,或感山岚瘴气,秽浊闭塞肠胃,而突然心腹绞痛,欲吐不吐,欲泻不泻,烦闷不安,甚则面青、肢冷、汗出、脉伏等;《外台》治干霍乱用三物备急丸。

【临床应用指要】

走马汤为急救之用,非寒实闭结之证当慎用。临证应用之际,当紧扣阴寒内闭、腑实不通的病机,方能见效。凡突发心腹绞痛,胀满欲死,或绕脐剧痛,大便不通,面青,肢冷,汗出,脉伏等,可为本方的选用指征。

本方驱邪逐秽,通腑去结,药性峻猛,用治阴寒闭结者,宜酌加温阳散寒之品,亦可因体质和年龄而区别用量;兼正气虚者,则配以益气安中之品。

宿　　食

一、脉象

【原文】

脉緊如轉索無常者,有宿食也。(二十五)

脉緊,頭痛風寒,腹中有宿食不化也。一云寸口脉緊。(二十六)

【释义】

此两条论述宿食的脉象。前条"脉如转索无常",犹言脉来乍紧乍松,如转动的绳索,松紧交替,左右无常处,此为紧而滑的脉象特征。紧脉为寒,滑脉主实,外感风寒,脾胃应之,胃阳不运,食积不化,即为宿食病。后条脉紧,以风寒头痛和腹中有宿食不化并举,说明紧脉主病因外感风寒所致,如营卫不和,则有发热、头痛等症;影响脾胃功能,气机不利,则腹中有宿食不化,可症见嗳噫腐臭、吞酸、脘腹痞满等。

【点疑指难】

原文二十六条因叙证简略,疑点较多,注家颇有争议:① 有认为是因宿食而头痛、发热,如尤怡、魏荔彤等;② 有认为是表邪盛,胃阳不运,而宿食不化,如徐彬等;③ 有认为脉紧可见于风寒头痛或宿食,如吴谦等;④ 部分教材认为是宿食和外感风寒鉴别;⑤ 曹家达、谭日强等则认为是宿食感寒,即既伤于食,又伤于寒。

【临床应用指要】

本条举脉辨证,重申脉症合参的重要性。临证之际,同病异脉和异病同脉较为普遍,关键是要结合具体症状,才能诊断准确。就紧脉而言,病机变化亦较复杂,如主外感风寒,脉多浮紧;如主宿食,脉多紧滑。再就宿食而言,既可因外感风寒而引发,致食积不化;也可因饱食伤胃,使食积内停。可见,临证思维缜密,辨证施治的效果才佳。

二、证治

（一）宿食在下

【原文】

問曰：人病有宿食,何以別之？師曰：寸口脈浮而大,按之反澀,尺中亦微而澀,故知有宿食,大承氣湯主之。（二十一）

脈數而滑者,實也,此有宿食,下之愈,宜大承氣湯。（二十二）

下利不欲食者,有宿食也,當下之,宜大承氣湯。（二十三）

大承氣湯方：見前痙病中

【校勘】

"欲",赵刻及俞本皆作"饮",现从诸本改。

【释义】

此三条论述宿食在下的证治。宿食为病,总由饮食不节、积滞不化所致。其脉症表现不一,多与宿食的久暂和食积的部位等因素有关。如宿食内结,气机壅逆而上,则寸口脉浮而大;又因食积较久,气滞不行,则寸口和尺部重按皆可见沉涩一类脉象。又如宿食新停,胃肠有热,食气相搏,实结初成,则脉来滑数。再如宿食病,下利而不欲食者,为积滞虽行,但宿食未尽,胃气待复之故,此亦所谓伤食恶食之义。此三者皆为宿食在下,属于里实之证,俱可因势利导原则,用大承气汤攻下,以祛其宿食。但是,凡宿食积滞较久,应虑其伤正,不可贻误,致生他变,当急予大承气汤;如宿食新停,腑实初成者,及宿食下利、伤食恶食者,虽然宜用大承气汤,但寓有斟酌使用,以防峻下伤正之意。

【点疑指难】

有关第二十一条宿食病脉"浮大"和脉"涩"形成的机制,是一个难点。各注家的解释同中有异,特选择有代表性的观点介绍如下。① 对于"浮大"脉,成无己认为是气实血虚,徐彬认为是谷气壅,魏荔彤认为是气上冲,尤怡认为是谷气多,周扬俊则直言为宿食停滞;② 对于"涩"脉,如成无己解作里气不和,徐彬认为是血先伤,魏荔彤释作气不流通,尤怡作气滞精伤解;章楠认为是食滞肠胃、气不宣通。

【临床应用指要】

用大承气汤治宿食病,需把握食滞不化、停积胃肠而成里实的病机。临证时,凡见胸脘痞闷,不思饮食,腹痛拒按,嗳腐吞酸,泛泛欲吐,大便燥结或不爽,舌苔厚腻,脉数实等,皆为本方的适应指征。具体运用时,可酌情加味,如宿食气滞较甚者,酌加行气消胀之品;偏于食积者,则兼以消导去积。

【医案举例】

江某,男,28 岁,农民。突发腹痛腹胀、呕吐已 1 日,不发热,不恶寒,不能食,腹胀痛拒按。西医协助会诊,肠鸣音亢进,可闻到气过水声,腹部透视,中腹有两处较大液平面,结肠充气。白细胞 $12×10^9$/L,中性粒细胞 70%。印象：肠梗阻。建议先服中药。舌苔黄厚,脉沉滑有力,2 日未解大便,小便短赤,阳明腑气不通,可下之。大黄(后下)12 g,生枳实 12 g,厚朴 15 g,玄明粉(冲服)9 g,莱菔子 9 g,1 剂。上午服药,夜 7 时,泻稀水便 2 次,放矢气,腹痛、呕恶等缓解。腹透,液平面消失,调理而愈。[张志民,等.试探三承气汤及六急下症.新中医,1983(2)：15.]

（二）宿食在上

【原文】

宿食在上脘,当吐之,宜瓜蒂散。(二十四)

瓜蒂散方:

瓜蒂一分(熬黄)　赤小豆一分(煮)

上二味,杵爲散,以香豉七合煮取汁,和散一錢匕,温服之,不吐者,少加之,以快吐爲度而止。亡血及虚者不可與之。

【释义】

本条论述宿食在上脘的证治。宿食停滞在上脘,常有胸脘痞闷、泛恶欲吐的症状,病机为宿食初停,病位偏上,正气欲驱邪外出,可以因势利导,就近祛邪而吐之。此即《素问·阴阳应象大论篇》"其高者因而越之"治则的具体运用。方中瓜蒂苦寒,赤小豆味酸。两药合用,有催吐作用,能涌吐胸胃痰食之邪,佐以香豉开郁结和胃气。

【临床应用指要】

应用瓜蒂散获效关键是紧扣病机。凡病邪初结,邪在高位,病势上迫于胸咽,症见胸脘痞满、温温欲吐者,可用本方治疗。除宿食外,痰涎壅盛、醉酒、食物中毒等,亦可用本方救急。

本方具有酸苦涌吐胸胃实邪的功效,应用时无需加减,但应注意有无不宜使用本方的指征,如既往有失血史,或妊娠妇女,或年老体虚等,则不宜用吐法。此外,临证仓卒之际,可代之以盐汤灌服催吐,或以鹅毛等拭喉探吐。

【医案举例】

李某,女,50岁。平素体丰多痰,某日进食与媳妇口角动怒,食后即觉食停上脘,胸膈满闷,闷甚则厥,昏不知事,四肢冰冷,三五日一发,数医无效,延绵20余日。诊时述心中欲吐而不得,烦躁,坐卧不安,饮食少进,舌红苔厚垢如积粉,脉两寸滑数。证属气郁化火挟痰食,阻隔上脘,法当涌吐以祛实邪。处方:瓜蒂10 g,赤小豆10 g,白矾10 g,郁金10 g。共研细末,分4包,每服1包。以栀子10枚煎汤送服,服2包,吐出宿食、痰涎两碗余,秽酸难闻,胸脘顿觉开朗,糜粥调养数日而安。[查正春.吐法治验急证二则.江西中医药,1983(2):6.]

内 容 归 纳

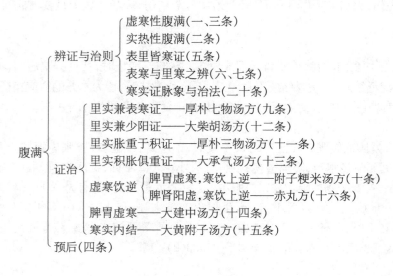

辨证与治则
- 虚寒性腹满(一、三条)
- 实热性腹满(二条)
- 表里皆寒证(五条)
- 表寒与里寒之辨(六、七条)
- 寒实证脉象与治法(二十条)

腹满

证治
- 里实兼表寒证——厚朴七物汤方(九条)
- 里实兼少阳证——大柴胡汤方(十二条)
- 里实胀重于积证——厚朴三物汤方(十一条)
- 里实积胀俱重证——大承气汤方(十三条)
- 虚寒饮逆
  - 脾胃虚寒,寒饮上逆——附子粳米汤方(十条)
  - 脾肾阳虚,寒饮上逆——赤丸方(十六条)
- 脾胃虚寒——大建中汤方(十四条)
- 寒实内结——大黄附子汤方(十五条)

预后(四条)

寒疝
证治
- 阳虚寒盛——大乌头煎方（十七条）
- 血虚寒滞——当归生姜羊肉汤方（十八条）
- 内外俱寒——乌头桂枝汤方（十九条）

误治变证（八条）

附方
- 寒疝表里寒盛——《外台》乌头汤
- 表寒兼郁热腹痛——《外台》柴胡桂枝汤方
- 寒实闭结心腹痛——《外台》走马汤

宿食
脉象（二十五、二十六条）

证治
- 宿食在下——大承气汤方（二十一、二十二、二十三条）
- 宿食在上——瓜蒂散方（二十四条）

五脏风寒积聚病脉证并治第十一

导学

本篇以五脏为纲,分类论述了五脏中风、中寒、真脏脉象和五脏病证治,以及三焦各部病证和积、聚、䅽气三者的鉴别等内容。通过学习,应重点掌握肝着、脾约和肾着的证治;熟悉三焦各部病证和积、聚、䅽气三者之鉴别;了解五脏中风、中寒和五脏死脉等。

本篇以五脏证候归类法而论及五脏中风、中寒、真脏脉、五脏病证治、三焦各部病证和积聚等,其中对五脏病证治中肝着、脾约和肾着的论述尤为详细。肝着为肝经气郁血滞、阳气痹结所致,临床上以胸胁闷胀或疼痛为主,故用旋覆花汤行气活血、通阳散结,后世通络逐瘀法即源于本方;脾约为胃气强、脾阴弱、燥热伤津所致,临床可见大便秘结、小便频数等症,故用麻子仁丸泄热润燥,缓通大便,其攻中寓润之意,对后世温病学家启发颇多;肾着为阳气不行、寒湿留着肾的外府腰部所致,腰部重着冷痛为其主症,故用甘姜苓术汤温中散寒、健脾除湿,并提示腰痛、腰冷之治,不可妄用补肾之法。肝着、脾约和肾着三病,虽未纳入后世中医内科学体系,但此三病的证治实为五脏病辨治的典范,其论治方法至今尚有效地应用于临床。三焦各部病证虽论略而不详,但以热邪侵犯三焦后,举大、小肠寒热两证,说明临床辨治应将脏腑、三焦和八纲有机结合才能定位、定性准确,并为后世“三焦辨证”奠定了基础。所论脏腑积聚在于指出积、聚、䅽气三者的鉴别,尤其是积、聚因多涉及气血,故积、聚两者常并论,但两者又有偏气偏血、病位深浅等不同,论治又各有异。总之,本篇虽内容有脱简,但其诸多内容至今对临床仍有指导意义。

一、五脏病证举例

(一)肺病

1. 肺中风

【原文】

肺中風者,口燥而喘,身運①而重,冒而腫脹。(一)

【词解】

① 身运:运,《广雅·释诂四》:“运,转也。”这里有站立不稳之意。

【释义】

本条论述肺中风的证候。肺气以宣发肃降为主,肺中于风邪则气上逆,不能布津,故口燥、气喘;肺之治节失司,宗气不行,气机壅滞,故身运而重;肺失清肃,浊气上逆,故时作昏冒;肺失通调,气滞水停,故见肌肤肿胀。

2. 肺中寒

【原文】

肺中寒,吐浊涕。(二)

【释义】

本条论述肺中寒的症状。肺之液为涕,肺中于寒则胸阳不布,津液凝聚不行而变生浊涕,肺气不宣,鼻窍不通,故浊涕从口而出。

【点疑指难】

本条疑点为"吐浊涕"。尤怡认为浊涕从口出也;赵良仁谓之浊饮唾出于口,浊涕流出于鼻。

3. 肺死脏脉

【原文】

肺死臟,浮之虚,按之弱如葱葉,下无根者,死。(三)

【释义】

本条论述肺死脏的脉象。肺之平脉,如《素问·平人气象论篇》载:"平肺脉来,厌厌聂聂,如落榆荚,曰肺平。"今脉见浮取虚微无力,按之如葱叶之外薄中空,沉取无根,肺气已绝。临证若见此脉,病多属死证。

【点疑指难】

本条疑点在于对"下无根"的理解。李彣把"下"作为"沉取"解;黄树曾则把"下"定位为尺部。

（二）肝病

1. 肝中风

【原文】

肝中风者,头目瞤,两胁痛,行常伛①,令人嗜甘。(四)

【词解】

① 行常伛: 伛(yǔ予),驼背。行走时经常曲背垂肩。

【释义】

本条论述肝中风的证候。肝为风木之脏,其经脉布胁肋,上连目系,出额至巅顶。肝中于风,风胜则动,故头目瞤动。肝主筋,风胜化燥,灼消精血,筋脉失濡,则拘急不舒,故见两胁痛、行常伛;肝苦急,故喜食甘以缓之。

【点疑指难】

本条疑点为病机。曹家达认为血虚生风;黄元御认为"经气壅塞"、"木郁风动"。

2. 肝中寒

【原文】

肝中寒者,两臂不举,舌本燥,喜太息,胸中痛,不得转侧,食则吐而汗出也。(五)

【释义】

本条论述肝中寒的证候。肝中寒邪,则厥阴筋脉收引拘急而两臂不举。肝脉循喉咙之后,络于舌本,肝寒火弱,不能暖血生津上润于舌,故舌本干燥;肝寒气结,失其条达疏泄之性,故善太息;肝脉上贯胸膈,寒邪闭郁肝气,可致胸阳不振,脉络凝塞,故见胸中痛、不得转侧;肝寒犯胃,胃失和降,不能受食,故食则吐;胃气被伤,卫外之气亦虚,津不得摄,故食则吐而汗出。

【点疑指难】

此条疑点有二。一为舌本燥的机制,魏荔彤认为"寒郁而内热生也";李彣认为"寒则津液闭而不流"。二为对"汗出"的认识,魏荔彤云"胃之津液为肝所乘,侵逼外越也";徐彬谓"吐逆则热客之,乃少阳之气郁而汗出矣";高学山注"吐则胃中之悍气愈虚,而不能摄其津液,故汗出也"。

3. 肝死脏脉

【原文】

肝死臟,浮之弱,按之如索不來,或曲如蛇行者,死。(六)

【释义】

本条论述肝死脏的脉象。肝之平脉当有胃气,如《素问·平人气象论篇》:"平肝脉来,耎弱招招,如揭长竿末梢,曰肝平。"今浮取无力,轻按软弱而无神,重按如绳索弦紧,毫无平肝脉来之象,或曲如蛇行,曲折逶迤而无畅达柔和之证,此为无胃气的真脏脉,肝之精血亏耗,真气已绝,故曰死。

【点疑指难】

本条疑点在于对"如索不来""或曲如蛇行"的理解,尤怡认为"伏而不起,劲而不柔";曹家达云"如绳索之弦急,忽然中止",即如代脉之不来;周扬俊则云"是直上下无胃气"。

4. 肝着证治

【原文】

肝着①,其人常欲蹈其胸上②,先未苦時,但欲飲熱,旋覆花湯主之。臣億等校諸本旋覆花湯方,皆同。(七)

旋覆花湯方:

旋覆花三兩　葱十四莖　新絳少許

上三味,以水三升,煑取一升,頓服之。

【校勘】

旋覆花汤方药物及服法,乃据赵刻本《妇人杂病篇》所载增补。

【词解】

① 着:有中于物而不散、附于物而不去之意。

② 蹈其胸上:蹈,《说文》:"蹈,践也。"为足踏之意。

【释义】

本条论述肝着病的证治。肝着,是肝经受邪而气血郁滞、着而不行所致。因肝脉布胁络胸,故可见胸胁痞闷不舒,甚或胀痛、刺痛。初起时病在气分属轻,热饮能助阳散寒,使气机通利,故但欲饮热;待肝着既成,气郁及血,病情加重,虽热饮或以手按揉捶打亦不得缓解,故欲用足蹈其胸上。当治以旋覆花汤,行气活血,通阳散结。方中旋覆花微咸性温,舒郁宽胸,善通肝络而行气散结降逆,助以葱十四茎,芳香宣浊开痹,辛温通阳散结,更以少许新绛行血而散瘀。气行血畅,阳通瘀化则肝着可愈。"顿服之",图药力集中,以收速效。

【点疑指难】

本条的难点在于名曰肝着,其病变表现却主要在胸部。此因肝脉除布胁络胸外,尚与肺有着金木乘侮的五行关系。《伤寒论》原文第109条曰"此肝乘肺也,名曰横",故尤怡云"然肝虽着,而气反注于肺,所谓横之病也"。

本条的疑点是新绛为何药?因《本经》未载,有的医家认为是绯帛,指染成赤色丝织品的大红帽纬;陶弘景则认为是新割的茜草;现代医家治肝着多以茜草代新绛。

【临床应用指要】

旋覆花汤为治络瘀肝着要方,临床应用以胸胁痞闷不舒,甚或胀痛、刺痛等为其辨证要点。

叶天士承此法,提出了"辛润通络"等治法,王清任用血府逐瘀汤治愈"胸任重物",陶葆荪用通窍活血汤治愈"常欲人足蹈其胸"的验案,皆是在本方用法基础上的拓展。

【医案举例】

卢某,男,50岁,干部。主诉:顽固性胃痛18年。西医诊断为慢性胃炎。因身瘦体弱,食欲减少而来求治。初诊:胸胁作痛,喜按,喜热饮,肝着之候也。处方:旋覆花(布包)30 g,茜草6 g,火葱14茎整用(四川葱子较小者名火葱),初次煎好,分2次服之。二诊:服上方胸痛喜按之症轻减,仍喜热饮,大便曾畅解数次,肾囊微觉冷湿,照前方加味治之。处方:旋覆花(布包)18 g,茜草4.5 g,干姜12 g,云苓12 g,炒枳实(打)6 g,火葱7茎整用,服2剂。以后据病情始终以旋覆花汤为主,或配合枳术丸、瓜蒌薤白剂、《外台》茯苓饮、六君子汤等。计11诊,药19剂,肝着痊愈。[吴棹仙.医案二则.中医杂志,1964(6):29.]

(三) 心病

1. 心中风

【原文】

心中風者,翕翕發熱,不能起,心中饑,食即嘔吐。(八)

【释义】

本条论述心中风的证候。心为君主之官,不受邪;"诸邪之在于心者,皆在于心包络"(《灵枢·邪客》),故心中风者,实为风邪干于心包络。心属火,风为阳邪,心中于风,两阳相得,故翕翕发热;壮火食气,气津耗伤,精神困顿,故不能起;胃之大络上通心包,火动于中,化燥伤津,故心中饥;心胃相通,热扰于胃,胃失和降,故食即呕吐。

2. 心中寒

【原文】

心中寒者,其人苦病心如噉蒜狀,劇者心痛徹背,背痛徹心,譬如蠱注①。其脈浮者,自吐乃愈。(九)

【词解】

① 蛊注:一是形容其疼痛如虫咬之状;二是形容其痛犹虫之流窜走注。

【释义】

本条论述心中寒的证候及其预后。心中寒,寒邪外束,阳气闭结不通,其轻者胸中似痛非痛,似热非热,如食生蒜后的辛辣感觉;甚者心阳闭阻,气血不通,心痛彻背,背痛彻心,犹如蛊虫咬食之状;其脉浮者,病邪有上越外出之机,故自吐乃愈。

【点疑指难】

本条疑点为"心中寒"的病机。如徐彬、程林和周扬俊等认为是阴寒外束,心火内郁;黄元御、高学山和曹家达等则认为心阳虚衰,阴寒凝滞。前说偏于实,后说偏于虚实夹杂。

3. 心伤

【原文】

心傷者,其人勞倦,即頭面赤而下重,心中痛而自煩,發熱,當臍跳,其脈弦,此爲心臟傷所致也。(十)

【释义】

本条论述心伤的证候。劳心过度,心血损伤,气无所附,神无所藏,故一有劳倦,则阳气浮越于上而头面赤、发热;上盛下虚,中气不足,则下肢沉重无力;心虚失养,热扰于中,故心中痛而自烦;心气虚于上而肾气动于下,心肾不交,浊阴无制,故脐处跳动不适。心之平脉,累累如贯珠,今血虚不能濡养经脉,气虚而阳气外张,脉来长直劲急,无圆润滑利之象,说明心之气阴两伤所致。

【点疑指难】

对于"心伤"成因,赵良仁认为"七情所伤";朱光被认为"劳倦致伤"。

4. 心死脏脉

【原文】

心死臟,浮之實如丸豆,按之益躁疾者,死。(十一)

【校勘】

"丸豆",赵刻本作"麻豆",今据《医统》本改为"丸豆"。

【释义】

本条论述心死脏的脉象。心之平脉"累累如连珠,如循琅玕";心的真脏脉,其状浮取坚实如弹丸、豆粒样动摇,毫无柔和圆润滑利之象;重按亦见躁疾不宁之象;此为心血枯竭,心气涣散,其证多死。

【点疑指难】

本条疑点为病机。如黄树曾云"是心血已枯,神气涣散";而高学山指出"真阳外亡……真阴内竭"。

5. 心虚邪哭癫狂证

【原文】

邪哭使魂魄不安者,血氣少也;血氣少者屬於心,心氣虛者,其人則畏,合目欲眠,夢遠行而精神離散,魂魄妄行。陰氣衰者爲癲,陽氣衰者爲狂。(十二)

【释义】

本条论述心之气血虚少而致精神错乱的病证。患者无故悲伤哭泣,好像鬼邪作祟而使魂魄不安,是为气血虚少之故。血虚则肝无所藏,不能随神往来而魂不安;气虚则肺不敛,不能并精而出入,故魄不藏,导致神气不宁的精神病变。肝藏血,肺主气,而气血之主宰皆归于心,故曰"血气少者属于心"。心藏神,心虚则神怯,胆气亦不足,故其人畏惧恐怖;神气虚弱,不能统摄肝魂,精气不能上注于目,则合目欲眠,不能熟睡而梦远行;心神不敛,精气涣散,则魂魄失统而妄行。若病势进一步发展,阴气虚者可以转变为癫证,阳气虚者可以转变为狂证。

【点疑指难】

本条的"阴气衰者为癫,阳气衰者为狂"既是疑点也是难点,历来注家学者对此歧义颇多。① 认为"其义未明,当存疑",如中医二版教材《金匮要略》。② 认为原文有误,如吴谦、谭日强。③ 认为此处的"衰"字不作"衰弱"解,其中朱光被解作"病",李今庸读作"襄",作"重叠"解。④ 随文演绎,有的从正虚立论,如李彣、黄元御、黄树曾等;有的从虚实夹杂立论,如徐彬、魏荔彤。

考《难经·二十难》有谓"重阳者狂,重阴者癫",其"阴"与"阳"是通过脉象来论病邪,阴邪太盛则为癫,阳邪太盛则为狂。本条"阴气衰者为癫,阳气衰者为狂",其"阴气""阳气"指正气而言,人体阴气不足则邪易入阴而为癫,阳气不足则邪易入阳而为狂。故《难经》的癫狂从实而论,本条的癫狂从虚而论,各有所指。

（四）脾病

1. 脾中风

【原文】

脾中風者，翕翕發熱，形如醉人，腹中煩重，皮目瞤瞤而短氣。（十三）

【释义】

本条论述脾中风的证候。脾主四肢肌肉，风为阳邪，脾中于风，不能输精于四肢，故见翕翕发热、四肢痿软不用、形如醉人；脾居腹中而主湿，风邪侵袭，风湿相搏，气郁湿滞，故腹中烦重；上、下眼胞属脾，风胜则动，故皮目瞤动；脾不运湿，气机阻滞，呼吸不利，故短气。

【点疑指难】

本条疑点在于"腹中烦重"。后世注家赵良仁认为"内乱其意如醉人，而腹中烦也"，黄树曾则认为是"腹中烦重不舒"。

2. 脾死脏脉

【原文】

脾死臟，浮之大堅，按之如覆盃潔潔①，狀如搖者，死。臣億等詳五臟各有中風中寒，今脾只載中風，腎中風中寒俱不載者，以古文簡亂極多，去古既遠，無它可以補綴也。（十四）

【词解】

① 潔潔：潔，干净。潔潔，形容中空无物。

【释义】

本条论述脾死脏的脉象。脾脉当多见从容和缓而有神，今浮取则大而坚，毫无柔和之象；重按之如覆杯，外表坚硬而中空无物，其状摇荡不定，躁急无根，脉律不齐，为脾气败散，脾之真脏脉现，故主死。

【点疑指难】

本条疑点为对"按之如覆杯洁洁"的解释，李彣、高学山等重在论脉形；徐彬偏于言动态；黄树曾则论脉位。

3. 脾约证治

【原文】

趺陽脈浮而澀，浮則胃氣強，澀則小便數，浮澀相搏，大便則堅，其脾爲約，麻子仁丸主之。（十五）

麻子仁丸方：

麻子仁二升　芍藥半斤　枳實一斤　大黃一斤(去皮)　厚朴一尺(去皮)　杏仁一升(去皮尖，熬，別作脂)

上六味，末之，煉蜜和丸梧子大，飲服十丸，日三服，漸加，以知爲度。

【释义】

本条从趺阳脉象论述脾约的病机和证治。趺阳脉候脾胃之气，其脉浮而涩，浮是举之有余，属阳脉，主胃热气盛；涩是按之滞涩而不流利，为阴脉，主脾脏津液不足。《素问·厥论篇》曰："脾主为胃行其津液者也。"今胃热气盛，则脾阴为其所伤，不能为胃行其津液而肠道失润，且津液为胃热所迫，偏渗小肠，故有大便干结、小便频数之症。此即胃强脾弱的脾约病，治宜用泄热润燥、缓通大便的麻子仁丸。方中以麻子仁、杏仁润燥滑肠；芍药敛阴和脾；大黄、枳实、厚朴泄热导滞，攻下通便；以蜜为丸，意在甘缓润下，阳明燥热得泄，太阴津液得滋，脾约可愈。本方攻下之中寓有滋润之意，对后世温病学家启发甚大。如吴鞠通治阴虚便秘的增液汤,以补药之体作泻药之用,实从本方脱胎而来。

【临床应用指要】

麻子仁丸用于临床,当以燥结、微痞、微满、腹不痛、饮食正常为辨证要点,除高年津枯、阳虚体弱者外,诸种便秘而偏于实证者,均可辨证使用,且不必拘于蜜丸,初用汤剂,煎时加适量蜂蜜以增强润下,后以丸剂巩固疗效。

【医案举例】

刘某,男,28岁。患大便燥结,五六日排解1次,每次大便时,往往因努责用力而汗出湿衣,但腹中无所苦。口唇发干,用舌津舐之则起厚皮如痂,撕之则唇破血出。脉沉滑,舌苔黄。此是胃强脾弱的脾约证。疏以麻子仁丸一料,服尽而愈。[刘渡舟.刘渡舟医学全集.台北市:启业书局,1998:927.]

(五)肾病

1. 肾死脏脉

【原文】

腎死臟,浮之堅,按之亂如轉丸,益下入尺中者,死。(十七)

【释义】

本条论述肾死脏的脉象。《素问·平人气象论篇》曰"平肾脉来,喘喘累累如钩,按之而坚曰肾平",故肾之常脉当沉而有力。今轻取即坚而不柔,重按乱如转丸,躁动不宁,尺部更加明显,乃真阴不固,真阳欲脱,阴阳即将离绝,预后不良,故曰"死"。

【点疑指难】

本条疑点为对病机之释,尤怡认为是真气不固而将外越;高学山则言阳绝;赵良仁等认为乃阴阳离绝之兆。

2. 肾着证治

【原文】

腎著①之病,其人身體重,腰中冷,如坐水中,形如水狀,反不渴,小便自利,飲食如故,病屬下焦。身勞汗出,衣一作表裏冷濕,久久得之,腰以下冷痛,腹重如帶五千錢,甘薑苓术湯主之。(十六)

甘草乾薑茯苓白术湯方:

甘草 白朮各二兩　乾薑 茯苓各四兩

上四味,以水五升,煮取三升,分溫三服,腰中即溫。

【词解】

① 著:此处音义同"着",留滞附着。

【释义】

本条论述肾着病的成因和证治。肾着,乃寒湿痹着于腰部,因腰为肾之外府,故名肾着。本病多起于身劳汗出之后,冷汗久渍腰部,以致寒湿痹着,阳气不行,故腰部冷痛而沉重;"如坐水中""形如水状""腹重如带五千钱",都是形容腰部四周既冷且重之词。因病在躯体下部,邪着肾之外府,留着于经脉、肌肉,病未及肾之本脏,故口不渴、小便自利、饮食如常。所以,在治法上不必温肾,当燠土以制水,去除在经之寒湿,则肾着可愈。甘姜苓术汤重用干姜配甘草以温中散寒,茯苓配白术以健脾除湿,寒祛湿除,阳气温行,"腰中即温",肾着遂愈。

【点疑指难】

历代医家对肾着的病因病机有不同看法。尤怡等认为病在肾之外府,不在肾之中脏;周扬俊等认为是肾气本衰,水火俱虚,而后湿气得以着之;黄树曾等认为带脉为病,带脉系于腰肾而又属脾,而人以胃气为本,故治以顾脾胃为主。

【临床应用指要】

本方亦称肾着汤,临床应用以腰部沉重、冷痛为其辨证要点。然举凡证属寒湿阻滞经络,而未波及于肾的下焦诸种病证皆可用本方论治。尤其是本方所用药物重在燠土以制水湿,提示腰痛、腰冷之治,不可只责之于肾。

【医案举例】

某男,30 岁,1994 年 11 月 6 日初诊。患者述腰臀部冷痛,自裤带以下、裤裆之上时感无物覆盖,如厕每需双手按腰臀部,腰部重着。夜寐卧床,腰臀部冷甚,势如冰块置于其下,以热水袋、电热毯烘烤才卧。西医诊断臀上皮神经炎,屡与封闭治疗,时休时作,并建议行臀上皮神经切断术,因惧怕手术而来诊,舌淡、苔薄白,脉沉细。证属中阳不足,寒湿内郁。治拟温祛寒湿,甘姜苓术汤加味。炙甘草 15 g,炮姜 20 g,茯苓 20 g,白术 20 g,熟附片 15 g,川断 15 g。7 剂。二诊述腰部冷痛大有减轻,上方加桂枝 10 g,当归 15 g,又服 30 余剂。随访至今未复发。[徐永红. 甘姜苓术汤的临床运用心得. 江西中医药,2001(6):30.]

二、三焦病证举例

(一)三焦竭部

【原文】

问曰:三焦竭部①,上焦竭善噫②,何谓也? 师曰:上焦受中焦气未和,不能消谷,故能噫耳。下焦竭,即遗溺失便,其气不和,不能自禁制,不须治,久则愈。(十八)

【词解】

① 三焦竭部:三焦各部所属脏腑的功能衰退。

② 噫:嗳气。

【释义】

本条论述三焦各部脏腑功能衰退,互相影响而发生的不同病变。上焦受气于中焦脾胃,如脾胃功能衰退,不能消磨水谷,则上焦所受的是中焦陈腐之气,故常嗳出食气,说明中焦之气失和,是导致“上焦竭”的原因。下焦所属脏腑如肾、膀胱、大小肠等的功能衰退,二便失约,可见遗溺或大便失禁等现象,病属下焦,而与中、上二焦相关联。三焦各有分部,功能相互为用,又相互影响,但关键在于中焦脾胃,土为万物之本,故仲景发问“上焦竭善噫,何谓也”。“不须治,久则愈”强调论治三焦病证,不要拘泥于上下症状,治当以中焦为本,待中焦气和,升降有序,上下之证自愈。

【点疑指难】

对本条之“不须治,久则愈”,程林等认为是不需治疗,久则正气复而自愈;徐彬认为当治其下焦;魏荔彤等认为不需治其下焦或上焦,“但理其中焦可也”。

(二)热在三焦及大小肠寒热病变

【原文】

师曰:热在上焦者,因咳为肺痿;热在中焦者,即为坚①;热在下焦者,则尿血,亦令淋秘②不通,

大腸有寒者,多鶩溏③;有熱者,便腸垢④。小腸有寒者,其人下重便血,有熱者,必痔。(十九)

【词解】

① 坚:指大便坚硬。

② 淋秘:淋是指小便淋沥涩痛。秘作"闭"解,指小便癃闭不通。

③ 鹜溏:鹜即鸭。鹜溏,指如鸭的大便,水粪杂下。

④ 肠垢:指黏液垢腻的粪便。

【释义】

本条论述三焦热证和大、小肠寒热病变。肺居上焦,热在上焦者,肺失清肃则气逆而咳,咳久气津俱伤,肺叶萎弱,可形成肺痿;脾胃同居中焦,热在中焦者,消灼脾胃之阴津,肠道失润,大便燥结坚硬;肾与膀胱同居下焦,热在下焦者,灼伤肾和膀胱络脉则尿血,热结气分,气化不行,则小便淋涩,尿道刺痛或癃闭不通。大肠为传导之官,其病则为传导功能失常,但在辨证上有寒热之分,寒则水粪杂下而为鹜溏;热则粪便黏滞垢腻不爽。小肠为受盛之官,其病则为受盛化物功能失职,有寒则阳虚气陷而不能统摄阴血,故下重便血;有热则热移广肠,结于肛门,经脉郁滞,而生痔疮。

三、积聚、䅽气的鉴别和积病主脉

【原文】

問曰:病有積、有聚、有䅽氣①,何謂也? 師曰:積者,臟病也,終不移;聚者,腑病也,發作有時,展轉痛移,爲可治。䅽氣者,脅下痛,按之則愈,復發爲䅽氣。諸積②大法,脈來細而附骨者,乃積也。寸口,積在胸中;微出寸口,積在喉中;關上,積在臍傍;上關上③,積在心下;微下關④,積在少腹;尺中,積在氣衝⑤;脈出左,積在左;脈出右,積在右;脈兩出,積在中央。各以其部處之。(二十)

【校勘】

"脉出右",赵刻为"脉在右",现从《医统》本改。

【词解】

① 䅽气:䅽同"谷"。䅽气,即水谷之气停积留滞之病。

② 诸积:包括《难经·五十六难》所称五脏之积,即心积曰伏梁,肝积曰肥气,脾积曰痞气,肺积曰息贲,肾积曰奔豚。其病多由气、血、食、痰、虫等的积滞所引起。

③ 上关上:关上即是关部,上关上,指关脉的上部。

④ 下关:指关脉的下部。

⑤ 气冲:即气街,穴名。在脐下5寸,任脉曲骨穴旁开2寸。此处代表气冲穴所在的部位。

【释义】

本条论述积、聚、䅽气三者的区别和诊脉以辨积病的部位。积和聚,每常连称。积病多在脏,痛有定处,推之不移,多病于血分,为阴凝所结,病位深,病情重,病程长,治疗难;聚病在腑,痛无定处,发作有时,推之能移,时聚时散,为气滞所聚,故病在气分,病位浅,病情轻,病程短,治疗易。䅽气为谷气壅塞脾胃,升降受阻,肝失条达,气机郁结,故胁下痛,按摩疏利,气机暂得通畅,胁痛可暂得缓解,但并非真愈,不久气复结而痛再作,终需消其谷气,病根得拔,痛方得消,病方可痊愈。积病属阴,故"脉来细而附骨",即重按至骨方能触及,这种细而沉伏的脉象,可诊断为积病,犹言积病脏深病重。

至于"寸口,积在胸中……各以其部处之"一段,文中列举脉出之处,以定积病的部位,与临床不尽相符,可存疑。

【点疑指难】

本条疑点在于谷气的病机。一说为饮食所伤，脾胃受损，并累及肝气受抑，如徐彬、尤怡等；又一说则认为是"饮积胁下痛也"，如吴谦等。

<h2 style="text-align:center">内 容 归 纳</h2>

```
                    ┌肺病┬肺中风(一条)
                    │    ├肺中寒(二条)
                    │    └肺死脏脉(三条)
                    │    ┌肝中风(四条)
                    │肝病├肝中寒(五条)
                    │    ├肝死脏脉(六条)
                    │    └肝着证治——旋覆花汤方(七条)
                    │    ┌心中风(八条)
                    │    ├心中寒(九条)
五脏病证举例─────────┤心病┼心伤(十条)
                    │    ├心死脏脉(十一条)
                    │    └心虚邪哭癫狂证(十二条)
                    │    ┌脾中风(十三条)
                    │脾病┼脾死脏脉(十四条)
                    │    └脾约证治——麻子仁丸方(十五条)
                    └肾病┬肾死脏脉(十七条)
                         └肾着证治——甘草干姜茯苓白术汤方(十六条)

三焦病证举例┬三焦竭部(十八条)
           └热在三焦及大小肠寒热病变(十九条)

积聚、䅽气的鉴别与积病主脉(二十条)
```

痰饮咳嗽病脉证并治第十二

导学

本篇介绍了痰饮病成因、脉症、分类、治则和辨证施治等内容,为后世痰饮学说奠定了坚实的理论基础。通过学习,应重点掌握痰饮病的治疗原则、辨证思路以及各证的主要脉症、方药组成和特殊煎服法等;熟悉痰饮病的成因与分类;了解痰饮的概念。

本篇专论痰饮病,所涉咳嗽皆由痰饮所致,不包括其他原因引起的咳嗽。

该篇将痰饮病分为痰饮、悬饮、溢饮、支饮等四饮。篇中"痰饮"一词有广义和狭义之别。作为病名,专指水饮停蓄于身体某处所引起的一种疾病,属广义痰饮。代表四饮之一,仅指饮停肠胃的病变,为狭义痰饮。痰饮病的常见症状有咳嗽,气喘,短气,头晕目眩,胸胁、脘腹胀满或痞坚,呕吐涎沫,心悸或心下悸,身体疼痛或沉重,小便不利,泻下涎沫等。

本篇除四饮外,尚有留饮和伏饮之名。留饮是指水饮留而不去者,伏饮是指水饮潜伏不出者。"留"和"伏"揭示了饮病久与深的发病特点,并非四饮之外另有所分。篇中还有微饮之称,是指饮邪轻微者。这些均属广义痰饮范围。

《金匮要略》首创痰饮病之名,至今临床仍然沿用。本篇有关四饮的划分和称谓,临床依然适用。篇中所提出的"温药和之"治疗原则,一直被历代医家所推崇,并有效地指导着痰饮病的治疗。该篇辨饮停部位、饮邪微盛、饮留深浅与久暂,以及饮邪与五脏的关系等思路,对于痰饮病的辨证论治颇有启迪,故本篇有重要的临床价值。

一、成因、脉症、分类与预后

(一) 成因和脉症

【原文】

夫病人飲水多,必暴喘滿。凡食少飲多,水停心下。甚者則悸,微者短氣。

脈雙弦者寒也,皆大下後善虛。脈偏弦者飲也。(十二)

脈浮而細滑,傷飲。(十九)

【释义】

原文第十二条主论痰饮病的成因和脉症。已病之人饮水过多,津液代谢失常,可致水聚成饮。若饮逆犯肺,肺失宣降,必发喘满,此与《伤寒论》辨太阳病脉证并治篇中 75 条"发汗后,饮水多必喘"之状相似。凡脾胃素虚而食少之人,脾胃纳运无力,又饮水过多,致运化失职,水谷不归正化,反停于心下成饮。饮停心下有轻重之分,轻则妨碍气机而短气,重则饮邪凌心而悸。

痰饮病多见弦脉,但有别于阳虚里寒证的脉弦。前者是饮停身体某处,常为一手脉弦而有力;后者属阳虚里寒,多两手脉俱弦必无力。

原文第十九条指出了伤饮的脉象。脉浮不沉,则病不深;细滑并见,揭示饮邪不甚;伤饮,意谓饮病初期,饮微邪未深之证,故见脉浮而细滑。

【点疑指难】

不少教材将"夫病人饮水多,必暴喘满"一句看作是指暂时性的停水,并非痰饮成因,以此与后文的"食少饮多"比较。而注家有不同见解,如徐彬认为前句是言饮病骤发者,后句是指饮病渐积者。

"伤饮",有的概作病因解,指外饮所骤伤、饮水过多,如徐彬、尤怡、黄树曾;有的看作是饮病初起阶段,水邪未深,如吴谦、朱光被。

【临床应用指要】

本条表明脾虚是痰饮病的内因之一,欲防治痰饮病,应顾护脾胃。此外,饮水过多可能是脾虚病饮的诱因,故脾虚之人宜注意饮食调护。

痰饮病既可见脉偏弦,也可见浮而细滑,故知痰饮病脉象不止一种。因痰饮病邪的深浅、轻重、久暂不同,脉象亦各异,临床上切勿拘泥。

(二)四饮脉症

【原文】

問曰:夫飲有四,何謂也? 師曰:有痰飲,有懸飲,有溢飲,有支飲。(一)

問曰:四飲何以爲異? 師曰:其人素盛今瘦,水走腸間,瀝瀝有聲,謂之痰飲;飲後水流在脅下,咳唾引痛,謂之懸飲;飲水流行,歸於四肢,當汗出而不汗出,身體疼重,謂之溢飲;咳逆倚息,短氣不得臥,其形如腫,謂之支飲。(二)

【释义】

此两条总论痰饮病分类和主症。根据饮停部位,痰饮病分为四类,即痰饮(狭义)、悬饮、溢饮、支饮。凡水饮流走肠胃者,属痰饮。饮在肠间,与气相击,故沥沥有声。饮停于胃,脾运失常,饮食不化精微,反停聚为饮,肌肉失于充养,则形体消瘦。水饮流注胁下,影响肝肺气机升降,见咳唾引胸胁疼痛者,属悬饮。水饮流行于四肢,使肺气失宣、脾气不运,当汗出而不汗出,身体疼痛而沉重者,属溢饮。水饮停于胸膈,致肺失宣降,心阳阻遏,出现咳嗽气喘倚息、短气不能平卧、外形如肿者,属支饮。原文论悬饮、溢饮、支饮的主症较详,对痰饮(狭义)的主症叙述较略,故宜合参相关条文。

【点疑指难】

本条的疑点是对"其形如肿"的理解。有的认为是如肿而非肿,乃暂时性气逆上浮所致,如徐彬;有的看作是浮肿,由水饮外出引起,如唐宗海、黄树曾。

【临床应用指要】

仲景据饮停部位和主症不同,将痰饮病分为四饮。从临床实际看,四饮既可分,亦常相兼为患。故临证宜根据主症,辨明饮停部位、受累脏腑和邪正的盛衰,随证施治。

【原文】

肺飲不弦,但苦喘短氣。(十三)

支飲亦喘而不能臥,加短氣,其脈平也。(十四)

【释义】

原文第十三条论肺饮的脉症。肺饮即饮邪在肺,应属支饮范畴,其脉可以不弦;水饮犯肺,气逆不降,故苦于喘逆短气。

原文第十四条再论支饮的脉症。支饮是饮停胸膈,因妨碍肺气肃降,故气喘而不能平卧,并见短气、脉平。

【点疑指难】

此两条的疑点都在脉象。为何肺饮不弦?注家有从肺饮所涉脏腑解者,如李彣、吴谦认为是病在肺而不在肝的缘故;曹家达认为是病不在下,即非肾脏虚寒、寒水上逆所致;亦有从病情深浅轻重分析者,如赵良仁、陈念祖认为是水饮未积、病邪不甚;魏荔彤却认为脉不弦则必见沉紧,是病情至深的反映;还有存疑者,如尤怡认为此两处脉象"未详何谓"。

脉平,多数注家作脉不弦解,魏荔彤则认为虽浮取、中取不弦,沉取必弦紧;吴谦看成是指肺的平脉,即或浮或涩或短,是详说第十三条的不弦之义。对脉平的辨证意义,主要有三种看法:① 赵良仁认为是饮邪尚不留伏、不停积;② 徐彬认为是未妨及脉;③ 魏荔彤认为其病深重;④ 尤怡、丹波元简俱存疑。

(三) 水在五脏症状

【原文】

水在心,心下坚筑①,短气,恶水不欲饮。(三)

水在肺,吐涎沫,欲饮水。(四)

水在脾,少气身重。(五)

水在肝,胁下支满,嚏而痛。(六)

水在肾,心下悸。(七)

【校勘】

"心下悸",《金鉴》谓"'心'字,当是'脐'字"。

【词解】

① 心下坚筑:心下,相当于上脘处。坚,坚实凝结之意。筑,《说文》"捣也",此处引申为动悸不宁。心下坚筑,即上脘部位感觉坚实不舒、动悸不宁。

【释义】

上五条论述水饮在五脏的症状。水在某脏,是指水饮影响某脏。因其气机受阻,功能失常,故有相应表现。

水饮凌心,心阳阻遏,故心下坚实不舒、悸动不宁;饮乘心胸,妨碍气机升降,则短气;心阳被水饮所困,因而恶水不欲饮。

水饮射肺,宣降失常,气不布津,则欲饮水;水饮上逆,故吐涎沫。

水饮困脾,运化失职,中气不足,故少气;水饮浸渍肌肉,则身重。

水饮侵肝,其气郁遏,故胁下支满;饮邪循经扰肺,则嚏而胁下痛。

水饮犯肾,气化失司,下焦饮动,故脐下悸。

【点疑指难】

如何看待水在五脏?水在五脏宜与四饮合参。四饮虽以饮走肠间(包括饮在心下)、饮流胁下、饮溢四肢、饮在膈间分论,但因五脏各居定所,故四饮必然会波及相关脏腑。仲景主要从四饮论治,未从水在某脏出方。

【临床应用指要】

从临床医家的辨治经验看,水在心、肾可从痰饮(狭义)辨治,水在肺宜归属支饮,水在脾与痰饮、溢饮有关,水在肝为悬饮。

(四)留饮与伏饮

【原文】

夫心下有留飲,其人背寒冷如手大。(八)

留飲者,脅下痛引缺盆,咳嗽則輒已。一作轉甚。(九)

胸中有留飲,其人短氣而渴;四肢歷節痛。脈沉者,有留飲。(十)

【释义】

上三条论述留饮的证候。留饮,是指水饮久留不去者。饮留部位不同,见症亦各异。饮留胸膈或胃,不仅阻遏其阳气,使之不能通达于背,而且饮邪还可流注其背俞穴,以致背冷如手大。饮留胁下,肝肺气机不利,肝络失和,则胸胁痛引缺盆;咳嗽时振动病所,故痛尤甚。饮留胸中,妨碍呼吸之气的升降则短气,气不布津故渴。饮留四肢,流注关节,致阳气不通,可出现四肢历节痛。无论饮留何处,总属阴邪为患,每易闭阻阳气,故留饮常见脉沉。

【点疑指难】

第八条"心下"究指何处? 注家有谓心、胸膈、胃等处的不同。对饮留心下的四饮归属,徐彬认为是痰饮,高学山认为是支饮。

第九条"咳嗽则辄已"是难点。《脉经》卷八作"咳嗽转盛,一云辄已",《千金要方·卷十八》为"转甚"。注家有从"转甚"而解者,如程林、李彣、黄元御、吴谦等;有遵"辄已"诠释者,如赵良仁、徐彬、尤怡、朱光被、曹家达、陶葆荪等。其中,对"辄已"的解释又有两说,一是胁下痛因咳嗽而暂减,二是因惧痛而忍咳。

【临床应用指要】

饮停所致的背寒冷如手大,应与风寒外感引起的背恶寒区别。其治疗可辨证选用苓桂术甘汤、小半夏汤、小青龙汤等方。

后世医家发展了留饮"四肢历节痛"的理论,认为历节病、痹证日久,可致痰流关节,瘀阻络脉,引起肢体麻木、疼痛剧烈,甚至骨节变形。此时,宜辨证加入活血行瘀、化痰通络之品。

【原文】

膈上病痰,滿喘咳吐,發則寒熱,背痛腰疼,目泣自出,其人振振身瞤劇,必有伏飲。(十一)

【释义】

本条论述膈上伏饮和发作时的表现。伏饮,是指痰饮伏于胸膈,难于根除,常由外感而引发的证候。饮伏膈上,心阳受阻,肺失肃降,常见胸满气喘、咳吐痰涎等。若气候变化或外受风寒,每易引动内饮,加剧病情。风寒侵袭太阳经脉,故恶寒发热、背痛腰疼;表寒里饮,闭阻于肺,气逆上迫,故满喘咳吐加剧,咳甚则眼泪自出;饮邪内伏,易伤阳气,外寒内饮,必遏阳气,导致经脉失于温养,故喘甚可见身体摇动。

【点疑指难】

"其人振振身瞤剧"的具体表现,是本条的难点。多数注家未详释,唯程林注为"喘甚则息摇肩而振振身瞤",李师彦亦谓"形容其发作咳逆上气之甚"。

【临床应用指要】

对本条的病证,有注家认为是哮喘之类。其治疗宜据发作后和未发前分别立法,视其表里寒热虚实辨证选方。

(五) 饮病预后

【原文】

脈弦數,有寒飲,冬夏難治。(二十)

【释义】

本条从脉象判断寒饮的预后。饮病常见脉弦,若脉弦数,是寒饮夹热,预示冬夏难治。因冬寒利于热却不利于饮,治取温法化饮又恐助热;夏热利于饮却不利于热,欲用清法除热则虑碍饮。

【点疑指难】

吴谦等认为,本条"'数'字当是'迟'字,始与寒饮相合"。但谭日强指出,此说与"冬夏难治"合解,则不通。

【临床应用指要】

寒饮夹热,冬夏难治,只是针对单用温药或纯投寒凉而言。若温药之中兼以清热,如厚朴麻黄汤、小青龙加石膏汤之属,则可寒热兼顾。

二、治则

【原文】

病痰飲者,當以溫藥和之。(十五)

【释义】

本条指出痰饮病的治疗大法。饮为阴邪,最易伤阳。饮由水聚,遇寒则凝,得温则行。若阳气能运、能宣、能化,饮邪可祛,故"当以温药和之"。"温药"能振奋阳气、开发腠理、通行水道;"和之"谓虽温不可太过,亦非专于温补,而应温药调和、调理。

【临床应用指要】

"温药和之"为痰饮病的治本之法,而非痰饮病唯一的治法。观本篇既用了桂枝、白术、半夏、生姜、干姜、细辛、麻黄、椒目、厚朴、枳实、大枣、五味子、芫花等温药,也有甘草、茯苓、猪苓、杏仁等性平之品,寒凉的石膏、木防己、泽泻、葶苈子、大黄、甘遂、大戟亦在应用之列。由此可见,欲从根本治愈痰饮病,要用温药调理。若病情需要,也可使用寒凉之品。

三、证治

(一) 饮停心下、肠间

1. 脾胃阳虚饮停

【原文】

心下有痰飲,胸脅支滿,目眩,苓桂朮甘湯主之。(十六)

茯苓桂枝白朮甘草湯方:

茯苓四兩　桂枝三兩　白朮三兩　甘草二兩

上四味,以水六升,煮取三升,分溫三服,小便則利。

【释义】

本条论述脾胃阳虚饮停心下的证治。心下,此相当于胃脘部位。饮停心下,妨碍胸胁间气机畅达,故胸胁支满;饮阻中焦,清不升,浊不降,则头晕目眩。此由脾胃阳虚,饮停心下所致。以苓桂术甘汤温阳蠲饮,健脾利水治之。方用茯苓淡渗利水,桂枝辛温通阳,两者相合,能温阳消饮;白术健脾燥湿,甘草和中益气;两药相配,补土制水。药后脾阳振奋,水道通畅,饮从下出,故云"小便则利"。

【点疑指难】

本条疑点有二,一是"心下"究指何处? 有认为在脾胃,侧重中焦者,如李彣、魏荔彤、尤怡;有泛指胃之上、心之下,或言心包络,或指膈间,主偏上焦者,如赵良仁、徐彬、吴谦等。

二是对"支"字的解释,有从症状解作痞者,如徐彬、陶保荪;有从部位解为胃的支系——胸胁者,如魏荔彤、黄树曾。

【临床应用指要】

用苓桂术甘汤获效的关键是紧扣脾胃阳虚、痰饮内停的病机。头晕目眩、呕吐涎沫、背寒冷如手大、胸胁胀满、短气、心悸等,皆为其常见的选方指征。

本方消中兼补,药性偏温,用于饮邪偏盛者,宜酌加祛饮逐邪之品;病情挟热者,可加清热之药。

【医案举例】

张某,男,48 岁。病者患内耳眩晕症已近 5 年,近 1 个月来持续眩晕,自觉天地旋转,如坐舟船,头晕欲仆,视物旋转,胸中烦满,呕逆泛恶,身体困重,不思饮食,舌苔白滑,舌质暗,脉沉细。中医据其脉症,辨属脾失健运,痰湿内停,水饮上犯,胃失和降。治以健脾化痰,温阳利水,降逆和中。处方:云苓 30 g、桂枝 10 g、白术 12 g、甘草 6 g、泽泻 25 g、钩藤 20 g、菊花 15 g,5 剂。二诊:头晕明显好转,呕吐止,纳食增加,精神渐振,原方续进 6 剂后眩晕痊愈。[张相金.苓桂术甘汤验案四则.兰州医学院学报,2002,28(2):71.]

2. 水饮上泛冒眩

【原文】

心下有支饮,其人苦冒眩,泽泻汤主之。(二十五)

泽泻汤方:

泽泻五两   白术二两

上二味,以水二升,煮取一升,分温再服。

【释义】

本条论述水饮上泛冒眩的证治。饮停心下,清阳不升,浊阴上泛,故苦于头昏目眩。法当利水消饮,健脾制水,用泽泻汤治疗。方中重用泽泻淡渗利水,引浊阴下行;轻取白术温补培土,以制水饮。

【点疑指难】

有关本证在四饮的归属,是本条的疑点。多数注家据原文"支饮"两字将其归入支饮范畴,如《衍义》《金鉴》等;当代医家亦有依"心下"部位把本证划入痰饮(狭义)之列者,如中医五版教材《金匮要略讲义教参》、《金匮指要》等。

本方与苓桂术甘汤均可治饮病眩晕,都有利水之功,但同中有异,兹比较如表12-1。

表 12-1　泽泻汤与苓桂术甘汤鉴别表

方　名	病　机	主　症	治　法	用药特点
泽泻汤	心下饮盛上泛	冒眩严重	利水消饮为主,兼以健脾制水	重用甘寒的泽泻,轻取性温的白术
苓桂术甘汤	脾胃阳虚,饮停心下	胸胁支满,目眩	侧重于温阳蠲饮,健脾与利水相当	用性平味淡的茯苓配性温味甘的桂枝、白术

【临床应用指要】

泽泻汤主治的眩晕,当属水饮上泛、清阳不升、浊阴不降者。临床上常见头晕目眩较甚,伴头目昏沉,精神不振,舌体胖大或边有齿印,苔白滑或白腻,脉弦或滑或濡等。

【医案举例】

林某,女,35 岁,1985 年 8 月 15 日就诊。2 日前在农田劳动时,因天气炎热,出汗较多,口渴较甚,故连饮凉井水两大碗,随即出现心下痞闷不适,弯腰劳动时,感觉水在胃中晃荡,有时反流到口中。曾服胃舒平未见效,且症状加重,出现头目昏眩,不能站立行走。诊见患者仰卧于床,诉前日所饮之水仍在胃中停留,既不下行,又不呕出,痞闷难受,起床时头昏目眩较甚,平素食欲欠佳,大便较软,舌质淡红,苔白燥,脉弦滑。辨证:素体脾虚,水饮停胃。治法:健脾利水。用泽泻汤:泽泻 50 g,白术 30 g。日 1 剂,以水 500 ml,煮取 150 ml,分早、中、晚 3 次温服完。服 2 剂后,患者即感胃中舒适,头目昏眩消失,起床活动如常人。[顾文忠. 泽泻汤治验一则. 实用中医药杂志,2002,18(8): 38.]

3. 停饮上逆呕吐

【原文】

呕家本渴,渴者爲欲解,今反不渴,心下有支饮故也,小半夏汤主之。《千金》云小半夏加茯苓湯。(二十八)

小半夏湯方:

半夏一升　生薑半斤

上二味,以水七升,煑取一升半,分溫再服。

先渴後嘔,爲水停心下,此屬飲家,小半夏茯苓湯主之。方見上。(四十一)

【释义】

原文第二十八条论述心下停饮致呕的预后和治疗。饮病呕吐者出现口渴,为饮随呕去,胃阳渐复,预示病欲解;若呕后不渴,表明心下仍有水饮停留。治以小半夏汤温化寒饮,和胃止呕。方中半夏、生姜皆辛温之品,能温化水饮、降逆止呕,且生姜能制半夏的毒性。原方"用水七升,煮取一升半",亦寓久煎浓取,以减半夏之毒。

原文第四十一条再论饮停心下作呕的证治。"先渴"为饮停心下、津不上承所致;"后呕"是因渴而饮水,加重停饮,饮盛上逆的缘故。对此水饮上逆之呕,当用小半夏茯苓汤利水蠲饮,降逆止呕。本方在小半夏汤的基础上,加一味茯苓以淡渗利水、导饮下出。

【点疑指难】

第二十八条的疑点是"呕家"的含义,多数注家理解为泛指所有的呕吐,尤怡、赵良仁则认为专指饮病呕吐。

【临床应用指要】

小半夏汤对饮邪导致的呕吐,疗效显著。其辨证要点是呕吐痰涎或清水,口淡,不渴,或虽渴但饮水不多,舌淡苔白滑润或白腻,脉弦或滑或濡。本方被后世称作治呕的主方、专方,故亦可用于其他原因导致的呕吐,但应随证加味。

小半夏加茯苓汤亦常用于水饮内停引起的呕吐,其选方依据除具备小半夏汤证特点外,还多伴心悸或心下悸、眩晕等症。

【医案举例】

王某,女,53 岁,退休工人,1963 年 5 月 10 日初诊。眩晕 3 日,呕吐频繁,呕吐物俱是清水涎沫,量多盈盆,合目卧床,稍转动便感觉天旋地转。自述每年要发数次,每次发作长达月余,痛苦不堪,西医诊断为内耳眩晕症。刻诊见形体肥胖,苔薄白而腻,脉沉软滑。此水饮停胃,浊邪僭上,清空不清。法当和胃化饮,饮化浊降则诸症自除。处方:制半夏 12 g,生姜 10 g。2 剂。5 月 13 日复诊:眩晕、呕吐均止。原方加茯苓 12 g。续服 2 剂。并予丸方(二陈汤加白术、姜汁泛丸)常服,以求巩固。追访 2 年,未发作。[姚立丹,等.眩晕十则.中医杂志,1980(7):16.]

4. 下焦饮逆悸眩

【原文】

假令瘦人脐下有悸,吐涎沫而癫眩,此水也,五苓散主之。(三十一)

五苓散方:

澤瀉一兩一分　豬苓三分(去皮)　茯苓三分　白朮三分　桂二分(去皮)

上五味,爲末,白飲服方寸匕,日三服,多飲暖水,汗出愈。

【校勘】

泽泻一两一分,《述义》:"按小岛尚质曰:'泽泻一两一分,当作五分,始合古义。此方,《伤寒论》一以铢两称,却是后人所改。'此说确。又按《外台》黄疸,引《伤寒论》,作泽泻五分。益足以征矣。"《浅注》所载五苓散方同《伤寒论》,当是。

【释义】

本条论述下焦饮逆悸眩的证治。在杂病中,瘦人既可见于虚劳、历节等病,也可见于痰饮病者,正如第二条所谓"其人素盛今瘦"。假如饮停下焦,扰动于内,则脐下悸;泛于中焦,随胃气上逆,遂吐涎沫;水饮阻遏清阳上达,故癫眩。诸症皆由水饮作祟,治宜化气利水,导饮下出,方用五苓散。方中泽泻、猪苓、茯苓淡渗利水,祛饮于下;白术性温健脾制水,桂枝辛温通阳化气。诸药合用,组成通阳化气利水的专方。白饮即米汤,以此送服散剂,是借之充养胃气;多饮暖水,既可补充水津,增益汗源,又能温助胃阳,鼓舞卫气,冀阳气内外宣通,以助药力。

【点疑指难】

本条的疑点有两处,一是形瘦的原因,多数注家认为是饮病所致;赵良仁则谓"必非病瘦,乃禀形也";吴谦等却对"瘦"字质疑,指出当是"病"字。二是对"癫"字的理解,主要有两种看法:把癫看作"巅",癫眩,即头眩,如尤怡、吴谦、高学山等;将癫解为神昏或神明浊乱,如赵良仁、李彣。

【临床应用指要】

应用五苓散获效的关键是紧扣水饮在下、膀胱气化不利的病机。小便不利,脐下悸动不适或小腹胀满,舌淡红,苔白腻或白滑,为常见的选方指征。本方亦可作汤剂使用。

【医案举例】

王某,女,39 岁,社员,1975 年 5 月就诊。患者素有气管炎史,近日来,突然头晕眼花,视物有天旋地转之感,遂赴某医院求治,诊为内耳眩晕证,服药无效,乃邀余诊治。查:体质较瘦,闭目卧床仍觉旋转不已,头重如裹,耳鸣如蝉,呕吐涎沫,时而大吐,脉弦,苔白腻。此中阳不振,气化失常,不能运化精微,致使痰浊中阻之故也。根据《金匮要略·痰饮咳嗽病》篇"假令瘦人脐下有悸,吐涎沫而癫眩,此水也,五苓散主之"之义,投五苓散加味:猪苓6g,泽泻9g,白术6g,云苓6g,桂枝5g,半夏15g,陈皮10g,甘草10g,赭石25g,4剂。上方服完后,病势大减,视物已不旋转,能下床料理家务,效不更方,又进4剂,竟获痊愈。嘱用补中益气汤调理半月,1年后随访,再未复发。[王殿威.五苓散的临床应用.中医药学报,1986(5):42.]

5. 肠间饮结成实

【原文】

腹满,口舌乾燥,此肠间有水气,己椒苈黄丸主之。(二十九)

己椒苈黄丸方:

防己 椒目 苈苈(熬) 大黄各一两

上四味,末之,蜜丸如梧子大,先食饮服一丸,日三服,稍增,口中有津液。渴者加芒硝半两。

【释义】

本条论述肠间饮聚成实的证治。饮聚肠间,壅阻气机,故腹满;饮阻气结,津不上承,则口舌干燥;而水走肠间,当闻及沥沥之声。病由肠间饮聚成实,气机壅阻所致。治用己椒苈黄丸涤饮泄实,前后分消。方中苦寒的防己、苈苈合辛温的椒目皆能利水,以导饮从小便去;大黄泄实,则逐饮从大便出;苈苈还能开泄肺气,有助于大肠的通利。因该方属攻下剂,故服药量由少渐增;得药后"口中有津液",是饮消气行、津液上达之征。若渴者,为肠间饮结难去,应加芒硝软坚散结,以助大黄涤饮下出。

【点疑指难】

该条的疑点为本证是否挟热。多数注家未言及热,中医四版、五版和新世纪版金匮要略教材均同此;赵良仁提出饮积气郁成热,中医六版和新世纪版七年制金匮要略教材从之。

【临床应用指要】

临床医家多将本方用于痰饮结聚肠腑或蓄积胸腹的标实急重证。以胸或腹胀满,脘腹中辘辘有声,小便不利,大便秘结或不畅,苔厚腻,脉弦数或沉弦有力为常见脉症。临证可随症加味,对脾虚饮停者不可用本方。且方中防己未言"木",宜用汉防己。

【医案举例】

薛某,女,41岁,1978年6月初诊。患者于1968年盛夏劳动后,一次吃数支冰棍,随后出现胃脘疼痛。继而腹部胀大,身体消瘦,不能坚持正常工作。先后两次以肠功能紊乱收住院治疗,服疏肝健脾方药数百剂,效果不显。延余诊治,症见:腹大如臌,腹胀,口渴而不欲饮,每日进食200g左右,食后肠鸣,沥沥有声。大便每日2~3次,呈细条状,难以解出。半年经行1次,量少色淡。舌质淡,苔白滑,两脉弦缓。此乃饮邪内结,中阳被遏,饮留肠间。拟己椒苈黄汤用其苦辛宣降,前后分消。处方:防己、椒目各10g,苈苈子9g,大黄6g。服3剂后,矢气频频,大便通畅而量多,腹胀稍减轻。守原方再进3剂,腹胀大减,未闻腹鸣,饮食渐增,口渴欲饮,病有向愈之势。停药注意饮食,调理月余,病渐愈。[孙德华.经方治验两则.辽宁中医杂志,1987(2):34.]

6. 留饮邪实欲去

【原文】

病者脉伏,其人欲自利,利反快,虽利,心下续坚满,此为留饮欲去故也,甘遂半夏汤主之。(十八)

甘遂半夏汤方:

甘遂大者三枚　半夏十二枚(以水一升,煮取半升,去滓)　芍藥五枚　甘草如指大一枚(炙),一本作无

上四味,以水二升,煮取半升,去滓,以蜜半升,和藥汁煎取八合,顿服之。

【释义】

本条论述留饮的证治。饮邪久留,阻遏阳气,故见脉伏,此类患者若无外感内伤或药误等诱因而见下利,且利后反觉畅快,这是留饮有欲去之势。利后饮邪稍减,人暂舒快,但饮留既久,终难尽祛,加之新饮复积,故仍觉心下坚满。此属留饮实证,邪欲下趋,去而未尽。治宜因势利导,攻逐水饮,以绝病根,方用甘遂半夏汤。方中甘遂攻逐水饮,半夏散结化饮,芍药兼顾脾阴,甘草配甘遂,两相攻击,以激荡留饮而攻除之,加入蜜同煎,意在缓急解毒。诸药合用,开破利导,峻逐饮邪。方后注"取八合,顿服之",寓示该方不是平常之剂,不宜多用。

己椒苈黄丸和甘遂半夏汤都属攻下剂,主治痰饮实证,但有区别。甘遂半夏汤证是饮留胃肠,且饮邪有下行欲去之势,以脉伏、欲自利、心下坚满为主症,重在攻逐,属通因通用之例,因病情深痼,其用药不拘常法,以甘遂、甘草同用。己椒苈黄丸证为饮聚肠间成实,以腹满、口舌干燥为主,其大便秘结或不畅,法取涤饮泄实,意在前后分消。

【点疑指难】

本条的疑点有两处。① 甘遂配甘草的作用:注家有两种看法,一种认为是借助两药相反之性以增强攻逐留饮之力,如尤怡及李彣所引李玮西的观点;二是认为取甘草之性缓,以缓解甘遂之性急,如高学山。② 本方的煎煮法:原方在甘遂、半夏之后有"以水一升,煮取半升,去滓",似乎说明甘遂与半夏应先煎;但其后又云"上四味,以水二升,煮取半升,去滓",与前述不合。宜遵《金匮要略今释》所说"应据《千金》"之法。《千金要方·卷十八·痰饮第六》记载,甘遂与半夏同煮,芍药与甘草同煮,然后将两药汁加蜜合煎,顿服之。

【临床应用指要】

临床应用本方要注意三点。① 严把适应证:该方非平常之方,属于攻破之剂,临床上应确认是水饮病邪久留的顽疾重症才可使用。若用于久泻者,当伴脘腹胀满疼痛、不喜按或拒按,泻后轻松舒快、脘腹满痛减轻,苔厚腻、脉沉伏有力等特点。② 切记甘遂和甘草的剂量比例:据临床医家经验,当两药取同一剂型入药(如均取水煎剂或散剂)时,甘草应小于甘遂或两药等量;若甘草用水煎,甘遂取散剂冲服,则既有两药等量者,也有甘草大于甘遂者。但实验研究发现,若甘草量大于甘遂,则有相反作用,甘草愈多,毒性愈大。③ 务须留心煎服方法:可遵循《千金要方》记载的方法,或将半夏、甘草、芍药同煎,送服甘遂末。但无论采取何种方法,都应在煎好的药汁中兑入白蜜同服。

【医案举例】

阎某,男,56岁。该患者为一彪形大汉,声如洪钟,但面色稍带萎黄。诉每晨必泻,呈喷射状,有时迫不及待,腹中满痛拒按,泻后稍觉轻松,但到中午腹满如故,口干不欲饮,如此已七八年,素嗜酒肉。视其舌苔白腻,诊其脉微细而滑。先与"无忧散"(由炙黄芪、木通、桑白皮、陈皮、白术、木香、胡椒、牵牛子8味药组成,出自《普济本事方》)1付,次日来云:"服药后泻肚几次,只是不济多大事,肚子这会儿还是照样的胀。"察其脉症,当补否?当泻否?举棋不定,暂处保和丸1盒。伊去后余实发起愁来,适刚购得《慢性腹泻专辑》一书,当阅至衣宸寰《峻下留饮,久泻秘钥》一文时,不禁拍案叫绝!自责曰:《金匮》甘遂半夏汤一方早就熟读,却不敢使用,余何拙笨如此……隔数日阎翁复来。即处甘草10 g,半夏10 g,白芍15 g,甘遂(研末)3.5 g,蜂蜜150 g为引。嘱先煎前三味,取汁120 ml

合蜜,将甘遂末兑入,再微火煎开,空腹顿服。两日后来云:服药后微感腹痛,后即泻下七八次,排出黏液黄水不少,腹中再也未胀痛。今晨也没犯泻。问还要服何药? 余曰:停药数日再说。后伊病愈未再来。[蔺振玉.通因通用治顽泻.上海中医药杂志,1997(2):16.]

(二) 饮流胁下

【原文】

脉沉而弦者,悬饮内痛。(二十一)

病悬饮者,十枣汤主之。(二十二)

十枣汤方:

芫花(熬) 甘遂 大戟各等分

上三味,捣筛,以水一升五合,先煮肥大枣十枚,取八合,去滓,内药末,强人服一钱匕,羸人服半钱,平旦温服之;不下者,明日更加半钱,得快下后,糜粥自养。

【释义】

上两条分论悬饮脉症和邪实重症的治疗。饮流胁下,阻遏气机,妨碍肃降,故脉沉而弦,咳唾时引及胸胁内作痛。对饮积胁下、邪实病重者,当泻下逐饮,用十枣汤。方中三药皆味苦,其中芫花性温,能破水饮窠囊,消胸中痰水;甘遂、大戟性寒,分别攻逐经隧、脏腑之水湿;另配肥大枣10枚,顾正护中。本方属攻逐峻剂,其服药方法和药后调理与众方不同。要求平旦时服药,是因饮积胁下,病位主要在肝,而平旦乃木旺之时。《素问·藏气法时论篇》指出:"肝病者,平旦慧,下晡甚,夜半静。"意味平旦之时肝病者精神清爽,病情最轻。此时服药,既得肝气之助,有利于驱邪,且患者的耐受力又最强。得快下后食糜粥,以调养脾胃,使邪不复作。为达最佳攻泻效果,减少正气损伤,一是每服药量因人而异,二是未得泻下者逐渐加量。

【临床应用指要】

十枣汤是攻下逐水峻剂,确属水饮壅盛、正气尚充的悬饮,方可使用。其常见证候有咳唾牵引胸胁或胸背掣痛,心下痞硬,短气,苔白甚至水滑,脉沉弦(或弦滑)有力等。悬饮初起,兼表证时,必须先解表;待表解后,才可攻里。此外,顽固性咳嗽、水肿或腹胀喘满等病证,符合上述病机者,亦可用之。

服十枣汤后,出现腹中鸣响,大便稀溏或水泻,为药已中病的反应,宜酌用健脾益气之剂调养,临证还需留意以下几点。① 剂型:大枣煎汤,送服芫花、甘遂、大戟药末。② 服药量:从小量开始,逐渐加量;每服药量因人而异,体质强壮者1.5~1.8 g,体质偏弱者0.7~0.9 g。③ 服药时间:宜清晨空腹时。④ 药后调护:未泻者,次日可酌情加量;泻后,宜食粥自养。

对悬饮邪盛兼虚象者,可用陈无择《三因方》的十枣丸(即芫花、甘遂、大戟三味等量为末,枣肉为丸),体弱者每次服3 g,强者服4.5 g,每日清晨空腹服1次。

【医案举例】

王某,男,18岁,工人,1985年5月初诊。患者曾因发热、咳嗽、胸痛而治疗2周(用药不详),发热虽退,余症不减而来求治。诊见面色不华,精神萎靡,胸闷心悸,短气似喘,咳咯稀白涎沫,咳时左胸疼痛,中脘痞满,干呕食少,舌质淡苔白,脉沉弦有力。察左侧胸廓下部饱满明显,肋间隙消失,听诊:心音搏动及呼吸音明显减弱,语颤音较对侧减弱;患侧叩诊呈实音。检查:血沉68 mm/h;X线透视:左侧胸廓除肺尖外呈均匀浓密阴影,纵隔和心脏向右侧移位,提示为渗出性胸膜炎。证属悬饮,表解里不和,水饮内停胸胁。处方:大戟、甘遂、芫花各45 g,面煨,研面;另取肥大红枣若干。

用法：将药面 5 g 以枣肉包裹，另取米粥空腹送下，每日 1 次。并嘱患者斟酌用量，以昼夜大便 3～4 次为宜。服药后约 4 时许，脘腹鸣响，小腹剧痛，继而大便倾泻而下，状为肉沫黏冻，遂得全身溱溱汗出，恬然入睡。尔后又以上药连服 5 日，大便每日 2～3 次，其状间而稀溏，间有黏冻，但便量不多，渐觉诸症消失。X 线透视：左侧胸水消失，胸膜略增厚。以橘枳姜汤加白芥子、山甲珠、蜈蚣、丝瓜络善后。[梅建国，等. 胸腔积液治验集录.浙江中医杂志，1989(9)：419.]

（三）饮溢四肢

【原文】

病溢飲者，當發其汗，大青龍湯主之；小青龍湯亦主之。（二十三）

大青龍湯方：

麻黃六兩(去節)　桂枝二兩(去皮)　甘草二兩(炙)　杏仁四十個(去皮尖)　生薑三兩(切)　大棗十二枚　石膏如雞子大(碎)

上七味，以水九升，先煮麻黃，減二升，去上沫，內諸藥，煮取三升，去滓，溫服一升，取微似汗，汗多者，溫粉粉之。

小青龍湯方：

麻黃三兩(去節)　芍藥三兩　五味子半升　乾薑三兩　甘草三兩(炙)　細辛三兩　桂枝三兩(去皮)　半夏半升(洗)

上八味，以水一斗，先煮麻黃，減二升，去上沫，內諸藥，煮取三升，去滓，溫服一升。

【释义】

本条指出溢饮的治法和主方。溢饮为饮流四肢，卫气郁闭，当汗出而不汗出所致。以身体疼重、无汗为主症。病位近于表，当发其汗，使饮随汗而解。同一溢饮，却出两方，缘由病情有别。一者内兼郁热，常伴发热恶寒、烦躁、脉浮紧等，故用大青龙汤以发汗散饮，兼清郁热。方中重用麻黄六两，配桂枝、杏仁、生姜，以发汗解表，宣肺散饮；协石膏清透郁热；兼炙甘草、大枣和中实脾，资助汗源。虽言当汗，但只可微似汗；汗多者，予"温粉粉之"止汗，以免汗多伤阳，不利祛饮。

若夹里饮者，多见咳嗽喘逆、痰多稀白、恶寒发热、脉弦紧等，当用小青龙汤发汗宣肺，温化寒饮。方用麻黄三两配桂枝，发汗解表，宣肺散饮；合细辛、干姜、半夏温化寒饮，降逆止咳；另配酸敛的芍药、五味子，防止辛散太过而耗气；酸甘的芍药、炙甘草，避免温燥太过而伤津。

【点疑指难】

溢饮和湿病均可出现恶寒发热、身疼重，都可发汗，但其病因病机和主症各有侧重，宜加区别。溢饮是水饮溢于四肢，致肺卫郁闭，以四肢疼重、无汗为主症，与气候变化无密切关系。湿病多为外湿侵袭肌肉关节，使阳气痹阻，以骨节疼烦为主，每与阴雨气候有关。

【临床应用指要】

大青龙汤属发散峻剂，适宜于风寒束表、内有郁热导致的病证。恶寒发热、不汗出而烦躁、身体疼重，脉浮紧，常为选方的依据。

小青龙汤多用于具有咳喘，痰白质稀，身疼重，无汗，恶寒发热，舌淡红，苔白滑，脉弦紧或浮紧等脉症特点的病证。其病机当属寒饮蕴肺，风寒在表。

【医案举例】

1. 吕某，男，46 岁。四肢肿胀酸痛已 10 余日。仰手诊脉为之吃力。曾注射维生素，无效。视其身体魁梧，面色鲜泽。舌红而苔腻，脉浮且大。按其手足有凹陷。自称身上经常出汗，唯手足不出。辨证：脉浮为表，大为阳郁，《金匮要略》云："饮水流行，归于四肢，当汗出而不汗出，身体疼重，谓之溢饮。"又说："病溢饮者，当发其汗，大青龙汤主之。"此证四肢肿胀，脉又浮大，为溢饮无疑。遂用大青龙汤加薏米、茯苓皮，服2剂而瘳。[刘渡舟，等.金匮要略诠解.天津：天津科学技术出版社，1984：123.]

2. 罗某，女，36岁。下腹部及下肢水肿2个月余。曾在某医科大学诊为特发性水肿，经中西药治疗，水肿未能减轻，反有加重之势。就诊时：微恶风寒，咳嗽，气喘，吐泡沫痰涎，腹胀，纳差，下肢沉重。查：下腹部膨隆光亮，无腹水征，下肢浮肿明显。证属表寒内饮之候，采用解表涤饮之法。予小青龙汤：麻黄60 g，细辛3 g，白芍10 g，干姜10 g，甘草10 g，桂枝10 g，五味子10 g，半夏10 g。每日1剂，水煎服。连服3剂后复诊：诉每次服药后，大汗淋漓，湿透衣衫，小便频数而量多。水肿全消，表证已除，唯精神疲乏，小腿时有转筋。予芍药甘草附子汤加味调理而愈。随访1年，未见复发。[张超群.经方新用三则.国医论坛，1995(2)：13.]

（四）饮在胸膈

1. 支饮喘满痞坚

【原文】

膈間支飮，其人喘滿，心下痞堅①，面色黧黑②，其脈沉緊，得之數十日，醫吐下之不愈，木防己湯主之。虛者③即愈，實者④三日復發，復與不愈者，宜木防己湯去石膏加茯苓芒硝湯主之。（二十四）

木防己湯方：

木防己三兩　石膏十二枚雞子大　桂枝二兩　人參四兩

上四味，以水六升，煑取二升，分溫再服。

木防己去石膏加茯苓芒硝湯方：

木防己二兩　桂枝二兩　人參四兩　芒硝三合　茯苓四兩

上五味，以水六升，煑取二升，去滓，內芒硝，再微煎，分溫再服，微利則愈。

【校勘】

十二枚，《述义》："旧本作'十二枚'，今从《外台》改（本书编者注：《外台》作'石膏鸡子大，三枚'）。又按，'三枚'三字，盖衍文也。"

【词解】

① 心下痞坚：胃脘部位有痞塞坚实感。

② 黧黑：黧(lí厘)，指黑中带黄的颜色。唐代慧琳的《一切经音义》卷十三引《韵诠》云："黧，色黑而黄也。"黧黑，谓面色黑而晦黄。

③ 虚者：指心下痞坚变虚软。

④ 实者：指心下痞坚结实。

【释义】

本条论述膈间支饮喘满的证治。饮聚膈间，肺气不降，心阳不布，故喘满；饮阻气滞，则心下痞坚；饮停胸膈，营卫运行不利，故面色黧黑；寒饮内结，脉乃沉紧。患病数十日，"邪愈缠绵则正益耗伤"（《金匮要略正义》），又经吐下法治疗，病仍不愈。此属水饮夹热，结聚胸膈，正气已虚的支饮重症。治以木防己汤，通阳利水、清热补虚。方中木防己利水，善走下行，桂枝通阳化气，还可温通血脉，两药相合，通阳利水消饮，利于气血畅行；石膏清解郁热，人参益气补虚。本方攻补兼施，寒温并行,专为病程较长、寒饮挟热、虚实互见的复杂证候而设。

服木防己汤后,若心下痞坚变虚软,表明饮消气行,病即可愈;若心下痞坚结实如故,为水饮结聚,病根未除,其病多有反复;再予此方,仍然未愈,则是饮邪痼结难消,法当于通阳利水补虚之中,兼以软坚散结,故上方加芒硝以咸寒软坚散结,兼能除热;添茯苓淡渗利水;去石膏之重坠,减苦寒之防己的用量。经此化裁,更合病情。使结聚之饮邪,从前后分消而去,故方后注云"微利则愈"。

本证的"心下痞坚"与甘遂半夏汤证的"心下续坚满"、《伤寒论》载十枣汤证的"心下痞硬满"相似,宜加区别。本证是饮聚胸膈兼气虚的支饮,必伴喘满、面色黧黑、脉沉紧及正虚表现;甘遂半夏汤证为饮留胃肠、欲去未尽、正气未虚的狭义痰饮,以下利、利反快、脉伏为特征;十枣汤证属饮积胸胁、邪实正未虚的悬饮,当见咳唾引痛、脉沉弦有力等脉证。

【点疑指难】

方中石膏用量是本条的疑点,除校勘引《述义》认为当是"鸡子大"外,清代叶霖《金匮要略阙疑》亦持此看法;尤怡则作"如鸡子大二枚"。本条的难点是"虚""实"两字的含义,此处的"虚""实",既非指病机,也不是辨证,而是表示症状。

【临床应用指要】

木防己汤主要用于寒饮夹热,蕴阻胸膈,兼有气虚所致的诸多病证;而喘咳胸闷,甚者不能平卧,心下痞坚,心悸,面色黧黑,舌淡苔腻,脉沉紧,则是其常见的脉症。若饮盛痼结者,则选用木防己去石膏加茯苓芒硝汤。临证使用上述两方时,常酌情加入泄肺平喘、消瘀利水、涤痰化饮、益气扶正之品。

【医案举例】

杜某,男,50岁,农民。咳嗽气喘,心下痞坚,病已数月,某医院诊断为风湿性心脏病,西药治疗14日未效。现症全身浮肿,面色黧黑,喘息不得卧,咯痰黏稠,口渴不欲饮,小便短赤,大便秘结,舌质淡红边有齿痕,苔白而厚,脉浮弦而数。此属内宿痰饮兼有郁热之证,治宜利水清热,益气散结,方拟木防己汤加味。处方:木防己、桂枝、党参、莱菔子、枳壳、半夏各10 g,石膏(杵、先煎)、瓜蒌各30 g,每日1剂,连服2日。复诊:咳嗽减轻,浮肿消退,但大便仍燥结。照上方,另加茯苓10 g,芒硝(另冲)18 g,2剂。三诊:大便通畅,浮肿消退,咳喘已平,舌淡红苔少,边有齿痕,脉细数。原方加元参、麦冬各12 g,2剂。四诊:上症基本好转,唯疲乏无力,动则气短而喘,心中动悸,食欲不振,舌淡少苔,脉细数,此乃气阴两伤,治宜益气养阴,调治7日而愈。[郑伟达.汪其浩老中医应用经方验案选介.福建中医药,1988,19(5):22.]

2. 支饮胸满兼腑实

【原文】

支飲胸滿者,厚朴大黃湯主之。(二十六)

厚朴大黃湯方:

厚朴一尺　大黃六兩　枳實四枚

上三味,以水五升,煮取二升,分溫再服。

【释义】

本条论述支饮胸满兼及肠腑的证治。饮停胸膈,阻滞气机,常见胸满。若饮盛壅遏肺气,累及肠胃,致腑气不通,治宜涤饮通腑、行气导滞,用厚朴大黄汤。方中重用厚朴行滞除满,下气平喘;大黄荡实通腑,枳实破结逐饮。

【点疑指难】

对本条支饮胸满证用攻下之方治疗,历代注家有不同看法。① 质疑者:如赵良仁提出"是必有说,始阙之",喻昌认为是"编书者误入",尤怡、吴谦等均将胸满疑作腹满。② 随文阐释者:李彣从中焦壅实解,朱光被认为是有形实邪结于阳明,陈念祖则指出此是饮停于下、逆行渐高之故。

本方与小承气汤、厚朴三物汤药物组成完全相同,但因药量不同,故其功效各有侧重,应细心体会。

【临床应用指要】

从方测之,厚朴大黄汤当用于饮邪蕴肺、壅滞肠胃所导致的实证。其主症除原文所提腹满外,尚应见咳喘、痰多、胸中满闷、大便秘结、苔腻、脉弦滑有力等脉症。

【医案举例】

何某,男,71岁,农民。初诊:1988年5月22日下午3时。反复咳喘27年,10日前因逢气候变冷而受凉,初起咳嗽,吐痰清稀量多,继则气喘,胸部满闷如窒,不能平卧,全身浮肿,心悸,小便短少,纳差乏力,在当地卫生院经中西药物治疗罔效,遂转诊于我院。诊见:端坐呼吸,张口抬肩,喘息气粗,精神疲惫,面目浮肿,面色青紫,口唇发绀,颈脉怒张,虚里搏动应手急促,双下肢按之没指,舌淡红,舌苔白,脉弦数。病系支饮,证属痰饮壅迫肺胸。治予宣通肺气,逐饮祛痰。投厚朴大黄汤:厚朴30 g,生大黄16 g,枳实4枚。1剂。次日复诊,患者诉昨日下午6时煎服中药1次(量约150 ml),前半夜胸满渐止,喘促大减,并解水样大便5次,量约三痰盂,余症减轻,后半夜能平卧入睡。诊见:面转喜色,精神欠佳,面目微浮,呼吸平稳,双下肢按之稍没指,舌淡红苔薄白,脉缓微弦。此饮祛大半,肺气已通,已非原方所宜,乃转住院部改服六君子汤加减以健脾和胃,杜绝痰饮之源。调治2周,症状消失出院。[刘伟.《金匮要略》厚朴大黄汤辨识.北京中医学院学报,1989,12(1):23.]

3. 支饮壅肺不得息

【原文】

支飲不得息,葶藶大棗瀉肺湯主之。方見肺癰中。(二十七)

【释义】

本条论述支饮壅肺的证治。饮聚胸膈,肺壅气逆,故呼吸困难。此属邪实气闭的急症,当用葶苈大枣泻肺汤以利水逐饮、泄肺下气。

【点疑指难】

对于本证的病机,诸家见解略有区别。① 从饮停气结化热解,如赵良仁、张璐;② 从水饮在肺、邪实气闭解,如沈明宗、尤怡、吴谦等。

原文叙证简略,仅言"不得息"。既属支饮,则多有咳逆倚息、短气不得卧、胸满等症。

本书《肺痿肺痈咳嗽上气病脉证治》篇用葶苈大枣泻肺汤治"肺痈,喘不得卧"者,此处又疗"支饮不得息"者,其关键就是两者都具备痰涎壅肺、邪实气逆的病机,故异病同治。

【临床应用指要】

凡属水饮犯肺凌心或痰浊壅肺的急症,均可选用本方,其常见脉症有咳喘气急、呼吸困难、胸闷、咳唾浊痰涎沫、苔腻或滑、脉弦滑等。临床应用时多随症加味。病情较重时,葶苈子宜重用。

【医案举例】

张某,女,56岁,1992年11月22日诊。1个多月前,因心悸、胸痛、呼吸困难、全身水肿而入院,西医诊断为心包积液。患者病情日趋恶化,医嘱病危,求中医治疗。诊见患者面晦,呼吸急促,动辄气息欲绝,兼有全身水肿,胸闷憋气,咳吐白痰,心前区痛,并向左肩、臂及颈部放射,便干尿少,口干不欲饮水,舌苔白厚,脉滑数。辨为支饮停于膈间,犯肺凌心之危症。亟以葶苈大枣泻肺汤合小半夏加葶苈汤加味治之。处方：葶苈子20g,大枣3枚,半夏15g,茯苓50g,生姜4片,厚朴、苏子、甘草各10g。服7剂,心悸、气短、咳逆、喘息等症顿减,唯水肿未消。原方加杏仁、枳壳、泽泻各10g。继服10余剂,12月16日患者自行来诊,云：刻下除左胸时痛外,余症均告痊愈。西医检查：心包积液基本吸收。[任志东.葶苈大枣泻肺汤合小半夏加茯苓汤治验举隅.国医论坛,1996(4)：11.]

4.膈间停饮呕痞

【原文】

卒呕吐,心下痞,膈间有水,眩悸者,小半夏加茯苓汤主之。(三十)

小半夏加茯苓汤方：

半夏一升　生薑半斤　茯苓三兩一法四兩

上三味,以水七升,煮取一升五合,分温再服。

【释义】

本条论述膈间停饮呕吐兼痞眩悸的治疗。膈间,当涵盖胸膈胃脘等处。膈间有饮,若犯及胃,胃气上逆,可突然呕吐;饮阻气滞,则心下痞塞;凌于心胸,遂觉心悸;妨碍清阳上达,故见眩晕。诸症总与膈间停饮、上逆气阻有关,故用小半夏加茯苓汤利水蠲饮,降逆止呕。

苓桂术甘汤、五苓散、泽泻汤、小半夏加茯苓汤均可治水饮致眩者,但各方证略有区别。苓桂术甘汤证是饮停心下胃脘,波及胸胁,部位偏于中焦,并有阳虚,伴胸胁支满、短气等,其治重在温阳健脾蠲饮;五苓散证是饮停下焦,泛于中焦,病位偏于下焦,伴脐下悸、吐涎沫等,其治重在化气利水;泽泻汤证是饮停心下,病位涉及胃脘胸膈,其饮盛上泛突出,眩晕最重,其治重在利水祛饮,导浊阴下行;小半夏加茯苓汤证是膈间停饮,扰及心胃,尚伴呕吐、心下痞、心下悸或心悸等,其治重在利水蠲饮,和胃降逆。

【点疑指难】

本条与第四十一条两用小半夏加茯苓汤,皆以呕吐为主症,虽此言"膈间有水",彼谓"水停心下",总不离水饮犯胃,只是本条饮邪兼扰及心,故伴心下痞、眩悸。而同出一方,既利水蠲饮消除病因,又和胃降逆止其呕吐。

【医案举例】

刘某,男,52岁,干部。近3日因呕吐清水痰涎,胸闷少食,胃痛,并伴头晕心悸而就诊,苔白腻,脉滑。诊断为痰饮内阻。处方：半夏、生姜各30g,陈皮、茯苓、桂枝、白术各12g,玄胡10g。服3剂而愈,后随访,未见复发。[廖明柱.小半夏汤临床运用拾萃.湖北中医杂志,1995,17(3)：12.]

5.水饮邪实咳嗽证及预后

【原文】

咳家其脉弦,爲有水,十枣汤主之。方见上。(三十二)

【释义】

本条论述水饮咳嗽属实的证治。咳嗽的成因和见症多端,而本条至第三十五条,专论水饮咳嗽。咳嗽见脉弦,若属水饮射肺、气逆上冲的饮盛邪实证,当用十枣汤峻逐水饮以止其咳。

【临床应用指要】

本条叙证简略,十枣汤又属峻猛攻邪之剂,临证欲用之治疗咳嗽,不能仅凭脉象,当四诊合参,确诊为水饮射肺的邪盛实证,才可用此方。

【原文】

夫有支饮家,咳煩胸中痛者,不卒死,至一百日或一歲,宜十棗湯。方见上。(三十三)

【释义】

本条论述支饮邪实咳烦胸痛的证治。饮停胸膈,故称"支饮家"。水饮犯肺,肺气上逆故咳;饮遏心阳,阳郁则烦;饮停胸中,郁阻营卫运行,气血不畅,故胸中痛。此属水饮盘踞胸中,凌心射肺的支饮重症。若短期内未死亡,迁延至百日或一年左右,表明其正气未虚,此时宜急驱饮邪,可酌情选用十枣汤攻逐水饮。

【点疑指难】

对本条"胸中痛"产生的机制,注家有不同看法。① 水饮结胸之故,如吴谦;② 水饮阴邪与胸中阳气相搏击,如赵良仁、尤怡;③ 支饮本不痛,蔓延至胸痹而痛,如徐彬。

【临床应用指要】

十枣汤的应用不是以患病时间长短判断,而是抓住水饮邪盛体实的病机特点。

【原文】

久咳數歲,其脈弱者可治;實大數者死;其脈虚者必苦冒。其人本有支飲在胸中故也,治屬飲家。(三十四)

【释义】

本条论述支饮久咳的脉症和预后。此久咳是由饮聚胸中、肺气上逆所致,属支饮范畴。久咳数岁,正气必伤,若见脉弱,表明正虚邪不盛,故可治;若脉实大数,为正虚而邪盛,攻补两难,预后较差,故曰"死"。久咳脉虚之人,因水饮内停,致清阳不升,浊阴上扰,故苦冒眩,当从饮病论治。

6. 支饮兼外寒咳逆

【原文】

咳逆倚息不得臥,小青龍湯主之。方見上。(三十五)

【释义】

本条论述支饮兼外寒咳逆的证治。咳逆倚息不得卧为支饮的主症,此因胸膈饮停、复感外寒、内外合邪、阻遏肺气所致,故用小青龙汤辛散外寒、温化里饮。

【点疑指难】

小青龙汤于前第二十三条溢饮用之,此处支饮兼外寒再用之;小半夏加茯苓汤既治"水停心下"的痰饮(狭义),又治"膈间有水"的支饮;十枣汤能治悬饮"咳唾引痛",也可疗支饮"咳烦胸中痛"。可见,仲景虽将痰饮病分为四饮,但并未将四饮作为选方的唯一依据,重在根据脏腑经络辨证,求得病机,进行施治。可见,病机不同,即使同类饮病,方治可不同;而病机相同,虽非同类饮病,方治可以互通。

【临床应用指要】

据刘渡舟教授经验,用小青龙汤治疗"水咳症"(即水饮咳喘),一要辨气色,即患者面部可呈现黧黑色(即"水色"),或两目周围出现黑圈,互相对称(即"水环"),或在头额、鼻柱、两颊、颏下的皮里肉外显现黑斑,如同妇女妊娠斑(即"水斑")。二要辨脉,其脉多弦,或浮紧,或沉,如果尺脉迟,或尺脉微,或两寸濡弱无力者,不可滥用小青龙汤。三要辨舌,其舌苔多见水滑,舌质一般变化不大。若见舌质淡嫩,运用本方必须加减化裁。四要辨痰涎,其痰清稀不稠,形如泡沫,落地顷刻化水;或明亮晶彻,形如蛋清状,痰冷如凉粉,触舌觉凉。五要辨兼症,除咳喘外,尚可兼噎、呕、少腹满而小便不利,以及发热、头痛等症。

7. 支饮随证辨治举例

【原文】

青龍湯下已,多唾口燥,寸脈沉,尺脈微,手足厥逆,氣從小腹上衝胸咽,手足痹,其面翕熱如醉狀^①,因復下流陰股^②,小便難,時復冒者,與茯苓桂枝五味甘草湯,治其氣衝。(三十六)

茯苓桂枝五味甘草湯方:

茯苓四兩　桂枝四兩(去皮)　甘草三兩(炙)　五味子半升

上四味,以水八升,煑取三升,去滓,分溫三服。

【词解】

① 面翕热如醉状:徐彬"所谓面如妆朱",形容面部微红乍热如酒醉的样子。

② 阴股:指大腿内侧。

【释义】

自此以下五条以案例的形式论述支饮体虚者服小青龙汤后的变证及其治疗。本条承第三十五条论述服小青龙汤后发生冲气的证治。小青龙汤可治疗支饮兼外寒的咳喘证,但必须是体实之人。若体虚者用之,由于发散太过,必然耗伤正气。因饮邪未消,津不上承,故多唾口燥;上焦阳虚饮停,则寸脉沉;下焦肾阳不足,失于温煦,故尺脉微、手足厥逆;体虚过汗,气血亦伤,手足筋脉肌肉失于濡养,则麻木不仁。肾阳既虚,复用辛散,以致肾气不能固守下焦,冲气挟虚阳上逆,故气从小腹上冲胸咽,且面翕热如醉状;冲气下降,则大腿内侧出现热感;肾阳虚不能化气行水,乃小便难;饮邪阻遏清阳上达,故时觉头昏冒。上述脉症,总由阳虚饮停、冲气上逆所致。此际宜治标为先,兼顾其本。故用桂苓五味甘草汤敛气平冲,通阳蠲饮。方中桂枝辛温通阳,平冲降逆,茯苓淡渗利水,导饮下行,桂枝、茯苓为伍,既能通阳蠲饮,又可引逆气下行;炙甘草甘温益气,合桂枝则辛甘化阳以平冲气,协茯苓可补土制水;五味子酸温,收敛浮阳以归元。诸药合用,以平冲气,助阳气,导饮下走。

本方证的"气从小腹上冲胸咽"与奔豚气病之气"从少腹起,上冲胸咽"颇为相似,宜加区别。此为阳虚饮停兼冲气上逆,伴多唾口燥、面部翕热如醉状、手足厥逆且麻痹不仁、小便难等。彼以冲气上逆为主,以发作时痛苦异常、气复还则诸症消失为特点。

桂苓五味甘草汤与苓桂草枣汤均有桂枝、茯苓、甘草,两方证都有汗后伤阳、饮逆气冲的病机及小便不利见症,但其中茯苓、甘草的剂量和配伍不同,故其主治、功效均有别。前者主治痰饮病阳虚饮停兼冲气上逆证,重在平冲降逆,敛气归元,故方中桂枝四两,炙甘草三两,并配以五味子。后者主治奔豚气病阳虚水饮内动欲作奔豚证,重在利水消饮,培土制水,故方中重用茯苓达半斤,并伍以大枣十五枚。

【临床应用指要】

桂苓五味甘草汤主治阳虚夹饮、冲气上逆所致病证,其常见脉症有咳嗽、唾涎、自觉气从小腹上冲胸咽、面部可见微热如醉状、手足冷或麻木不仁、小便难、舌质淡、苔白滑或白腻,脉沉而微等。

【医案举例】

何某,素患痰饮,复感寒邪,遂而咳嗽气喘,肢肿如脱,倚息不得卧者10余日,服以小青龙汤及真武汤加姜、细、味,治不效。旋请四医会诊,拟济生肾气丸,亦无效,佥以为不起矣。一日,其侄邀余决逝期之迟早,余窥其容颜,尚有生机,治之得法,犹可永年。余思此病,系水饮夹冲气上逆,遂予桂苓五味甘草汤加赭石、苏子。4剂后,竟得安卧,肿亦渐消。后以苓桂术甘汤加五味子以收全功。
[湖南省中医药研究所.湖南中医医案选辑:第一集.长沙:湖南人民出版社,1960:56.]

【原文】

衝氣即低,而反更咳、胸滿者,用桂苓五味甘草湯去桂加乾薑、細辛,以治其咳滿。(三十七)

苓甘五味薑辛湯方:

茯苓四兩　甘草三兩　乾薑三兩　細辛三兩　五味半升

上五味,以水八升,煮取三升,去滓,温服半升,日三。

【释义】

本条承前论述冲气已平而支饮复动的证治。经桂苓五味甘草汤治疗,冲气下行,但咳嗽胸满却转剧,这是肺中寒饮复动、阻遏胸阳、肺气上逆所致,故当温肺散寒、蠲饮止咳,用苓甘五味姜辛汤治疗。因由上证变化而来,故用上方化裁治之。冲气既平,故去平冲降逆的桂枝;寒饮在肺,则加温肺散寒化饮止咳的干姜、细辛,仍取茯苓利水消饮,甘草培土制水;虑其支饮体虚,故以五味子配细辛、干姜,避免辛散耗气、温燥伤津。诸药合用,使寒饮祛,咳满自止。

本方与小青龙汤皆能温肺化饮,方中都有干姜、细辛、五味子、甘草,用量也相等,但因配伍不同,故主治有别。前者主治寒饮在肺的体虚者,故配茯苓利水祛饮,培土制水。后者主治外寒里饮的体实者,故取麻黄、桂枝温散外寒,半夏温化寒饮,桂枝合芍药调和营卫。

【临床应用指要】

苓甘五味姜辛汤的配伍颇具特色,其化饮而无麻、桂的辛散,祛邪却无伤正之弊,较小青龙汤缓和得宜,故常用于体质偏虚兼寒饮蕴肺引起的咳喘证。其脉症特点为咳嗽,气喘,胸闷,痰白清稀,背寒喜暖,苔白滑,脉弦。临证时可随症加味。

【原文】

咳满即止,而更复渴,衝氣復發者,以细辛、乾薑爲熱藥也。服之當遂渴,而渴反止者,爲支飲也。支飲者法當冒,冒者必嘔,嘔者復内半夏以去其水。(三十八)

桂苓五味甘草去桂加薑辛夏湯方:

茯苓四兩　甘草二兩　細辛二兩　乾薑二兩　五味子 半夏各半升

上六味,以水八升,煮取三升,去滓,温服半升,日三。

【释义】

本条承前论述服苓甘五味姜辛汤的两种转归及其治疗。服苓甘五味姜辛汤后,肺中寒饮渐化,咳满遂止;若又见口渴及冲气复发者,是因干姜、细辛温燥伤津、辛散耗气,以致引发冲气上逆,此宜再用桂苓五味甘草汤敛气平冲。若口不渴,寓示支饮未愈,因苓甘五味姜辛汤属温肺化饮之剂,药后饮化阳复,理应口渴。饮既未尽,每易上扰、犯胃,必见眩晕、呕吐,故用苓甘五味姜辛汤化裁治之。方中除加半夏化饮降逆,和胃止呕外,还减少了干姜、细辛、甘草的用量,一则防止干姜、细辛温燥伤正,引发冲气;二则避免甘草甘缓滞中,更加重呕吐。经此增减,本方祛饮之力并未减弱。

【临床应用指要】

桂苓五味甘草去桂加干姜细辛半夏汤适用于体虚兼寒饮蕴肺犯胃者。常见脉症为咳喘,咯吐清稀白痰,胸闷脘痞,或伴眩晕、呕吐,苔白滑或白腻,脉弦滑。

【医案举例】

屠某,男,54岁,1981年2月18日诊。患肺心病已10年,近日又感寒复发。症见恶寒喘咳痰鸣,面色灰暗,白睛布满血丝,唇舌青紫,双下肢水肿,胸腹痞满,痰稀量多,舌苔滑腻,脉弦数。此为阳虚饮停,气滞血瘀。治宜温阳化饮,宣肺平喘。处方:附片(先煎)、杏仁各15 g,茯苓25 g,炙甘草、干姜、细辛各10 g,五味子6 g,法半夏12 g,葶苈(包煎)、厚朴各10 g。服1剂后,恶寒去,喘咳减轻。上方去葶苈,加人参10 g,车前仁30 g(包煎)。服4剂后,水肿全消,唇舌暗红,但动则心悸,咳吐白稠痰,食欲欠佳,脉弦缓,苔白腻。治以益气健脾化痰,用六君子汤加三子养亲汤,服2剂后,食量增进,喘咳已除。乃用金水六君煎加红花、赤芍、人参蛤蚧精和金匮肾气丸善后。2年后随访,身体健康无复发。[张汇泉.苓甘五味姜辛半夏汤治疗肺心病.四川中医,1985(12):24.]

【原文】

水去呕止,其人形腫者,加杏仁主之。其證應内麻黄,以其人遂痹,故不内之。若逆而内之者,必厥,所以然者,以其人血虚,麻黄發其陽故也。(三十九)

苓甘五味加薑辛半夏杏仁湯方:

茯苓四兩　甘草三兩　五味半升　乾薑三兩　細辛三兩　半夏半升　杏仁半升(去皮尖)

上七味,以水一斗,煑取三升,去滓,温服半升,日三。

【释义】

本条承前论述体虚支饮兼形肿的治疗。服桂苓五味甘草去桂加干姜细辛半夏汤后,胃中寒饮得消,呕即停止。若肺中寒饮未尽,宣降受阻,通调失职,饮溢肌表,可见形肿。故于前方加杏仁,宣降肺气,俾水道通调,形肿自消。肺卫郁滞,饮泛肌表,按理当首选麻黄,以发汗宣肺,祛散水饮,但虑及患者手足痹,气血已虚,故未之。若不顾其虚而加之,必将导致厥逆等变证,因体虚之人,以麻黄发散开泄之,更耗阳伤阴。

本方于桂苓五味甘草去桂加干姜细辛半夏汤中加杏仁的同时,还将干姜、细辛、甘草的量增至三两,以增强温化寒饮兼培脾土之力。

【点疑指难】

从上方减少干姜、细辛、甘草的量与本方增加其量,可见用药的灵活性,既体现在药味,又反映于药量。

【临床应用指要】

本方可主治素体阳虚、寒饮蕴肺、肺失宣降所致的咳喘证。常见指征有咳嗽,气喘,胸闷,咯吐稀白痰涎,或伴颜面、肢体浮肿,舌淡苔白,脉弦等。

【医案举例】

赵某,男,70岁,1979年11月26日初诊。主症:咳嗽喘累,痰白色不爽,反复发作。临冬加重15年。现有头昏眩晕,胸部紧张,纳食不佳,活动之后,喘累加重,时冷时热,苔薄白质红,脉浮数。辨证为阳虚痰饮,法当温阳化饮,方用苓甘五味加姜辛半夏杏仁汤方。处方:茯苓15 g,甘草3 g,五味子9 g,炮姜9 g,细辛3 g,半夏9 g,杏仁12 g,加北沙参24 g,苏梗12 g,苏子15 g。服3剂,诸症减轻。后以六君子汤加炮姜、五味子,调理善后。2年中观察,间有外邪复发,仍宗上方化裁治之收效。[刘立新.学习《金匮》用小青龙汤及其变方治喘咳的体会.成都中医学院学报,1982(2):39.]

【原文】

若面熱如醉,此爲胃熱上衝熏其面,加大黄以利之。(四十)

苓甘五味加薑辛半杏大黄湯方:

茯苓四兩　甘草三兩　五味半升　乾薑三兩　細辛三兩　半夏半升　杏仁半升　大黄三兩

上八味,以水一斗,煑取三升,去滓,温服半升,日三。

【释义】

本条承前论述支饮兼胃热上冲的证治。"若"字承上文而言,即有咳嗽、胸满、冒眩、呕吐、形肿诸症,又见面热如醉。证属肺中寒饮未去,兼胃热上冲。故在温肺化饮、利气降逆的苓甘五味加姜辛半夏杏仁汤中加大黄一味,兼清泄胃热。

从第三十六条至第四十条,相当于一份体虚支饮咳逆用小青龙汤后,证治变化的病历记录。诸条紧扣体虚支饮之本,逐一列举了冲气上逆、胃热上冲和寒饮作祟引起咳满、冒呕、形肿、面红等病情变化及相应的方治变化,充分体现了本书法随病机变、药随证候转的辨证论治精神。

本条的"面热如醉"与第三十六条的"面翕热如醉状"形似而实异。此"面热如醉"是胃热上冲，病性属实，故面红赤呈持续状，并可见胃热的其他现象，如大便秘结、口臭、腹胀、舌红或苔黄；彼"面翕热如醉状"为冲气挟虚阳上逆，病性属虚，其面微红乍热，时有时无，当有冲气夹虚阳时上时下的见症，如气从小腹上冲胸咽、手足厥逆而痹、阴股有热感、小便难等。

【临床应用指要】

本方可用于寒饮蕴肺，兼夹胃热而体虚的咳喘证，其脉症可见咳喘、胸满、冒眩、呕吐、形肿、面热如醉、大便秘结、腹满、舌苔黄腻、脉沉弦或沉数等。

【医案举例】

王某，女，55岁，营业员，1977年5月初诊。主症：咳嗽喘累，临冬复发至加重，惊蛰减轻，如此反复发作10余年。曾于市属某医院多次住院治疗，诊为：① 慢性支气管炎；② 阻塞性肺气肿；③ 肺心病。经西医治疗，当时好转，如遇外邪，病又复发，家人为之苦恼。此次复发，除上述症状外，面热如醉，大便三日未解，即有解者，大便亦如羊矢状。每解便之后，喘累加重，脉细数，舌苔白薄，质红津乏。据此脉症，系水饮犯肺，通调失司，故大便秘。以苓甘五味姜辛半杏大黄汤泄热消饮治之。药用：茯苓15 g，甘草3 g，五味子9 g，干姜9 g，细辛3 g，半夏9 g，杏仁12 g，大黄12 g(泡开水送服)，加全瓜蒌18 g。服1剂后，大便已解，面热如醉消失。前方去大黄，加北沙参24 g。再服2剂，各症均减。后以生脉地黄丸善后而愈。[刘立新.学习《金匮》用小青龙汤及其变方治喘咳的体会.成都中医学院学报，1982(2)：39.]

(五) 饮病调治

1. 微饮短气

【原文】

夫短氣有微飲，當從小便去之，苓桂术甘湯主之；方見上。腎氣丸亦主之。方見脚氣中。(十七)

【释义】

本条论述微饮的证治。微饮，即饮邪轻微者，正如第十二条"水停心下……微则短气"所指。饮虽轻微，但阻碍呼吸之气的升降，则见短气，此种状况，可见于痰饮病初期或经治后的缓解期。治当温阳利水，以从小便去除水饮。其中，脾阳不足、失于健运者，主用苓桂术甘汤温阳健脾，利水祛邪；肾气不足、不能化气行水者，当用肾气丸温肾化气，使气化水行。总之，此两方都温而不燥、补中兼消，均属"温药和之"的代表方，不过苓桂术甘汤重在治脾，肾气丸重在治肾。

【点疑指难】

对于微饮短气，如何选择两方，注家有两种观点。① 根据短气的表现特点选方：苓桂术甘汤主饮在阳，当见呼气之短；肾气丸主饮在阴，应为吸气之短，如赵良仁、魏荔彤等。② 从病机定：中土失权而有饮者，当用苓桂术甘汤；下焦阳衰而有饮者，宜用肾气丸，如朱光被、丹波元简等。

【医案举例】

黄某，男，39岁，1986年10月15日诊。哮喘三载，入冬易发，平时形寒，痰多清稀，脑转耳鸣，腰膝酸软，不耐操劳，动则气短难续，脉象细软，舌淡苔薄。证属肾虚不能温脾，脾弱停湿成痰，肺气不得宣肃所致。际兹秋令未发之前，宜从本治。拟温肾健脾，渗湿化痰。用金匮肾气丸加减：熟地、白术各12 g，山萸、熟附子、桂枝、茯苓、苏梗、泽泻各10 g，山药30 g，冬瓜子15 g，陈皮、甘草各6 g，每日1剂。连服7剂，诸症好转。后嘱患者续服金匮肾气丸，每次10 g，每日2次，连服1个月。去冬未见复发。[陆柱尊.金匮肾气丸临床运用举隅.江苏中医，1988(4)：20.]

2. 附方

《外臺》茯苓飲：治心胸中有停痰宿水，自吐出水後，心胸間虛，氣滿，不能食，消痰氣，令能食。

茯苓 人參 白术各三兩　枳實二兩　橘皮二兩半　生薑四兩

上六味，水六升，煮取一升八合，分溫三服，如人行八九里進之。

【校勘】

此方虽冠以"《外台》"，但据《外台秘要·卷八·痰饮食不消及呕逆不食门》载，名延年茯苓饮。方后注云："仲景《伤寒论》同。"可见，该方实为仲景方。

【释义】

本条论述脾气虚兼痰饮的证治。痰饮停聚胸膈胃脘，妨碍胃气和降，则呕吐，呕后水饮虽减，但脾胃必伤。脾胃气虚，纳运失常，故脘腹胀满、不能食。证属饮滞胸胃，脾胃气虚。治当消饮行滞，益气健脾，用《外台》茯苓饮。方中人参、茯苓、白术益气健脾，以绝痰饮生成之源；橘皮、枳实行滞化痰；茯苓配生姜消饮邪，橘皮协生姜和胃气。本方消补兼施，可作为痰饮病脾胃气虚、痰饮未尽的调理方。方后注云"分温三服，如人行八九里进之"，寓示每次服药间隔时间不宜太长，约 1 小时为宜。

本方与苓桂术甘汤、肾气丸均可用于痰饮病饮邪不甚者，但宜加区别。其中茯苓饮长于消饮健脾益气，主治饮停气滞兼脾气弱者；苓桂术甘汤、肾气丸则偏于温阳化饮，故分别适宜于饮停兼脾阳虚、肾阳虚之人。

【临床应用指要】

本方适宜于脾胃虚弱、中焦饮阻气滞、邪少虚多的病证。常见胃脘胀满，或伴疼痛，纳呆食少，乏力，或呕吐清稀痰涎，便溏或干结，舌质多见淡白或淡红，苔白滑或薄白，脉沉弦或沉迟或迟缓等脉证。

【医案举例】

魏某，女，33 岁，1991 年 11 月 16 日来诊。患者呕吐痰沫两个月余。前医皆予豁痰止吐类方药，服药期间症状稍好转，停药后，病复如故，遂求治于中医。症见：胃脘痞满，时时呕吐清稀痰涎，畏寒肢冷，纳谷欠佳，头晕。舌淡苔白，脉缓滑。细察病机，方知病属痰饮，证由脾虚痰滞、气机受阻所致。治当补脾祛痰，理气散饮。方用茯苓饮合小半夏加茯苓汤：枳实 6 g，党参、白术、茯苓各 12 g，陈皮 10 g，半夏 15 g，生姜 9 g。水煎服，日 1 剂。4 剂。二诊（11 月 20 日）：服药 4 剂后，胃痛减，痰沫少，呕吐止。守方继服 4 剂，药后诸症全部消失而愈。为巩固疗效，继服 4 剂。[高正星. 茯苓饮治疗脾胃病举隅. 湖北中医杂志，1995(3)：51.]

内 容 归 纳

成因、脉症、分类与预后
{
　成因与脉症（十二、十九条）
　四饮脉症（一、二、十三、十四条）
　水在五脏症状（三、四、五、六、七条）
　留饮与伏饮
{
　　饮留心下（八条）
　　饮留胁下（九条） } 留饮常脉（十条）
　　饮留胸中、四肢（十条）
　　膈上伏饮（十一条）
}
　饮病预后（二十条）
}

治则（十五条）

证治
├─饮停心下、肠间
│　├─脾胃阳虚饮停——茯苓桂枝白术甘草汤方(十六条)
│　├─水饮上泛冒眩——泽泻汤方(二十五条)
│　├─停饮上逆呕吐——小半夏汤方(二十八条)，小半夏加茯苓汤(四十一条)
│　├─下焦饮逆悸眩——五苓散方(三十一条)
│　├─肠间饮结成实——己椒苈黄丸方(二十九条)
│　└─留饮邪实欲去——甘遂半夏汤方(十八条)
├─饮流胁下——水饮壅盛——十枣汤方(二十一、二十二条)
├─饮溢四肢
│　├─兼郁热——大青龙汤方(二十三条)
│　└─夹里饮——小青龙汤方(二十三条)
├─饮在胸膈
│　├─支饮喘满痞坚——木防己汤方、木防己去石膏加茯苓芒硝汤方(二十四条)
│　├─支饮胸满兼腑实——厚朴大黄汤方(二十六条)
│　├─支饮壅肺不得息——葶苈大枣泻肺汤(二十七条)
│　├─膈间停饮呕痞——小半夏加茯苓汤方(三十条)
│　├─水饮邪实咳嗽证及预后——十枣汤(三十二、三十三、三十四条)
│　├─支饮兼外寒咳逆——小青龙汤(三十五条)
│　└─支饮随证辨治举例
│　　├─阳虚饮停，冲气上逆——桂苓五味甘草汤方(三十六条)
│　　├─体虚兼寒饮蕴肺——苓甘五味姜辛汤方(三十七条)
│　　├─体虚兼寒饮蕴肺犯胃——桂苓五味甘草去桂加姜辛夏汤方(三十八条)
│　　├─体虚支饮兼形肿——苓甘五味加姜辛半夏杏仁汤方(三十九条)
│　　└─体虚支饮兼胃热上冲——苓甘五味加姜辛半杏大黄汤方(四十条)
└─饮病调治
　├─微饮短气
　│　├─脾阳不足——苓桂术甘汤(十七条)
　│　└─肾气不足——肾气丸(十七条)
　└─附方——脾气虚兼痰饮——《外台》茯苓饮

消渴小便不利淋病脉证并治第十三

导学　　　本篇介绍了消渴、小便不利、淋病的脉症和治疗。通过本篇学习，应重点掌握消渴、小便不利的证候特点、辨证思路和处方用药；了解消渴、小便不利、淋病的概念、三者合篇的意义，以及淋病的主症、治禁。

本篇论述消渴、小便不利和淋病的脉症和治疗。由于这三种病大多涉及口渴和小便的变化，病变部位多与肾和膀胱有关，在治疗上所出方剂有时可以互用，故合为一篇讨论。

消渴病，是以口渴多饮、多食易饥、小便频多和形体消瘦为主要特征的疾病，后世将其分为上、中、下三消。本篇指出，消渴病属虚劳之疾，口渴多饮与肺胃热盛有关，多食易饥与胃热有关，小便频多与肾虚有关，为后世分三消治疗消渴病奠定了基础。本篇也论述了渴饮不止的消渴证，有利于鉴别和辨证治疗。

小便不利，是指小便排泄不畅或短少的症状，见于多种疾病中，本篇所论是伤寒和杂病过程中出现以小便不利为主的病证。篇中论小便不利抓住了肾阳虚、气化不行之本，对膀胱气化不行的小便不利、水逆证、膀胱湿热挟瘀证、脾虚湿阻证、水热互结阴伤证，皆设证组方用药，这些内容都具有重要的临床指导价值。

淋病，是以小便淋涩疼痛为主的病证。后世根据病因和证候分为气、血、石、膏、劳淋五种。而本篇仅涉及石淋、血淋和湿热淋证的治疗及禁忌。

本篇的消渴病名，至今临床仍然沿用；至于淋病，现代临床习用淋证之名；小便不利作为症名，现在还常用。

消　渴

一、病机与脉症

（一）厥阴病消渴

【原文】

厥陰之爲病，消渴，氣上衝心，心中疼熱，饑而不欲食，食即吐，下之不肯止。（一）

【校勘】

《伤寒论》厥阴篇"冲心"作"撞心";"食即吐"后有"蚘"字;"不肯止"作"利不止"。

【释义】

本条主论厥阴病的消渴不可使用下法。厥阴肝经,禀风木而寄相火,在五行之中处于水火之间,下连肾水,为乙癸同源;上接心火,成子母相应。得病易寒易热,寒热夹杂,病涉多脏,常成上热下寒之势。肝气有余,肝火旺犯胃,胃火旺消耗胃中阴液,则口渴引饮;肝气横逆,夹胃气上冲心胸,则气上冲心;胃火旺,火气冲逆,气机逆乱,则见胃中或并及胸骨后灼热疼痛;胃中火热则消谷,故易饥。但由于本证又兼脾肾虚寒,脾主大腹,肠也归属于脾。胃热而脾虚肠寒,故饥而不欲食;肠寒得热得食则虫易动,如素有蛔虫者,则可有进食吐蛔的情况发生。若误用下法,必致脾虚寒甚,甚至发生脾肾阳虚、下利清谷不止的情况。

【点疑指难】

本条与《伤寒论》厥阴篇第326条同,所指消渴证是厥阴病热胜时的一个症状,与本篇所论消渴病不同,两者不能混为一谈。

【临床应用指要】

本条所论消渴实为口渴症状,并非消渴病。根据本证寒热错杂的病机,丹波元简提出可辨证选用乌梅丸或干姜黄芩黄连人参汤。

本条特别提示下有脾肾虚寒者,不可攻下,具有整体观念的治疗意义。

(二) 杂病消渴

【原文】

寸口脉浮而遲,浮即爲虛,遲即爲勞;虛則衛氣不足,勞則營氣竭。

趺陽脈浮而數,浮即爲氣,數即消穀而大堅一作緊;氣盛則溲數,溲數即堅,堅數相搏,即爲消渴。(二)

【校勘】

大坚:《医宗金鉴》认为"大"字之下当有"便"字。

【释义】

本条论述消渴分属虚劳和胃热的病机。消渴病虽有表现为热证、实证的一面,但究其根本,由积渐而成,与虚劳有关。寸口脉以候心肺,心主血属营,肺主气属卫,今脉浮迟并见,浮为阳虚气浮、卫气不足之象,迟为血脉不充、营气虚少之证。营卫两虚、气血不足,是发病的主要原因。"浮即为虚,迟即为劳",为互文备义之文;"浮迟"脉相连,意在说明消渴病属虚劳之疾。

趺阳脉为胃经之脉,以候胃象。趺阳脉浮而数,浮为胃气有余,数为胃热气盛。胃热气盛,则消谷善饥;耗伤津液,则大便干结。气有余便是火,水为火迫,津液偏渗膀胱,则小便频数;小便频数,更伤津液,故言"溲数即坚"。

【点疑指难】

本条的第一段原文,《诸病源候论》引于虚劳候中,《医宗金鉴》亦谓当在虚劳候篇中,但也有注家认为本段是通过脉象阐述营卫虚竭,心热移肺,日久形成虚劳内热的上消病。

本条的第二段原文,后世多视为消渴的中消证。

【临床应用指要】

消渴病属虚劳之疾,这对认识消渴病的本质,按慢性病对待,进行长期治疗具有积极意义。

中消之证,因于胃热,以消谷善饥、小便数、大便坚为主症。治中消证,仲景未出治方。后世有主张用调胃承气汤为主方者,有主张用白虎加人参汤送下脾约丸者。

【原文】

趺陽脈數,胃中有熱,即消穀引食,大便必堅,小便即數。(八)

【释义】

本条论述胃热盛消渴的病机和脉症。趺阳脉以候脾胃,趺阳脉数,为胃热气盛、胃之腐熟功能太过,故消谷善饥而多食;胃热气盛,耗伤津液,肠道失于濡润,则大便干结;热气盛则气机有余,膀胱化气多而津液偏渗,则小便频数。

【点疑指难】

本条当与第二条的第二段原文结合起来认识,胃热气盛所致消渴的病机和脉症,当属后世的"中消"之证。

二、证治

(一)热盛津气两伤

【原文】

渴欲飲水,口乾舌燥者,白虎加人參湯主之。方見中暍中。(十二)

【释义】

本条主论肺胃热盛津气两伤的消渴证治。消渴患者,必渴欲饮水,若饮水后仍然口干舌燥,是肺胃热盛、津气两伤之候。盖胃热盛,胃阴耗伤,肺气热,不能布津,故渴欲饮水;热能伤津,亦能伤气,气虚不能化津,津亏无以上承,形成肺燥,虽饮水也不能润其燥,故口干舌燥。其病机为肺胃热盛,气津两伤。治宜清热生津,益气润燥。方用白虎加人参汤。方中石膏、知母清肺胃之热,粳米、甘草益胃和中,人参益气生津。诸药合用,共奏清热生津、益气润燥之功。

本方见于《伤寒论》阳明病篇和暍病篇,说明该方不仅适用于外感热病,也适用于伤暑和上消"鬲消"之证。

【临床应用指要】

本条后世多谓之属上消证。上消以口渴多饮为主症,病变在肺,与胃也有关系,故程钟龄说"治上消者,宜润其肺,兼清其胃",其精神源出本条。

白虎加人参汤既可治烦渴引饮的消渴证,又可治渴饮不解、消谷善饥、小便频数而甜的消渴病。只要病机相同,异病可以同治。用于消渴病时,常酌加养阴润燥、益气生津之品,以提高疗效。

【医案举例】

邹某,女,48岁。家中连遭不幸,日久症见:口干舌燥,渴喜冷饮,饮不解渴,日饮水达18 000 ml(8热水瓶),小便量多,但明显少于饮水量,胸中灼热,如炉火烘烤,心烦,常欲到野外奔跑,纳食正常,大便调,舌质红,苔薄黄而干,脉滑数。尿糖(一),血糖:正常,禁饮试验:有反应。病属上消,证属热盛津伤,治宜清热生津。处方:生石膏100 g,知母、天花粉、粳米各30 g,甘草10 g,党参15 g,每日1剂,水煎服。服上方5剂,诸症减轻,饮水量减至每日约6 000 ml。上方生石膏减至60 g,继用5剂,诸症基本消失,饮水量接近正常。改用沙参麦冬汤加生石膏30 g调理而愈。随访5年无复发。[冯军安,刘瑞珍. 白虎人参汤治疗上消举隅.陕西中医,1998,19(7):328.]

（二）肾气亏虚

【原文】

男子消渴，小便反多，以饮一斗，小便一斗，肾气丸主之。方见脚气中。（三）

【释义】

本条主论肾气亏虚消渴的证治。条首言"男子"，意在说明本证为房劳伤肾、精气亏损所致。非但男子，女子亦然。肾气充盛，能化气行水，则小便排出体外；肾气固摄尿液，则使小便排有控制。肾气虚，不能化气固摄，膀胱开阖失司，故小便反多；肾气不能蒸腾津液上承，又小便偏多而阴伤，则口渴；越渴越尿，遂出现"饮一溲一"之症。总由肾精亏损、肾阳虚、肾气不化所致。治用肾气丸滋阴补阳，温化肾气，以恢复蒸腾津液、化气行水和固摄尿液的功能。

【点疑指难】

本条用肾气丸治小便过多，《血痹虚劳病脉证并治》篇和《痰饮咳嗽病脉证并治》篇用肾气丸治小便不利、短气，虽见症不同，其本质则一，故一取其化气固摄，一取其化气行水，皆从肾气虚损着眼。

【临床应用指要】

临床上常用肾气丸加减治下消证。因其有滋补肾阴、温阳化气的作用，多直接用于肾气虚、肾阳虚者。除多饮多尿外，尚见夜尿多、尿中多泡沫、畏寒肢冷、性欲淡薄、腰膝酸软、足跗浮肿、舌淡暗苔白等。临证可随其阴阳虚损的偏重不同，酌情化裁。

【医案举例】

张某，男，68岁，干部，患糖尿病8年。症见：小便频数，混浊如膏，饮一溲一，面色黧黑，晨起头晕，腰膝酸软，形寒肢冷，双下肢麻木疼痛，便干，舌质淡，脉沉细无力。化验：空腹血糖11.2 mmol/L，餐后2小时血糖15.6 mmol/L，尿糖（＋＋），24小时尿糖定量14 g，胆固醇6.7 mmol/L，三酰甘油3.7 mmol/L。诊断：消渴。证属肾阳虚衰。治宜补肾壮阳。肾气丸加减：熟地黄60 g，山药30 g，山茱萸18 g，牡丹皮10 g，泽泻10 g，茯苓10 g，肉苁蓉15 g，覆盆子15 g，桑寄生20 g，五味子6 g，牛膝10 g，车前子10 g，桂枝10 g，附子10 g，全蝎6 g。每日1剂，水煎服。服药20剂，多饮多尿减半，腰膝酸痛已愈，便已不干，尿糖（＋），血糖7.8 mmol/L。前方熟地黄改为45 g，山茱萸为12 g，山药为24 g。又服20剂，诸症消失，查空腹血糖6.8 mmol/L，尿糖阴性。原方改为丸剂巩固疗效，半年后查空腹血糖6.0 mmol/L，尿糖阴性，血脂正常。[赵绪华.肾气丸加减治疗2型糖尿病58例.河南中医，2004，24（4）：10.]

（三）肾阴津耗伤

【原文】

渴欲饮水不止者，文蛤散主之。（六）

文蛤散方：

文蛤五两

上一味，杵为散，以沸汤五合，和服方寸匕。

【释义】

本条论述肾阴津耗伤渴饮不止的治法。肾主液，肾为水脏，藏五脏之阴，为阴之根。肾阴不足，则肺阴不济，故燥热口干、渴欲饮水不止。治当咸寒滋阴补肾，以生阴津。主用文蛤一物，制成散剂，徐徐缓图。文蛤为海产品，味咸性寒，咸可入肾，滋阴润燥，寒可清热，于病相益。

【点疑指难】

对文蛤一药,注家有不同看法。有认为是海蛤者,如赵良仁;有认为是五倍子者,如吴谦等。

【临床应用指要】

由文蛤散可以得到提示,治消渴烦渴不止者可酌加咸寒的海产品,如龟板、牡蛎等。

小便不利、淋病

一、小便不利证治

(一) 膀胱气化不行

【原文】

脈浮,小便不利,微熱消渴者,宜利小便發汗,五苓散主之。方見上。(四)

渴欲飲水,水入則吐者,名曰水逆①。五苓散主之。方見上。(五)

【释义】

以上两条主论膀胱气化不行致小便不利和水逆的证治。此两条均属膀胱气化不行,小便不利是其主症,第五条未言小便不利是省文。第四条是发汗后,表邪未解,热不得泄,膀胱气化失职。脉浮,微热,为有表证;水停于下,津液不得输布,故口渴饮水;膀胱气化失职,故小便不利。第五条为先因膀胱气化失职,水蓄下焦,不得小便,进而逆犯中焦水停者。水蓄中、下焦,气不布津,故渴欲饮水;水停于胃,胃失和降,拒不入纳,故水入则吐。但此吐水为吐后仍然渴饮。其病证虽有不同,下焦蓄水、小便不利则一。其治皆当化气行水,利小便,使水去气行,津液得布。方用五苓散,方中泽泻、茯苓、猪苓淡渗利水,白术健脾利水,桂枝通阳化气,兼能解表。

【临床应用指要】

凡属膀胱气化失职引起的小便不利,皆可用五苓散治疗。临床运用时可随症加减。

(二) 上燥下寒水停

【原文】

小便不利者,有水氣,其人若渴,栝樓瞿麥丸主之。(十)

栝樓瞿麥丸方:

栝樓根二兩　茯苓三兩　薯蕷三兩　附子一枚(炮)　瞿麥一兩

上五味,末之,煉蜜丸梧子大,飲服三丸,日三服;不知,增至七八丸,以小便利,腹中溫爲知。

【校勘】

"若渴",徐镕本作"苦渴",宜从。

【释义】

本条主论上燥下寒水停的证治。肾阳虚,下焦虚寒,不能化气行水,故出现以小便不利为主的病证。寒滞下焦,气不化水,津不上承,则产生上焦燥热,故其人苦渴。上口渴多饮,下小便不利,必致水液潴留而发生水肿,故云"有水气"。由方后注"腹中温为知",说明肾阳虚、下焦虚寒是本病的关键。其病机为肾阳不足,水气内停,下寒上燥。治当温阳化气,利水润燥。方用栝楼瞿麦丸,方中栝楼根生津润燥以治其渴;瞿麦、茯苓淡渗行水,以利小便;薯蓣固护脾阴,使利水而不伤脾之阴液;附子温肾阳化气,使津液上承,则肺之肃降功能恢复,上焦之燥热自解。肾阳得温,小便通利,则下寒自除。

【临床应用指要】

凡属上部燥热口渴,下部肾阳虚,水气不行,小便不利,或伴下肢浮肿者,就可用栝楼瞿麦丸随症化裁。此外,栝楼瞿麦丸虽有温补肾阳之功,但小便过多则不宜使用,因方中瞿麦、茯苓能利尿。

【医案举例】

刘某,女,40岁,重庆某银行职工,1964年12月20日初诊:水肿,小便不利1年许,口渴增剧,水肿加重2个月左右。现症:全身水肿,口渴引饮(工作和就诊,自带大型瓷缸子一个,每日要喝24缸子水,至少24磅),腰冷腿软,精神萎靡不振,纳差,每餐约1两米饭,小便不利,短少而淡黄,尿无热感,大便2～3日1次,不结燥,面色浮白,唇淡,舌质淡,无苔乏津,脉沉细。某省级医院诊断为慢性肾小球肾炎,经服中西药,治疗1年左右疗效不显。近2个月来,病情加剧,其人苦于渴饮,水肿愈增,小便淡黄短少,于是前来重庆市第二中医院就诊。当时诊断为水肿,此系肾阳不足,气化紊乱,形成上燥下寒之渴肿小便不利证,拟以润燥生津温阳利水主治,方用栝楼瞿麦汤(丸剂改用汤剂)加鹿胶以填补精血。方药:栝楼根30 g、淮山药30 g、茯苓15 g、瞿麦15 g、制附片15 g(另包,先煎2小时)、鹿胶12 g(另包,蒸化兑服)。1964年12月23日二诊:上方服2剂,口渴大减,饮水量减少一半(约12磅),水肿亦大减,小便量增多而畅利,饮食增加,每餐吃2两,其余舌脉同上。效不更方,将原方再进2剂。1964年12月26日三诊:上方又服2剂,口渴更减,饮水量每日4磅左右,小便畅利,水肿基本消失,饮食、大便正常,腰冷消失。现觉腰酸腿软,精神仍疲倦,夜尿3～4次,舌质淡,无苔微润,脉沉细。此肾阳渐复,气化功能渐趋正常,病理有变,治法亦稍变,以温阳(肾阳)利水为主,辅以生津润燥,佐以填补精血,于原方中将栝楼根改用15 g,其余药物和剂量不变,嘱进2剂。1964年12月29日四诊:上方服2剂,渴饮、水肿消失,饮食正常,精神比原来大有好转,时而仍感疲乏,尿色淡黄无热感,夜尿2～3次,腰酸腿软,面色接近正常,唇淡红,舌质淡,无苔津润,脉沉细。效不更方,仍宗前法,继服第三诊方,因余回蓉,嘱服2～10剂,以巩固疗效……[王廷富.金匮要略指难.成都:四川科学技术出版社,1986:289.]

(三)湿热夹瘀、脾虚湿盛

【原文】

小便不利,蒲灰散主之;滑石白鱼散、茯苓戎盐汤并主之。(十一)

蒲灰散方:

蒲灰七分　滑石三分

上二味,杵爲散,飲服方寸匕,日三服。

滑石白鱼散方:

滑石二分　亂髪二分(燒)　白魚三分

上三味,杵爲散,飲服方寸匕,日三服。

茯苓戎鹽湯方:

茯苓半斤　白朮二兩　戎鹽彈丸大一枚

上三味。

【校勘】

《四部备要》本"上三味"后,有"先将茯苓、白术煎成,入戎盐再煎,分温三服",宜从。

【释义】

本条主论小便不利的三种治法,但仅提出小便不利一症而出三方,说明三方都可治小便不利。小便不利,可见于多种疾病之中,其发生的原因甚多,本条详方略证,故需以药测之。

蒲灰散由蒲灰、滑石二味组成,蒲灰即蒲黄粉。方中蒲黄生用,凉血消瘀,滑石清利湿热,合用有化瘀利窍泄热之功。适用于内有湿热,兼有瘀血的小便不利。其症当见小便不利、尿色黄赤、尿道疼痛、小腹拘急等。

滑石白鱼散由滑石、乱发、白鱼三味药组成。白鱼,又名衣鱼、蠹鱼,乃衣帛、书纸中的蠹虫,具有消瘀行血疗淋通便的作用。方中滑石通利小便,清利湿热,乱发(烧炭)止血消瘀,白鱼消瘀行血,合之具有通利小便、止血散瘀之功。适用于内有湿热,兼有尿血的小便不利。其证候当有小便不利、尿血、小腹拘急、痛引脐中等,后世多称之为"血淋"者。

茯苓戎盐汤由茯苓、白术、戎盐组成。戎盐即青盐,性味咸寒,此取其走血分、入肾、利水、泄热之功;茯苓、白术健脾利湿,合之具有清热健脾利湿之功。以方测证,当有小便不利、腹部胀痛,或尿后余沥等症。

本条三方皆治小便不利,但各有侧重。蒲灰散和滑石白鱼散具有泄热化瘀利窍的作用,其中蒲灰散凉血作用强,滑石白鱼散止血作用明显,两者均无补的作用;茯苓戎盐汤能泄热健脾利湿,是通中兼补之剂。

【点疑指难】

对于蒲灰散中的蒲灰,本草书及注家有以下几种不同的看法:① 菖蒲烧灰,如曹家达;② 香蒲,如尤怡;③ 蒲蒻,如陆渊雷;④ 蒲席烧灰,如徐彬;⑤ 蒲黄粉,如楼英。

【临床应用指要】

以上三方都有利小便的作用,均可治疗小便不利、淋病。其中,蒲灰散长于治疗湿热下注的热淋,以小便不利,或溲赤,或有血尿,溲时尿道艰涩疼痛如刺,或兼少腹拘急,痛引脐中为主症者。方中的蒲黄常生、炒并用。滑石白鱼散则擅治湿热瘀结血分的血淋,以小便短赤不利,尿血,溲时尿道艰涩疼痛如刺,或兼少腹胀痛为主症。方中的白鱼一药,目前药店多缺,可以蒲黄代之。茯苓戎盐汤主治脾虚而湿重热轻的膏淋、劳淋,主症为小便不利,溲时尿道轻微刺痛,或尿后余沥不尽,或有少量尿血,或尿中有白浊等。此方的戎盐,目前药房多缺,不能用食盐取代。运用上述三方时,常随症加味。

【医案举例】

1. 患者,男,30岁,1995年8月21日就诊。自述2周前有不洁性交史,8日前觉尿道发痒,轻微刺痛,并有稀薄黏液溢出。2日后,分泌物变稠,尿道口溢脓,尿痛,排尿困难,尿道口及龟头红肿,尿道分泌物涂片检查有淋病双球菌。尿赤,舌质红,苔黄腻。证属秽浊之邪入侵,下焦湿热内蕴。治宜清热祛湿,化瘀排脓。运用蒲灰散合白头翁汤化裁治疗:蒲黄20 g,滑石15 g,白头翁15 g,黄连6 g,黄柏25 g,秦皮10 g,败酱草20 g,土茯苓35 g,车前草10 g,每日1剂,水煎分2次温服,忌食酒辣刺激性食物。1周后复诊,临床症状明显减轻,尿道口无脓性分泌物流出,用力挤压阴茎根部可见少许稀薄淡黄色黏液。原方再进7剂,症状消失,尿液清晰。停药1周后,连续2次前列腺按摩取液涂片及培养,均未见淋病双球菌。随访1年未见复发。[史宏.蒲灰散合白头翁汤化裁治疗淋菌性尿道炎36例.广西中医药,1997,20(3):26.]

2. 文某,男,49岁,业农,于1958年7月前来就诊。自诉从3月份起,小便微涩,点滴而出,至4月上旬溺时疼痛,痛引脐中,前医投以五淋散连服,5帖无效。诊其脉缓,独尺部细数,饮食正常,予踌躇良久,忽忆及《金匮要略》淋病篇有云淋之为病、小便如粟状、痛引脐中等语,但有症状未立治法,又云若渴者栝楼瞿麦丸主之。但此病不渴,小便频数,经查阅余无言《金匮新义》不渴者茯苓戎盐汤主之,滑石白鱼散并主之。遂将两方加减变通,处方如下:茯苓八钱,白术二钱,戎盐二钱,化滑石六钱,去发灰、白鱼,易鸡肫皮二钱,冬葵子三钱。嘱患者连服8剂,日服1剂。每剂2煎,每次放青盐一钱,煎成一小碗,每碗2次分服,忌鱼腥腻滞辛辣之物……据患者自述吃完8剂后,中午时忽觉小便解至中途突有气由尿道中冲射而出,尿如涌泉,遂痛止神爽,病即若失。再诊其脉已缓和,尺部仍有弦数,此系阴亏之象,继以猪苓散(汤)合芍药甘草汤育阴利小便而愈。[贺昌.膀胱结石三例治验.江西中医药,1959(10):30.]

(四)水热互结伤阴

【原文】

脈浮發熱,渴欲飲水,小便不利者,豬苓湯主之。(十三)

豬苓湯方:

豬苓(去皮) 茯苓 阿膠 滑石 澤瀉各一兩

上五味,以水四升,先煮四味,取二升,去滓,内膠烊消,温服七合,日三服。

【释义】

本条主论水热互结、郁热伤阴小便不利的证治。"脉浮发热",非为表证,乃内热郁发所为;热邪伤阴,更兼水气内停,不能蒸化上承,故渴欲饮水;水热互结,气化不行,则小便不利。本证病机为水气内停,水热互结,郁热伤阴。治宜利水滋阴,兼以清热,方用猪苓汤。方中猪苓、茯苓、泽泻淡渗利水,滑石利水清热,阿胶滋阴润燥。合而用之,使水祛则热无所附,津复则口渴自止。

本证与五苓散证,均有小便不利、渴欲饮水、脉浮发热等症,其病机不同。五苓散证为在表之邪热入里,膀胱气化不行,以致小便不利,水停而津不升,且阴不伤者。猪苓汤证,为邪热在里,热虽不甚,但因与水互结,久而不散,且阴伤者。因此,在治法上,前者以通阳化气行水为主,方中用桂枝,除在于化膀胱之气外,且兼解表;后者以滋阴清热利水为主,故用阿胶、滑石。尤怡说:"五苓散行阳之化,热初入者宜之;猪苓汤行阴之化,热入久则阴伤者宜之也。"

【临床应用指要】

临床上应用猪苓汤的关键在于把握其水热互结、气化不利,又兼阴伤的病机特点。常见症状有小便不利,口干渴,发热,舌红苔薄黄或薄腻或少苔,脉数等。临证可适当化裁。

【医案选录】

王某,女,41岁,2000年8月10日初诊。尿频急痛反复发作4年,加重2日,尿检白细胞(＋＋＋),以往发病曾做中段尿培养提示大肠埃希菌生长。诊时尿频,尿意窘迫,排尿不爽,有疼痛、灼热感,小腹拘急,腰酸,口干便结,舌质红苔薄黄腻,脉细小数。此乃久病肾阴亏虚,湿热蕴结下焦,膀胱气化不利。治当清利通淋,顾护阴液。拟猪苓汤加减:猪苓、茯苓、泽泻各15 g,生地12 g,滑石、萹蓄、瞿麦各10 g,车前草、白茅根、荔枝草各30 g,生甘草4 g,水煎服,日1剂。服药5剂,诸症减轻。再投7剂,症状消失,尿检正常。后随访1年未再发作。[林琳,盛梅笑.江西中医药,2007,38(8):19.]

二、淋病

（一）主症

【原文】

淋之爲病，小便如粟状①，小腹弦急②，痛引脐中。（七）

【词解】

① 小便如粟状：小便排出粟状之物。

② 弦急：即拘急。

【释义】

本条主论淋病的症状。淋病，是以小便淋沥疼痛为主症的病证。膀胱热盛，煎熬尿液，结成固体物质，故小便中有结石如粟米之状；粟状物阻滞膀胱或尿道，小便涩而难出，故小腹拘急疼痛；膀胱居于下，因砂石停积，阻滞气机，故有时小腹胀痛或小腹拘急痛可牵引脐部。

【点疑指难】

关于本条见症，一些注家认为属于石淋，如尤怡、吴谦等；但赵良仁、魏荔彤等则泛指淋病。

【临床应用指要】

本条有论无方，本篇治小便不利诸方亦可借治，关键在于病机相合。

（二）治禁

【原文】

淋家不可发汗，发汗则必便血。（九）

【释义】

本条主论淋家禁用汗法。素患淋病的人，谓之淋家。淋病多因膀胱蓄积有热，损伤阴液所致。虽感外邪，亦不可轻易发汗。若误发其汗，则会更伤阴液。同时，也会使邪热炽盛，伤及营血，迫血妄行，引起尿血。

【临床应用指要】

淋家必伤阴，当慎用汗法。反之，凡阴伤血不足之体，如失血、大面积烧伤、失精、汗家、大吐大利之后，又当慎用利尿，以防阴血耗伤。

内 容 归 纳

消渴
- 病机与脉症
  - 厥阴病消渴（一条）
  - 杂病消渴（二、八条）
- 证治
  - 热盛津气两伤——白虎加人参汤（十二条）
  - 肾气亏虚——肾气丸（三条）
  - 肾阴津耗伤——文蛤散方（六条）

小便不利证治
- 膀胱气化不行——五苓散（四、五条）
- 上燥下寒水停——栝楼瞿麦丸方（十条）
- 湿热夹瘀——蒲灰散、滑石白鱼散方（十一条）
- 脾虚湿盛——茯苓戎盐汤方（十一条）
- 水热互结伤阴——猪苓汤方（十三条）

淋病
- 主症（七条）
- 治禁（九条）

水气病脉证并治第十四

导学

本篇介绍了有关水气病的病因病机、脉症、分类、治则和辨证施治等内容。通过学习,应重点掌握水气病的治疗原则、辨证思路,以及风水、皮水的病因病机、主要脉症及其证治等;熟悉水气病的分类及血分、水分、气分的概念及鉴别,了解五脏水的症状和病机。

本篇专论水气病,该病是以各种原因所致的以身体浮肿为临床特征的疾病。

该篇将水气病根据病因和症状分为风水、皮水、正水、石水、黄汗五类,前四者统称"四水"。黄汗以汗出色黄如柏汁为主症,但因其同时伴有水肿,故合为一篇讨论。又根据水气病与五脏的关系可分为心水、肝水、肺水、脾水、肾水,统称"五脏水";根据水与气、血的关系,分为气分、血分、水分三类。

本篇以"水气"命为篇名,意在强调水气病的病机关键在于气化。"水气"之名,现多以"水肿"代之。本篇有关四水、五脏水的划分和称谓,临床上依然适用。篇中所提出的发汗、利小便、攻逐水邪的三大治疗原则和"大气一转,其气乃散"的温通阳气以行水的精神,一直被历代医家所推崇,并有效地指导着水气病的治疗。该篇辨水停部位、病因、与五脏的关系和病证先后缓急等思路,对于水气病的辨证论治颇有启迪,亦为后世阴水、阳水学说的发展奠定了理论基础,故本篇有重要的理论和临床价值。

一、分类与辨证

(一)四水与黄汗

【原文】

師曰:病有風水、有皮水、有正水、有石水、有黄汗。風水其脈自浮,外證骨節疼痛,惡風;皮水其脈亦浮,外證胕腫①,按之没指,不惡風,其腹如鼓,不渴,當發其汗。正水其脈沉遲,外證自喘;石水其脈自沉,外證腹滿不喘。黄汗其脈沉遲,身發熱,胸滿,四肢頭面腫,久不愈,必致癰膿。(一)

【校勘】

"胕",《千金》作"浮"。

【词解】

① 胕腫:胕(fū肤或 fú符)与"肤"通。胕肿指皮肤浮肿,《素问·水热穴论篇》:"上下溢于皮肤,故曰胕肿,胕肿者,聚水而生病也。"

【释义】

本条总论水气病五种类型的脉症,指出风水和皮水的治疗原则和黄汗的预后、转归。

水气病在证候上均可见水肿症状，但风水、皮水、正水、石水和黄汗五者在病因、病机、脉症方面各有不同。风水由外邪侵袭、肺气不宣、通调失职、水气泛溢所致，外证见浮肿、骨节疼痛、恶风、脉浮，表证明显。病位主要在皮肤和肺，其发病特点为起病急剧，每从头面开始，迅即遍及周身，且兼有发热等症状。皮水由于脾失运化、肺失宣降、水湿潴留、泛溢肌肤所致。外证可见全身浮肿、按之没指、小便不利、脉象浮或沉迟，无明显表证。病位主要在肌肉和肺脾两脏。水湿在表，且有外溢之势，故应因势利导，以汗法发之乃愈。正水由于脾肾阳虚、水湿内盛、水气上逆外溢所致，外证见浮肿、腹胀、气喘、脉象沉迟。病位主要在肾，兼及于肺。石水因肾阳衰微、寒水凝结所致。因水之在下，故外证见少腹硬满如石、脉自沉。病位在肾。黄汗乃由水湿袭表、湿邪郁久化热、湿热互结所致。外证可见四肢头面浮肿、汗出色黄，身热胸满，脉象沉迟。病位在肌肤及脾。黄汗若久治不愈，则可化为痈脓，为其转归。

【点疑指难】

本条疑难点有三：一是对"风水其脉自浮"中"脉自浮"如何理解？多数学者认为因风水与肺关系较密切，又因肺主皮毛，风邪侵袭于表，故见脉浮；亦有少数学者认为"脉自浮"仅提示病位在表，并不一定见浮脉，如金寿山即持此观点。二是四水如何鉴别？风水与皮水其脉均浮，但风水恶风，皮水不恶风；正水与石水均脉沉，但正水自喘，石水不喘。三是黄汗与黄疸如何鉴别？黄汗虽以汗出色黄如柏汁为特征，但其身目不黄与黄疸迥异。

【临床应用指要】

水气病临证时应辨别水在上、下、表、里。风水、皮水为水湿停滞肌表，为病在表，属阳水；风水表证明显，为表中之表；皮水无表证，为表中之里，两者均以汗法治之。正水、石水属虚实夹杂，为病在里，属阴水；正水有腹满而喘，为病在上下；石水少腹满硬如石而不喘，为病在下，两者分别以利小便或攻下逐水法治之。治疗黄汗除宗仲师益气化湿、调和营卫法外，常据程门雪提出的此病成因还与脾心之弱有关的理论，从补脾养心、益气固表之阳着手治其本，兼清湿热之标，每获良效。

【原文】

寸口脉沉滑者，中有水氣，面目腫大，有熱，名曰風水。視人之目窠上微擁①，如蠶新臥起狀，其頸脈②動，時時咳，按其手足上，陷而不起者，風水。（三）

【校勘】

"目窠"，原本作"裹"，赵良仁本作"目窠"，徐、尤、陈、黄诸本同，今据改。

《脉经·卷八》无"蚕"字。

【词解】

① 目窠上微擁：目窠，指眼胞。擁，通"壅"，义同"肿"。指两眼胞微肿。

② 颈脉：足阳明人迎脉，在喉结两旁。

【释义】

本条论述风水发展到严重阶段的脉症。风水初起，人体正气强盛，与风邪抗争于表，故脉浮；本条寸口脉见沉滑，提示水气盛，为风水肿势增剧之证；头面属阳，风为阳邪，风与水邪上犯，水湿潴留于胸颈以上，故面目肿大；卫气为水湿郁遏，则见有热；望诊见眼胞浮肿，好像刚刚睡醒的样子，颈脉跳动明显，乃因眼胞属脾、胃脉所过，颈部人迎为肺胃所主，风水邪气过盛而上凑，脾胃二经所过之处为水气壅遏之故；闻诊时时咳嗽，乃水气上渍于肺、肺气上逆所致；切诊按其手足肿处凹陷不起，为水邪浸淫，溢于肌表较盛，而正气不足，难以聚复所致。

【点疑指难】

本条疑点是为何"名曰风水",而寸口脉见沉滑？本条为风水病发展到最严重阶段的脉症。若风水处于初起阶段,因外邪在表,表证甚,脉必自浮。如进一步发展,水与热相搏,则脉变浮洪。再进一步发展则肿势渐剧,脉转沉滑,提示邪渐入里,且水气甚,溢于皮下而脉陷于内。

【临床应用指要】

临证过程中应认识到本证为风水重症,因水气盛而波及肺脾,虽见眼胞浮肿、颈脉搏动明显、时时咳、按其手足皮肤凹陷不起,但兼发热、恶风或骨节疼痛等表证,故不可误诊为皮水,当防其进一步传变。此外,对"按其手足上陷而不起者"应理解为肿势较甚,以手按之凹陷较深,难以迅速恢复,切不能理解为按之凹陷如泥不起。

【原文】

太陽病,脈浮而緊,法當骨節疼痛,反不痛,身體反重而酸,其人不渴,汗出即愈,此爲風水。惡寒者,此爲極虛發汗得之。

渴而不惡寒者,此爲皮水。

身腫而冷,狀如周痹①,胸中窒,不能食,反聚痛,暮躁不得眠,此爲黃汗。痛在骨節。

咳而喘,不渴者,此爲脾脹,其狀如腫,發汗即愈。

然諸病此者,渴而下利,小便數者,皆不可發汗。(四)

【校勘】

"脾胀",注家多作"肺胀"。

【词解】

① 周痹:病名,痹之一种,以周身上下游走作痛为特点。

【释义】

本条再论水气病的辨证、鉴别、治疗原则和禁忌,可分为五段理解。

第一段:太阳伤寒病在表,为感受风寒邪气所致,脉象浮紧,理当见肢体关节疼痛;如果未见疼痛,而肢体反酸重,且口不渴,则虽见脉浮紧,而不属伤寒表实证,此乃内有水湿,潴留于肌肤关节之间,而成风水。应用汗法使水湿之邪随汗出而愈。若汗后恶寒者,是由于水气病本有阳气不足的内因,加之汗不得法,再次损伤阳气,阳气更虚之故。

第二段:结合第一段鉴别风水和皮水。此类皮水因脾虚湿停,气不化津,津不上承,故见口渴;病在肺脾、在里,无外邪,故而无恶寒的表证。

第三段:结合第二段鉴别皮水和黄汗。身体浮肿而冷,且周身上下出现游走性疼痛,为湿邪郁于肌表、经脉气血运行受阻所致;寒湿之邪进一步入里阻碍肺中阳气,肺气不宣则胸中窒塞;伤及胃阳,则不能进食,且拘挛疼痛;至暮时,阴气盛,阳气更难舒展,阳郁心烦,不能安卧,故至暮躁不得眠;寒湿流于关节,故痛在骨节,这就是黄汗病。此病情较第一条"身发热、胸满、四肢头面肿"的黄汗为重。

第四段:结合第一段鉴别风水和肺胀。《肺痿肺痈咳嗽上气病脉证治》篇曰"咳而上气,此为肺胀",可知"咳而喘"为肺胀的主症,此处的咳喘为寒水闭肺、肺气上逆所致,故口不渴。形证如同水肿,与风水相似,可通过汗法使水寒之邪随汗而解。

第五段:提出风水、皮水、肺胀、黄汗等病使用汗法的禁忌证。以上诸病中若有渴而下利、小便数等症状的情况,均不能采用汗法。因为渴、下利、小便数均提示津液已伤,若再用汗法,可致津液枯竭,变生他病。

【点疑指难】

本条疑点有二：一是本条原文曰"渴而不恶寒者,此为皮水"与第一条的皮水"不恶风""不渴"为何不一致？"不恶风""不恶寒"均提示无表证,而"口不渴"与"口渴"则在提示脾水由轻转重,即水湿之邪阻遏气机,使其不布津的"口渴",病情较第一条水湿在表"不渴"更重。二是风水与肺胀两病有何联系？两者均可见咳喘之症,但前者以周身浮肿为主症,后者以咳喘为主症;两者在病情发展过程中可相互转化,在治疗上均可使用汗法,正如《肺痿肺痈咳嗽上气病脉证治》篇中曰"上气喘而躁者,属肺胀,欲作风水,发汗则愈"。

【临床应用指要】

临床上应注意黄汗"痛在关节"和历节病"历节黄汗出"的鉴别。两者均见黄汗出、疼痛,但前者痛轻,无关节变形;后者痛重且关节肿大变形,甚至痿废不用。

对于风水、皮水、黄汗、肺胀病的治疗,都应首先辨别虚实。以风水为例,如脉浮紧,身重而酸,骨节不痛,口不渴,属表实,可用汗法祛风除湿。如脉浮身重,汗出恶风,属表虚,就不能用汗法,否则会加重病情,应用除湿固表的防己黄芪汤。此外,对于风水、皮水、黄汗、肺胀病在阳气较足、津液未伤阶段,均可采用汗法治疗,凡见口渴、下利、小便频多等伤津之症,严禁使用汗法,以防坏病。

（二）五脏水

【原文】

心水者,其身重而少氣,不得臥,煩而躁,其人陰腫。(十三)

【校勘】

"身重",《千金要方》作"身肿"。"躁",疑为"悸"字之误。

【释义】

本条论述心病所致水肿的症状。由于心阳不足,水气内盛,泛溢周身,故见身体肿重;水阻气机,故少气;水气凌心,而见心烦、心悸、不得安卧;前阴为肾脉所过,肾脉出肺络心,心阳不足,不能下交于肾,则肾水失于制约,溢于前阴,故见阴肿。

【原文】

肝水者,其腹大,不能自轉側,脅下腹痛,時時津液微生①,小便續通②。(十四)

【词解】

① 津液微生：指口中时时微微有津液。

② 小便续通：指小便时通时不通。

【释义】

本条论述肝病所致水肿的症状。由于肝失疏泄,乘侮脾土,水湿失于运化,蓄积于腹,故见腹大,不能自转侧;厥阴肝脉自少腹上循两胁,水阻气机,经脉不和,故胁腹疼痛;肝失疏泄,津液不能正常输布,气化失常,故见"时时津液微生,小便续通"。

【点疑指难】

本条疑点是对"时时津液微生"的"津液"的理解。一种理解为水津,指口中生出少量津液,以刘渡舟为代表的多数医家持此观点;另一种理解为尿液,指尿形成不多,小便量少,与"膀胱者,州都之官,津液藏焉"的"津液"同义,以陈纪藩为代表。

【原文】

肺水者,其身腫,小便難,時時鴨溏。(十五)

【释义】

本条论述肺病所致水肿的症状。由于肺气不行,通调水道失职,水液不能下输膀胱,故身体浮肿、小便困难;肺与大肠相表里,肺气不行,则大肠传化功能失调,故大便稀溏、水粪混杂而下。

【原文】

脾水者,其腹大,四肢苦重,津液不生,但苦少氣,小便難。(十六)

【释义】

本条论述脾病所致水肿的症状。腹为脾位,脾主四肢,脾阳虚弱,失于运化,水湿泛溢,势必腹大、四肢肿重;脾气虚弱则气血生化乏源,故见少气;脾虚不能散精于肺,则肺不能通调水道,故见小便困难或量少。

【原文】

腎水者,其腹大,臍腫腰痛,不得溺,陰下濕如牛鼻上汗,其足逆冷,面反瘦。(十七)

【释义】

本条论述肾病所致水肿的症状。肾阳虚,不能化气行水,水蓄下焦,且关门不利,水反侮土,故水聚于腹且脐肿;腰为肾的外府,肾虚水泛则见腰痛;肾阳虚,膀胱失于气化,故不得小便;水渍前阴,故阴部潮湿"如牛鼻上汗";肾阳虚不能下温两足,故两足逆冷;肾为五脏之本,肾虚则五脏气血不能上荣于面,故"面反瘦"。

【点疑指难】

本条疑点是对"面反瘦"的理解,诸家看法不一。① 认为是由于肾为五脏之本,肾虚则五脏气血不能上荣于面,故"面反瘦",多数教材和医家多持此观点;② 认为并非真正面瘦,而是因周身浮肿,而显得相对"面反瘦",任应秋在《金匮要略语译》中有相关论述;③ 认为"面反瘦"一句,当依《千金》作"大便反坚"为是,谭日强即持此说。

【临床应用指要】

临床见肾水重症、水气泛溢周身时,亦可见面部虚浮而不显瘦,故"面反瘦"不一定是肾水必有症状,同时也应注意其与风水、皮水面目浮肿的不同,以资鉴别。

五脏病均可导致水肿,故临床应察其致病之脏,谨守病机,抓住辨证要点,可收事半功倍之效,现将五脏水辨证要点归纳为表 14 - 1。

表 14 - 1 五脏水的辨证要点

五 脏 水	病 机	辨 证 要 点
心水	心阳不足,水气凌心	不得卧,烦而悸
肝水	肝虚水乘,失于疏泄	胁下腹痛,小便续通
肺水	肺气不足,水气射肺	时时鸭溏
脾水	脾虚失运,水湿泛溢	腹大,四肢苦重
肾水	肾虚不化,水湿内聚	腹大,脐肿,腰痛

上述五脏水病,从其病位和症状来看,肝、脾、肾三脏均为阴脏,位居于腹,病变重心在里、在下,故三脏病水均有腹大;心肺二脏,属于阳脏,位居于胸,病变重心在上、在表,故心肺病水,均有身重、身肿、烦躁不得卧等症。可知五脏水与四水在表里、上下方面有其联系之处,不过四水中有来自外感者,如风水;而五脏水则来自内脏,可能属于正水、石水一类疾患。

二、脉症与病因病机

(一) 风气相搏

【原文】

脉浮而洪,浮则爲風,洪则爲氣,風氣相搏,風强则爲癮疹,身體爲癢,癢爲泄風①,久爲痂癞②;氣强则爲水,難以俯仰。風氣相擊,身體洪腫,汗出乃愈。惡風则虚,此爲風水;不惡風者,小便通利,上焦有寒,其口多涎,此爲黄汗。(二)

【词解】

① 泄风:癮疹身痒的症状由风邪外泄所致,故曰泄风。

② 痂癞:风热在表,瘙痒不止,肌肤破溃结痂,犹如癞疾。

【释义】

本条主要论述风水的发病机制及其与黄汗的鉴别。脉浮提示外感风邪,脉洪提示患者素有水气,风邪与水气相互搏结为患,若风邪偏盛则皮肤上出现癮疹、身体瘙痒,这种症状称为"泄风"。瘙痒日久不愈,因搔抓破溃结痂,形成犹如癞疾的"痂癞"。若水气偏盛,风邪与水气相搏结,则周身水肿,严重者喘息难以平卧,这属风水,可用汗法祛其水,并散其风而痊愈。风邪袭表,伤于卫分,故见恶风,即恶风为风水证候之一,借此可与黄汗作鉴别,而黄汗可见不恶风、小便通利、口多涎沫等症。

【点疑指难】

本条疑点在于对"不恶风者……此为黄汗"是否为衍文。中医五版教材《金匮要略讲义》认为此句意在与风水作鉴别,但《金匮要略心典》《医碥》及南京中医学院编《金匮要略学习参考资料》或曰此句为"错简,应删之",或曰"与上文精神不协"。

【临床应用指要】

临证过程中应注意病情常随风邪和水气双方病势的强弱而向不同方向转归。风强气弱,风邪侵入血分,则会出现癮疹,日久不愈甚至发展成"痂癞";气强风弱,就会出现水肿,发展为里水;风气势力相当,纠结不散,若表虚则成风水病,若表不虚而上焦有寒者,则发为黄汗病。

(二) 脾虚不运,水热互结

【原文】

趺陽脈當伏,今反緊,本自有寒,疝瘕①,腹中痛,醫反下之,下之即胸滿短氣。(六)

趺陽脈當伏,今反數,本自有熱,消穀,小便數,今反不利,此欲作水。(七)

【词解】

① 疝瘕:病名。疝,指阴寒性的腹痛。瘕,指腹中积块,时聚时散,游走无定处之疾。

【释义】

此两条从趺阳脉的变化情况,预测发生水气病的可能性。趺阳脉为胃脉,一般沉伏于里。今不沉于里而反见紧象,是由于素体有寒疾,如疝瘕、腹中痛等宿疾,寒者当温,而医者未能识之,反而用苦寒攻下法,更加损伤阳气。中阳虚衰,水寒不化,上逆致肺气不得宣畅,故见胸满、短气等症状。

趺阳脉本应伏而不见,今见数脉,是由于素体中焦内有伏热,本应因胃热而消谷善饥,水津偏渗膀胱而小便频数,而今却见小便不利,可知是水与热互结不行,水气有溢于肌肤之势,故曰"此欲作水"。

【点疑指难】

本条疑点是如何理解"趺阳脉当伏"? 一种观点认为趺阳脉当伏,是平脉,以尤怡为代表。另一种观点认为跌阳脉当伏,是病脉,如魏荔彤。

【临证应用指要】

在临证过程中,要注意细参各种脉症,通达权变,以免被假象所惑而误治,造成不良后果。第六条"医反下之"即是误治一例,对因下、汗等伤及阳气,出现胸满、短气或见小便不利等均要辨别其是否为"欲作水"的先兆,应遵守仲师"治未病"的思想,及早防治,防止变生他证。

此外,水气病的形成之所以有寒热两端,与患者体质密切相关。

【原文】

寸口脈浮而遲,浮脈則熱,遲脈則潛,熱潛相搏,名曰沉。跌陽脈浮而數,浮脈即熱,數脈即止,熱止相搏,名曰伏。沉伏相搏,名曰水。沉則絡脈虛,伏則小便難,虛難相搏,水走皮膚,即爲水矣。(八)

【释义】

本条进一步论水气病形成的机制。寸口为阳位,脉浮属阳,热为阳邪,故寸口脉浮则为热;迟脉属阴,阴主潜藏,故寸口脉迟则为潜,潜与热互相搏结,则热内伏而不外达,故曰沉。跌阳为胃脉,跌阳脉浮而数,是热伏止于下,留于内而不行于外,故曰"热止相搏,名曰伏"。热留于内,与水气相搏,则致水停于内,继而影响气不外行而络脉空虚;阳气不化而小便难,最终致使水湿不循常道,浸溢于皮肤肌肉之间,则成水气病。

【点疑指难】

本条是从脉象来论述水气病形成的机制。文中的"沉""伏"均不能理解为脉象,而是揭示邪热内伏而不外达的病机。"沉伏相搏",阐明了肺胃郁热,妨碍气化,以致水停于内,故"名曰水"。

【临床应用指要】

临床上对于水热互结导致的水气病,要把握气机不行是其病机关键,以身肿、内有郁热、小便难为见症,可用后世治疗水热壅滞互结之水肿的疏凿饮子治之,以开郁散结、行气逐水。

(三) 肺失通调,肾虚水泛

【原文】

寸口脈弦而緊,弦則衛氣不行,即惡寒,水不沾流①,走於腸間。

少陰脈緊而沉,緊則爲痛,沉則爲水,小便即難。(九)

【词解】

① 水不沾流:津液不能循常道运行。《说文》曰:"沾,一曰益也,义同添。"

【释义】

本条以脉论病,强调肺肾二脏与水气病的关系。寸口脉主肺,寒邪外束,卫阳被遏,则寸口脉弦而紧、恶寒;肺气不利,不能通调水道、下输膀胱,则水津输布失常,潴留肠间,进而形成水气病。

少阴脉主肾,肾阳不足,寒水内生,则少阴脉紧而沉,肾阳虚衰不能布津于周身,故骨节身体疼痛;不能温煦膀胱化气行水,则小便难,进而形成水气病。

【点疑指难】

本条难点为以脉论水气病的病机,意在从寸口、少阴脉及相关症状,说明水气病的形成与肺卫、肾阳有关,这是仲景在《内经》"其本在肾,其末在肺"理论基础上的进一步发展。

【临床应用指要】

临床上应注意水气病发病的原因,因外感而病水者,当固护肺卫,如选用防己黄芪汤等;因内伤而病水者,当温肾利水,如选用八味肾气丸等。

（四）脾肾阳虚

【原文】

問曰：病下利後，渴飲水，小便不利，腹滿因腫者，何也？答曰：此法當病水，若小便自利及汗出者，自當愈。（十二）

【校勘】 "因腫"，程林、魏荔彤、吴谦等注本俱作"陰腫"，宜从。

【释义】

本条论述下利后所致水肿及阳气通利而自愈的机制。由于下利日久，损伤脾肾之阳，气不化水，故见渴欲饮水、小便不利、腹满和前阴水肿，此时可致水气病的发生。但若小便通利或汗出于表，为水湿之邪已有出路，则水肿自愈，同时提示阳气未衰，尚能气化。

【点疑指难】

本条疑点是对"因肿"的理解。有指前阴浮肿者，如何任《金匮要略校注》；有作"层层相因"解者，如谭日强介绍其师孙鼎宜即持此说。

【临床应用指要】

临床上凡遇水肿患者，只要达到小便通利或汗出，使全身水气或从下而出，或从表而解，水气病便可自愈，故发汗、利小便为治疗水肿病的主要治法。

（五）肺、脾、肾、三焦功能失常

【原文】

師曰：寸口脈沉而遲，沉則爲水，遲則爲寒，寒水相搏。趺陽脈伏，水穀不化，脾氣衰則鶩溏，胃氣衰則身腫。少陽①脈卑②，少陰脈細，男子則小便不利，婦人則經水不通；經爲血，血不利則爲水，名曰血分。（十九）

【词解】

① 少阳：指和髎部位之脉，在上耳角根之前，鬢发之后，即耳门微前上方。

② 脉卑：指其脉按之沉而弱，表示营血不足。

【释义】

本条以脉论病，从寸口、趺阳、少阳、少阴脉的变化阐述了肺、脾胃、肾、三焦气虚不足所致水气病的机制及由血病水的机制。沉主水，迟主寒，寸口脉沉迟并见，提示寒水搏结、阳衰水盛，故发水肿。趺阳脉为胃脉，趺阳脉伏而不起，说明脾胃衰弱，土不制水，泛溢周身而浮肿；水谷不化精微，则大便有如鸭便。少阳脉主三焦，少阳脉沉弱无力，则决渎失职，水道不通。少阴脉主肾和胞宫，少阴脉细提示血少肾虚，故在男子则小便不利，水气内阻而引起水肿；在妇女则经水不通，阻碍水气的运行，最终因血凝而致水停，因该水肿发生于经闭之后，与血有关，故称血分。

【临床应用指要】

临床上因肾虚血瘀所致水肿的患者，不仅男子可见小便不利或量少，女子除见闭经外，亦可表现为小便量少。对于此种因经闭而致水肿的血分病的治法，可选《仁斋直指方·肿证》的桂苓汤(桂皮、赤茯苓、当归、川芎、赤芍、蓬术、三棱、桑白皮、槟榔、苍术、大腹皮、青皮、陈皮、瞿麦、甘草、葶苈、大黄、姜)以行气活血而利水。

临床上根据"血不利则为水"之旨，立活血化瘀利水法，治疗因血行不畅或血瘀而致水湿停聚之疾。

（六）水分、血分

【原文】

問曰：病有血分水分，何也？師曰：經水前斷，後病水，名曰血分，此病難治；先病水，後經水

斷,名曰水分,此病易治。何以故？去水,其經自下。(二十)

【校勘】

本条原本缺,据《脉经》和尤怡、魏荔彤、陈念祖等注本补入。

【释义】

本条论述妇人病水有血分、水分之别,并对预后做出比较。先经闭而后水肿者,称为血分,因其由瘀血阻滞水道所致,病在血分,位深难通,故难治;先病水肿而后经闭者,称为水分,因其由水液阻滞血道所致,病在水分,位浅而易行,故易治。在治疗上,下其水则经血自通,而病亦痊愈。

【点疑指难】

本条难点在于如何理解水分病易治,血分病难治？临床上经血瘀阻不通的原因甚多,或外感或内伤或七情所致等,还有正虚、邪实或虚实兼杂之别。其病变瘀水互结,病情复杂,病程长,病位深,病势重,治之难以速效,即原文所说"此病难治"之理。而水分病之易治,仅是相对于血分病而言,临床上亦有不少病情复杂者,治之非旦夕可愈。

【临床应用指要】

本篇未对血分病立方,临床上对因经闭所致的水肿病可选用《证治要诀》的调经散(琥珀、没药、当归、桂心、白芍、细辛、麝香为末,黄酒、姜汁调服)。此方于虚证、寒证可斟酌选用。若系实证,亦可考虑选用下瘀血汤、抵当汤等方。

(七) 气分

【原文】

師曰:寸口脈遲而澀,遲則爲寒,澀爲血不足。趺陽脈微而遲,微則爲氣,遲則爲寒。寒氣不足[1],則手足逆冷;手足逆冷,則營衛不利;營衛不利,則腹滿脅鳴相逐;氣轉膀胱,營衛俱勞;陽氣不通即身冷,陰氣不通即骨疼;陽前通[2]則惡寒,陰前通則痺不仁;陰陽相得,其氣乃行,大氣[3]一轉,其氣乃散;實則失氣,虛則遺尿,名曰氣分。(三十)

【校勘】

"胁鸣",程林、魏荔彤、吴谦等注本均作"肠鸣",是。

【词解】

① 寒气不足:指有寒气而又存在气血不足。

② 前通:前,《说文解字注》:"前,齐断也……前,古假借作剪。"前通,即断绝流通之意。

③ 大气:指膻中之宗气。

【释义】

本条论述气分病的脉症和治则。寸口以候气血,其脉迟涩提示阳虚而血不足;趺阳脉候脾胃,其脉微迟,提示中焦虚寒,故见手足逆冷、腹满肠鸣,甚至影响膀胱气化功能。阳气不通,机体失于温煦则身冷或恶寒;营阴不足,血脉不通,不能濡养关节、肌肤则骨痛或肌肤麻木不仁,这是由于阴阳失于维系所致。若阴阳相得、彼此协调,则气机运行畅达,胸中宗气振奋,水寒凝结之气自会消散。因气有虚实之别,故见气实则矢气,气虚则遗尿,提示病在气分。

【点疑指难】

本条疑点有二。一是对"阳前通则恶寒,阴前通则痺不仁"的看法不一,主要是对"前"的理解有异:① 将"前"理解为"先"之意,持此说者甚多,以陈念祖、梁运通为代表;② 谓"前"作"断绝""不通"解,如中医五版教材《金匮要略讲义》;③ 将"前"作"部分"或"不完全"解,如陈继藩《中医药高级丛书·金匮要略》;④ 认为此句中"阴阳两字恐系颠倒互误",如谭日强。二是如何理解原文中的"虚""实"? 两者不能理解为实证、虚证。此"实"指邪气,具体指气滞寒(水)邪;"虚"指不足,即指阳气虚。即气分病可见矢气,亦可见遗尿,前者多为邪实引起,后者多为虚而致,故曰"实则失气,虚者遗尿"。这里说明气分病的病机有邪实正虚两方面。

【临床应用指要】

后世"大气论"和"治大气下陷诸方"等皆是受"大气一转,其气乃散"的启迪而加以发挥的,如《医学衷中参西录》中的升陷汤(黄芪、干姜、当归、桂枝、柴胡、乳香、没药)、回阳升陷汤(黄芪、干姜、当归、桂枝、甘草)等。临床在辨证的基础上,运用"大气一转,其气乃散"之旨,指导心肺病、血崩、全身麻木、痿证、痢疾等的治疗,均可获良效。

三、治法

(一) 利小便、发汗

【原文】

师曰:諸有水者,腰以下腫,當利小便;腰以上腫,當發汗乃愈。(十八)

【释义】

本条论述水气病的治疗原则。水气病由于有水在上下、表里的不同,应根据因势利导的原则,采用不同的治法。凡水肿之病,腰以下肿者,提示病位在下、在里,属阴,当用利小便的方法,使潴留于下部在里的水湿从小便排泄;腰以上肿者,提示病位在上、在表,属阳,当用发汗的方法,宣通肺气,开泄腠理,使潴留于上部在表之水,从汗液排泄,水肿自愈。

【点疑指难】

本条难点在于是否可将发汗、利小便法作为所有水肿病的治疗总纲? 发汗法、利小便法即《内经》"开鬼门、洁净府"上下分消之法,只能用于阳证和实证,不可单独用于虚证和阴证。

【临床应用指要】

临床上对于水肿病患者,应分清寒热虚实,知常达变,审其实者,施以常法,即发汗或利小便法;审其虚者,施以变法,如心脾俱虚,或虚中挟瘀之证肿势在下,每用补脾养心或补益心脾,佐以化瘀,而不可单纯利水;又如肾阳虚,肿势在上者,可用温阳化气法。此外,在两法的应用过程中,当注意应用的先后次序,两法亦可配合使用,以提高疗效。

(二) 攻下逐水

【原文】

夫水病人,目下有臥蠶,面目鲜澤,脈伏,其人消渴。病水腹大,小便不利,其脈沉絶者,有水,可下之。(十一)

【释义】

本条论述水气病可下的脉症。凡患水气病者,因水盛反侮脾土,脾气不健,胃脉所过、脾土所主的目胞则因水湿潴留而见微肿;水气太盛泛溢皮肤,故见面目鲜泽;脉由沉转伏,为水盛过于脉道较重,提示水肿病情加重;水饮内盛,津不上承,故见口渴引饮;水蓄更多,气化更加不利,则见腹胀满有水、小便不利、其脉沉伏不出,对此水势甚盛的病情,可用攻下逐水法治之。

【点疑指难】

本条疑难点在于对"可下之"如何理解? 用何方下之? "可下之"意在斟酌使用攻下法,其具体方剂未予列出,历代医家有不同看法:① 吴谦等提出可酌用十枣汤、神祐丸;②《医碥》主张用浚川散、舟车丸;③ 陈念祖则用真武汤加防己、木通、椒目。

【临床应用指要】

医者应认识到水病的形成和自愈,关键在于气化,如肺脾肾之气化紊乱(尤其是肾气),渴饮而水无出路则病水,不渴饮亦可病水;只要气化正常,虽一时渴饮也不病水,即或暴饮而暂时病水者,亦可不药而愈。

(三) 误治证救治原则

【原文】

問曰:病者苦水①,面目身軆四肢皆腫,小便不利,脈之,不言水,反言胸中痛,氣上衝咽,狀如炙肉,當微咳喘,審如②師言,其脈何類?

師曰:寸口脈沉而緊,沉爲水,緊爲寒,沉緊相搏,結在關元③,始時尚微,年盛不覺,陽衰之後,營衛相干④,陽損陰盛,結寒微動,腎氣上衝,喉咽塞噎,脅下急痛。醫以爲留飲而大下之,氣擊不去,其病不除。後重吐之,胃家虛煩,咽燥欲飲水,小便不利,水穀不化,面目手足浮腫。又與葶藶丸下水,當時如小差,食飲過度,腫復如前,胸脅苦痛,象若奔豚,其水揚溢,則浮咳喘逆。當先攻擊衝氣,令止,乃治咳;咳止,其喘自差。先治新病,病當在後。(二十一)

【词解】

① 苦水:形容词活用作动词,作"患"或"为……所苦"解。苦水,患水气病或为水气病所苦。

② 审如:审,助词。审如,诚如,果然如此之意。

③ 关元:任脉穴,在脐下 3 寸,在此指下焦。

④ 营卫相干:干,触犯。营卫相干,营卫相互触犯,营卫不相和谐之意。

【释义】

本条论述水气病因误治而发生的变证,并指出相应的救治原则。本条通过误治病案举例,以问答形式展开,可分为三段解释。

第一段从"问曰"至"其脉何类?",交待一个水气病并发冲气的病案。患者水肿明显,面目四肢均浮肿,小便不利,但诊其脉后,师不言以水肿为主病,而反言胸中痛,气从少腹上冲咽喉、喉中如有物梗阻,还当有轻微咳喘,果然如师所说,那么其脉象如何呢?

第二段从"师曰"至"浮咳喘逆",从脉象、病史,追述形成水气病的过程及误治的变证。师曰:患者寸口脉象沉紧,沉主水,紧主寒,沉紧并见,此乃水寒之气互结于下焦所致。初病之时,病情较轻,加之年壮体健而未觉察,但中老年之后,阳气渐衰,营卫不和,阳气亏虚,阴气偏盛,此时蓄结于下焦的水寒之气,因阳虚而不能潜伏,遂夹胃气随冲脉而上冲,故见咽喉梗塞、胸胁剧烈疼痛等症。医者未能诊出其为寒水之气内结、阳虚阴盛、冲气上逆的病机,却误诊为饮邪潜伏、留而不行的留饮,故用"大下"水饮之法,因药不对证,故气冲未平,病证难除。医者见未能治愈,又误认为"喉咽塞噎"是病在上焦而用吐法,不仅冲气未平,而且反因误吐而使胃之气阴两伤,导致虚烦、咽干口燥、渴欲饮水等症。患者本有肾阳虚衰,加之误下误吐,则下焦之阳更加受损,致使肾之气化功能失司,而见小便不利;中焦之阳亦受损,脾胃健运失职,致使水谷不化;脾肾两虚,失其制水、化水之职,水气泛溢面目四肢,故见面目、手足皆发生浮肿。医者仍未识其证,再次用下法,以葶苈丸下其水,此时因部分水邪从小便而祛,故水肿暂时消退,但未解决病之根本。饮食稍有不慎,则旧水不祛,而新水又生,不仅水肿迅速复发,而且冲气更加严重,故见"胸胁苦痛,象若奔豚"。同时,水气随冲气泛溢,上迫于肺,则见咳喘;肺失通调水道之功,水泛肌表,故见浮肿。

第三段从"当先攻击冲气"至条文末,指出水气病误治后救治原则和处理方法。对于如此复杂的病证,当分清主次缓急,辨证施治。基于前述病案可知寒水之气互结是病的根本,冲气、咳喘皆为继发症状,而冲气又为较急。故据首篇《脏腑经络先后病脉证》"夫病痼疾加以卒病,当先治其卒病,后乃治其痼疾"的原则,急者先治,缓者后治,本病应先治其冲气,待冲气平复,再用温阳化水法以治其咳,此因水气是痼疾,咳由水逆的缘故。水祛咳止,喘亦自然痊愈。"先治新病",为此病案的治则,即先治冲气、喘咳等新病;"病当在后",此"病"当指寒水互结之水气,是痼疾,应当后治。

【临床应用指要】

本条未指出具体的治疗方剂,综各医家之说总结如下。一是对于冲气较咳喘为急者,"当先攻击冲气",方用苓桂味甘汤之类,以温肾化气降冲;二是冲气已平,咳喘仍在者,方用苓甘五味姜辛汤,以温肺止咳平喘;三是水气本病,可选肾气丸之类,温阳化气以行水。

本条与首篇《脏腑经络先后病脉证》"夫病痼疾加以卒病,当先治其卒病,后乃治其痼疾"的治疗原则相呼应,以病案形式启迪后人在临床上对水肿病应具体分清缓急先后而辨证施治。同时,也告诫后人若辨证不准,误治之多,其害之大。

四、证治

(一) 风水

1. 风水表虚

【原文】

風水,脈浮身重,汗出惡風者,防己黃芪湯主之。腹痛者加芍藥。(二十二)

防己黃耆湯方:方見濕病中。

【释义】

本条主要论述风水表虚的证治。风水脉浮提示病位在表,水湿之邪客于肌肤分肉之间故身重;表虚卫气不固则汗出恶风。此由风水表虚、腠理不固所致,以防己黄芪汤益气固表、利水除湿而治之。方用防己配白术祛风利水除湿,配黄芪益气固表,防己得黄芪可加强利水湿之功,白术配黄芪可助益气之力,甘草、生姜、大枣可调和营卫,增黄芪益卫固表之效。若因水湿阻滞导致里气不和则见腹痛,可加芍药调气活血,以止疼痛。

【点疑指难】

本条疑点在于"腹痛"之因,历代医家认识有异,故芍药在方中的作用亦有别。如赵良仁指出"腹痛者,阴阳气塞,不得升降",其意为芍药在此是调和阴阳之气;张璐谓"腹痛者,肝郁气塞不得升降,再加芍药以收阴也",认为芍药柔肝;陈念祖曰"腹痛者,胃不和也,加芍药以泻之"等。以上医家说法不一,是因东汉时期芍药无赤、白之分而致。

【临床应用指要】

应用防己黄芪汤获效的关键是紧扣卫表气虚、风水相搏的病机。头面浮肿甚、可及四肢、脉浮、身重、汗出、恶风,或伴咳嗽咽痒等,皆为其常见的选方指征。临证对于水邪偏胜者,宜酌加利水之品;夹热者,则兼以清热;肾虚者,可酌加补肾利水之品。

【医案举例】

钱某,女,37岁。于1个月前,患急性化脓性扁桃体炎,经治愈后,渐觉面目、四肢浮肿,腰酸纳呆。尿检:蛋白质(+++),红细胞(++),白细胞(+),颗粒管型(+)。西医诊断为:急性肾小球肾炎,住院治疗。刻下病已经月,面黄虚浮,身重体倦,汗出恶风。尿检蛋白质一直波动在(＋～＋＋),苔白腻,质淡,脉浮缓。辨证为风水相搏,表虚不固,肾亏于下。治宜祛风行水,益卫固表,并稍佐温肾之品,取防己黄芪汤加味:防己 10 g、黄芪 12 g、白术 10 g、甘草 4 g、生姜 6 g、大枣 10 枚、菟丝子 12 g、仙灵脾 10 g。服药 8 剂后,尿检蛋白质少许,面浮身重,汗出恶风锐减。原方继服 8 剂后,诸症悉除,尿检正常,康复出院。[王伯群.防己黄芪汤的临床运用.江苏中医杂志,1984(6):40.]

[附方]《外臺》防己黃耆湯:治風水,脈浮爲在表,其人或頭汗出,表無他病,病者但下重,從腰以上爲和,腰以下當腫及陰,難以屈伸。方見風濕中。

【校勘】

《外台秘要·卷二十》载有深师木防己汤,主治与此相同,其方药味与本书《痉湿暍病脉证治》篇所载防己黄芪汤相同,唯分量稍异,作"生姜三两,大枣十二枚擘,白术四两,木防己四两,甘草二两炙,黄芪五两";方后细注云:"此本仲景《伤寒论》方"。

【释义】

本条论述风水表虚、水湿偏盛的证治。风水为风邪犯肺,失其通调,以致津液运行障碍,水湿停聚,泛溢肌表。其脉浮,为水溢肌表所致,故曰:"脉浮为在表"。风为阳邪,其性轻扬,浮于上,故其人头汗出,表无他病;又因水为阴邪,其性下趋,故曰腰以下当肿,甚者病及外阴部;由于下肢肿盛,故难以屈伸。治以防己黄芪汤益气固表,除湿行水,使水湿不仅从腠理而祛,还能从下而走。

2. 风水夹热

【原文】

風水惡風,一身悉腫,脈浮不渴,續自汗出,無大熱,越婢湯主之。(二十三)

越婢湯方:

麻黃六兩　　石膏半斤　　生薑三兩　　大棗十五枚　　甘草二兩

上五味,以水六升,先煑麻黃,去上沫,内諸藥,煑取三升,分溫三服。惡風者加附子一枚炮。風水,加朮四兩。古今錄驗。

【释义】

本条主要论述风水夹热的证治。风水因风邪袭表,故见恶风;水为风激而泛溢周身,故周身浮肿;脉浮提示病邪在表;肺胃有热,故见口渴;风性开泄且表郁化热,热迫津泄,故可见连续不断的自汗出;因汗出热散,故表无大热,但里之郁热仍在。此由风水相搏,内有郁热所致。以越婢汤发越水气,兼清郁热。方用麻黄、生姜宣散水气,配石膏清解郁热,大枣、甘草补益脾胃以和中。

方后注云"恶风者加附子一枚","恶风"提示卫阳虚较重,加炮附子以温阳散水止汗;"风水,加术四两",此风水意在强调水湿过盛,加白术以健脾除湿,与麻黄同伍,表里同治,以增强利水消肿之功。

【点疑指难】

风水口渴与否?《素问·评热论篇》谓"风水有口干若渴"之证,本条指出"不渴",历代诸家亦不尽相同,有"不渴"和"而渴"之异,如尤怡作"脉浮而渴"。可见风水有口渴或不渴的不同。

关于越婢汤方名释义,古今有四种观点。①"婢"当是"脾",传写之讹,以章楠为代表;②"婢"指"脾",并非传写之误,而是因"脾"与"婢"有类似属性而借用,以成无己为代表;③越婢之名得于越国之婢,以钱潢为代表;④"婢"为"痹"传写之误,以南京中医药大学张谷才为代表。

本证的"续自汗出",除解作连续不断的汗自出外,尚有认为是断续自汗出者,如李克光主编的《金匮要略译释》。

【临床应用指要】

应用越婢汤获效的关键是紧扣风水相搏、内有郁热的病机。恶风、一身悉肿、口渴、自汗出、表无大热等,皆为其常见的选方指征。若用治脾虚湿重者,宜酌加健脾除湿之品以助水之堤防而除里湿;兼有阳虚者,则兼以温阳固表。

【医案举例】

史某,男,8岁,1962年4月4日初诊。1个月前,继感冒高热数日后,全身出现浮肿。经某医院尿常规检查:尿蛋白(＋＋＋＋),白细胞(＋),颗粒管型1％～2％(高倍视野)。诊为急性肾小球肾炎。服西药治疗半月余不效,来我院就诊。症见头面四肢高度浮肿,眼睑肿势尤甚,形如卧蚕,发热汗出,恶风口渴,咳嗽气短,心烦溲赤,舌质红,苔薄黄,脉浮数,体温39.5℃。证属风水泛滥,壅遏肌肤。治宜宣肺解表,通调水道。方用越婢汤加味。处方:麻黄10 g,生石膏20 g,炙甘草6 g,生姜4片,大枣4枚,杏仁10 g。煎服1剂后,浮肿见消,咳嗽大减,仍汗出恶风,体温38.5℃,尿蛋白质(＋＋),未见红细胞及管型,舌苔转白,脉象浮缓。原方加苍术8 g。3剂后热退肿消,诸症悉除,尿检查正常,遂停药。追访年余,疗效巩固,病未复发。[王明五,等.经方治疗风水.北京中医杂志,1985(5):20.]

(二) 皮水

1. 皮水夹热

【原文】

裹水者,一身面目黄肿,其脉沉,小便不利,故令病水。假如小便自利,此亡津液,故令渴也,越婢加术汤主之。方见下。(五)

【校勘】

"里水",应作"皮水",《脉经》注"一云皮水",可知里水为皮水。"黄肿",《脉经》作"洪肿"。

【释义】

本条主要论述皮水夹热的证治。皮水为病,周身面目肿甚、脉沉、小便不利,此乃脾不能运化水湿,肺气不宣,不能通调水道,下输膀胱所致。此为水湿内停,郁而化热,以越婢加术汤发汗利水,清泄里热治之。方用越婢汤发汗行水、兼清里热,加用白术健脾以培土制水,与麻黄相伍,以行皮中水湿。

【点疑指难】

本条言皮水"其脉沉"与第一条"皮水其脉亦浮"似有不符,如何理解?此与水肿程度有关,第一条"外证胕肿,按之没指",为病之初,证情不重,故脉浮;此条为一身面目黄肿,且小便不利,病情发展,病势加重,故其脉见沉。

【临床应用指要】

应用越婢加术汤获效的关键是紧扣水气内停、郁而化热的病机,其常见证候为周身面目肿甚、小便不利、脉沉、自汗出、口渴、便干、舌边尖红等。本方功在发汗利水、清泄里热,若津液已伤者,则非所宜。

【医案举例】

陈某,女,16岁,学生。月经来潮时受湿,经后周身浮肿。人民医院门诊诊断为急性肾小球肾炎,治疗无效,就诊于余。患者头面及四肢肿大如水疱,周身皮肤光泽,按之凹陷,询其小便短涩,大便不畅,一身沉重,精神萎靡,嗜睡,气促,纳差,舌质润苔薄白,其脉浮数。病属皮水夹热兼脾虚湿盛证。治应发汗散水,兼清郁热。方用越婢加术汤原方。麻黄,石膏,白术,甘草,生姜,大枣。3剂,水煎服。服完2剂,身微汗、小便略畅;服完3剂,微微汗出、小便通畅、浮肿全消、思食。复诊:

面苍白、精神略差、脉缓,处以六君子汤加当归、黄芪,调理脾胃,和其营血,康复如常。[湖南省中医药研究所.湖南省老中医医案选:第一辑.长沙:湖南科学技术出版社,1980:37.]

2. 皮水表实

【原文】

裏水,越婢加朮湯主之,甘草麻黄湯亦主之。(二十五)

越婢加朮湯:見上。於內加白术四兩,又見脚氣中。

甘草麻黄湯方:

甘草二兩　麻黄四兩

上二味,以水五升,先煮麻黄,去上沫,内甘草,煮取三升,温服一升,重覆①汗出,不汗,再服。慎風寒。

【词解】

① 重覆:重,再也。覆,犹被也。重覆,谓再复以被,使之汗出。

【释义】

本条主要论述皮水表实的证治。里水即皮水,对于表实有汗夹热者,宜越婢加术汤治之;若表实无汗无热者,宜甘草麻黄汤发其汗,使水从汗解。此为皮水表实、脾失健运、肺失通调所致,以甘草麻黄汤宣肺发汗利水而治之。方用麻黄宣肺发汗利水,甘草健脾和中。

【点疑指难】

《外台秘要》曰此方各作一条:一引范汪注,作"皮水,一身面目悉肿,甘草麻黄汤主之"。一引《古今录验》,作"皮水,越婢加术汤主之"。注亦云:"以上方并本出仲景《伤寒论》。"

【临床应用指要】

甘草麻黄汤适宜于脾肺失调,且无内热的皮水表实证,身肿、无汗、无内热、咳嗽气喘、小便不利皆为其常见的选方指征。越婢加术汤则适宜于汗出夹热的皮水表实证。

【医案举例】

王某,男,3岁,1983年10月27日由儿童医院转来本院。患儿1周前发热,咽痛,经治热退,因汗出过多,其母用凉毛巾揩之,次日下午,患者脸、睑部出现浮肿到某院确诊为急性肾炎。用西药效微,转本院中医诊治。症见睑如卧蚕,全身浮肿,头面、下肢尤甚,其睾丸肿大如小杯,尿2日来几闭,不欲饮食,呼呼作喘。《金匮》所云"气强则为水""风气相击"。治以:麻黄15 g,甘草15 g。水煎,频频而少喂。患儿家长每十几分钟喂1匙,半剂尽,尿道口淋滴尿液,半小时后,第一次排尿(300 ml),又隔45分钟,第二次排尿(700 ml),此时喘促减,余嘱尽剂,夜间服5~6次,次日清晨,其肿大消,身渍渍汗出,改培土利湿剂善后。[顾兆龙.提壶揭盖法治疗风水关格.中医药研究,1984,创刊号:22.]

3. 皮水气虚阳遏

【原文】

皮水爲病,四肢腫,水氣在皮膚中,四肢聶聶動①者,防己茯苓湯主之。(二十四)

防己茯苓湯方:

防己三兩　黄耆三兩　桂枝三兩　茯苓六兩　甘草二兩

上五味,以水六升,煮取二升,分温三服。

【词解】

① 四肢聶聶动:《集韵》:"聶,木叶动貌。"此处形容肌肤轻微颤动。

【释义】

本条主要论述皮水气虚阳遏的证治。皮水病在脾，而脾主四肢，因脾虚不运，水气不化，归于四肢，故皮水为病则见四肢浮肿；水气相搏，故四肢肿处微微颤动，此为脾肺气虚，水湿内停，阳气被遏所致。以防己茯苓汤通阳化气、表里分消而治之。方用防己除湿，茯苓利水，桂枝通阳，黄芪益气，甘草调中，其中防己、黄芪配伍益气走表祛湿，桂枝、茯苓相伍通阳化气利水。

【临床应用指要】

应用防己茯苓汤获效的关键是紧扣脾肺气虚、水湿内停、阳气被遏的病机。四肢浮肿，伴有轻微颤动，小便不利，兼见乏力、饮食不消等，皆为其常见的选方指征，但四肢的轻微颤动不是必见之症。

【医案举例】

杨某，女，53岁，农民。1985年10月12日就诊。患者近两年来常感四肢肌肉阵发性跳动，心烦不安，失眠多梦。来诊见：形体肥胖，面白睑肿，肢体肌肉眴动，时作时止，甚则筋惕肉眴，纳差乏力，小便短少。动则汗出，下肢轻度浮肿，舌质淡，苔薄白，脉沉弦。病属脾虚水泛，饮阻阳不布。治宜健脾制水，通阳化气。方用防己茯苓汤加味。防己15 g，桂枝10 g，茯苓10 g，黄芪20 g，炙甘草6 g，附子、白术各10 g，水煎服。服药5剂，小便增多，眴动大减；继服5剂，诸症咸安，改以六君子汤调治逾旬，以防饮邪复聚。[张明亚.《金匮要略》经方运用.黑龙江中医药，1989(4)：33.]

4. 皮水湿热内壅

【原文】

厥而皮水者，蒲灰散主之。方见消渴中。（二十七）

【释义】

本条主要论述皮水湿热内壅的证治。皮水为病，因水气盛于外、湿热壅于内，阻碍胸中之阳，气机不能布达四末，故见四肢厥冷而肿。此由水湿停聚、湿热内壅、阳气阻滞、不达四末所致，以蒲灰散清热利湿、利小便以通阳，即叶桂所谓"通阳不在温，而在利小便"之意。方用蒲黄清热利水活血，滑石清利湿热。

【点疑指难】

本条疑点有二：一是对"厥而皮水"的理解，多数医家认为是在描述皮水出现四肢厥冷的症状；亦有少数医家持不同观点，如吴谦认为是衍文。二是关于蒲灰散的用法，一说作外治药，以吴谦、陈念祖为代表；另一说作内服药，之前在本书《消渴小便不利淋病脉证并治》篇方后已载明为散饮服，得到多数医家认同。

【临床应用指要】

蒲灰散适宜于水湿停聚、湿热内壅、阳气郁遏所致的皮水，手足厥冷、身肿、小便赤涩不通等皆为其常见的选方指征。如四肢厥冷，而兼见小便色清量多者，则宜温肾化气以通阳，方用金匮肾气丸之类。

【医案举例】

王一仁先生在广益医院治病。有钱姓男子，腹如鼓，股大如五斗瓮，臂如车轴心，头面皆肿，遍体如冷，气咻咻若不续，见者皆曰必死。一仁商于刘仲华。取药房中干菖蒲一巨捆，炽炭焚之，得灰半斤。随用滑石和研，麻油调涂遍体，以开水调服一钱，日三服，明日肿减大半。一仁见有效，益厚涂之。改服二钱，日三服。三日而肿全消，饮食谈笑如常人。又举自己治谢姓小儿，茎及睾丸明若水碧，令制而服之，一夕得小便甚多，其肿即消。经方之妙，不可思议。[曹家达.曹氏金匮伤寒发微合刊.上海：千顷堂书局，1956：140.]

(三) 正水与风水比较

【原文】

水之為病，其脈沉小，屬少陰；浮者為風，無水虛脹者，為氣。水，發其汗即已。脈沉者宜麻黄附子湯；浮者宜杏子湯。(二十六)

麻黄附子湯方：

麻黄三兩　甘草二兩　附子一枚(炮)

上三味，以水七升，先煮麻黄，去上沫，内諸藥，煮取二升半，温服八分，日三服。

杏子湯方：未見，恐是麻黄杏仁甘草石膏湯。

【释义】

本条主要论述正水与风水的不同治法，以及水气病和虚胀的鉴别。水肿之病，若见脉象沉小，则与少阴肾有关，为正水；脉象浮者，则与肺有关，为风水。两者均见水气在表之证，故宜发汗利水，此为因势利导法的体现。具体发汗方剂的选择当根据脉症而定，脉象沉小而喘的正水，宜麻黄附子汤治之；脉浮而咳的风水，宜杏子汤治之。麻黄附子汤能温经助阳发汗，方中麻黄辛温宣肺发汗以散水湿；炮附子温经助阳；甘草和中。若虽主症见腹部胀满，但并无水肿按之凹陷没指之症，则提示无水，多属脾虚不运的气胀。"无水虚胀者，为气"此句是插笔写法，意在提示虽与水气病有相似之处，但不可使用汗法。

【点疑指难】

本条疑点有二：一是对此条原文的看法，历代医家众说纷纭。① 赵良仁认为是在讨论气水病；② 尤怡认为是讨论风水与气病及其治法；③ 陆渊雷认为"无水虚胀者为气"是衍文，当删之；④ 陈念祖认为是论石水、风水、气胀；⑤ 黄树曾认为是"借风水及气"以论少阴正水之治。二是杏子汤为何方？因杏子汤方已散佚，诸家看法颇多。吴谦认为是甘草麻黄汤加杏子；尤怡认为是麻杏石甘汤；曹家达认为是麻杏薏甘汤；魏荔彤则认为夹热者可用麻杏石甘汤，不夹热者可用甘草麻黄汤加杏子(即后世的三拗汤)。

【临床应用指要】

凡腰以上及眼睑浮肿，兼有恶寒、四肢不温、小便不利或清白、喘、腹满脐平、脉沉细属正水者，多因肾阳虚不能化气行水、水寒干肺所致，宜投麻黄附子汤温通升散。若治水邪偏胜者，可酌加通阳利水之品。至于精气血亏虚或夹热者，则绝对禁用本方。

杏子汤方，必有辛开苦泄的作用。若风水夹热，症见发热恶风、浮肿而喘、唇红、舌质红、苔薄黄少津、脉浮数者，可用麻杏甘石汤宣肺清热利水；若风水表里无热，病见浮肿而喘、苔白润、脉浮紧者，可用三拗汤宣肺散水平喘。

【医案举例】

陈某，32岁，发为膹胀，经治得愈，但肿胀未除。初5日，经谓病始于下而盛于上者，先治其下，后治其上；病始于上而盛于下，先治其上，后治其下。此证始于上肿，当发其汗，予《金匮》麻黄附子甘草汤。麻黄二两，熟附子一两六钱，炙甘草一两二钱。煮成五饭碗，先服半碗，得汗止后服，不汗再服，以得汗为度。此方前医曾用过，无效，余曰："前医恐麻黄发阳，用八分；附子护阳，用一钱以监制麻黄；又恐麻黄附子皆慓悍药也，甘草平，遂用一钱二分，又监制麻黄附子，如何能效？则将附子少于麻黄四钱，让麻黄出头；甘草又少于附子四钱，让麻黄附子出头，甘草但坐镇中州而已。用之果效。"[(清) 吴鞠通.吴鞠通医学全书：吴鞠通医案.北京：中国中医药出版社,1999:268.]

（四）黄汗

1. 卫郁营热，表虚湿遏

【原文】

问曰：黄汗之为病，身体腫，一作重。發熱汗出而渴，狀如風水，汗沾衣，色正黄如柏汁，脈自沉，何從得之？師曰：以汗出入水中浴，水從汗孔入得之，宜耆芍桂酒湯主之。（二十八）

黄耆芍藥桂枝苦酒湯方：

黄耆五兩　芍藥三兩　桂枝三兩

上三味，以苦酒一升，水七升，相和，煑取三升，温服一升，當心煩，服至六七日乃解。若心煩不止者，以苦酒阻故也。一方用美酒醯代苦酒。

【释义】

本条论述黄汗的病因及卫郁营热、表虚湿遏证的证治。黄汗因汗出腠理疏松之时，入水中浴，则水气乘虚而入侵腠理所致。水湿内蕴，阳气被遏，阻碍营卫运行，卫郁不能行水，滞留于肌肤，故全身浮肿；营郁而化热，湿热熏蒸，故发热汗出色黄而染衣；营卫郁滞，气不化津则口渴。其中身肿、汗出、发热、口渴等症类似风水，但汗出色黄染衣、脉沉则为黄汗特有之症，此由水湿外侵、营卫郁滞、湿热熏蒸所致。以芪芍桂酒汤益气固表祛湿，调和营卫，兼泄营热治之。方用黄芪益气实卫、走表祛湿，桂枝、芍药调和营卫，苦酒（即米醋）能透达周身，增强泄营中郁热的作用而解湿热。使营卫调和，水湿得祛，气血畅通，则黄汗之证可愈。由于苦酒有"久积药力"的作用，故有些患者服后有心烦不止的现象，待药力尽至，经络畅通，湿邪得化，其烦可止。

【临床应用指要】

芪芍桂酒汤证的病机是表卫不固，水湿外侵，营卫郁滞，湿热熏蒸。其常见脉症为身体浮肿，发热，口渴，汗出色黄如柏汁而染衣，脉沉。对于热邪偏胜者，可用本方酌加清热利湿之品；瘀阻不通者，兼以理气活血通络。

【医案举例】

李某，女，30岁，工人。因长期低热来门诊治疗，屡经西医检查未见任何器质性病变，经服中药未效。症见口渴，出黄汗，恶风，虚极无力，下肢肿重，舌苔薄白，脉沉细。查黄疸指数正常，身体皮肤无黄染。此为黄汗表虚津伤甚者。方用黄芪芍药桂枝苦酒汤。生黄芪15 g，芍药10 g，桂枝10 g，米醋30 g。6剂，水煎服。上药服6剂，诸症尽去。[胡希恕. 黄汗刍议. 北京中医，1983(4)：7.]

2. 气虚湿盛阳郁

【原文】

黄汗之病，兩脛自冷；假令發熱，此屬歷節。食已汗出，又身常暮盗汗出者，此勞氣也。若汗出已反發熱者，久久其身必甲錯；發熱不止者，必生惡瘡。

若身重，汗出已輒輕者，久久必身瞤，瞤即胸中痛，又從腰以上必汗出，下無汗，腰髖弛痛，如有物在皮中狀，劇者不能食，身疼重，煩躁，小便不利，此爲黄汗，桂枝加黄耆湯主之。（二十九）

桂枝加黄耆湯方：

桂枝三兩　芍藥三兩　甘草二兩　生薑三兩　大棗十二枚　黄耆二兩

上六味，以水八升，煑取三升，温服一升，須臾飲熱稀粥一升餘，以助藥力，温服取微汗；若不汗，更服。

【释义】

本条主要论述黄汗病与历节、劳气的鉴别，以及黄汗气虚湿盛阳郁证的证治。本条可分为三段：第一段"黄汗之病"至"此属历节"，将黄汗和历节加以鉴别。既曰"黄汗为病"则应见汗出色黄染衣、身热、肿重、脉沉之症，"两胫自冷"，为黄汗病表现在两腿部的症状，乃因湿性重滞流于下部、阳气被阻、不能下达所致。若见足胫发热，则为历节病，这是由于历节病乃因湿热下注关节所致。黄汗病与历节病的区别见表14-2。

表14-2　黄汗病与历节病比较表

比　较	黄　汗　病	历　节　病
病因	"水从汗孔入得之"，肌肤营卫失调	"汗出入水中，如水伤心"，肝肾虚损，"营卫俱微"
病机	以湿遏热伏为主	以肝肾虚而湿邪浸渍筋骨关节，血脉瘀滞为主
病位	肌腠	骨节(筋骨)
证候	黄汗出，遍于周身，四肢头面肿，骨节疼痛而不转历诸节，身热而胫冷，脉象沉迟有力	黄汗出，局限于关节痛处，手足小关节肿，肢节掣痛剧烈，转历诸节，一身尽热，两胫亦热，脉象沉弱无力

　　第二段"食已汗出"至"必生恶疮"，指出劳气汗出和黄汗不同。劳气，属虚劳，其汗出特点为食后汗出或寐时出汗，病机为荣气内虚，卫气亦不足，每食后水谷之气不能内守故汗出，夜寐时，卫入营出遂发盗汗。若汗出后而反发热的患者，日久因营卫枯燥，则出现皮肤甲错；若是虚热长期不退，则会因瘀热日久熏蒸肌肤致使其溃烂而发生恶疮。

　　第三段"若身重"至"桂枝加黄芪汤主之"，指出黄汗重症的证治。黄汗之身重，为水湿内阻所致，若汗出后湿向外解，身体可感到轻快，但汗出可耗气，久而阳气亦虚，因而表现为肌肉跳动，胸中阳气亦不足，故胸中作痛；因上焦阳虚，卫表不固，加之水湿盛于下焦，故腰以上汗出多，腰以下汗出不多，并觉腰髋部筋肉无力而痛；湿郁皮肤与卫气相搏，故"如有物在皮中"。若病情转剧，内伤于脾，困阻肌肉，则不欲食，身体疼重；水湿郁遏，阳气不宣则烦躁，影响膀胱气化，则小便不利。以上为黄汗日久、湿热内侵而出现的变证，总由营卫失调、阳郁而水湿停滞所致，当以桂枝加黄芪汤调和营卫、通阳散湿。方用桂枝汤解肌和营卫，黄芪益气走表行湿，助桂枝汤益气和营卫，使阳郁得伸。方后云"饮热稀粥"，意在助药力以取微汗，使湿随汗解而不伤阳，则水湿之邪从汗而解。

【点疑指难】

　　本条疑点有二：一是对"劳气"两字说法不一。《脉经》、赵刻本俱作"劳气"；俞桥本则作"荣气"；吴谦指出本条"文义未属，必是错简"。二是对"若汗出已反热者"至"必生恶疮"的认识不一。多数注家认为是黄汗之证；有的则认为是劳气，如唐宗海。

【临床应用指要】

　　应用桂枝加黄芪汤获效的关键是紧扣营卫失调、阳郁而水湿内停的病机。至于原文所述诸症不必悉俱，其中汗出色黄染衣、两胫冷、身疼重、腰以上汗出、腰以下无汗或少汗、腰髋弛痛、不能食、烦躁、小便不利等为常见的选方指征。

　　关于黄汗的治疗，后世有所发展。临床除常用上述两方的黄芪、芍药、甘草外，对于湿热偏重者，还常配以清热除湿之品。

【医案举例】

　　韩某，女，41岁，哈尔滨人。以肝硬变来门诊求治。其爱人是西医，检查详尽，诊断肝硬变已确信无疑。其人面色黧黑，胸胁窜痛，肝脾肿大，腰胯痛重，行动困难，必有人扶持，苔白腻，脉沉细。黄疸指数、胆红质皆无异常，皮肤、巩膜无黄染。曾经多年服中西药不效，特来京求治。初因未注意黄汗，数予疏肝和血药不效。后见其衣领黄染。细问乃知其患病以来即不断汗出恶风，内衣每日更换,每日黄染。遂以调和营卫、益气固表,以止汗祛黄为法,与桂枝加黄芪汤治之。桂枝 10 g,白芍 10 g,炙甘草 6 g,生姜 10 g,大枣 4 枚,生黄芪 10 g。3 剂,水煎服。方以桂枝汤调和营卫,加黄芪益气固表,使营卫协和,正气固于皮表,汗止湿消,黄汗自除。嘱其温服之,并饮热稀粥,盖被取微汗。上药服 3 剂,汗出身痛减,说明湿随汗泄,符合黄汗"若身重,汗出已辄轻"的特征。服 6 剂汗止,能自已行走,继以转治肝病乃逐渐恢复健康,返回原籍。2 年后特来告知仍如常人。[胡希恕. 黄汗刍议. 北京中医,1983(4):7.]

(五) 气分

1. 阳虚阴凝

【原文】

氣分,心下堅,大如盤,邊如旋杯①,水飲所作,桂枝去芍藥加麻辛附子湯主之。(三十一)

桂枝去芍藥加麻黃細辛附子湯方:

桂枝三兩　生薑三兩　甘草二兩　大棗十二枚　麻黃二兩　細辛二兩　附子一枚(炮)

上七味,以水七升,煮麻黃,去上沫,内諸藥,煮取二升,分温三服,當汗出,如蟲行皮中,即愈。

【校勘】

赵刻本"桂姜草枣黄辛附子汤方",今据《医统》本改"桂枝去芍药加麻黄细辛附子汤方"。

【词解】

① 旋杯:《灵枢·邪气藏府病形》《难经·五十六难》和本书《五脏风寒积聚病脉证并治》篇都作"复杯",谓心下坚大如盘,形状中高边低,按之虽外坚而内如无物,故曰复杯。

【释义】

本条论述气分病阳虚阴凝证的证治。由于阳虚阴凝,大气不转,水饮不化,停聚心下,故痞结而坚,如盘如杯。故以桂枝去芍药加麻黄细辛附子汤温通阳气、散寒化饮治之。方用桂枝去芍汤振奋卫阳,去芍药是恐其有碍水湿的温化;麻黄、细辛、附子温里化阳,使阳气振奋,大气运转,则寒饮得以内蠲,表寒得以外散。"服后如虫行皮中"为服药后阳气通行,推动阴凝之邪温化,水气已动将通之象。

【点疑指难】

本条疑点有二:一是对"旋"字的理解,一种理解为"复";另一种理解为"圆",引申为光滑平坦。二是有关本证的病机,诸家认识不一,有言心肾阳亏者,如徐彬等;亦有言脾虚水侮者,如黄元御等;还有对此原文持否定态度,认为其是衍文者,如吴谦。

【临床应用指要】

应用桂枝去芍药加麻黄细辛附子汤,要紧扣阳虚阴凝、水寒内结的病机。心下坚满、按之有形、大如盘、边如旋杯、手足逆冷、腹满肠鸣、骨节疼痛或四肢麻木不仁、恶寒身冷等,皆为常见的选方指征。

本方功为温通阳气、散寒化饮,是"阴阳相得,其气乃行,大气一转,其气乃散"的具体运用。临床上应注意此病病本为寒饮乘阳而积结气分,故不直接用破气药,而用辛甘发散、温阳化气之药根治,实乃治疗胀病的关键,可谓是"审因论治"的范例。

【医案举例】

一妪,61 岁,凤患肺源性心脏病。3 个月前,因咳喘、心悸、腹水而住院治疗月余,诸恙均已平复。近因受寒、劳累,诸恙复作,咳喘较剧,夜难平卧,心下坚满,按之如盘如杯,腹大如鼓,下肢浮肿,小便不多,面色灰滞。舌质青紫、苔薄,脉沉细。心阳不振,大气不运,水邪停聚不化。予桂枝去芍药加麻黄附子细辛汤原方,连进 5 帖,咳喘遂平,心下坚满已软,腹水稍退,但下肢依然浮肿,提示阳气振奋、大气已运、寒饮渐祛。继予原方加黄芪、防己、椒目以益气利水。连进8剂,腹水退净,下肢浮肿亦消十之七八,再以温阳益气、调补心肾之剂以善其后。[朱良春.对《金匮》两个方证之我见.江苏中医杂志,1982(5):35.]

2. 脾虚气滞

【原文】

心下坚,大如盘,边如旋盘,水饮所作,枳朮湯主之。(三十二)

枳朮湯方:

枳實七枚　白朮二两

上二味,以水五升,煮取三升,分温三服,腹中軟即当散也。

【释义】

本条论述气分病脾虚气滞证的治法。本条与第三十一条相比较,缺"气分",乃省文笔法。由于脾虚气滞,失于转输,使得水饮内聚,痞结于心下,故见心下坚块,边如圆盘,并有痞胀脘痛等。以枳朮汤行气散结、健脾化饮治之。方用枳实行气散结消痞,白术健脾运湿化饮。两药配伍,可使痞结之水饮消散而又不再复生。

【点疑指难】

本条的疑点在于如何理解"旋杯"和"旋盘"的不同。《金匮要略易解》认为"旋杯"是"脚企而束,身高而峭",形容"腹大的根脚坚束,面积高峭",积水牢固而严重;而"旋盘"是"脚阔而低,身扁而平",形容"腹大的根脚缓弛,面积平阔",其积水程度远不及"旋杯"者严重,可供参考。

【临床应用指要】

应用枳朮汤获效的关键是紧扣脾虚气滞、水饮痞结的病机。心下坚满或硬,大如盘,边如旋盘,脘腹部痞满而胀,伴有纳呆、溏泄等,为其常见的选方指征。本方主在行气散结、健脾化饮,对脾虚较重者,可酌加健脾之品;若治水饮盛者,则宜在健脾基础上酌加化饮利水之品;若兼挟瘀血阻滞者,可酌加理气活血化瘀之品。

【医案举例】

唐某,男,47岁,1972年11月4日初诊。脘腹胀滞,食后为甚,自觉按之有坚实感,大便欠调,或难下或溏泄。苔厚,脉涩。病属气分之脾虚气滞湿阻证。治宜行气消痞,健脾化饮。方用枳朮汤加减。枳实12g,土炒白术9g,补中益气丸15g(包煎)。10剂,水煎服。服药3剂后,脘腹胀滞减轻,大便日下已成形。说明脾健气行,痞饮渐消。[何任.金匮要略新解.杭州:浙江科学技术出版社,1981:123.]

五、预后

【原文】

脈得諸沉,當責有水,身軆腫重。水病脈出①者,死。(十)

【词解】

① 脉出:指水气病之沉脉暴出而无根,上有而下绝无。

【释义】

本条论述水气病的脉症和预后。水气病的脉象以沉为主,因水气停滞,阳气阻郁而不能外达,故曰:"脉得诸沉,当责有水。"然而阴寒内盛之证,脉亦多沉,故必须结合"身体肿重"之症,才能诊断为水肿病。脉浮与脉出不同,浮是外鼓有力,上盛下弱,按之有根。出则虽浮而躁盛,按之无根,轻举有脉,重按则散,是阴盛格阳、真气涣散于外的现象。水气病患者一般脉沉,若水肿未消,突然出现浮而无根之脉,与证不符,预后不良。

【临床应用指要】

水气病患者若水肿未消,突然出现浮而无根之脉,与证不符,应提高警惕,提示预后不良。据《杂病广要》载"水病脉出"时的死证有:手掌肿无纹,心败而死;面唇苍黑,伤肝者死;脐肿反突,破皮流黄水者,脾败而死;两肩峰凸而背肿平者,肺败而死;足下涌泉平满,阴囊阴茎俱肿,大肿大喘者,肾败而死;断绝饮食者死,胃气已亡也。可补本条之未逮。

内 容 归 纳

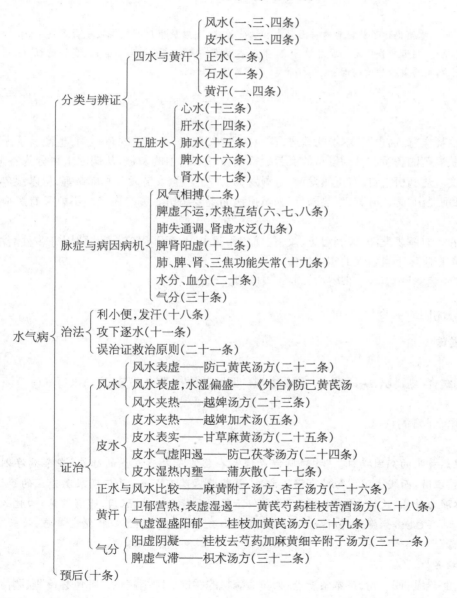

黄疸病脉证并治第十五

导学　　本篇论述了黄疸病的病因分类和脉症治疗,并对黄疸病的兼夹证也做了简要论述,内容相当广泛。通过学习,应重点掌握黄疸病的辨证施治和兼证、变证的证治,熟悉黄疸病的病因、病机和分类,了解黄疸的概念。

"疸",《说文》释作"黄病也"。本篇的黄疸,既包括身黄、目黄、小便黄的黄疸病,也涵盖了无目黄、溲黄而仅肌肤发黄的萎黄和肾虚发黄的女劳疸等发黄证。篇中的黄疸,从病因上可分为谷疸、酒疸、女劳疸三类。从病机上看,有湿热发黄、寒湿发黄、火劫发黄、女劳发黄和虚黄等,但以湿热发黄为主。本篇特别提出"脾色必黄,瘀热以行"为黄疸病的主要病机。黄疸病经久不愈又有黑疸之转归。

黄疸病的治疗,有解表发汗、清利湿热、攻下瘀血、和解少阳、润下逐瘀、调补脾胃等多种治法。本篇的治法、方剂在临床上有较大的实用价值。

本篇的黄疸病名,沿用至今。但谷疸、酒疸、女劳疸之名,多不常用。

一、病因病机与分类

(一)湿热发黄

【原文】

寸口脉浮而缓,浮则爲風,緩则爲痹。痹非中風。四肢苦煩①,脾色必黄,瘀熱以行。(一)

【词解】

① 苦烦:重滞不舒的意思。

【释义】

本条论述湿热黄疸的病因病机。"寸口脉浮而缓",在伤寒是外感表虚的脉象,在杂病浮则为风,"风"可作"热"理解,而缓主湿。"痹"有闭的意思,是指脾家蕴有湿热,并非风寒湿杂至的痹证。仲景恐人误认脉浮为外感,故插入"痹非中风"一句以示区别。脾主四肢、肌肉,脾有湿热,四肢必感重滞不舒;脾属土,其色黄,如脾脏将所瘀积的湿热溢入血分,转输于体表,必然发生黄疸,故云"脾色必黄,瘀热以行"。

【临床应用指要】

"脾色必黄,瘀热以行"一句,是本条重点,为黄疸病机的关键。脾指病位,"脾色必黄"强调黄疸的病位主要在脾胃;瘀言病机,"瘀热以行"说明黄疸的发病与血分有关。全句意即湿热郁闭在脾,影响及血，并行于周身，则能发黄。因此，治疗黄疸病应注重调脾祛湿，并酌情加入凉血活血的药物，以提高疗效。

【原文】

師曰：病黄疸，發熱煩喘，胸滿口燥者，以病發時火劫其汗①，兩熱所得②。然黄家所得，從濕得之。一身盡發熱而黄，肚熱，熱在裏，當下之。(八)

【词解】

① 火劫其汗：指用艾灸、温针或熏法，强迫出汗。

② 两热所得：谓火与热相互搏结。

【释义】

本条论述黄疸病误用火劫的证候和治则。黄疸病伴发热烦喘、胸满口燥，属热盛之证，其病缘于误用火劫，强迫出汗，以致在里之热不得外解，反与火邪互相搏结，其热愈增，故云"两热所得"。一身尽发热而黄、腹中热等为里热炽盛之证，故当用攻下法通腑泻热。"然黄家所得，从湿得之"是插笔，强调湿从火化是湿热发黄的重要原因，在泻热时，切勿忘其湿。

【临床应用指要】

"然黄家所得，从湿得之"强调了黄疸的形成与脾湿有关，为后世"无湿不作疸"之说奠定了基础。第一条言"瘀热以行"，重点在"瘀热"，本条言"从湿得之"突出其湿，两条互参说明临床上治疗黄疸既要重视利湿，又要注意祛瘀。

本条叙证颇详，但未出方药，根据后世医家经验，其里热盛而未成实者，可用栀子大黄汤治疗；已成实者，可用大黄硝石汤，或凉膈散，以供临床参考。

(二) 寒湿发黄

【原文】

陽明病，脉遲者，食難用飽，飽則發煩頭眩，小便必難。此欲作穀疸。雖下之，腹滿如故，所以然者，脉遲故也。(三)

【释义】

本条论述谷疸寒化的病机。阳明病腹满，脉迟有力，证属阳明实热者，下之必满除病解。今腹满下之如故，脉迟无力，这显然是太阴(脾)寒湿证。脾为寒湿所困，运化失职，不能消化谷食，故食难用饱；饱食之后，则气滞不化，发生烦闷症状；湿浊上逆，清阳不升，又可见头眩；湿浊下流膀胱，则影响下焦气化功能，故小便难。"此欲作谷疸"，乃将作未作之势。上证如及时治疗，寒祛湿化，则不致发生黄疸；若迁延失治，寒湿久郁，则有可能形成寒湿黄疸。"所以然者，脉迟故也"，说明下后腹满如故之因，从脉迟可知病属太阴寒湿。

【临床应用指要】

本条的辨证关键在于脉迟，同时还应伴有面色黄而晦暗、神疲、纳差、头眩、小便不利、腹满或大便溏薄、舌淡、苔白腻或白滑等症，与湿热发黄之黄而鲜明、心烦、口渴、溲赤者不同。本证属于后世阴黄，治当用温法，可酌情选用茵陈理中汤、茵陈四逆汤、茵陈术附汤等。

(三) 分类

【原文】

趺陽脉緊而數，數則爲熱，熱則消穀，緊則爲寒，食即爲滿。尺脉浮爲傷腎，趺陽脉緊爲傷脾。風寒相搏，食穀即眩，穀氣不消，胃中苦濁①，濁氣下流，小便不通，陰被其寒，熱流膀胱，身體盡黄，名曰穀疸。

额上黑,微汗出,手足中热,薄暮即發,膀胱急,小便自利,名曰女勞疸;腹如水狀不治。

心中懊憹而熱,不能食,時欲吐,名曰酒疸。(二)

夫病酒黄疸,必小便不利,其候心中熱,足下熱,是其證也。(四)

【词解】

① 苦浊:苦作"病"解。浊指湿热。下"浊气"亦为湿热。

【释义】

本条进一步指出黄疸病机、分类和主症。趺阳脉以候脾胃,脉数是胃中有热,胃热则消谷善饥;趺阳脉紧主脾有寒,脾寒则失去健运功能,故食后感觉胀满;满则湿生,于是脾湿胃热相互郁结而形成谷疸。"尺脉浮为伤肾,趺阳脉紧为伤脾",这两句是插笔,指出女劳疸和谷疸的脉象不同。尺脉以候肾,女劳疸由房劳伤肾所致,肾虚有热,故尺脉见浮;紧脉主寒,谷疸由脾湿所致,脾寒不运,湿浊内停,故趺阳脉紧。"风寒相搏"犹言湿热相搏,"风寒"泛指病邪,是产生脾胃湿热的根源。因为脾胃有湿热,即使勉强进食,亦难于运化,故食后反助湿热,湿热上冲则头眩;流于下焦,影响肾脏气化功能,故小便不利。"阴被其寒,热流膀胱"中所谓"阴"是指太阴脾,谓脾寒生湿,夹胃热而流于膀胱,因而小便不利。小便不利,湿热无从排泄,于是郁蒸而成黄疸。因发病之因与饮食有关,故称为谷疸。

女劳疸与肾虚有关,肾虚而其色外现,故其人额上黑;肾虚生热,故见微汗出、手足中热、薄暮而发等症;因病非湿热内蕴之证,故小便自利。如病至后期,出现腹如水状,是脾肾两败之候,故曰不治。

酒疸由嗜酒过度、湿热内蕴所致,故名为酒疸。湿热中阻,胃失和降,则时欲吐,不能食;湿热上扰则心中郁闷、烦热不安;湿热下注则足下热,膀胱气化不行则小便不利。酒疸之成,缘于湿热,故"必小便不利"。湿热上蒸则心中热,湿热下行则足下热。

【临床应用指要】

谷疸发病与饮食有关,为脾虚胃热,属湿热发黄;酒疸由嗜酒过度所致,属热盛发黄;女劳疸与肾虚有关,属肾虚内热。

二、辨证

(一)湿热发黄与寒湿发黄

【原文】

脈沉,渴欲飲水,小便不利者,皆發黄。(九)

腹滿,舌痿黄①,躁不得睡,屬黄家。舌痿疑作身痿。(十)

【校勘】

躁,原本作"燥",据《医统正脉》本改。"舌痿黄",《医宗金鉴》:"'舌'字当是'身'字。"

【词解】

① 痿黄:即萎黄,谓身黄而不润泽。

【释义】

以上两条论述湿热发黄和寒湿发黄的鉴别。脉沉主里,脉沉而渴欲饮水,说明里热壅盛;渴饮而小便不利,必水湿内停无从外泄;湿热熏蒸,发为黄疸。

腹满与身萎黄并见,属脾有寒湿。湿郁中焦,胃气不和,故夜寐不安。寒湿萎黄,正虚邪盛多迁延难愈,故曰"此属黄家"。

【点疑指难】

原文第十条所论病情,后世注家亦有认为是湿热发黄者,如尤怡。

【临床应用指要】

第九、第十两条,从病机而论,前条是湿热熏蒸,后条是寒湿伤阳,虽皆属发黄的范畴,但有虚实寒热的不同。

(二)黑疸

【原文】

酒疸下之,久久爲黑疸,目青面黑,心中如噉蒜齏狀①,大便正黑,皮膚爪之不仁②,其脈浮弱,雖黑微黄,故知之。(七)

【词解】

① 心中如噉蒜齏状:"噉"(dàn 淡),即吃的意思。"齏"(jì 济),指捣碎的姜、蒜、韭菜等末。句意言患者如吃了辛辣之物一样,胃中灼热不适。

② 爪之不仁:谓肌肤麻木,搔之不知痛痒。

【释义】

本条论述酒疸误下变为黑疸的证候。酒疸本有可下之证,但必须下之得当。若屡用下法,不但徒伤正气,脉见浮弱,还可导致湿热内陷,深入血分,湿热郁阻,营血停滞。这种情况持续日久,即可变为黑疸。黑疸之证,血瘀于内,不荣于外,故目青面黑、皮肤爪之不仁;瘀热内积,流滞于肠腑,则大便正黑;血滞脉络,瘀热上蒸于心,则心中如噉蒜齏状。患者面目虽黑而犹带黄色,可知由酒疸误下转变而来。"久久为黑疸",说明黑疸的形成有一较长的过程。

【临床应用指要】

黑疸的形成,可以由酒疸误治而来,但也并非都由误治所致。《诸病源候论》说:"夫黄疸、酒疸、女劳疸,久久多变为黑疸。"可见,黑疸可以看作是黄疸病日久不愈的一种转归。

酒疸病虽然可以用下法,但必须是腹满按之痛、脉沉弦,才能施用。否则,妄用下法,久之就会变成黑疸。

三、证治

(一)谷疸

【原文】

穀疸之爲病,寒熱不食,食即頭眩,心胸不安,久久發黄爲穀疸,茵陳蒿湯主之。(十三)

茵陳蒿湯方:

茵陳蒿六兩　栀子十四枚　大黄二兩

上三味,以水一斗,先煮茵陳,減六升,内二味,煮取三升,去滓,分温三服。小便當利,尿如皂角汁狀,色正赤,一宿腹減,黄從小便去也。

【释义】

本条论述谷疸属湿热俱盛的证治。谷疸系胃热脾湿为病,由于湿热交蒸,营卫不和,故恶寒发热,但这里的寒热并非表证。湿热内蕴,脾胃运化失常,则不欲食。若勉强进食,食入不化,反助湿生热,湿热上冲,故食即头眩、心胸不安。这种病情,湿热内蕴,淫于肌肤,发为黄疸,往往有一个郁蒸过程,故说"久久发黄为谷疸"。由于谷疸多由湿热蕴结引起,故治疗用茵陈蒿汤清泄湿热。方中用茵陈蒿清热利湿为主,辅以栀子清三焦而利水道,大黄泄热通便退黄。三味合用,使瘀热湿浊从二便排泄。徐大椿曰:"先煮茵陈则黄从小便去,此秘法也,故方后云:溺如皂角汁状……黄从小便去也。"

【临床应用指要】

茵陈蒿汤是治疗湿热黄疸的主方,其主要症状除有寒热不食、食则头眩、心胸不安外,应有腹满、小便不利、大便秘结或不爽等症,其发黄特点为鲜明如橘子色。本方先煮茵陈蒿,后入栀子、大黄的煎药方法,有利于提高疗效,值得重视。

本方虽然退黄效果迅速可靠,但终属苦寒之品,易于伤胃,故运用时不可过剂,否则反使病情迁延难愈。

【医案举例】

王某,男,23岁。诉尿黄赤周余,伴脘胁胀痛,纳差,大便软。刻诊:面目肌肤发黄、色鲜如橘,舌质红苔黄腻,脉滑数,右胁触痛。诊为急性病毒性黄疸型肝炎,投清利退黄剂,用茵陈蒿汤加减:茵陈60 g,生山栀10 g,败酱草20 g,板蓝根15 g,黄芩15 g,郁金12 g,延胡索15 g,车前子15 g(包煎),生甘草6 g。日1剂,水煎分2次服。5剂后黄疸消退不显,脘胁胀痛如前,不思食,又增泛恶,苔黄厚腻。遂减茵陈30 g,增生大黄12 g及术、夏、楂、曲等,又5剂后黄疸尽退,胁痛减,纳增,追服10剂,诸症悉除。[嵇明亚.茵陈蒿汤治疗急性病毒性黄疸型肝炎刍议.湖南中医药导报,2001(9):254.]

(二) 酒疸

1. 治法

【原文】

酒黄疸者,或无热,靖言了了[①],腹满欲吐,鼻燥;其脉浮者先吐之,沉弦者先下之。(五)

酒疸,心中热,欲呕者,吐之愈。(六)

【校勘】

靖言了了:赵刻本为"靖言",现据《脉经》补。

【词解】

① 靖言了了:指神情安静,语言不乱。

【释义】

第五、第六两条论述了酒疸的症状和治法。酒疸因饮酒过度、湿热中阻所致,但其病机趋势,却有在上、在中、在下的不同。如湿热偏于上部,则欲吐、鼻燥;偏于下部,则腹部胀满;湿热不甚,邪在于中,故心中无热、神情安静、语言清晰。从治疗上来说,主要是因势利导,如鼻燥脉浮而欲吐者,是病势趋向于上,当用吐法;如腹满脉沉弦者,是病势趋向于下,当用下法。此顺应机体抗邪的自然趋势,逐邪外出,即所谓"因势利导"。

酒疸是湿热内蕴于胃所致,欲呕是病势趋向于上。欲呕者吐之,是顺应病势的一种疗法,通过呕吐,使病邪从上排出,故曰"吐之愈"。

【临床应用指要】

酒疸吐法现已少用,而下法相对用之较多。酒疸无论湿从热化,胃肠燥结,或酒食内积,腑气壅滞,均可用下法治疗。但不可过剂,以免损伤正气,引邪深入。

2. 证治

【原文】

酒黄疸,心中懊憹或热痛,栀子大黄汤主之。(十五)

栀子大黄汤方:

栀子十四枚　大黄一两　枳實五枚　豉一升

上四味,以水六升,煑取二升,分温三服。

【释义】

本条论述酒疸热盛的证治。酒疸为酒毒湿热积于中焦,上蒸于心胸,故心中郁闷烦乱;湿热中阻,气机不利,故心中热痛。第二条言"心中懊憹而热",本条则言"心中懊憹或热痛",说明其热势较重,治用栀子大黄汤以清心除烦。方中栀子、豆豉清心除烦;大黄、枳实除积泄热。本方为清上导中泻下之方。

本方与茵陈蒿汤同治湿热黄疸,且两方均用大黄、栀子,但它们的病位、主症、方药功用却完全不同,现比较如表15-1。

表 15-1　栀子大黄汤与茵陈蒿汤证治鉴别表

区　别	栀 子 大 黄 汤	茵 陈 蒿 汤
药物组成	栀子、大黄(一两)枳实、豆豉	茵陈、大黄(二两)、栀子
功用	泄热除烦	通利湿热
主症	心中懊憹或热痛	食谷即眩,腹满,小便不利
病位	心中、心下	腹中

【临床应用指要】

栀子大黄汤主要治疗热重湿轻的黄疸或心经郁热者。其脉症特点有身黄如橘色,心中懊憹而热痛,身热,口渴不思饮食,时欲呕吐,大便难,小便黄赤,舌质红,舌苔黄或黄腻,脉沉或兼数。

【医案举例】

左某,男,39岁,木匠。1967年12月11日初诊:嗜酒成癖,每晚几乎半醉而睡,昨夜酒后烦躁不安,难以入睡,晨起发现身黄如橘子色,欲呕,心中懊憹,莫名难受。急延余诊治,舌质红,苔黄腻,脉弦滑,此乃酒疸也,治用栀子大黄汤加味:栀子、茵陈、赤小豆、炒枳实各10g,豆豉6g,生大黄(后下)4g,5剂,水煎服,日2次,嘱戒酒,忌油;药尽黄疸及余症著减,原方去豆豉,加六一散(包煎)18g,7剂,如前煎服,药尽病愈。本例为典型酒疸之病,只因湿热较盛,故处以栀子大黄汤加茵陈、赤小豆及六一散,邪盛正未衰,从而收效甚捷,为时在乡下,未做肝功能检测,且患者自认病愈而不肯再续治。[张笑平.金匮要略临床新解.合肥:安徽科学技术出版社,2001:357.]

(三) 女劳疸

【原文】

黄家日晡所發熱,而反惡寒,此爲女勞得之;膀胱急,少腹滿,身盡黄,額上黑,足下熱,因作黑疸。其腹脹如水狀,大便必黑,時溏,此女勞之病,非水也。腹滿者難治。硝石礬石散主之。(十四)

硝石礬石散方:

硝石 礬石(燒)等分

上二味,爲散,以大麥粥汁和服方寸匕,日三服。病隨大小便去,小便正黄,大便正黑,是候也。

【释义】

本条论述女劳疸转变为黑疸兼有瘀血湿热的证治。黄疸多由湿热郁于阳明所致,故日晡所发热而不恶寒,若反见恶寒,则非阳明热证,而是女劳疸的见症,故云"此为女劳得之",肾虚兼湿热阻遏,阳气不能外达可恶寒。膀胱急、少腹满、大便必黑、时溏等,为瘀血内着所致;身尽黄、额上黑、足下热,是肾虚湿热熏蒸引起。女劳疸日久不愈可发展为黑疸,故言"因作黑疸"。女劳疸由房劳伤肾所致,病在肾,其病及脾,脾虚生湿,湿浊和瘀血内阻,虽腹胀满如水状,但与水肿病无关,故云"非水也"。如病至后期脾肾两败,其病难治。"硝石矾石散主之"一句是倒装笔法,其意实为"此女劳之病,非水也,硝石矾石散主之"。硝石矾石散有消瘀化湿的功能,方中硝石即火硝,味苦性咸寒,能入血分消瘀除热;矾石能入气分化湿利水;因石药碍胃,故以大麦粥汁调服以保养胃气,使攻邪而不伤正。

【临床应用指要】

硝石矾石散常用于治疗黄疸反复不退,腹胀满,手足心发热,傍晚尤甚,畏寒怕冷,面额暗黑,目黄,小腹拘急,肝脾肿大,小便不利,大便色黑,时作溏泄,脉沉细涩,舌质紫斑,牙龈出血,苔白腻等,辨证为脾肾亏虚、瘀血与湿热互结日久所形成的女劳疸。

【医案举例】

黄某,男,57岁,农民,1955年8月15日来我院门诊。主诉:巩膜及皮肤发黄,腹部膨胀,周身浮肿,精神疲乏。病史:胃腹部发胀半年,常觉不舒,最近20余日面目发黄,腹部膨胀,周身浮肿,胸闷纳少,容易发怒,大便溏,小便色赤,在浦东乡间诊为鼓胀,认为不治,遂扶伴来沪求医。检查:肝肿大,边缘不明显,脾脏因腹水不易扪及,腹部鼓胀,有移动性浊音,两足有凹陷性水肿,脉濡细,舌苔干白而腻……诊断:肝硬化腹水。处理:硝矾散9分,分3次服。服药至9月12日腹水全退,黄疸逐渐减退,继续服用,胃纳渐加,精神振作,前后计门诊20次,每次单独来沪,与初诊时判若两人。[章巨膺,等.硝矾散治肝硬化腹水初步报道.上海中医药杂志,1956(7):33.]

(四)热盛里实黄疸

【原文】

黄疸腹满,小便不利而赤,自汗出,此爲表和裏實,當下之,宜大黄硝石湯。(十九)

大黄硝石湯方:

大黄 黄柏 硝石各四兩　栀子十五枚

上四味,以水六升,煑取二升,去滓,内硝,更煑取一升,頓服。

【释义】

本条论述黄疸病热盛里实的证治。黄疸腹满,为邪热传里,里热成实;小便不利而赤,是湿郁化热,膀胱气化不利;自汗出,是里热熏蒸的表现。"此为表和里实"一句话指明病机,因为表和无病,里热已成实,故治疗用攻下法,通腑泄热,用大黄硝石汤。方中以栀子、黄柏清里泄热,大黄、硝石攻下瘀热,全方共奏清热通便、利湿除黄之功。

茵陈蒿汤、栀子大黄汤、大黄硝石汤均治湿热黄疸。其病位偏上,热重于湿者,宜用栀子大黄汤;湿热俱盛,病在中焦者,宜用茵陈蒿汤;病情急重,里热成实,病位偏于中下者,宜用大黄硝石汤。三方的临床应用,主要在辨证,不必拘泥于谷疸、酒疸、黄疸的名称。

【临床应用指要】

本方适用于黄疸热重于湿,里热成实者。临床表现有身黄如橘子色,自汗出,溲赤,腹部满胀疼痛拒按,大便干结,苔黄脉沉实,或见发热烦喘,胸满口燥,腹中热等症。

【医案举例】

郭某,男,48岁。患者开始发热,恶寒,头眩恶心,继而但热不寒,唯头汗出,心下烦闷,口干渴欲饮,下腹胀满,两胁下胀拒按,大便4日未解,一身面目尽黄,光亮有泽,小便短少,如栀子汁,脉滑数有力。肝功能:黄疸指数52 U,硫酸锌浊度22 U,丙氨酸转氨酶480 U。脉证合参,系热瘀于内,湿热熏蒸,热盛于湿之阳黄。遂投大黄硝石汤合茵陈蒿汤,清泄胆胃湿热,更佐茯苓、扁豆淡渗利湿健脾。处方:茵陈18 g,栀子18 g,大黄9 g,黄柏9 g,芒硝9 g,茯苓18 g,扁豆18 g。服5剂后,大便通利,小便转淡黄,腹部微胀,其他证情亦有好转。肝功能检查:黄疸指数7 U,硫酸锌浊度15 U,丙氨酸转氨酶185 U。上方去芒硝、大黄,加柴胡6 g,龙胆草5 g,以平肝泄热,勿使乘土。续服17剂后诸症已愈。以栀子柏皮汤合参苓白术散,清余邪而调脾胃,续服5剂善后。半月后访,已上班工作。[李哲夫.黄疸湿热辨.湖北中医杂志,1981(6):27.]

(五)湿重于热黄疸

【原文】

黄疸病,茵陳五苓散主之。一本云茵陳湯及五苓散并主之。(十八)

茵陳五苓散方:

茵陳蒿末十分　五苓散五分。方見痰飲中。

上二物和,先食飲方寸匕,日三服。

【释义】

本条论述湿重于热的黄疸证治。本条只言"黄疸病",未指出症状,以方测证,当属湿热黄疸中湿邪偏盛者。湿多热少的黄疸病,当有形寒发热,肢体困倦,纳呆,腹满,小便不利,苔腻不渴,脉浮缓或沉迟。用茵陈五苓散利水清热,祛湿退黄。方中以五苓散化气行水,通利小便;茵陈苦寒清热,利湿退黄,可知本条是指湿重而内热不甚的黄疸。

本篇治疗湿热发黄,共有茵陈五苓散、茵陈蒿汤、栀子大黄汤、大黄硝石汤4方,临证时应注意区别使用(表15-2)。

表15-2　湿热发黄四汤证鉴别表

区别	茵陈五苓散证	茵陈蒿汤证	栀子大黄汤证	大黄硝石汤证
证型	湿重于热	湿热并重	热重于湿	热盛里实
主症	黄色鲜明,小便不利,纳呆,苔白腻,脉浮缓	黄色鲜明,寒热不食,食即头眩,心胸不安,小便不利	黄色鲜明,心中懊㤭热痛,小便黄赤,大便干	黄色鲜明,腹满便结,小便短赤
治法	利湿退黄	清利湿热退黄	泄热除烦	通腑泄热退黄

【临床应用指要】

茵陈五苓散常用于辨证为湿热内蕴,且湿重于热的阳黄证。其临床表现有:全身面目皆黄,黄色鲜明,小便不利,纳呆,舌苔白腻,脉浮缓。或见形寒发热,头痛,恶心呕吐,大便溏等症。

临床上治疗黄疸病除首先区别阴黄、阳黄外,还需进一步在湿热发黄的范畴内分湿盛、热盛或湿热俱盛。

【医案举例】

何某,女,45岁。身目俱黄,但色不甚鲜明,腹部胀满,食少纳呆,心中烦,有时恶心,呕吐,口腻不和,渴不多饮,四肢乏力,溺黄。舌质稍淡,苔黄厚腻,诊脉弦缓尚有力。肝功能:黄疸指数 23 U,硫酸锌浊度 25 U,丙氨酸转氨酶 550 U。脉症合参,乃湿重于热之"阳黄"。投以茵陈五苓散加味:茵陈 20 g,桂枝 4 g,猪苓 12 g,白术 12 g,泽泻 12 g,茯苓 18 g,栀子 9 g,黄柏 6 g,半夏 9 g,藿香 6 g,佩兰 6 g,枳壳 6 g,厚朴 6 g。本方在茵陈五苓散的基础上加黄柏、栀子之苦寒药以清泄火热,藿、佩、夏、朴辛通苦降,辟秽化浊。复诊:自诉服上药 8 剂,证情大有好转,唯大便稍结,口干苦。复查肝功:黄疸指数 8 U,硫酸锌浊变 18 U,丙氨酸转氨酶 195 U。原方去厚朴、桂枝之辛温,加滑石 15 g,取其甘寒,利尿清热,续服 8 剂,半月后询访,病告痊愈。[李哲夫.黄疸湿热辨.湖北中医杂志,1981(6):27.]

(六) 黄疸兼证

1. 兼表虚证

【原文】

諸病黄家,但利其小便;假令脈浮,當以汗解之,宜桂枝加黄耆湯主之。方見水氣病中。(十六)

【释义】

本条论述湿热黄疸的基本治则和黄疸兼表虚的证治。黄疸病的发病原因,多由于湿热内蕴,气化失职,小便不利,导致湿热无从排泄,日久发为黄疸。当利小便以排除湿邪,使热无所依,则黄疸自除,故云"诸病黄家,但利其小便",可见通利小便是黄疸的基本治法。若身黄兼发热恶寒、脉浮自汗等表虚证者,此邪气在表,治当固表除湿,调和营卫,宜选桂枝加黄芪汤。方中桂枝汤调和营卫,黄芪固表除湿,使营卫调和,汗出湿祛,则身黄可愈。

【临床应用指要】

桂枝加黄芪汤可用于治疗卫阳虚弱、水湿外侵、营卫不和的寒湿发黄或湿重于热的表虚发黄证。其证候除发黄外,必须兼见发热恶风、自汗、脉浮等表虚现象。本方在《水气病脉证并治》篇用治黄汗,本条用治黄疸表虚,属异病同治。

【医案举例】

黄某,女,11 岁。因黄疸、右上腹微满、肝脾肿大住院。检查发现肝大肋下 4 cm,脾大肋下 3 cm,诊为毛细胆管炎、肝硬化。1974 年 5 月 12 日中医会诊:黄疸暗而晦滞,食欲差,小便黄,右上腹满闷,胁下癥瘕,舌淡红苔白,脉缓弱。初用茵陈五苓散、逍遥散加茵陈等,黄疸仍不退,乃作寒湿不化,用桂枝加黄芪汤,服药后平平,再加三棱、莪术,黄疸即明显日渐减退,连服 10 剂,黄疸消退,肝肋下 2 cm,脾肋下 2 cm,病情好转,自动出院,携方返乡调理。[王伯章.桂枝加黄芪汤治疗黄疸的临床应用探讨.广州:全国第六届仲景学说学术研讨会论文集,2000:306.]

2. 兼少阳证

【原文】

諸黄,腹痛而嘔者,宜柴胡湯。必小柴胡湯,方見嘔吐中。(二十一)

【释义】

本条论述黄疸兼少阳证的证治。"诸黄"此指湿热黄疸,腹痛而呕,是黄疸病邪在少阳、肝木犯胃、少阳失和之证,故治宜柴胡汤,以和解少阳、疏肝和胃。

【点疑指难】

原文后注"必小柴胡汤",历代各家对本条的认识不同。如徐彬认为本条是小柴胡汤的轻症;程林认为腹痛为里有实邪之故,是大柴胡汤证;尤怡认为腹痛而呕是小柴胡汤证,但小柴胡汤不能治黄;吴谦等认为"呕而腹痛"或宜大柴胡汤,或宜小柴胡汤。

【临床应用指要】

黄疸兼少阳证,如见往来寒热、胸胁苦满、腹痛而呕,属邪在少阳,治宜和解少阳,方用小柴胡汤。但方中人参为甘温之品,能助湿生热,湿热重者当去之,并加茵陈或栀子;若湿热黄疸按之心下满痛为甚,溲黄便结者,则宜用大柴胡汤和解攻下。总之,临证时,应在辨证的基础上确定择用大柴胡汤,还是小柴胡汤。

【医案举例】

刘某,男,28岁。发热已5日,全身杏黄,巩膜深染,寒热间作,口苦唇干,时时呕逆。纳谷锐减,大便略干,小溲色黄如茶,舌苔白腻,舌质微红,脉弦数有滑象。证属湿热蕴结于少阳,拟小柴胡汤合茵陈蒿汤加减,以和解少阳,佐以清热利湿为法。柴胡18g,黄芩9g,法半夏8g,炒栀子9g,茵陈30g,大黄粉3g分冲,红枣5枚,生姜2片,生甘草5g。5剂,水煎服,每日1剂。5剂后,热退,全身黄染退净,巩膜残黄,大便实,小溲微黄,舌苔薄,质微红,脉弦小数,方拟:白茅根30g,淡竹叶10g,金钱草10g。5剂,水煎代茶饮,以清余热。按:此案为热胜于湿之阳黄,邪热郁结于少阳,少阳主症明显,故以小柴胡汤去党参重用茵陈,以和解少阳,清热利湿而愈。[李文瑞.金匮要略汤证论治.北京:北京科学技术出版社,1995:578.]

(七)黄疸误治成哕

【原文】

黄疸病,小便色不變,欲自利,腹滿而喘,不可除熱,熱除必噦。噦者,小半夏湯主之。方見痰飲中。(二十)

【释义】

本条论述黄疸误治成哕的证治。病黄疸,小便色不变,欲自利,是脾胃虚寒的寒湿发黄,其腹满必喜温喜按,其喘多兼少气不足以息,与实热内结的腹满而喘不同。病机为寒湿内蕴、脾虚失运,治当温运脾阳、散寒除湿,故云"不可除热"。若误用苦寒之剂,伤及中阳,胃失和降则发为哕逆,治用小半夏汤以温胃化饮、降逆止哕,待哕逆止,再辨证论治。

【临床应用指要】

黄疸虽属湿热为患,但不可过用寒凉,误用寒凉,变证丛生。此以小半夏汤治疗黄疸误治成哕者,属于治标之法,非治黄疸的正方。当然黄疸未经误治而兼寒饮内停、胃气上逆的呃逆者,此方亦可随证合用。

(八)燥结血瘀发黄

【原文】

諸黃,豬膏髮煎主之。(十七)

豬膏髮煎方:

豬膏半斤　亂髮如雞子大三枚

上二味,和膏中煎之,髮消藥成,分再服。病從小便出。

【释义】

本条论述胃肠燥结血瘀的黄疸证治。原文论证简略,当以方测证。方中用猪膏(俗称猪油)滋阴润燥,和血通结;乱发活血消瘀通便。两药合用可使肠中津液充足,气血流畅,瘀滞消除,病可从大、小便而出。因此,可知本证是由于燥结而兼血瘀所引起的黄疸病。

【点疑指难】

本条所谓"诸黄",应该灵活看待,因为本方不能用于治疗所有黄疸,更不可用于治疗湿热黄疸,只适用于胃肠燥结血瘀的黄疸证。有人认为本方实是吃发,决非饮油,只不过仲景煎炸头发之油所用是猪膏罢了。可供参考。

【临床应用指要】

本方应用的主症是周身皮肤淡黄、瘙痒,小便不利,腹胀便结或不畅,舌暗苔薄,脉细涩。病由或是虫积食滞导致脾土失健,水谷不能化生精微,气血亏涩,或是失血过多、大病之后,气血耗损,以致气虚血瘀,形成本病。其治法除用本方润燥消瘀外,还可随证选用黄芪建中汤、人参养荣汤等养气生血之剂。

本方还可用于黑疸、阴吹等,亦可用于燥热内结的大便秘结及痔疾便干漏血者。除内服外,还可制成栓剂用于肛肠疾病。

【医案举例】

徐氏云:予友骆天游黄疸,腹大如鼓,百药不效,用猪膏四两,发灰四两,1剂而愈。[陆渊雷.金匮要略今释.北京:人民卫生出版社,1955:309.]

(九) 虚黄

【原文】

男子黄,小便自利,当与虚劳小建中汤。方见虚劳中。(二十二)

【释义】

本条论述虚黄的证治。湿热黄疸多小便不利,今小便自利而身黄,可知此黄与湿无关,而为脾胃气血虚弱、肌肤失荣所致。其证候除肌肤发黄外,尚可见食少纳呆、少气懒言、身倦肢困、腹痛便溏等,后世称为萎黄。此证不仅男子有,凡妇女经病或产后,或大失血之后,气血虚损,血不能外荣,亦可出现。因为病由脾胃气血不足导致,故用小建中汤,补脾胃,健中气,以资化源,中气旺盛,气血盈溢于外,则虚黄自愈。

【点疑指难】

历代医家对虚黄的认识很不一致,大多数人认为虚黄即是萎黄,不属黄疸病,亦有少数医家认为虚黄是黄疸病之一种。如《环溪草堂医案》载:"两目及身体皆黄,小便自利而清,此属脾虚,非湿热也,名曰虚黄……治按:此疸病中另有一种,以小便清利为据,证不多见,录之以备一格。"

本条所谓虚黄,除身黄之外,有无目黄,医家有不同看法。临床实践中,既有用本方治身黄者,也有以本方治目黄者,关键在于其病机皆为脾虚气血不足。

【临床应用指要】

小建中汤除治中虚萎黄外,若黄疸病恢复期见中焦虚寒者,亦可用此方加减调理。

【医案举例】

彭某,年20余。身面俱黄,目珠不黄,小便自利,手足烦热,诸医治疗无效。予诊其脉细弱,默思黄疸虽有阴阳之不同,未有目珠不黄,小便自利者,脉症合参,此为脾虚荣血虚馁,不能荣于肌肤,土之本色外越也。《金匮》云:"男子黄,小便自利,当与虚劳小建中汤。"仲师明训"虚劳"也能发黄,与寒湿、湿热诸黄不同,当从虚劳治例,与小建中汤加参归以益气养荣。10余剂,热止黄退。[汤万春.万健臣先生医案摘录.中医杂志,1963(9):25.]

四、预后

【原文】

黄疸之病,当以十八日爲期,治之十日以上瘥,反劇爲難治。(十一)

【释义】

本条是论述黄疸病的预后。说明黄疸病向愈或增剧,是以 18 日左右为期。假如经过治疗,10 日左右症状减轻,就容易治愈;如果 10 日以后病情反而加重,是邪盛正虚,治疗就比较困难。

【点疑指难】

对"黄疸之病,当以十八日为期"的理由,注家见解不一,概而论之,约有以下三种:一是 18 日为土旺之期,如尤怡。二是 18 日为阴数之期,病易愈,如沈明宗。三是以 18 日为一气有余,如徐彬。

【临床应用指要】

本条以 18 日为期推断黄疸预后,是张仲景临床经验的总结。临床上宜灵活看待,关键是要领会其精神,即黄疸病应早期治疗、密切注意病势的进退。

【原文】

疸而渴者,其疸難治;疸而不渴者,其疸可治。發於陰部,其人必嘔;陽部,其人振寒而發熱也。(十二)

【释义】

本条再论黄疸病的预后。口渴,是湿热化燥的现象,同时也意味着病邪入里热重,病势正在发展,故"其疸难治";如口不渴,是病邪尚浅,里热不盛,正气尚能胜邪,故"其疸可治"。

呕吐多发病于里,故说"发于阴部";恶寒发热,病多在表,故说"发于阳部"。

【临床应用指要】

本条用渴和不渴来推断黄疸难治、可治,实际上揭示了推断疾病预后的规律。即病势发展,病位较深者,难治;病情稳定、病位浅表者,可治。

五、附方

1. **瓜蒂湯** 治諸黄。方見暍病中。

【释义】

古书有用瓜蒂治疗黄疸的记载,认为它能祛湿除黄,但后来比较少用。近来据报道瓜蒂研末搐鼻,渗出黄水,治黄疸有效。

2. **《千金》麻黄醇酒湯** 治黄疸。

麻黄三兩

上一味,以美清酒五升,煮取二升半,頓服盡。冬月用酒,春月用水煮之。

【释义】

外感风寒,湿热在表,郁蒸发为黄疸,其症发热、身黄脉数。故治疗用麻黄醇酒汤发汗散邪。方中麻黄轻清走表发汗,清酒助麻黄辛温以发汗,使黄疸从汗而解。

内 容 归 纳

黄疸病
- 病因病机与分类
  - 湿热发黄(一、八条)
  - 寒湿发黄(三条)
  - 分类(二、四条)
- 辨证
  - 湿热发黄与寒湿发黄(九、十条)
  - 黑疸(七条)
- 证治
  - 谷疸——湿热俱盛——茵陈蒿汤方(十三条)
  - 酒疸——治法(五、六条)
  - 酒疸——热重湿轻——栀子大黄汤方(十五条)
  - 女劳疸——脾肾亏虚,瘀血与湿热互结——硝石矾石散方(十四条)
  - 热盛里实黄疸——大黄硝石汤方(十九条)
  - 湿重于热黄疸——茵陈五苓散方(十八条)
  - 黄疸兼证
    - 兼表虚证——桂枝加黄芪汤(十六条)
    - 兼少阳证——柴胡汤(二十一条)
  - 黄疸误治成哕——小半夏汤(二十条)
  - 燥结血瘀发黄——猪膏发煎方(十七条)
  - 虚黄——小建中汤(二十二条)
- 预后(十一、十二条)
- 附方
  - 诸黄——瓜蒂汤
  - 黄疸——《千金》麻黄醇酒汤

惊悸吐衄下血胸满瘀血病脉证治第十六

导学

　　本篇主要介绍了惊、悸、吐、衄、下血和瘀血等病证的辨证论治。通过学习，应重点掌握吐、衄、下血的辨证论治和瘀血的脉症；熟悉惊悸的病因病机和吐、衄、下血的病机、预后、治禁；了解惊悸、吐、衄、下血和胸满、瘀血的概念及其合篇意义。

　　惊与悸有别，惊是指惊恐，精神不定，卧起不安；悸是指自觉心中跳动不安。惊多发于外，悸多自内生。突然受惊必致心悸，心悸又易发生惊恐，两者常互为因果，故临床上惊悸每多并称。

　　血证是本篇的重点内容。吐、衄、下血和瘀血，皆为血脉之病，均属血证范围。导致出血的原因很多，本篇从火热迫血妄行和虚寒气不摄血两方面进行论述。对吐衄下血的治疗，虽仅举出方剂四首，但温凉补泻，各具法度。

　　所例瘀血的主要脉症，对临床辨证最具诊断价值，为后世瘀血学说的发展奠定了坚实基础。胸满仅是瘀血的一个伴见症状。本篇提出"当下之"，可谓是瘀血的总治则。

　　本篇的惊悸、吐衄等病证名称，至今沿用。关于下血，当代多直接称作便血。

惊　悸

一、成因

【原文】

寸口脉動而弱，動即爲驚，弱則爲悸。（一）

【释义】

　　本条从脉象论述惊和悸的病因病机。诊得寸口脉如豆动摇不宁者，为动脉，多主惊证；若脉细软无力，重按乃见者，为弱脉，多见于悸证。由于外界的刺激，如卒受惊恐，使气血逆乱，心无所主，神无所归，可见精神不宁、卧起不安，因而脉见动摇不宁，故曰动即为惊。若气血不足，心脉失于充养，则脉象软弱无力，故曰弱则为悸。若寸口脉动、弱并见，则是心之气血内虚，又为惊恐所触，可见精神惶恐、坐卧不安、心中悸动不宁，是为惊悸。

【点疑指难】

关于本条动脉的显现部位,程林提出,当见于关部,而不应见于寸口;徐彬认为,动脉和弱脉分属虚实两端,皆反映在寸口。

【临床应用指要】

一般而言,惊证病轻多实,常由外因引发;悸证病深多虚,常由内因所致。但从临床所见,受惊必致心悸,心悸又易发生惊恐,两者常互为因果。故辨证时必须脉症合参,方为全面。

二、证治

(一) 火劫致惊

【原文】

火邪者,桂枝去芍药加蜀漆牡蛎龙骨救逆汤主之。(十二)

桂枝救逆汤方:

桂枝三两(去皮)　甘草二两(炙)　生薑三两　牡蛎五两(熬)　龍骨四两　大棗十二枚　蜀漆三两(洗去腥)

上爲末,以水一斗二升,先煑蜀漆,减二升,内諸藥,煑取三升,去滓,温服一升。

【释义】

本条论述火劫致惊的治法。火邪者,是指使用熏、熨、烧针等法,强迫发汗,导致损伤心阳、神气浮越,临床上可见心悸、惊狂、卧起不安等症。治宜温通心阳,镇惊安神。方用桂枝去芍药加蜀漆牡蛎龙骨救逆汤。方中桂枝汤去芍药之阴柔以助心阳,加龙骨、牡蛎固摄镇惊以安心神,心阳既虚则痰浊易生,故用蜀漆涤痰逐邪以止惊狂。因其所主证情紧急,且由火邪致逆,故方名"救逆"。

【点疑指难】

本证的亡阳和少阴证亡阳不同。少阴亡阳是损伤肾阳,多见四肢厥冷、大汗吐利、脉微欲绝等症,治用四逆、真武辈以回阳救逆。本证的亡阳乃因火邪迫汗、汗多损伤心阳而致心悸、惊狂、卧起不安等症,故用桂枝去芍药加蜀漆牡蛎龙骨救逆汤。

【临床应用指要】

临床应用本方不必拘泥于火邪致惊,凡病机属心阳不足、痰浊扰心、神气散乱,症见惊狂、卧起不安,以及心悸、胸满、烦躁不寐、妄闻妄视、舌苔白润滑或滑腻、脉来疾数者,均可选用。本方中蜀漆乃常山之苗,两药功用大同小异,可以取代。

【医案举例】

彭某,男,58 岁。患伤寒证 11 日,虽经发汗 3 次,而发热恶寒不解,身体困倦不支,食欲不思,夜不能寐,口燥舌干,脉象浮软。此系过汗伤津液,而外不解,阳气已伤。此时应以扶阳育阴之法,辅以宣邪外达之剂,助正以祛邪。医者不知,认为阳虚而邪不透,予以辛温散邪法治之,参附和荆防合用。用药后,心中烦躁,惊狂不安,辗转床头,起卧叫喊。余诊其脉,细数而浮,按之无力,舌质绛而少津。此乃平素阳气不足,病后因汗不如法,经过多发汗,津液先伤,阳气耗损。当津气两败之际,病邪仍胶结不解,即不经误治,已感困顿,而医者复以温燥辛散之品,竭阴助热,不但外邪不解,而且辛温燥热之药又复内迫以助病势,故现惊狂不安之症状。若不速挽救,则一阵大汗,将变为虚脱之证矣。遂予桂枝去芍药加蜀漆牡蛎龙骨救逆汤。因患者汗出不禁,为防止大汗淋漓,造成虚脱,故处方时,未去芍药。桂枝 5 g,生龙骨 15 g,生牡蛎 15 g,蜀漆 6 g,芍药 12 g,茯苓 15 g,生姜 3 g,小枣 15 枚,甘草 10 g。嘱其连煎 2 剂,隔 4 小时服 1 次。服药后,精神逐渐安静,略能入睡,惊狂之象不再发作。然胃呆仍不能食,遂以此方加养胃育阴之品,连服4剂,症状好转,食欲渐展,连服20余剂,恢复正常。[邢锡波.伤寒论临床实验录.天津:天津科学技术出版社,1984:117.]

(二)水饮致悸

【原文】

心下悸者,半夏麻黄丸主之。(十三)

半夏麻黄丸方:

半夏 麻黄等分

上二味,末之,煉蜜和丸小豆大,飲服三丸,日三服。

【释义】

本条论述水饮致悸的治法。心下指胃脘部,水饮内停,胃阳被遏,故心下悸动。治宜通阳蠲饮,降逆定悸。用半夏麻黄丸。方中半夏蠲饮降逆,麻黄宣发阳气,阳气得宣,饮邪得降,则悸动自宁。因郁遏之阳不能过发,凌心之水不易速去,故以丸剂小量,缓缓图之。

【临床应用指要】

悸证不尽属虚,亦有属实者,临床当据证而辨。水饮之心下悸,常兼有眩晕、胸脘痞满、脉弦滑;血虚之心下悸,常兼有面色少华、倦怠乏力、舌淡脉细弱;心阳伤之心下悸,常兼有善惊易恐、起卧不安、少寐多梦。

半夏麻黄丸主治饮盛阳郁所致之悸,常伴有喘、呕、胸闷、舌苔白滑等症。

【医案举例】

顾某,男,58岁。入冬以来,自觉"心窝部"跳动,曾做心电图检查无异常。平时除有老年性慢性支气管炎及血压略偏低外,无他病。脉滑苔白。予以姜半夏、生麻黄各30g,研末和匀,装入胶囊。每日3次,每次2丸,服后心下悸即痊愈。[何任.《金匮》撷记(六).上海中医药杂志,1984(12):21.]

吐 衄 下 血

一、成因

【原文】

夫酒客咳者,必致吐血,此因極飲過度所致也。(七)

【释义】

本条论述酒客咳、吐血的病因病机。平素嗜好饮酒的人,若患咳嗽,常可导致吐血。这是因为饮酒过度,湿热蕴郁,积于胃而熏于肺,肺失清肃故咳;进而灼伤血络,则必致吐血。

【临床应用指要】

吐血之因,有气虚不摄者,有阴虚火旺、迫血妄行者。此则为湿热熏蒸的吐血,治疗时不可专治其血,当以泻热除湿为主。据陈念祖主张,可用泻心汤。

二、辨证

(一) 太阳、阳明衄血

【原文】

又曰:從春至夏衄者太陽,從秋至冬衄者陽明。(三)

【释义】

本条从四时气候论述衄血的辨证。手足太阳、手足阳明 4 条经脉,皆循行于鼻,故鼻衄多属太阳、阳明为病。从春至夏,阳气生发,若外感风寒,客于肌表,阳气被郁,不能外发,逆而上升,血随气逆而致衄,故春夏衄者多属太阳;从秋至冬,阳气内藏,若里热上蒸,迫血上逆而致衄,多属阳明。

【点疑指难】

对于衄血与人体阳气的升降浮沉、四时气候的变化联系,注家有不同的看法。赵良仁提出了开合之说:"太阳为开,阳明为合。春夏气主发生,以开者应之,故邪气逼血从升发冲出。秋冬主收藏,以合者应之,故邪郁内极而后发出。"魏荔彤提出外感内伤之说,即从春至夏,阳气方升,此时得衄,多因外感风寒客于肌表,而邪热生于胸胃,热盛迫血上逆所致。从秋至冬,阳气方降,此时得衄,多因内伤,津液耗于脏腑,而邪热生于三焦,热盛迫血上逆而发。

【临床应用指要】

临床辨治衄血,应考虑天人相应的关系。一般而言,春夏衄血多属外感病,秋冬衄血多属内伤杂病。然春夏衄血亦有属阳明里热证者,秋冬衄血亦有属太阳表热证者,当据证而定。

(二) 内伤吐衄下血

【原文】

病人面無色,無寒熱。脈沉弦者,衄;浮弱,手按之絶者,下血;煩咳者,必吐血。(五)

【释义】

本条论述吐血、衄血、下血的不同脉症。患者面无血色,是血脱失荣之证,即《灵枢·决气》曰:"血脱者,色白,夭然不泽。"无寒热,指没有外感病的恶寒、发热症状,说明由内伤所致。内伤出血可有吐、衄、下血等不同证候,尚需进一步辨证。若脉见沉弦,沉以主里候肾,弦为肝脉,肝肾阴虚,水不涵木,阳气亢逆,血随气涌,故见衄血;若脉见浮弱,按之则无,则为虚阳外浮、阳不摄阴而阴血脱于下的下血证;若脉浮弱,又见心烦咳逆者,是为阴虚有热,虚热上扰,熏灼心肺,故必吐血。

【临床应用指要】

本条为内伤失血辨证的总纲。内伤失血有虚实之分,结合本书《血痹虚劳病脉证并治》篇第四、第五两条,可知本条的失血与虚劳亦有关系。

(三) 虚寒亡血

【原文】

寸口脈弦而大,弦則爲減,大則爲芤,減則爲寒,芤則爲虛,寒虛相擊,此名曰革,婦人則半産漏下,男子則亡血。(八)

【释义】

本条论述虚寒亡血的脉象。此条即《血痹虚劳病脉证并治》篇第十二条。这里专论失血,故条文末尾未载"失精"两字。其释义详见《血痹虚劳病脉证并治》篇。

【临床应用指要】

此条与本篇第六、第七两条对比,说明亡血不一定都是阴虚有热,也可出现阳虚之象。

三、治禁与预后

(一)禁汗

【原文】

衄家不可汗,汗出必额上陷①,脉紧急,直视不能眴②,不得眠。(四)

【词解】

① 额上陷:额上两旁动脉处因血脱于上而微微下陷不起。

② 眴(shùn 舜):形容眼珠转动。

【释义】

本条论述衄家禁汗和误汗的变证。衄家,指经常衄血的患者,其阴血必亏少,虽有表证,亦不可辛温发汗。因汗血同源,若发汗则阴血重伤,经脉、目睛和心神均失其濡养,故可见额上陷、脉紧急、目直视不能转动、不得眠等症。

【临床应用指要】

凡属阴血亏损而兼外感者,用汗法不可不慎。

【原文】

亡血不可發其表,汗出即寒慄而振。(九)

【释义】

本条论述亡血误汗的变证。亡血之人,虽有表邪,也不能发汗攻表。若更发其汗,不仅阴血更伤,而且阳气随津外泄而有亡阳之变。阳虚周身失于温煦,筋脉失养,故寒慄而振。

本条与第四条均论亡血禁汗,但汗后变证有伤阴和伤阳的不同。彼条误汗后一派伤阴之象,此条误汗后却见阳虚之证,这与人的体质有阴、阳之别有关。

【临床应用指要】

亡血之人不可误用汗法。误汗既伤阴血,又损阳气,会出现多种变证。

(二)预后

【原文】

師曰:夫脈浮,目睛暈黃①,衄未止。暈黃去,目睛慧了②,知衄今止。(二)

【校勘】

夫:《医统正脉》本作"尺",为是。

【词解】

① 目睛晕黄:有两种情况,一是望诊可见黑睛周围有黄晕,与黄疸白珠发黄有别;二是患者自觉视物昏黄不清。

② 目睛慧了:指目睛清明,视物清晰。

【释义】

本条从望诊、切脉以判断衄血的预后。尺脉候肾,肾脉宜沉不宜浮,尺脉浮为肾阴亏虚、相火不潜之证。目为肝窍,肝主藏血。肝经郁热,上扰于目,则见目睛晕黄、视物不清。肝肾阴虚,阳亢火动,迫血妄行,损伤阳络则衄血,故知衄未止。若晕黄退去,目睛清明,视物清晰,说明阴复火降,热退血宁,故知衄血当止。

【点疑指难】

本条病机,历代注家认为肾有虚火无疑,但有认为涉及肝、胃、肺的不同。尤怡认为涉及肝,徐彬认为涉及阳明胃经,赵良仁认为涉及肺,吴谦却认为血热则赤,血瘀则黄。

【临床应用指要】

脉症合参是临床推断疾病预后的重要方法。

【原文】

夫吐血,欬逆上氣,其脈數而有熱,不得臥者,死。(六)

【释义】

本条论述吐血的预后。本证吐血和咳逆并见,多由阴虚火旺、肺络损伤所致。吐血必致阴血亏虚,阴虚则火旺,虚火灼肺,肃降失常,不但吐血不止,而且反而加重咳逆上气。如此吐血、咳逆互为因果,以致阴不敛阳、虚阳外浮而见脉数、身热;虚火上浮扰动心神,故虚烦不得眠。吐血不止,终将气随血脱,其病难治,预后险恶,故云死。

四、证治

(一) 虚寒吐血

【原文】

吐血不止者,柏葉湯主之。(十四)

柏葉湯方:

柏葉 乾薑各三兩　艾三把

上三味,以水五升,取馬通汁一升,合煮取一升,分温再服。

【释义】

本条论述虚寒吐血的证治。吐血日久不止,如为中气虚寒、血不归经所致,治以柏叶汤。方取柏叶之清降,折其逆上之势而收敛止血;干姜辛热,温阳守中;艾叶苦辛温,温经止血;马通汁即马粪加水过滤取汁而成,其性微温,可引血下行以止血。四味合用,共奏温中止血之效。

【临床应用指要】

柏叶汤为治疗虚寒吐血之方,其症当见面色萎黄或苍白,血色淡红或暗红,神疲体倦,舌淡苔白,脉虚无力等。马通汁后世医家很少使用,临床上常以童便代之,其效亦佳。若将柏叶、干姜、艾叶三药炒炭应用,止血效果更佳。本方临床应用并不限于吐血,衄血、咳血或下血等均可使用。若阴虚火盛、迫血妄行者,非本方所宜。

【医案举例】

谢某,男,32岁,农民,于1972年6月19日入院。患肺结核8年,痰中带血8个月。经用中西药治疗罔效。10月10日上午,患者突觉气紧,呼吸困难,随即咯出大量血痰(在300 ml以上),阵咳甚剧,即复用止血类西药及艾灸涌泉穴,虽稍有好转,但小量、多次咳出血痰,气紧、发热、胸胀闷等均未缓解,烦而不能入寐。后邀余会诊:诊得患者神疲意懒,面色黄晦,但两颧微红,频频咳出满口暗红色血痰,主诉胸及上腹部阵阵疼痛,勉强能进少量粥饭,大便稀溏,口淡乏味,舌质胖而淡红,苔薄黄,脉弱数不任按,急拟柏叶汤治之。干姜、艾叶各三钱,侧柏叶五钱,童便约50 ml调入煎好的药液中,1次温服。服上方3剂后,自觉精神好转,血痰量显著减少,大便已成形。照原方加阿胶三钱(烊化),以滋燥养营。前后共服本方8剂,8个月的出血才告消失,观察10多日,无复发而出院。

[管其健.柏叶汤治疗肺结核咳咯血的体会.新中医,1975(4):35.]

(二)热盛吐衄

【原文】

心氣不足,吐血、衄血,瀉心湯主之。(十七)

瀉心湯方:亦治霍亂。

大黄二兩　黄連 黄芩各一兩

上三味,以水三升,煮取一升,頓服之。

【校勘】

心气不足:《千金要方》作"心气不定"。可从,即心烦不安之意。

【释义】

本条论述热盛吐衄的证治。心藏神,主血脉,若心火亢盛,扰乱心神于内,迫血妄行于上,故见心烦不安、吐血、衄血。治以泻心汤清热泻火而止血。方中黄连长于清心火,黄芩泻上焦之火,大黄苦寒降泄。三药合用,直折其热,使火降则血亦自止。

泻心汤和柏叶汤均治吐血,但有寒温之别,为治疗血证的两大方法,现将两方证列表16-1鉴别如下。

表16-1　泻心汤证与柏叶汤证鉴别表

方　证	病　机	主　要　脉　症	治　法
泻心汤证	心火亢盛,迫血妄行	吐血衄血,血色鲜红,来势较急,面赤口渴,烦躁便秘,舌红苔黄,脉数有力	凉血止血
柏叶汤证	中气虚寒,气不摄血	吐血不止,血色暗红,面色苍白或萎黄,形倦神疲,舌淡苔白,脉微弱或虚而无力	温中止血

【点疑指难】

本条的疑点是对"心气不足"的认识,注家主要有以下6种不同的观点。① 心气不定,以孙思邈为代表;② 心气有余,如吴谦等;③ 火盛食气,如魏荔彤、陈念祖;④ 心阴不足,如尤怡;⑤ 心气不足,如程林;⑥ 胃火气逆,如唐宗海。

【临床应用指要】

本方为治疗三焦热盛的常用方。对火热充斥、迫血妄行的吐血、衄血、便血、尿血等多种出血证,均有较好疗效。使用本方,在辨证上当把握是暴病。新病,即或有吐血史,也应是暴发性的,并兼有心中烦热,或热痛、面红、唇红、吐血鲜红、舌红苔黄、脉数有力等。

服用本方应注意三点:一是服药的次数当遵方后注"顿服之"之嘱,不宜多服,以免伤正。二是善后处理,血止后应立即采用甘寒养胃法,以益气阴而善其后。三是本方与《伤寒论》大黄黄连泻心汤组成相同,但煎服法不同,彼"以麻沸汤二升,渍之须臾,绞去滓,分温再服",不用煎煮,是取其清淡之性味,以泻胃热,消痞满;此"以水三升,煮取一升,顿服之",乃取其降火止血之功。

【医案举例】

吴某,女,26岁。月经非期而至,20余日淋漓不断。既往有此病史,经妇科检查诊为功能性子宫出血。今又复发且重,用中西药止血、固涩等药治疗1周,其血不止,拟行刮宫术,患者拒绝,复就诊于中医。询之血色鲜红,量多如崩而腹无所苦。饮啖如常,唯觉口苦烦渴。舌红苔黄,口气臭秽,脉滑数。患者务农,饮食倍常而大便秘结。时当炎夏,胃中积热已甚。冲为血海,络于阳明,热逼血行,上可为吐衄,下可为崩漏。胃热不除,故反复不已。法当釜底抽薪,不可徒事收涩。药用:大黄、黄连、黄芩、栀子各10 g,生地榆15 g,鲜荷叶1张。1剂血止大半,3剂血净而安。[周德荣.大黄黄连泻心汤临床治验.河南中医,1998,18(4):210.]

(三) 虚寒便血

【原文】

下血,先便后血,此远血也,黄土汤主之。(十五)

黄土汤方:亦主吐血衄血。

甘草 乾地黄 白朮 附子(炮) 阿膠 黄芩各三兩　竈中黄土半斤

上七味,以水八升,煮取三升,分温二服。

【释义】

本条论述虚寒便血的证治。下血,指大便出血。先见大便,便后出血,出血部位来自直肠以上,距肛门较远,故称为远血。病由中焦虚寒、脾失统摄而血渗于下所致,治宜黄土汤温脾摄血。方中灶心黄土又名伏龙肝,温中涩肠止血;配以附子、白术、甘草温阳散寒,健脾以摄血;地黄、阿胶滋阴养血以止血;黄芩反佐,苦寒坚阴止血,并制白术、附子,以防温燥动血。诸药刚柔相济,温阳不伤阴,滋阴不损阳,共奏温中止血之功。

本条与第十四条比较,两者病机均为中焦阳虚,何以一为吐血,一为便血? 吐血者责之于胃气上逆,兼有上焦阳虚,其病位偏上在胃,出血势急;便血者责之于脾气下陷,兼有下焦阳虚之故,其病位偏下在肠,出血势缓。一般便血之人不一定吐血,而吐血者必伴有便血。

【临床应用指要】

黄土汤用治虚寒便血,其辨证特点有血色紫暗,并伴腹痛,喜温喜按,面色无华,神疲懒言,四肢不温,舌淡脉细虚无力等。本方不仅用治远血,还常用于脾气虚寒而不能统血所致的各种出血证,如吐血、衄血、崩漏、泄泻、呕吐、血尿等。出血多者宜活血止血、养血止血或温经止血;气虚甚者治宜补气;虚寒甚者治宜温阳散寒。灶心土目前药房少备,可用赤石脂代之。

【医案举例】

章某,男,54岁。患胃病多年,经X线钡餐透视,诊为溃疡病。初起自服苏打片、氢氧化铝之类,可以缓解,以后时愈时发,逐渐加重,曾经中医治疗,亦只暂时见效。近来嗳气泛酸、胃痛背胀之症反而减轻,但觉头晕眼花,神疲无力,大便溏黑如柏油,隐血试验阳性,其人面色萎黄,舌质淡白,脉弦细无力。此中气虚寒,不能摄血,治以温脾摄血为法。用黄土汤:干地黄15 g,白术10 g,附片10 g,黄芩6 g,阿胶10 g(蒸兑),甘草3 g,灶心土150 g(烧红淬水煎药),加白芍10 g,侧柏叶10 g。服3剂,大便色变黄软,余症如上,后用归脾汤多剂,调理半个月而痊。[谭日强.金匮要略浅述.北京:人民卫生出版社,1981:309.]

(四) 湿热便血

【原文】

下血,先血后便,此近血也,赤小豆当归散主之。方见狐惑中。(十六)

【释义】

本条论述湿热便血的证治。便血在先,大便在后,出血部位距肛门较近,故称为近血。其病机多因湿热蕴结大肠,灼伤阴络,迫血下行所致。治宜赤小豆当归散清热利湿,活血止血。

本方与黄土汤均治便血,但有虚实寒热之分,现将两方证列表16-2对比如下。

表16-2 赤小豆当归散证与黄土汤证鉴别表

方 证	病 机	主 要 脉 症	治 法
赤小豆当归散证	大肠湿热,迫血下行	下血鲜红或有黏液,大便不畅,苔黄腻,脉数	清热利湿,活血止血
黄土汤证	脾气虚寒,气不摄血	下血暗紫稀薄,便溏腹痛,面色无华,神疲懒言,手足不温,舌淡脉细	温脾摄血

【临床应用指要】

本条所论述的近血,即后世所称"肠风下血"和"脏毒",其中包括痔疾、肛裂等。使用赤小豆当归散的辨证要点为:下血血色鲜红或有黏液,并伴有大便不畅,属于湿热蕴阻大肠的便血证。

远血和近血的辨证,除以血、便排出的先后为依据外,还应结合出血部位、时间、血色、血量和全身脉症综合考虑,方为全面。

【医案举例】

林某,男,42岁。大便反复出血已3年,近日便血又作,先血后便,色鲜夹瘀块,肛门肿胀,痔核突出,行动艰难,口干,大便偏干,头昏乏力,舌质红,苔薄黄腻,脉弦。外科检查:内痔Ⅱ度。证属下焦湿热,热伤血络,兼有气虚血瘀之象。治宜清热利湿,益气活血止血,予加味赤小豆当归汤:升麻10g,赤小豆60g,当归、连翘、太子参、红藤各30g,银花、赤芍各15g,黄柏6g。服药2贴,大便通畅,粪外微带鲜血。3贴后未见血迹,痔核缩入肛内,已无胀痛。苔白,脉平,原方去黄柏、红藤,加生白术10g,再进3贴。[洪德华.加味赤小豆当归汤治疗近血体会.浙江中医杂志,1990(2):61.]

瘀　血

【原文】

病人胸滿,唇痿舌青,口燥,但欲漱水不欲嚥,無寒熱,脈微大來遲,腹不滿,其人言我滿,爲有瘀血。(十)

【校勘】

漱,赵本作"嗽",据《医统正脉》本改。

【释义】

本条论述瘀血的脉症。瘀血阻滞,气机痞塞,故胸部满闷;瘀血内阻,新血不生,血不外荣,故唇痿舌青;血瘀津液不布,不能上濡,故口燥,但病由瘀血,并非津亏,故虽口燥却只欲漱水而不欲咽;此非外感为患,故无寒热之表证。脉微大来迟,是谓脉体虽大,但脉势不足,往来涩滞迟缓,为瘀血阻滞之象。由于瘀血内结,影响气机运行不畅,而非宿食、水饮留于肠胃,故患者自觉腹部胀满,而察其外形并无胀满之证。

【临床应用指要】

唇痿舌青和口燥但欲漱水不欲咽,是辨别瘀血的两大指征,特别是舌质紫暗或舌边尖有青紫色瘀斑,有明确的诊断价值。此外,胸腹胀满尚可见刺痛、拒按、脉微大来迟即指脉象涩滞迟缓。这些都是辨瘀血证的重要依据。

【原文】

病者如热状,烦满,口乾燥而渴,其脈反無热,此爲陰伏,是瘀血也,当下之。(十一)

【释义】

本条论述瘀血化热的脉症和治法。患者自觉有热,心烦胸满,口干燥而渴,但诊其脉,却并无热象,这说明热不在气分,而伏于血分,是瘀血阻滞日久、郁而化热伏于阴分所致,故曰:阴伏。治疗当用攻下瘀血为主,使瘀血祛,郁热解,则诸症自除。

【点疑指难】

关于"阴伏",注家见解不一。① 有概括为证候者,其中吴谦认为是热伏于阴,乃瘀血也;尤怡认为是"阴邪结而伏于内也";黄树曾则说"血属阴,血瘀于内,故曰阴伏"。② 亦有认为是指脉而言,如曹家达曰"阴血内伏则脉不奋兴"。

第十条言口燥但欲漱水不欲咽,本条云口干燥而渴,徐彬认为前者是瘀血证不甚,后者为瘀久而热郁。

【临床应用指要】

本条论瘀血化热证,其要点为:如热状,烦满,口干燥而渴。此外,脉涩或舌有瘀斑等为瘀血症状。

治疗本证,原文提出"当下之"。即通过攻下瘀血,使瘀血祛而热无所附,则诸症自解,体现了《脏腑经络先后病脉证》篇第十七条"夫诸病在脏,欲攻之,当随其所得而攻之"的审因论治思想。临证时,当根据瘀血病情的寒热、轻重、缓急和部位不同,分别采用化瘀或逐瘀等不同方法治疗。

内 容 归 纳

惊悸 { 成因(一条) / 证治 { 火劫致惊——桂枝救逆汤方(十二条) / 水饮致悸——半夏麻黄丸方(十三条) }

吐衄下血 { 成因(七条) / 辨证 { 太阳、阳明衄血(三条) / 内伤吐衄下血(五条) / 虚寒亡血(八条) } / 治禁与预后 { 禁汗(四、九条) / 预后(二、六条) } / 证治 { 虚寒吐血——柏叶汤方(十四条) / 热盛吐衄——泻心汤方(十七条) / 虚寒便血——黄土汤方(十五条) / 湿热便血——赤小豆当归散(十六条) } }

瘀血 { 瘀血脉症(十条) / 瘀血化热脉症(十一条) }

呕吐哕下利病脉证治第十七

导学

本篇介绍了呕吐、哕（指呃逆）、下利（含泄泻和痢疾）病的病因、病机、证治、治禁及预后等内容。通过学习，应注意强化审证求因的临证意识，掌握呕吐、哕、下利病的辨证论治，熟悉呕吐、哕、下利的病因、病机、治疗法则和治禁，了解呕吐、哕、下利的概念及合篇的意义。

本篇论述呕吐（含胃反）、哕、下利病的脉因证治。呕吐指因胃失和降，气逆于上，使饮食、痰涎等物自胃中上涌，从口而出的一类病证。本篇并还讨论了胃反，胃反后世又称之为反胃、翻胃。以食入之后，停留胃中，朝食暮吐，暮食朝吐，所吐皆属未经消化的食物为特征。虽胃反亦以呕吐为主症，但因其病理变化和病变过程自有规律，故被从呕吐病中独立出来。哕即呃逆，指胃膈气逆，喉间呃呃作声，不能自制的病证。胃反、呕吐、哕在病机上都有胃失和降的一面。下利包括后世的泄泻和痢疾。

本篇是本书讨论内科疾病的最后一篇，在全书中条文最多，寒热虚实辨证治疗的内容丰富，其主要精神是实证、热证多责之阳明，治法多从和胃降逆、通腑祛邪；虚证、寒证多责之太阴，治法多宗温中祛寒、补虚健脾。篇中还多次论述了其他脏腑病变亦可引起呕吐、哕之胃气上逆病证，提出治病当审证求因，审因论治，强调不可见呕止呕、见哕止哕。这一思想至今仍具有很强的理论指导意义，而其中的具体方剂有相当的部分仍是今日临床疗效确切、广为运用的经典之方。

本篇的呕吐病名当今临床仍在沿用，哕病则更名为呃逆，而下利则已被分入泄泻和痢疾两个病种中。从《金匮要略》所述的病证内容来看，脾胃系统的病证是其中论述内容最多、学术思想最成熟、证治方药最丰富的一部分，无论是学术思想还是具体方证，其对后世的影响都具有深远而重大的历史意义和现实意义。

需指出的是，本篇原文中多次强调了呕吐出现的时间问题，如朝食暮吐、食入即吐，及与口渴出现的时间顺序问题，如吐后贪饮、吐而渴欲饮水等，临床上并不能简单地仅据此便作出判断，因食入即吐不等于全是实热证，朝食暮吐也不全属虚寒证。需结合其呕吐物的性状、气味，及患者的舌脉、全身情况进行辨证。

呕　　吐

一、成因与脉症

(一) 饮邪致呕

【原文】

先嘔却渴者，此爲欲解。先渴却嘔者，爲水停心下，此屬飲家。

嘔家本渴，今反不渴者，以心下有支飲故也，此屬支飲。(二)

【释义】

本条论述水饮所致呕吐的脉症及其辨证方法。水停心下、心下有支饮指出呕吐的病因病机是水饮内停，客于心下，使胃失和降，上逆为呕。这里的支饮因其部位在心下，故宜作饮邪支撑的病机理解。其呕吐的特征可表现为先渴却呕，即口渴引饮、饮后作吐，或呕而不渴。这是因为其病乃津液停聚变为饮邪为患，津液损伤不明显，故不渴；若饮邪内停，气化受阻，津不上承，则亦可作渴，但因饮后加重停饮，胃不和降，饮邪上逆，故饮后作吐。若先呕却渴，且口渴能饮，饮后不吐，说明胃气已降，故为呕吐欲解之兆。

应予注意的是，"先呕却渴者，为欲解"的判断方法不应仅是着眼于口渴出现于呕吐之后，本篇第十八条"吐而渴欲饮水"，即论述了先呕后渴的水饮内停证治。

【点疑指难】

关于先呕却渴者，此为欲解的判断，历代注家及各版教材的观点主要是其呕乃因饮停而致，若经呕使饮邪尽祛，胃阳初回，津液未布，可出现口渴，是病情好转的预兆。

(二) 虚寒胃反

【原文】

問曰：病人脈數，數爲熱，當消穀引食，而反吐者，何也？師曰：以發其汗，令陽微，膈氣虛，脈乃數，數爲客熱①，不能消穀，胃中虛冷故也。

脈弦者，虛也，胃氣無餘，朝食暮吐，變爲胃反。寒在於上，醫反下之，今脈反弦，故名曰虛。(三)

【词解】

① 客热：此指假热，是相对于真热而言。

【释义】

本条论述虚寒胃反的病机。第一段论述误汗导致胃阳虚损形成的胃反，患者虽脉数却不消谷引食，可知这种数脉所主不是真热而是假热，即所谓客热之证。这是医者误用汗法，损伤胃阳，使胃气虚寒、虚阳浮越之故，其脉必数而无力。

第二段论述误下导致胃阳不足形成的胃反。虚阳浮越之脉数，医者误以为里实证而予苦寒攻下，复损胃阳，土虚木乘，故见弦脉，此必弦而无力。胃阳不足，不能腐熟水谷，则形成朝食暮吐、暮食朝吐、宿谷不化的胃反。

【点疑指难】

本条主旨在于阐明胃反的病机是胃气虚寒、不能腐熟,误治只是发病的诱因之一。朝食暮吐、暮食朝吐这种间隔时间的呕吐,并非判断为虚寒证的唯一依据,宿谷不化才是辨证的关键点。

【原文】

寸口脈微而數,微則無氣,無氣則營虛,營虛則血不足,血不足則胸中冷。(四)

【释义】

本条论述寸口脉微数亦主胸中冷。脉微而数指脉象数而无力。本条与第三条互参,旨在指出寸口脉数而无力,既主中阳不足的虚寒胃反,亦主气血不足的胸中寒冷。

【点疑指难】

对本条所论内容,中医五版教材《金匮要略讲义》等认为是虚寒胃反证所常见的一种病变反映;吴谦等则认为本条有错简阙文。

另赵锡武认为,第三条的"胃中虚冷"与本条的"胸中冷"互相依赖,心脉不通可致胸痹心痛,为冠心病心胃同治法提供了依据。

二、治禁

【原文】

夫嘔家有癰膿,不可治嘔,膿盡自愈。(一)

【释义】

本条论述痈脓致呕的治禁。一般而言,呕吐多为胃失和降所致,治疗应以和胃止呕为原则。但若其呕是由痈脓内蕴所致者,则应以消痈排脓为治,痈消脓尽,其呕自止。

【点疑指难】

呕吐痈脓的病证历代中医文献均有记载,说明本病在过去曾经是一种常见病,但目前已罕见。根据古人描写的证候,本病可能相当于后世的胃痈、胃脘痈等。

【原文】

病人欲吐者,不可下之。(六)

【释义】

本条论述欲吐的治禁。欲吐若不是由于腑气不通、浊气上冲所致者,则不可予攻下之法。

【点疑指难】

第一、第六两条及本篇第七条论述的均是胃失和降致呕、哕的治法和治禁,皆表达了治呕(哕)不可见呕(哕)止呕(哕),而当根据病因,或止呕,或催吐,或治疗其他脏腑,即所谓审证求因、审因论治的观点。这种审因论治观同样也适用于其他疾病的论治。

【临床应用指要】

不可因本条所述而将下法视作呕吐的绝对治疗禁忌,应将本条与后面第七、第十七条结合理解,根据不同的病机确立相应的治法。

三、证治

（一）虚寒呕吐

1. 肝胃虚寒

【原文】

呕而胸满者,茱萸汤主之。（八）

茱萸汤方:

吴茱萸一升　人参三两　生薑六两　大枣十二枚

上四味,以水五升,煑取三升,温服七合,日三服。

乾呕,吐涎沫,头痛者,茱萸汤主之。方见上。（九）

【释义】

以上两条论述肝胃虚寒、寒饮上逆的呕吐证治。主症以呕而胸满,或干呕,或吐涎沫、头痛为特征。第八条以胃阳不足,寒饮内停,胃气上逆为主;第九条尚有厥阴寒气犯胃的现象,干呕、头痛即是由肝经寒气上犯所致。治以温阳散寒,降逆止呕,用吴茱萸汤。方中吴茱萸能解肝脾二经的寒气,功能散寒止痛,温中止呕;生姜温胃散寒,和中降逆;人参、大枣补气和中。

【临床应用指要】

吴茱萸汤证的病机为寒饮妄动犯上,中阳不足。结合临床,本方证尚可见口淡,干呕或吐清水或呕出清稀痰涎,心下寒冷痞满或为冷痛,头顶冷痛,肢冷,脉弦滑无力或沉缓,舌苔白腻等症。

【医案举例】

周某,38岁。体质素弱……此次腹痛不舒,就近请某医诊治,服药腹泻,病即陡变,晕厥瞑若已死,如是者半日许……患者目瞑齿露,死气沉沉,但以手触体,身冷未僵,扪其胸膈,心下微温,恍惚有跳动意,按其寸口,在若有若无间,此为心体未全静止、脉息未全厥绝之症。族人苦求处方,姑拟参附汤:人参3g,附子3g,煎浓汁,以小匙微微灌之,并嘱就榻上加被。越2时许,复来邀诊,见其眼半睁,扪其体微温,按其心部,跳跃较明晰,诊其寸口,脉虽极弱极微,亦较先时明晰。予曰:真怪事,此病可救乎? 及予扶其手自肩部向上诊察时,见其欲以手扪头而不能,因问:患者未昏厥时曾云头痛否? 家人曰:痛甚。因思仲景头痛欲绝者,吴茱萸汤主之。又思前曾患血崩,此次又腹泻,气血不能上达巅顶,宜温宣冲动,因拟吴茱萸汤一方:吴茱萸9g,人参4.5g,生姜9g,大枣4枚。越日复诊,神识渐清,于前方减吴茱萸之半,加人参至9g。1周后病大减,用当归内补建中汤、炙甘草汤等收功。[冉雪峰. 冉雪峰医案. 北京:人民卫生出版社,1962:16.]

2. 阴盛格阳

【原文】

呕而脉弱,小便复利,身有微热,见厥者,难治,四逆汤主之。（十四）

四逆汤方:

附子(生用)一枚　乾薑一两半　甘草二两(炙)

上三味,以水三升,煑取一升二合,去滓,分温再服。强人可大附子一枚,乾薑三两。

【释义】

本条论述呕吐致阴盛格阳的救治。呕吐致脉弱、四肢厥冷、身有微热,说明呕吐剧烈已致阳气虚损、阳亡欲脱、阴盛格阳的程度。小便复利指的是阳虚失摄的小便失禁。此时病情危急,故有难治之虞。急以温阳救逆法以先回其阳,用四逆汤。方中生用附子,配以干姜,以散寒温中,回阳救逆,甘草和中。

【临床应用指要】

四逆汤并不是虚寒呕吐的主治方,而是阳亡欲脱时,因阳亡为急,故急先救治的回阳救逆方。临床上凡各种原因所致的亡阳证皆可以该方施治,如本书《脏腑经络先后病脉证》篇第十四条、本篇第三十六条的含义皆属此义。

【医案举例】

陈某,50岁。陡然腹痛,吐泻大作。其子业医,投以藿香正气散入口即吐,又进丁香、砂仁、柿蒂之属,亦无效。至黄昏时,四肢厥逆,两脚拘急,冷汗淋漓,气息低微,人事昏沉,病势危急,举家怆惶,求治于余。及至,患者面色苍白,两目下陷,皮肤干瘪,气息低弱,观所泄之物如米泔水,无腐秽气,只带腥气,切其脉,细微欲绝。余曰:此阴寒也。真阳欲绝,阴气霾漫,阳光将息,势已危笃。宜回阳救急,以挽残阳。投大剂四逆汤,当晚连进2剂,冷服。次早复诊:吐利止,厥回,脉细,改用理中加附子而康。[湖南省中医药研究所.湖南省老中医医案选.长沙:湖南科学技术出版社,1980:24.]

3. 虚寒胃反

【原文】

趺陽脈浮而澀,浮則爲虛,澀則傷脾,脾傷則不磨,朝食暮吐,暮食朝吐,宿穀不化,名曰胃反。脈緊而澀,其病難治。(五)

【释义】

本条论述胃反的脉症。里证见浮脉,多属虚证,故曰浮则为虚。趺阳脉浮,因趺阳脉候脾胃之气,故知其虚在脾胃。脾胃两虚,不能腐熟,胃气上逆,则出现胃反之病。其主症为呕吐,呕吐的特征是朝食暮吐、暮食朝吐、宿谷不化。因这种呕吐与一般呕吐特征不同,为示区别,故名其曰胃反。其不同之处即是脉涩所指向的是大肠干燥,表现在证候上即是便结量少;而一般脾胃虚寒的患者多为泄泻便溏。引起大肠干燥的原因还是由于脾胃两虚,脾虚不磨,使食物几乎悉数呕出,津液化生无源。故有下文脉紧而涩,其病难治的预后判断。脉紧主寒,说明气虚已累及于阳;脉涩主燥,乃津亡阴伤之象,病势更沉,故预后不佳。

【点疑指难】

便结量少的原因在胃而非在肠。

【原文】

胃反嘔吐者,大半夏湯主之。(十六)

大半夏湯方:

半夏二升(洗完用) 人參三兩 白蜜一升

上三味,以水一斗二升,和蜜揚之二百四十遍,煑取二升半,溫服一升,餘分再服。

【释义】

本条论述胃反的证治。其胃反呕吐即指第五条的脾胃虚寒,不能腐熟,以朝食暮吐、暮食朝吐、宿谷不化为主症和特征的病证,从方中白蜜用量来看,当犹有大便燥结如羊屎状、量少等症。故用大半夏汤温养胃气,降逆润燥。方中以半夏和胃降逆,用人参温养胃气,用白蜜润燥滑肠。

【临床应用指要】

脾胃虚寒、胃气上逆、肠中干燥是本方的主导病机,朝食暮吐、暮食朝吐、宿谷不化、大便燥结如羊屎状为其特征。若脾胃虚寒的呕吐,与大便稀溏并见者,可舍去方中白蜜不用。

【医案举例】

刘某,女,31岁。近几年来,曾因溃疡病、肠梗阻等病先后做过四次手术,今次行肠切除吻合术,术后切口一期愈合,但呕吐、便秘,每餐所进食物约过2小时必尽吐出,全靠静脉注射葡萄糖维持营养,大便干结如羊粪,旬日不解。面色苍白,形体消瘦,舌体瘦小,舌质淡红,脉象弦细。此胃阴虚损、肠液虚耗所致,法当养阴滋液、降逆通便为治,用大半夏汤合橘皮竹茹汤:沙参30 g,法夏10 g,橘皮5 g,竹茹10 g,炙草3 g,生姜3片,大枣3枚,白蜜30 g,加麦冬10 g,厚朴6 g,杏仁10 g,苏子10 g,枇杷叶10 g。连服2个多月,便通呕止,体重增加,康复出院。[谭日强.金匮要略浅述.北京:人民卫生出版社,1981:325.]

(二)实热呕吐

1. 肠胃实热

【原文】

食已即吐者,大黄甘草汤主之。《外台》方:又治吐水。(十七)

大黄甘草汤方:

大黄四两　甘草一两

上二味,以水三升,煮取一升,分温再服。

【释义】

本条论述胃肠实热呕吐的证治。"食已即吐",是食入于胃,旋即尽吐而出,乃因胃肠积热,失于通降,食入反助其热,热壅气逆,故食已即吐。治当荡热和胃,用大黄甘草汤。方中以大黄泄热通腑,用甘草以缓急和中。冀实热祛,则胃气自和。

本条可与第六条文义互补。说明呕吐禁下不是绝对的,而应以审证求因、审因论治、因势利导为根本宗旨。

【点疑指难】

文中"食已即吐",强调的不仅是呕吐与进食的时间关系,而且还含有气涌势急、冲逆而出之意。

【临床应用指要】

本证应为胃肠积热所致的呕吐,其主症除食已即吐外,还当有胃脘灼热疼痛、口苦口臭、大便干燥,甚或不通、小便短黄、舌红苔薄黄少津、脉滑有力等表现。

【医案举例】

王某,女,25岁,已婚。呕吐2日就诊。2日前出工干农活时,气候炎热,自觉口苦口臭,头昏头痛,胃脘热胀,不发热,食已即吐,不食不吐,吐出物为原食物,全身酸软乏力,精神尚可,大便不畅,小便短黄,舌红苔薄黄少津,脉滑有力。辨为胃脘积热、胃失和降、胃热气逆之证,治以荡热和胃之法。用大黄12 g,甘草3 g,1剂。上方浓煎,分为2次,间隔4小时服。服后大便通畅,胃脘热胀消失,当晚吃热粥2碗,食已不吐,饮食正常,头晕头痛亦大减,唯口干、舌红无苔乏津、脉细数。此胃中积热已祛、胃阴不足之象,拟用甘寒养胃的益胃汤加减,2剂,以善其后。1周后随访,患者药后病已大好,并参加体力劳动了。[王廷富.金匮要略指难.成都:四川科学技术出版社,1986:392.]

2. 热郁少阳

【原文】

呕而发热者,小柴胡汤主之。(十五)

小柴胡汤方：

柴胡半斤　黄芩三两　人参三两　甘草三两　半夏半斤　生薑三两　大棗十二枚

上七味,以水一斗二升,煑取六升,去滓,再煎取三升,温服一升,日三服。

【校勘】

半夏半斤：《伤寒论》《医统正脉》本均为"半夏半升"。

【释义】

本条论述少阳邪热迫胃呕吐的证治。呕而发热,用小柴胡汤主治,可知其热是少阳之热,其呕是少阳邪热迫胃所致。故热当是往来寒热,呕是口苦咽干、心烦喜呕,并可伴有胸胁苦满等少阳见症。治以疏解清热,和胃降逆。方中柴胡、黄芩解表清热,半夏、生姜降逆止呕,人参、甘草、大枣补虚安中。

【临床应用指要】

小柴胡汤所治的呕吐当是少阳邪热犯胃所致,必须有少阳之见症。

【医案举例】

李某,女,38岁。长期呕吐,兼见低热,服药已百余剂不效,舌苔白滑,时有进修医生陈君在侧,问曰：此何证也? 余曰：呕而发热者,小柴胡汤主之。果服3剂而呕止热退。[刘渡舟. 对《伤寒论》一书几个问题的探讨. 新医学杂志,1978(1)：18.]

3. 肠热扰胃

【原文】

乾嘔而利者,黄芩加半夏生薑汤主之。(十一)

黄芩加半夏生薑汤方：

黄芩三两　甘草二两(炙)　芍藥二两　半夏半升　生薑三两　大棗十二枚

上六味,以水一斗,煑取三升,去滓,温服一升,日再夜一服。

【释义】

本条论述邪热客犯肠胃的下利兼呕吐证治。下利和呕吐并见,从主方是黄芩汤加味可知,应是以下利为主。热迫于肠则利,热扰于胃则呕,其症当以利下热臭垢积、里急后重、肠鸣腹痛、干呕不适为特点。方中用黄芩汤清热止利,加半夏、生姜以和胃止呕。

【临床应用指要】

本方多用于干呕而暴注下迫的泄泻、干呕而下利脓血的热痢或湿热痢初起,症兼身热口苦、舌红苔黄者。

【医案举例】

高某,男,成人,西北轻工业学院纺织系新工。1977年6月因急性肠炎而腹泻,吃呋喃唑酮后腹泻次数减少,但仍有头痛、发热、口苦、胸胁苦满、腹胀等症,尤其饭量大减,时有恶心呕吐,舌淡苔微黄,脉弦。用黄芩加半夏生姜汤加味：黄芩18g,白芍12g,甘草9g,大枣6个,半夏9g,生姜9g,白头翁30g,水煎服。3剂后诸症消失而愈。[孙溥泉. 伤寒论医案集. 西安：陕西科学技术出版社,1986：156.]

(三) 寒热错杂

【原文】

嘔而腸鳴,心下痞者,半夏瀉心湯主之。(十)

半夏瀉心湯方：

半夏半升(洗)　黄芩三兩　乾薑三兩　人参三兩　黄連一兩　大棗十二枚　甘草三兩(炙)

上七味，以水一斗，煮取六升，去滓，再煮取三升，温服一升，日三服。

【释义】

本条论述寒热互结中焦、气机升降失常呕吐的证治。寒指中焦虚寒，热指胃肠湿热。由于寒热互结中焦，脾胃升降失司，中焦气结则心下痞，胃不和降则呕，脾失升健则肠鸣泄泻。虽然上有呕吐，中有心下痞，下有肠鸣，三焦俱病，但因其病变症结在中焦，故当以心下痞为主症。以药测证，本证病机尚包含有中气不足的一面，如舌质淡胖，苔中心薄黄而润，或薄白而润，脉缓无力或缓滑。中气为上下之枢，故本证虽三焦俱病，却"不必治其上下，而但治其中"(《心典》)。半夏泻心汤能开结除痞，和胃降逆。方中黄芩、黄连苦以折之，干姜、半夏辛以开之，苦辛同用，降逆开痞；人参、甘草、大枣养中气、复胃阳。诸药合用，使中洲枢机通利，升降有权，上下交通，则痞结开散，呕逆肠鸣亦相应而痊，全方有苦降辛开、调和胃肠之效。

【临床应用指要】

凡以心下痞满和呕吐为主，兼有肠鸣下利、心下痞满，以满而不痛、按之自濡为特点，证属寒(湿)热错杂、中气不足者，本方用之多效。若虽无呕利症状，但以心窝部痞满、嘈杂不适为主者，亦可选用。

【医案举例】

白某，男，41 岁。患者于 1959 年 9 月发现肝大，当时无自觉症状，肝功能正常，以后逐渐觉两肋间歇隐痛，甚则及背，腹胀肠鸣，日轻暮重，食欲减退，嗳气频频，大便不实。检查：颈部有蜘蛛痣数个，肝大肋下 10 cm，质软无叩、压痛。1962 年 9 月以后，丙氨酸转氨酶曾 2 次升高，先后次住院治疗，都可暂取得效果，但遇紧张和劳累则病证复发。1964 年 1 月 24 日诊：六脉迟虚无力，舌胖大，苔浮而腻，腹胀肠鸣，干噫食臭，有时两胁及背、少腹作痛，大便呈糊状，日 2 行或间日 1 行。良由早年饥饱劳役，脾胃失调所致。先以仲景半夏泻心汤治之：法半夏、党参、黄芩各 9 g，干姜、炙甘草各 6 g，大枣 4 枚(擘)。至 2 月 8 日，服药 2 周后，干噫肠鸣，矢气稍减，纳食转馨，腹胀亦瘥。胁痛隐隐如故，大便先干后溏，日 2 行，舌体胖大，舌苔薄黄而腻，脉数中空无力。前药见效，然脾气虚弱较甚，拟于前方加重益气之品。党参改为 15 g，加太子参 15 g，茯苓 9 g。服药至 29 日，干噫食臭，肠鸣矢气大减，唯腹胀稍增，胁痛隐隐，大便有时成形，舌胖边尖有齿痕，舌苔厚腻，脉虚无力，肝脉尤显。此为虚不受补，用半夏厚朴生姜甘草人参汤和半夏泻心汤交替服用。2 个月后腹胀明显减轻，干噫食臭、嗳气、肠鸣消失。偶有两胁隐痛，肝脉稍有弦象、较前有力。予半夏泻心汤常服，晨起吞服补中益气丸，缓缓善后，于 1964 年 4 月 12 日出院。[岳美中，等. 顽固腹胀治验案. 浙江中医杂志，1965(8)：28.]

(四) 寒饮呕吐

1. 基本方

【原文】

诸呕吐，谷不得下者，小半夏汤主之。方见痰饮中。(十二)

【释义】

本条论述寒饮停胃的呕吐证治。谷不得下是言其呕势较剧、得食则呕之意，呕吐物以清稀痰涎为特征。小半夏汤由半夏和生姜两味组成，功能发散饮邪，和胃降逆。

【点疑指难】

原文"诸呕吐"的"诸"应灵活看待,不可理解为任何呕吐之意。

【临床应用指要】

本方有较强的和胃降逆之功,适当配伍,可治多种呕吐,如小柴胡汤、黄芩加半夏生姜汤等,有止呕祖方之誉。

2. 阳虚停饮

【原文】

乾嘔,吐逆,吐涎沫,半夏乾薑散主之。(二十)

半夏乾薑散方:

半夏　乾薑等分

上二味,杵爲散,取方寸匕,漿水一升半,煎取七合,頓服之。

【释义】

本条论述中阳不足、寒饮停胃的呕吐证治。由于中焦虚寒,津液变生饮邪,停留于胃,使胃失和降,胃气上逆,则为干呕、吐逆、吐涎沫。半夏干姜散由半夏和干姜两味组成,干姜有温中助阳的功效,与半夏同用,功能温中助阳,化饮降逆,和胃止呕。浆水甘酸,调中止酸。

【临床应用指要】

本方适宜于寒饮在胃、中阳不足的呕吐证,临床上除见干呕,或兼吐逆、吐涎沫外,还可有胃脘喜温畏寒、纳少、舌淡等表现。本方属于标本同治之方,既可用于标急不甚时,如本条,也可用于标本俱急之时。

【医案举例】

吴某,女,42 岁。患高血压病已 3 年,血压常波动在(25.3～18.7)/(14.7～13.3) kPa,遍服中西药均无效。于 1962 年夏从南方赴京求治于秦老。观其服用的中药处方,大多是生石决明、灵磁石、生龙牡、杭菊花、双钩藤、生白芍、桑寄生、怀牛膝等平肝降逆辈。患者形体肥胖,自述常头晕胀痛,眩晕甚如坐舟车,颇欲吐,曾数次呕出大量清涎,饮食欠馨,胸脘部常有胀闷感,心悸多梦,二便尚可,舌质淡,苔薄白腻,脉右寸关滑甚……乃中阳不足、寒饮上逆所致,且患者数年所服中药多系寒凉重降之品,更伤中焦,故当温中止呕,以《金匮要略》半夏干姜散加味治之。处方:法半夏 9 g,淡干姜 9 g,茯苓 9 g。水煎服。不料,2 日后,亲友兴致而来,言几年来服药后从未如此舒服,因此 2 日把 3 剂药痛快服完。嗣后以温中化饮法加减,治疗月余病愈,患者兴奋返里。[吴大真. 秦伯未经方验案举隅. 国医论坛,1986(2):20.]

3. 饮结胸胃

【原文】

病人胸中似喘不端,似嘔不嘔,似噦不噦,徹心中憒憒然無奈[①]者,生薑半夏湯主之。(二十一)

生薑半夏湯方:

半夏半升　生薑汁一升

上二味,以水三升,煮半夏,取二升,内生薑汁,煮取一升半,小冷,分四服,日三夜一服。止,停後服。

【词解】

① 彻心中愦愦然无奈:指胃脘、心胸中烦乱不安,不能忍受。愦愦然指昏乱糊涂貌,《广韵》:"愦,心乱也。"轻则郁闷烦乱,胃中嘈杂;重则昏乱糊涂。无奈,即无可奈何之意;一说"奈"通"耐",

指禁得起，受得住。《本草纲目·天门冬》："和地黄为使，服之奈老头不白。"二说并通。

【释义】

本条论述寒饮搏结于胸胃的证治。胸中似喘不喘、似呕不呕、似哕不哕是对心中愦愦然难以名状状态的形容，无奈是言其程度之甚，已至烦闷不堪、痛苦难忍之势，此为寒饮结于胸中，与正气相搏，阻碍胸胃气机，使之不得畅行之故。治用宣散寒饮、舒展气机的生姜半夏汤。该方重用生姜汁以辛开散结，配半夏以化饮降逆。方后云小冷，即防热药格拒不纳而吐，故宗《素问·五常政大论篇》"治寒以热，凉而行之"的反佐之法。分四服，意在量少频服，以发挥药力的持续作用。小半夏汤、半夏干姜散、生姜半夏汤三方俱由半夏和姜组成，其病机均与饮邪有关，三者同中有异，兹比较如表17-1。

表17-1 小半夏汤、半夏干姜散、生姜半夏汤三方证的比较

异 同	小半夏汤证	半夏干姜散证	生姜半夏汤证
病机	以饮为主，偏于标实	同：寒饮内停，胃气上逆 异：标急不甚	气机被遏为主
主症	呕吐剧烈，谷不得下	同：呕吐 异：呕吐不甚，干呕，吐逆，吐涎沫，兼有中阳不足见症	胸中似喘不端，似呕不呕，似哕不哕，彻心中愦愦然无奈，气机闭遏的见症突出
治法	重在降逆化饮	同：散寒化饮，和胃止呕 异：温中散寒和化饮降逆共举，标本兼顾	强调辛开散结
药物组成	用"走而不守"的生姜，且重用半夏	用"能守能走"的干姜，且其用量与半夏相等	重用生姜汁

【临床应用指要】

本证属于胸中膈间寒饮阻滞气机，以心中烦乱、欲吐不得、口淡津多、舌质胖淡、舌苔水滑为常用的选方指征。

【医案举例】

陈某，男，1个半月。1995年11月17日初诊：近3日来不欲吮奶，时吐奶，偶尔吐涎沫，昨晚哭闹甚，欲索一方，苔白，指纹淡红，遂予生姜半夏汤：半夏3g，入煎取汁，加生姜汁5ml，酌加红糖适量，分5～6次灌服，连服2日病愈。原按：本例患儿吐奶当为寒饮阻隔所致，应属生姜半夏汤证，考虑到婴儿难以服药，故迳处该方以治之，想不到旋获著效，足见经方之妙！[张笑平.金匮要略临床新解.合肥：安徽科学技术出版社，2001：253.]

4. 脾虚停饮

【原文】

胃反①，吐而渴欲饮水者，茯苓泽泻汤主之。（十八）

茯苓泽泻汤方：《外台》云：治消渴脉绝，胃反吐食之，有小麦一升。

茯苓半斤　泽泻四两　甘草二两　桂枝二两　白朮三两　生薑四两

上六味，以水一斗，煮取三升，内泽泻，再煮取二升半，温服八合，日三服。

【词解】

① 胃反：此处指反复呕吐的症状。

【释义】

本条论述脾虚不运、胃有停饮的呕吐证治,本条呕吐以与口渴反复交替出现和呕吐物为水饮与食物混杂、不酸不苦不臭为特征。口渴是由于饮阻气化、津不上承所致,因渴饮水多,脾虚不运,更助饮邪,则愈吐愈渴,愈渴愈吐。其治法是健脾利水、化饮止呕,用茯苓泽泻汤。方中以茯苓、泽泻淡渗利饮;配以桂枝、生姜通阳化饮,和胃止呕;佐以白术、甘草健脾和中。

本证吐而渴欲饮水,与五苓散证的消渴水逆在病机证治上颇为相似。所不同者,五苓散证重点在于膀胱气化不行,故以小便不利为主症;茯苓泽泻汤证重点在于胃有停饮、脾虚不运,故以呕渴不已为主症。在方剂的配伍方面,五苓散偏于通利小便,泽泻用量独重,配以二苓、桂枝;茯苓泽泻汤偏于健脾利水化饮,故重用茯苓,辅以泽泻,并用白术、甘草、桂枝、生姜。

【临床应用指要】

本方适宜于脾虚饮停于胃、气化受阻的呕吐,其主症为呕吐、呕吐物中常有涎沫、口渴欲饮、饮后则吐,还可见浮肿、大便溏薄或不畅、精神不振、头眩、心悸、舌质淡红、苔薄而润、脉缓滑等脉症。

【医案举例】

苟某,男,42岁,巴中县金碑公社农民。于1964年8月患呕吐而丧失劳力,故来求诊。自诉:患呕吐2年多,经某医院诊断为慢性胃炎。其呕吐时间不定,多每日吐1次,或2日吐1次,吐出物水饮与食物混杂,有时水多食物少,有时食物多而水少,不酸臭不苦,口不干、不渴、不思水,胃纳正常,精神不振,全身浮肿,面色苍白,大便稀溏,口淡无味,舌质淡苔薄白而润,脉象缓滑。此为脾虚水饮的胃反证,拟以健脾利水化气散饮。方用茯苓15g,泽泻12g,白术12g,桂枝9g,生姜12g,甘草3g。嘱服2剂,严禁生冷食物。3日后复诊,患者服上方2剂后,呕吐消失,饮食倍增,精神仍差,浮肿大减,大便略溏,舌质淡苔薄白而润,脉虚缓。效不更法,仍服原方2~6剂,以资巩固。1965年8月随访,服上方4剂后,诸症基本消失,呕吐未复发,调养1个月左右已参加生产劳动。[王廷富.金匮要略指难.成都:四川科学技术出版社,1986:396.]

(五)呕吐后辨治

1. 饮停于胃

【原文】

嘔吐而病在膈上,後思水者,解,急與之。思水者,豬苓散主之。(十三)

豬苓散方:

豬苓 茯苓 白朮各等分

上三味,杵爲散,飲服方寸匕,日三服。

【释义】

本条论述饮停于胃的善后调治方法。病在膈上指饮停于胃,上逆于膈;后思水者,指呕吐之后口渴思水欲饮。若思水而饮,饮后不吐,说明病有好转,这时可改和胃止呕而为健脾祛饮之法,用猪苓散,以杜绝病根。方中猪苓、茯苓淡渗利水,白术健脾化湿。

【点疑指难】

关于"思水者,解"的判断,多认为是饮祛阳复,亦即本篇第二条所谓"先呕却渴者,此为欲解"之意,故曰"解",如中医五版教材《金匮要略讲义》等。

【临床应用指要】

因猪苓散和胃止呕之功较弱,故饮停于胃若以呕吐为主症时,可与小半夏汤合用,此时可视作为小半夏加茯苓汤的加味方。

【医案举例】

刘某,男,26 岁。忽然患腹痛如刀割,腹胀如鼓,大便不通,大渴,床头用釜盛茶水,每饮一大杓,饮下不久即呕水,呕后再饮,寝室满地是水。据西医诊断是肠套叠,须做大手术,病延至 3 日,医皆棘手,危在旦夕。余诊其脉沉紧而滑,首用白术、茯苓、猪苓各五钱,水煎服 1 剂,呕渴皆除,大便即通。继用附子粳米汤,腹痛腹胀等症亦渐痊愈。[湖南中医药研究所. 湖南中医医案选辑:第一集. 长沙:湖南人民出版社,1960:150.]

2. 里热津伤兼表口渴

【原文】

吐後,渴欲得水而貪飲者,文蛤湯主之。兼主微風,脈緊,頭痛。(十九)

文蛤湯方:

文蛤五兩　麻黃三兩　甘草三兩　生薑三兩　石膏五兩　杏仁五十枚　大棗十二枚

上七味,以水六升,煮取二升,溫服一升,汗出即愈。

【释义】

本条论述郁热津伤口渴的证治。郁热在里,邪热迫胃,则为呕吐;热灼津液,故口渴贪饮。因主治方药兼有透表达邪之效,从该方组成、功效和方后所云"汗出即愈"推测,其证可夹有轻微表寒证,即原文所谓兼主微风、脉紧、头痛者。文蛤汤由大青龙汤去桂枝加文蛤组成,方中文蛤咸寒,生津止渴,与麻黄、杏仁、甘草、石膏相配,发散热邪;复加生姜、大枣调和营卫。全方功能清泄郁热,透表达邪。

【点疑指难】

本条解释,注家看法不一。如柯琴认为与《伤寒论》太阳病篇文蛤散互错;尤怡则从呕吐与口渴出现先后的关系,认为呕吐为水热互结之证,吐后水去热留,热邪消灼津液,故致作渴等。

【临床应用指要】

本条所述是呕吐后所出现的一种变证,这时的主症已并非呕吐而是口渴。文蛤汤可视作大青龙汤、麻杏石甘汤或是越婢汤的类方,此三方皆是治疗肺热证的主方,故推测其渴是由肺热所致。临床上凡肺热口渴皆可以此方治之,而不必拘于呕吐之后。

【医案举例】

朱某,男,50 岁,工人。1979 年 2 月 6 日初诊。患糖尿病半年余,口渴多饮,咽干舌燥,心烦不安,饥而欲食,但食而不多,全身乏力,两眼视物模糊,舌尖红,苔薄黄而干,脉偏数。空腹血糖 11.76 mmol/L,尿糖定性(+++),眼底检查提示早期白内障。辨为肺胃热盛,耗液伤津。文蛤汤加减以清热解渴,宣肺布津:文蛤 20 g,麻黄 3 g,生姜 1 片,生石膏 60 g,杏仁 6 g,大枣 2 枚,鲜石斛 3 g,麦冬 10 g。20 剂后诸症基本消失,空腹血糖 4.48 mmol/L,尿糖(-),以上方加用补肾之品,以巩固疗效:文蛤 20 g,麻黄 3 g,生姜 1 片,生石膏 60 g,杏仁 6 g,大枣 2 枚,鲜石斛 30 g,麦冬 10 g,熟地 30 g,女贞子 10 g,山萸肉 15 g,山药 20 g。又服 30 剂,体力和精神完全恢复正常,长驱步行十多里不觉疲累。1 年后复查血糖 5.6 mmol/L,尿糖(-)。2 年后随访患者一切均好。[金学仁. 河南中医,1982(2):34.]

(六) 附方

《外臺》黃芩湯　治乾嘔下利。

黄芩三兩　人参三兩　乾薑三兩　桂枝一兩　大棗十二枚　半夏半升

上六味,以水七升,煮取三升,温分三服。

【释义】

本条论述脾胃阳虚兼郁热致、干呕下利的证治。由于脾胃虚寒,运化无权则为利,郁热扰胃,胃失和降则为呕,其利和呕的特点是:大便时溏时泻,反复发作,病程较长,腹胀腹鸣,或兼腹痛,纳谷不香,纳后脘痞不适,时有呕恶,呕吐物多清稀无异味,舌质淡,脉虚软等。治用黄芩汤益气温中,降逆止呕,兼清郁热。

【点疑指难】

关于本条病机,亦有认为是寒热互结中焦,胃中虚寒,肠中湿热者。如中医五版教材《金匮要略讲义》等。

【临床应用指要】

本方虽与《伤寒论》第172条黄芩汤同名,但由于方剂组成迥异,适应证为中焦阳虚、脾运失司、郁热扰胃、胃失和降。症以利下溏薄清稀,无里急后重感,腹痛绵绵,时作干呕或呕吐清涎,舌质不红,脉软无力为主。

【医案举例】

成绩录云:一男子患痢,虽日30余行,不自知其利,腹痛干呕,不能食,胸中烦,心下痞硬,身热微渴,口苦唇干,舌上无苔,脉微数,不能起卧,医以为困极,先生与之六物黄芩汤而愈。[陆渊雷.金匮要略今释.北京:人民卫生出版社,1955:378.]

哕

一、治则

【原文】

哕而腹满,视其前后,知何部不利,利之则愈。(七)

【释义】

本条论述下部不利、浊气上逆致哕的治法。哕而腹满,即哕由腹满致,腹满由下部不利致,此下部不利或指膀胱之腑水道不利,即在前有小便不利;或指肠腑谷道不利,即在后有大便不通。六腑以通为用,腑气不通,浊气上逆,则发为哕逆。治疗须根据其不利之腑,而予通利腑道之法。这时仅用降逆止哕之法难以见效。

【临床应用指要】

呃逆的治疗一般以理气和胃、降逆平呃为原则。本条提出的通利大小便法仅适用于呃逆由腑气不通所致者,且单纯的通利之法仅用于正盛邪实之证。作为治疗原则,本条亦有审证求因、审因论治之意,宜与本篇第六条互参。

本条治法亦适用于呕吐并见腹满之症。

二、证治

（一）胃寒气逆

【原文】

乾嘔、噦，若手足厥者，橘皮湯主之。（二十二）

橘皮湯方：

橘皮四兩　生薑半斤

上二味，以水七升，煮取三升，溫服一升，下咽即愈。

【释义】

本条论述胃寒气逆的呃逆证治。因寒邪袭胃，胃气上逆，则为呃逆；胃阳被遏，不达四末，可手足欠温。治以通阳和胃为法，方用橘皮汤。方中橘皮理气和胃，生姜散寒止呃。

【临床应用指要】

橘皮汤是治疗寒呃实证之方，其呃沉缓有力，且无热证表现。至于其"手足厥"可仅显现为轻度的寒冷感，与四逆汤证之厥不同。

【医案举例】

何某，女，18岁，农民。初诊：连日降雨，晨起吸入一口凉气后即呃逆频频，已经半日，呃声高亢，胸膈间疼痛，面色如常，精神尚可。舌质淡，苔白腻，脉弦滑。此乃寒气动膈之呃逆，拟用降逆散寒之橘皮汤加味：陈皮12g，姜半夏15g，生姜12g，茯苓12g，甘草3g。嘱服1剂，于服药后2小时再诊，诉服药后约半小时呃逆停止，胸膈疼痛消失，舌质、舌苔同前，脉滑。嘱将上方服完，以巩固疗效。经随访未再复发。[王廷富. 金匮要略指难. 成都：四川科学技术出版社，1986：396.]

（二）胃虚夹热

【原文】

噦逆者，橘皮竹茹湯主之。（二十三）

橘皮竹茹湯方：

橘皮二升　竹茹二升　大棗三十枚　人參一兩　生薑半斤　甘草五兩

上六味，以水一斗，煮取三升，溫服一升，日三服。

【释义】

本条论述胃虚夹热、胃气上逆的呃逆证治。以呃逆为主症，多见于久病体弱，或大吐下后，呃声低微而不连续，并可见虚烦不安，少气口干，不欲多饮，手足心热，苔薄黄或苔少，脉虚数等脉证。治以补气清热、和胃降逆的橘皮竹茹汤。方中橘皮、生姜理气和胃，降逆止呃；人参、甘草、大枣补虚益气；竹茹清热安中。

【临床应用指要】

因竹茹并非大寒之品，从方中诸药的用量比例来看，全方仍偏于温热，故临床上若热象突出时，需加清热药于方中。

【医案举例】

冯某，女，48岁，1986年10月5日初诊。外感后低热不退3个多月，食少乏味，大便数日1行，神疲，虚乏，少寐，动则微喘，口干欲得凉润。一日因食凉物而致呃逆不止。曾用丁香柿蒂汤治疗效不佳。查脉细略数，舌红少苔。分析病机：胃阴不足为本，食凉只是诱因，寒热相激，升降相悖，故发呃逆。用橘皮竹茹汤治之。处方：鲜橘皮 90 g，竹茹 12 g，太子参 15 g，生甘草 15 g，生姜 24 g，大枣 15 枚。3 剂，日 1 剂，水煎 2 遍合汁约 400 ml，从早至晚分 4～5 次温服之。复诊：服药 3 剂不仅呃逆止，食欲亦增，守方服 5 剂。5 日后 3 诊：低热渐趋正常，体温由午后 37.8℃ 左右降至 37℃ 以下，其他症状均好转。[吕志杰. 金匮杂病论治全书. 北京：中医古籍出版社，1995：394.]

（三）附方

《千金翼》小承氣湯　治大便不通，噦數①譫語。方見上。

【词解】

① 哕数：指呃逆较甚，频作不已。

【释义】

本条论述肠腑实热、大便秘结而哕的证治。因阳明实热，腑气不通，故致大便秘结、腹胀腹痛；热扰神明，则谵语潮热；腑气不通，浊气上冲，则呃逆频频。故以小承气汤泄热导滞，攻下阳明。俟腑气得通，实热下泄，则诸症可除。

【临床应用指要】

该方药味组成与《金匮要略》《伤寒论》的小承气方同，独方中枳实用量较重，为五枚（彼为三枚），知其方证病机与《金匮》大致相同，只是其行气导滞之力更强而已。其主治虽一为下利，一为便秘，但其肠腑实热的病机则一。

下　利

一、脉症、病机与预后

（一）呕吐、哕、下利气绝证

【原文】

夫六腑氣絕①於外者，手足寒，上氣，脚縮；五臟氣絕於內者，利不禁，下甚者，手足不仁。（二十四）

【词解】

① 气绝：脏腑之气虚衰之意。《金鉴》曰："气绝非为脱绝，乃谓虚绝也。"

【释义】

本条论述呕吐、哕、下利脏腑气绝的预后。六腑属阳，阳主卫外，不能达于四末则为手足寒冷；筋脉失于温煦，故见蜷卧脚缩；上焦宗气不足，故上气喘促。五脏属阴，阴主内守，以脾为后天之本，以肾为先天之本。脾虚失运，清气下陷，故下利不禁；久病及肾，脾肾两衰，则下利更甚；下利太甚，阴液亦随之不足，阳不温煦，阴不濡养，则为手足麻木不仁。

【临床应用指要】

本条反映了脾（胃）肾之气的虚衰在呕吐、哕、下利三病发展过程中的重要作用，体现了本书论杂病必以脏腑为本的思路。

（二）湿热下利

【原文】

下利脉沉弦者，下重①；脉大者，爲未止，脉微弱數者，爲欲自止，雖發熱不死。（二十五）

【词解】

① 下重：即里急后重。

【释义】

本条论述下利的预后判断。脉沉主里，脉弦主痛，下利而脉见沉弦，是病邪在里，气机不畅，传导失常，故见利下不爽、里急后重、腹中疼痛；下利而见脉大，大主邪气盛，乃正邪交争之象，故此处之大必大而有力，邪气既盛，顷刻不能痊愈，故曰为未止；下利而脉见微弱数，微弱者为无力之象，虽正气不足，然邪气亦衰，脉数即余邪未尽之象，这时已进入疾病的恢复期，通过积极的治疗，很快即会向愈，故曰为欲自止，虽发热不死。

【临床应用指要】

邪气盛的利下脉大，虽急切不能痊愈，却不一定预后不良；而下利脉大无力除在恢复期见到主"欲自止"外，阳亡于外、阴亡于内的重症、危症亦可导致，应注意判别。

【原文】

下利，寸脉反浮數，尺中自澀者，必圊膿血。（三十二）

【校勘】

"圊"，赵刻本作"清"，今据尤、陈注本改，下同。

【释义】

本条论述湿热下利的脉症。下利之病属于里证，却见浮数表脉，故曰"反"，同时下利属脾胃之病，却病不现于关部而现于寸部，说明此下利是由新感时邪、内蕴肠腑所致。尺中自涩是指下利病变在肠，由肠失传导、通降不利、气血壅滞、脂膜血络俱受损伤所致，故而利下赤白脓血。这里下利的特点是利下脓血，赤白夹杂，稠黏气臭，腹胀腹痛，里急后重，肛门灼热；且还应有小便短赤，口干苦黏，或恶寒发热，舌苔黄腻，脉象滑数等脉症。本条亦见于《伤寒论》厥阴病篇第363条。

【点疑指难】

关于本条寸脉浮数、尺脉涩的解释注家见解不一。① 赵良仁谓"阴阳气血不和"；② 程林谓"有余和不足"；③ 陈念祖谓"阳强阴弱"；④ 吴谦等谓"热陷血分"。

（三）虚寒下利

【原文】

下利手足厥冷，無脈者，灸之不溫。若脉不還，反微喘者，死。少陰負趺陽①者，爲順也。（二十六）

【词解】

① 少阴负趺阳：即趺阳比少阴脉有力之意。负，倚恃之意。

【释义】

本条继续论述下利的预后判断。利下无度，手足厥冷，脉微欲绝，这是脾肾两衰、阳气将脱之象。这时虽以艾灸温之，但阳气衰微，积重难返，仅以艾灸，急切之间很难使阳气恢复，故厥冷不祛，而言灸之不温。此时转归有二：若阳气不复，脉气不还，又更见微喘，是肾阳衰微、肾不纳气、肺肾之气将脱、阴阳欲将离绝的危证，预后不良；若少阴负趺阳，趺阳脉尚有胃气，"有胃气则生，无胃气则死",这时即便肾阳已衰,但仍可曰为顺也。本条亦见于《伤寒论》厥阴病篇第 362 条。

【点疑指难】

本条少阴负跌阳的解释,注家看法不一:一是认为负者克也。少阴受克于跌阳,是后天之阳尚存,以赵良仁为代表。二认为是负戴之负,说明脉气有根,以陈念祖为代表。三认为是胜负之负,土盛则生,以黄元御为代表。四认为是尺脉有根的顺证,以唐宗海为代表。五则疑有脱简,以吴考槃为代表。

【原文】

下利有微热而渴,脉弱者,今自愈。(二十七)

【释义】

本条论述阴寒下利将愈的脉症。虚寒下利,症见微热、口渴,是阳气来复之兆,脉弱表明邪气亦衰,脉症合参,故知病将自愈。本条亦见于《伤寒论》厥阴病篇第 360 条。

【原文】

下利脉數,有微热,汗出,今自愈;設脉緊爲未解。(二十八)

【释义】

本条再论阴寒下利向愈和未解的脉症。本条下利微热汗出与第二十七条下利微热而渴,都兆示阳气回复,第二十七条脉弱为邪衰,本条脉数仍主阳复(这里的数应是数而无力),故推测当自愈。设若虚寒下利而脉见紧象,则表示阴寒仍盛,阳气未复,故知病为未解。本条亦见于《伤寒论》厥阴病篇第 361 条。

【点疑指难】

关于本证自愈的机制,注家约有四种见解。一是"阳胜而热从外泄",以徐彬为代表;二是"阳升利止",以魏荔彤为代表;三是"表里俱和",以程林为代表;四是"阳复而病势外达",以尤怡为代表。

【原文】

下利脉數而渴者,今自愈;設不差,必圊膿血,以有热故也。(二十九)

【释义】

本条论述下利脉数而口渴所主的不同预后。下利脉数而口渴若见于脾胃虚寒,见无里急后重感的清冷下利次数有减,脉由细弱迟缓转为至数正常甚或无力数脉,口由不渴转为渴而不欲多饮,或喜热饮等,示阳气来复,病将自愈;若下利脉数而口渴为大肠湿热所致,见利下臭秽不爽,里急后重,脉数有力,口渴喜饮,则不唯病不向愈,因湿热内蕴大肠,大肠传导失司,通降不利,气血壅滞,肠道的脂膜和血络俱受损伤,势将出现利下脓血。本条亦见于《伤寒论》厥阴病篇第 367 条。

【点疑指难】

本条下利的病机注家看法不尽相同。一种认为是阴寒下利,阳气来复,如尤怡、中医五版教材《金匮要略讲义》等。另一种认为是热利的自愈机转和湿热痢疾的病理转化,如成都中医学院编全国金匮师资班教材《金匮要略》等。

【原文】

下利脉反弦,發热身汗者,自愈。(三十)

【释义】

本条再论阴寒下利向愈的脉症。阴寒下利属于里证,脉本应沉,今脉不沉却见弦象,故曰反弦。又见发热身汗,这是一种阳气来复的象征。这里的发热可理解为恶寒减轻或不恶寒,甚至全身有一种暖和的舒适感,遍身可漐漐小汗出。

【点疑指难】

关于本条向愈脉症的病机解释,一种认为下利是由表邪内陷所致,故提出这里的弦当是浮弦,如成都中医学院编全国金匮师资班教材《金匮要略》等。另一种认为脉不沉而弦为阳气升发之象,与发热身汗共主阳气复、营卫和,如赵良仁、魏荔彤等。

【原文】

下利後脈絕,手足厥冷,晬時①脈還,手足溫者生,脈不還者死。(三十五)

【词解】

① 晬(zuì 醉)时:即一周时,又称一昼夜。

【释义】

本条论述虚寒下利的预后判断。虚寒下利后脉伏不见,手足厥冷,为阳气衰竭之候,病情凶险,其转归有良和不良两类,判断其预后的指征是若在一日之内脉气来复,手足转温,则尚有生还之望,否则预后不佳。这里宜将晬时视为大致的时间,而不必拘泥于一周时之说。关于脉绝又还的机制,推测其下利是指急剧暴泻,使津液骤泄,阳气一时脱绝。所以,在积极的治疗下,经过一段时间,阳气尚有来复的可能。本条亦见于《伤寒论》厥阴病篇第 368 条。

【点疑指难】

文中"晬时脉还"的解释,注家看法不尽一致。一是认为是气血暂息,如赵良仁即此持看法;二是认为是经气循环一周,如尤怡;三是认为是阴阳循环五十度,如陈念祖。

二、治法与禁忌

(一) 湿滞气利治法

【原文】

下利氣者,當利其小便。(三十一)

【释义】

本条论述气滞湿困下利气的治法。下利气指下利的过程中气随利失,矢气频频。中焦湿困,故大便溏泄;湿滞气阻,故腹胀窘痛,矢气则舒,且气滞乘腑开之时、下利之机乘隙外泄,故为下利气。治当用利小便法,"利小便以实大便",分利水湿,使小便利,湿邪祛,气机通畅,肠道调和,则下利已,矢气除。需要指出的是,这里利小便法可包含健脾利湿、温中利湿之意。

后世医家受本条的启发,提出了"治湿不利小便,非其治也"和治疗泄泻时的"开支河"法。

(二) 虚寒利治禁

【原文】

下利清穀,不可攻其表,汗出必脹滿。(三十三)

【释义】

本条论述虚寒下利治禁。这里下利所指乃是泄泻,下利清谷是由脾(或脾肾)阳虚,不能腐熟,小肠受盛和大肠传导失常所致。故治疗当以健脾温肾、运中化湿为法。在里虚较急的情况下,即便夹有表证,本着"急者先治"之则,亦当先温其里,即本书《脏腑经络先后病脉证》篇第十四条:"病,医下之,续得下利清谷不止,身体疼痛者,急当救里;后身体疼痛,清便自调者,急当救表也。"若误攻其表,则使阳更虚,阴寒更甚,从而又增腹部胀满之症,即《素问·异法方宜论篇》所谓"藏寒生满病"是也,本条亦见于《伤寒论》厥阴病篇第 364 条。

【原文】

下利脉沉而迟,其人面少赤,身有微热,下利清穀者,必鬱冒①,汗出而解,病人必微热。所以然者,其面戴陽,下虚故也。(三十四)

【校勘】

"必微热",《医统正脉》本作"必微厥"。

【词解】

① 郁冒:即郁闷昏冒。不仅头昏目瞀,而且有郁滞烦闷的感觉。《汉语大字典》郁(鬱):阻滞闭塞;冒:通"懑(mèn 闷)",原指烦闷、气郁,中医学用指晕眩、昏厥。《素问·玉机真藏论篇》:"忽忽眩冒而颠疾。"《金匮要略》妇人产后病脉证治篇:"血虚而厥,厥而必冒。"

【释义】

本条继续论述虚寒下利的治禁。下利清谷,脉象沉迟,病机与第三十三条相同,亦是由脾肾阳虚所致。同时由于阴寒内盛,格阳于外,而出现面红如妆、身有微热;虚阳上浮,进一步还将出现头昏目瞀、郁闷不舒的郁冒症。此时应急予通脉四逆之类回阳救逆。若误将面少赤、身有微热视为表证,以为可通过汗出而解,而妄用汗法,则势必使阳更虚,阳欲脱绝,使其人微厥。之所以禁用汗法,是因为该病的面少赤、身有微热是一种虚阳上浮的戴阳证,其证的根本原因在于脾肾阳虚、阴寒内盛,即所谓下虚故也。

【点疑指难】

关于本条的精神,尚有不同看法,即认为本条是论述虚寒下利而虚阳浮越的病机变化,将原文的"汗出而解"理解为机体阴阳相和,上下交通,表现为周身津津汗出的反应,如中医五版教材《金匮要略讲义》、新世纪版教材《金匮要略》。

三、证治

(一) 虚寒下利

1. 虚寒下利兼表证

【原文】

下利腹脹满,身體疼痛者,先温其裏,乃攻其表。温裏宜四逆湯,攻表宜桂枝湯。(三十六)

四逆湯方:方見上。

桂枝湯方:

桂枝三兩(去皮) 芍藥三兩 甘草二兩(炙) 生薑三兩 大棗十二枚

上五味,㕮咀,以水七升,微火煑取三升,去滓,適寒温服一升,服已須臾,啜稀粥一升,以助藥力,温覆令一時許,遍身爇爇微似有汗者,益佳,不可令如水淋漓。若一服汗出病差,停後服。

【释义】

本条论述表里同病、里虚为急的证治。下利腹部胀满,是中阳虚寒、脾失健运,故下利当是利下清谷;身体疼痛是外有表邪,形成表里同病之证。表里同病的治则有先表后里、先里后表、表里同治三法,取舍这些法则的原则是急者先治。本条用四逆汤治里,知其以里虚为急,因四逆汤是回阳救逆方,故选择先里后表的方法。一般而言,伴随着里阳的恢复,下利渐止,表寒亦相应随之而解,不用再施解表之法。但是如果里阳虽复,而表证仍在,此时阳气初旺,尚不能抗邪外出,为防邪再入里引起他变,宜乃攻其表,用桂枝汤。本条亦见于《伤寒论》厥阴病篇第 372 条。

【医案举例】

虞师舜臣尝曰:"一二八之前,闸北有一老妇,其子服务于邮局。妇患脑疽病,周围蔓延,其径近尺许。启其所盖膏药,则热气蒸蒸上冒。头项不能转侧。余与余鸿孙先生会诊之,三日不见大效。四日诊时,天色已晚,见病者伏被中,不肯出。询其故,侍者曰,每日此时恶寒发热汗出。余乃悟此为啬啬恶寒、翕翕发热之桂枝汤证。即用桂枝五分,芍药一钱,加姜、草、枣轻投之。次日病大减。遂逐日增加药量,至桂枝三钱,芍药五钱,余三味亦如是,不曾加他药。数日后,竟告痊愈云。"[曹家达.经方实验录.上海:上海科学技术出版社,1979:77.]

2. 寒厥下利

【原文】

下利清谷,里寒外热,汗出而厥者,通脉四逆汤主之。(四十五)

通脉四逆汤方:

附子大者一枚(生用)　乾薑三两(強人可四兩)　甘草二两(炙)

上三味,以水三升,煮取一升二合,去滓,分温再服。

【释义】

本条论述下利阴盛格阳的证治。里寒是真寒,里阳大虚,阴寒内盛,不能腐熟,则下利清谷;外热是假热,乃阴盛于内、格阳于外所致,其与汗出而厥并见,厥指手足厥冷,说明其热为阳欲外脱之故。病情危重,故急用通脉四逆汤以回阳救逆。通脉四逆汤由四逆汤倍干姜组成,以加强其温经回阳之功。本条亦见于《伤寒论》少阴病篇第370条。

【临床应用指要】

本条下利清谷、四肢厥冷与四逆汤证同,然"外热"则为本证所独具,可知本证是在四逆汤证基础上的进一步发展。常见的临床表现有:下利清谷反复发作,病程已久,腹部喜暖,或兼腹痛,身热不恶寒,面红如妆,冷汗连连,手足厥冷,脉微欲绝,平素精神倦怠,腰膝酸软,形寒畏冷。

【医案举例】

刘某,女,56岁。腹泻1个月,每日3～5次不等,便极稀薄,杂有米谷颗粒,似由吃冷饭所致。近两日来,恶心,未进饮食,也未大便,仅小便3次,量不多,半日来神志不清,手脚发凉,1小时前全身发热,两手躁动,意欲裸衣,发病之初不恶寒,不发热,不吐,不腹痛,从未服何药。检查:体形消瘦,两目微陷,神志不清,头时左右摇动,两手躁动不安,面色红,两目闭合,口时开时闭,唇不焦,色略淡,舌淡红,湿润无苔,脉微欲绝,身手足皆较热,腹部柔软。久利清谷,脾胃虚寒可知。脉微欲绝,乃阴盛阳虚、孤阳外越之证。凭舌验脉,实属真寒,真寒假热,生气将离,病极危殆。治以抑阴扶阳,通脉四逆汤主之。炙甘草6g,干姜6g,附子9g。患者于服药后3小时,神志清楚,体温恢复正常,不再躁动,呼吸平稳,一如常人,且有饥饿感觉,乃嘱食小米粥以养护。但脉尚沉细,乃继投升阳益胃汤去黄连加芍药。第二日饮食、二便均可,已能做饭,乃告痊愈。[刘俊士.古妙方验案精选.北京:人民卫生出版社,1992:264.]

3. 虚寒下利脓血

【原文】

下利便膿血者,桃花湯主之。(四十二)

桃花湯方:

赤石脂一斤(一半銼,一半篩末)　乾薑一兩　粳米一升

上三味,以水七升,煮米令熟,去滓,温服七合,内赤石脂末方寸匕,日三服;若一服愈,餘勿服。

【释义】

本条论述脏气虚寒、气血下陷的下利证治。利下脓血属"痢疾"的范畴,桃花汤用赤石脂涩肠固脱,干姜温中暖脾,粳米养胃和中。三药合用有温摄固脱之效,可知本条下利证属虚寒,痢由脾阳不足、气不固摄所致。

【临床应用指要】

本证下利特点为痢久反复不愈,时重时轻,下利清稀,有黏白冻,或紫暗血色,甚则滑泄不禁,无里急后重感,脱肛,腹部隐隐冷痛,喜温喜按,每遇饮食不当或感受寒凉则发作加重,伴食少、神疲腰酸,四肢不温,畏寒怕冷,面黄无华,舌质淡,苔薄白,脉细弱无力。

【医案举例】

陆渊雷先生治一30余岁妇人,先服单方验方等不愈。往诊时,腹微痛,下溏粪及黏液,杂以鲜红血腥,舌苔非常垢腻,脉非常沉数,手足微冷,胸腹有白色小水疱,细视始见,殆俗所谓白痦欤! 与桃花汤加附子、阿胶,增干姜至三钱,两服血止,调治10日,杖而后起。[盛国荣.桃花汤与白头翁汤症治辨别.新中医药,1954(1):15.]

4. 气虚肠滑下利

【原文】

氣利,訶梨勒散主之。(四十七)

訶梨勒散方:

訶梨勒十枚(煨)

上一味,爲散,粥飲和,頓服。疑非仲景方

【释义】

本条论述中气下陷、气虚不固的下利证治。气利乃下利滑脱不禁,甚或大便不能制约,自肛门外流。下利之物不滞涩,不秽臭,腹不痛不胀,无里急后重。其病机为中气虚寒,气机下陷,不能固摄。治以温涩固脱,涩肠止泻。诃梨勒散中诃子一味煨用有涩肠固脱之效,以粥饮和服,能助益中气。

【临床应用指要】

本条气利为中气虚寒、不能固摄的正气虚证,以利下无度、滑脱不禁为特点。有实邪者禁用。

【医案举例】

杨某,男,38岁。1957年秋,患痢疾已3日。小腹疼痛,里急后重,频欲登厕,每次多排出少量粉冻样肠垢,纯白无血,有时则虚坐努责,便之不出,自觉肛门有物嵌顿重坠,昼夜不已。前医曾予芍药汤加减,1剂后病情加剧。邀诊:舌苔白滑,脉沉带紧。询之知发病后未见寒热现象,似属气利。乃试用《金匮要略》诃梨勒散:诃子10枚,煨剥去核,研末,用米粥汤一次送服。隔1小时许,当肛门窘迫难忍时,经用力努挣,大便迅即直射外出,从此肛门如去重负,顿觉舒适,后服调整脾胃之方而康复。[杨文辉,等.《金匮》诃梨勒散治疗气利.浙江中医杂志,1980(8):356.]

（二）实热下利

1. 大肠湿热

【原文】

熱利下重者,白頭翁湯主之。(四十三)

白頭翁湯方:

白頭翁二兩　黃連 黃柏 秦皮各三兩

上四味,以水七升,煮取二升,去滓,温服一升;不愈,更服。

【释义】

本条论述大肠湿热、气机阻滞的下利证治。热利下重是其主症。其病由湿热阻滞,肠腑传导失司,通降不利,并可使气血壅滞,损伤肠道脂膜血络所致。治用白头翁汤清热凉血,燥湿止利。方中白头翁清热凉血,秦皮、黄连、黄柏清热燥湿。诸药合用,使湿热祛,热毒解,气机调达,后重自除,热利可愈。本条亦见于《伤寒论》厥阴病篇第371条。

【临床应用指要】

本方以大肠湿热,症见下利热臭,或利下脓血色泽鲜明,里急后重,滞下不爽;或为痢下脓血,鲜紫相杂,腐臭较著,腹痛剧烈,肛门灼痛、下坠、口渴、壮热、烦躁不安,甚则昏迷痉厥,舌质红,苔黄腻,脉数等为应用要点。

【医案举例】

刘某,男,40岁。1980年8月2日,腹痛下痢3日求诊。3日前腹痛即便,里急后重急剧,肛门如物重坠,便出滞涩艰难,便出物黏涎秽臭难堪,昨日开始便脓血,日夜登厕达20~30次,饮食尚可。经某医院诊断为细菌性痢疾,服西药治疗无效。现症如上述,精神郁闷,舌红苔根黄腻,脉沉弦而数。此为肝肺不调湿热滞痢,拟以清热除湿、调气平肝。方用白头翁30 g,秦皮15 g,黄连10 g,黄柏15 g,桔梗12 g,白芍12 g,云木香1.5 g。嘱服2剂。8月4日复诊:患者服上方2剂后,诸症大减,便次日夜5~10次,其余同上。效不更法,仍于上方加玄胡6 g,铁苋菜40 g,以调气活血、解毒清热。8月7日3诊:患者服上方2剂后,诸症消失,仅感精神欠佳,饮食稍差,用调理脾胃善后而康复。[王廷富. 金匮要略指难. 成都:四川科学技术出版社,1986:421.]

【原文】

下利肺痛,紫参汤主之。(四十六)

紫参汤方:

紫参半斤　甘草三两

上二味,以水五升,先煮紫参,取二升,内甘草,煮取一升半,分温三服。疑非仲景方。

【释义】

本条论述大肠湿热、下利腹痛的证治。因原文叙证较简,根据以药测证的方法,本条病机当属大肠湿热,传导失司。其症见利下不爽,可有脓血,肛门灼热,里急后重,腹中疼痛,发热口渴,舌红苔黄脉数。治用紫参汤清热祛湿,安中止利。

【点疑指难】

紫参从古至今名实混乱严重,陈念祖有紫参即桔梗之说;陆渊雷谓市医多书丹参为紫丹参者;近代觉铨之"紫参考"一文认为,随着时代变迁,这一古方药名也演变有牡蒙、王孙、草河车、蚤休、重楼等别称,并云在临床上常以重楼为主治疗急、慢性痢疾,疗效显著[陕西新医学. 1978(1):49.]。现代一些重要的中药学著作多未将紫参以药物正名收录,而只作别名处理。

文中"肺痛"尚有指肺痛(如黄元御、赵良仁)和腹痛(如程林、唐宗海)之争。

【临床应用指要】

郝近大经细加考证后提出,《神农本草经》中紫参即蓼科植物拳参[郝近大,等. 紫参古今名实考. 中国中药杂志,1994,19(3):131.]。1995年版《中华人民共和国药典》谓蓼科植物拳参有清热解毒、消肿止血、收敛之功,主治肠炎、痢疾、肝炎、肺热咳嗽、吐血衄血、痔疮出血,外治口腔糜烂、咽喉溃疡。若紫参果是拳参,则推测本方可主治大肠湿热下利。

2. 实热内结

【原文】

下利三部脉皆平,按之心下坚者,急下之,宜大承气汤。(三十七)

【释义】

本条论述实热下利的证治。三部脉皆平指寸关尺三部脉如正常人一样,而不同于虚寒下利的微弱沉细,主病非寒证。按之心下坚,指脘腹硬满疼痛,按之不减,即本书《腹满寒疝宿食病脉证治》篇第二条"病者腹满,按之……痛者为实"之谓,主病属实证。故本条下利病机为实热积滞、内停肠腑,下利以利下不爽、臭秽浊垢为特点,并一定还有腹满腹痛、舌苔黄燥等。治用大承气汤急下实积,积滞一祛,则利亦自止。此即所谓"通因通用"之法。

【原文】

下利,脉迟而滑者,实也,利未欲止,急下之,宜大承气汤。(三十八)

【释义】

本条续论实热下利的证治。脉迟而滑,这里迟不主寒,而主积滞内停,脉气被阻,故虽迟但有力;滑不主(痰)湿,而主食积,与"脉数而滑者,实也,此有宿食,下之愈,宜大承气汤"(本书《腹满寒疝宿食病脉证治》篇第二十二条)同义。故本条下利是由宿食内停,肠腑实热所致。积滞不祛,则下利不止,故宜乘其正气未虚而急下之,攻下积滞。用大承气汤。

【原文】

下利,脉反滑者,当有所去,下乃愈,宜大承气汤。(三十九)

【释义】

本条续论实热下利的证治。下利多为虚寒之证,脉当虚弱沉迟,今下利而见滑脉,与虚寒之脉不符,故曰反。此处之滑必是滑数有力,且泻下之物臭如败卵,泻后痛减,或泻而不畅,腹胀腹痛拒按,胸脘痞闷,嗳气不欲食,舌苔垢浊,见于伤食等证。因是积滞之证,故治之宜"当有所去",即采用攻下祛积的方法,可以用大承气汤。

【临床应用指要】

第四十六条和第三十七、第三十八、第三十九四条,并述了下利属阳明实热积滞所致的脉症、治法。下利而予大承气汤,说明虽为下利但仍以实热积滞内停为病机关键,故其下利应以泻下之物臭如败卵,或泻下不爽,或得泻痛减为特点,伴腹胀腹痛拒按、舌苔浊垢等症状。其中脉滑、脉迟滑均主肠胃积滞。

【医案举例】

陈姓少年住无锡路矮屋,年16,幼龄丧父,唯母是依,终岁勤劳,尚难一饱。适值新年,贩卖花爆,冀博微利。饮食失时,饥餐冷饭,更受风寒,遂病腹痛拒按,时时下利,色纯黑,身不热,脉滑大而口渴。家清寒,无力延医。经10余日,始来求诊。察其症状,知为积滞下利,遂书大承气汤方,怜其贫也,并去厚朴。计大黄四钱、枳实四钱、芒硝三钱。书竟,谓其母曰:倘服后暴下更甚于前,厥疾可瘳。其母异曰:不止其利,反速其利,何也? 余曰:服后自知。果1剂后,大下3次,均黑粪,干湿相杂,利止而愈。此《金匮》所谓宿食下利,当有所去,下之乃愈,宜大承气汤之例也。[曹家达. 经方实验录. 上海:上海科学技术出版社,1979:36.]

【原文】

下利已差,至其年月日时复发者,以病不尽故也,当下之,宜大承气汤。(四十)

大承气汤方:见痉病中。

【释义】

本条续论实热下利的证治。下利已经"痊愈",过一段时间却又复发,这是因为病的凤根未尽,多见于休息痢。其下利的特点是痢疾时发时止,发作之时,腹痛里急后重,下痢赤白。一般而言,痢疾迁延,正虚邪恋;或治疗不当,收涩太早,关门留寇,而正气已虚,即可成为时作时止的休息痢。对于休息痢的治疗,多采用发作时在导滞行积的基础上,再根据湿热或寒湿证的不同,分别用清肠化湿或温中化湿之法;不发时则以扶正为主的方法。本条即是发作时湿热证的治法,用大承气汤行积导滞,并可根据证情,适当加入黄芩、黄连、黄柏或苍术、厚朴等品。

【临床应用指要】

下利已差,至其年月日时复发,多见于痢疾病的休息痢。复发的原因,是由于病邪未尽。若此病邪是属阳明积滞未尽者,则可用大承气汤治。此即"通因通用"之法。

【原文】

下利譫語者,有燥屎也,小承氣湯主之。(四十一)

小承氣湯方:

大黄四兩　厚朴二兩(炙)　枳實大者三枚(炙)

上三味,以水四升,煮取一升二合,去滓,分温二服,得利則止。

【释义】

本条论述胃肠实热、热结旁流下利的证治。本条的下利从严格意义上说,不在利的范畴,乃后世"热结旁流"之谓。其利是由燥屎内结,不得下行,而有少量的所谓热结旁流的秽便下出之故。治用小承气汤通腑攻下。

第三十七至第四十条实热下利用大承气汤,本条用小承气汤,临床上不必拘泥,但以把握下利是由积滞内停所致为要。

小承气汤、厚朴三物汤、厚朴大黄汤三方均由大黄、厚朴、枳实三药组成。小承气汤以大黄为主,主治阳明腑实、热结旁流的燥屎不下,"下利"量少臭秽,潮热谵语,功在通腑攻下。厚朴三物汤以厚朴为主,主治气滞热结、气滞为主的腹胀满疼痛和大便干结,功在行气破气、通导肠腑。厚朴大黄汤以厚朴、大黄为主,主治痰饮结实的腹满拒按、大便秘结、心下时痛,功在疏导肠胃、荡涤实邪。

【临床应用指要】

本证以利下不畅、腹满腹痛拒按、潮热谵语汗出、舌苔黄燥、脉滑数有力等为特征。

【医案举例】

梁某,男,28岁。因流行性乙脑住院。病已6日,曾连服中药清热解毒养阴之剂,病势有增无减。会诊时,体温40.3℃,脉象沉数有力,腹满微硬,哕声连续,目赤不闭,无汗,手足妄动,烦躁不宁,有欲狂之势,神昏谵语,四肢微厥,昨日下利纯青黑水,此虽病邪羁踞阳明、热结旁流之象,但未至大实满,且舌苔秽腻,色不老黄,未可予大承气汤,乃用小承气汤法微和之。服药后,哕止便通,汗出厥回,神清热退,诸症豁然,再以养阴和胃之剂调理而愈。[中医研究院.蒲辅周医案.北京:人民卫生出版社,1981:94.]

(三) 利后虚烦证

【原文】

下利後更煩,按之心下濡者,爲虛煩也,梔子豉湯主之。(四十四)

栀子豉汤方：

栀子十四枚　香豉四合(绵裹)

上二味,以水四升,先煮栀子,得二升半,内豉,煮取一升半,去滓,分二服,温进一服,得吐则止。

【释义】

本条论述下利后热邪内扰,虚烦不安的证治。这里虚烦之虚非指虚证之虚,而是无有形实邪停滞之意。参照本篇第三十七条、第三十八条大承气汤证是肠腑有形积滞内停之证,故曰"实也",其症按之心下坚;本证仅是无形热邪聚集,心下按之濡软不坚,宛若空虚无物,故曰"虚"。烦是由热邪内扰所致,故用清热除烦之栀子豉汤治疗。方中以栀子清心除烦,用豆豉宣泄郁热。因方后有"得吐则止"之句,故有注家谓本方为涌吐之剂者,从临床上来看,服用本方并非尽皆出现呕吐。

【临床应用指要】

本证应以热邪内扰为辨证要点,不必拘泥于下利之后。

【医案举例】

沈某,男,30岁许。患热性病,发热三四日不退,烦满欲吐,不食,口渴喜热饮,医初以为表寒,投辛温疏解无效。延先父诊之,身热不退,烦渴不宁,欲吐,自觉心胃间有说不出来的难过感,喜饮置于火炉上的热茶,且须自壶嘴中不时啜之始觉松快,小便短赤,舌苔白而滑,脉数而有力。先父诊毕语予曰：从心胃部烦满不安、按之柔软、舌苔、烦渴不眠、欲吐等证候言,乃懊𢙢症……主以经方栀子豉汤。处方：生栀仁9g,淡豆豉18g。如法煮汤,分2次温服。翌日复诊,热退脉平,诸症若失,仅精神疲软,食思不振耳。以其体质素弱,改进补中益气汤,以善其后。[高德.伤寒论方医案选编.长沙：湖南科学技术出版社,1981：56.]

内容归纳

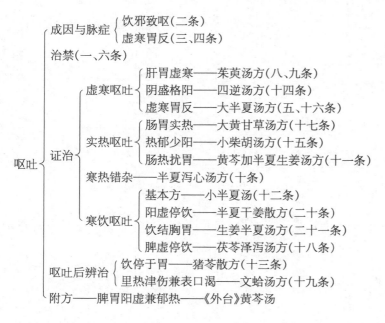

哕
- 治则(七条)
- 证治
  - 胃寒气逆——橘皮汤方(二十二条)
  - 胃虚夹热——橘皮竹茹汤方(二十三条)
  - 附方——肠腑实热,大便秘结——《千金翼》小承气汤

下利
- 脉症、病机与预后
  - 呕吐、哕、下利气绝证(二十四条)
  - 湿热下利(二十五、三十二条)
  - 虚寒下利(二十六、二十七、二十八、二十九、三十、三十五条)
- 治法与禁忌
  - 湿滞气利治法(三十一条)
  - 虚寒利治禁(三十三、三十四条)
- 证治
  - 虚寒下利
    - 虚寒下利兼表——四逆汤方、桂枝汤方(三十六条)
    - 寒厥下利——通脉四逆汤方(四十五条)
    - 虚寒下利脓血——桃花汤方(四十二条)
    - 气虚肠滑下利——诃梨勒散方(四十七条)
  - 实热下利
    - 大肠湿热——白头翁汤方(四十三条)
    - ——紫参汤方(四十六条)
    - 实热内结——大承气汤方(三十七、三十八、三十九、四十条)
    - ——小承气汤方(四十一条)
  - 利后虚烦——栀子豉汤方(四十四条)

疮痈肠痈浸淫病脉证并治第十八

导学　　本篇介绍了痈肿、肠痈、金疮、浸淫疮四种外科疾病的辨证治疗和预后。通过学习,应重点掌握肠痈的辨证施治;熟悉本篇对痈肿的辨证;了解痈肿、肠痈、金疮、浸淫疮的概念及合篇的意义。

疮,此指金疮,即本书《脏腑经络先后病脉证》篇指的金刃所伤。痈,即痈肿,一般指发生于体表的外痈,以与肠痈(属内痈)相区别。肠痈,是发生于肠腑的内痈。浸淫疮,是一种皮肤病。本篇从脉症判断痈肿发生的可能性,并运用触诊,从有热或无热来鉴别有脓无脓,对后世痈肿的辨证颇有启发。篇中从肠痈脓成与否进行辨治,并创制了大黄牡丹汤、薏苡附子败酱散两方,对后世外科理论和临床实践发展有极大的指导意义。本篇用王不留行散治金疮、黄连粉疗浸淫疮,并立排脓散、排脓汤两方以为排脓之用,这些内容均有一定的研究价值。由于金疮、痈肿、肠痈、浸淫疮都属外科疾患,故合为一篇讨论。

篇中的痈、肠痈之名,沿用至今;金疮、浸淫疮之名,现代很少使用。

痈　　肿

一、痈肿初起脉症

【原文】

諸浮數脈,應當發熱,而反洒淅惡寒,若有痛處,當發其癰。(一)

【释义】

本条论述痈肿初起时的脉症和病机。脉浮主表,脉数主热,浮数脉常提示外感表热,可见发热恶寒症状,但应以发热为重,或微恶风寒。今脉虽浮数,而洒淅恶寒,是恶寒突出,脉症不尽符合。此时,应考虑有无痈肿发生的可能,若见到身体某处有固定痛点,便是发生痈肿的脉症。《灵枢·痈疽》谓:"营卫稽留于经脉之中,则血泣而不行,不行则卫气从之而不通,壅遏而不得行,故热。"痈肿局部热毒壅塞,营卫阻滞不通,以致红肿热痛;卫外之气不能畅行,则洒淅恶寒。故热毒壅塞、营卫阻滞为发生痈肿的主要病机。

【临床应用指要】

脉浮数而洒淅恶寒,是痈肿初起常见脉症,但应有局部红肿热痛才能断定发生痈肿,故"若有痛处"是辨证的关键所在。

二、痈肿辨脓法

【原文】

師曰:諸癰腫,欲知有膿無膿,以手掩腫上,熱者爲有膿,不熱者爲無膿。(二)

【释义】

本条论述痈肿有脓无脓的辨别方法。凡见痈肿,欲知其有脓无脓,可用手掩于痈肿上,有热感者,为毒已聚,故为有脓;无热感者,为毒未聚,故为无脓。此即《灵枢·痈疽》所谓"热胜则肉腐,肉腐则为脓"之意。因痈肿的发生,多因热毒壅塞、气血郁滞所致;脓的产生,是肉腐所化、热毒积聚所为,故以热辨之。

【临床应用指要】

本条仅以触诊的热感辨别痈肿之有无,尚嫌简略,后世医家进一步从痈肿的软与硬、陷与起、痛与不痛、颜色变与不变等各方面综合进行诊断,则更为准确。

三、痈肿脓成内服方

(一) 排膿散方

枳實十六枚　芍藥六分　桔梗二分

上三味,杵爲散,取雞子黄一枚,以藥散與雞黄相等,揉和令相得,飲和服之,日一服。

(二) 排膿湯方

甘草二兩　桔梗三兩　生薑一兩　大棗十枚

上四味,以水三升,煮取一升,温服五合,日再服。

【释义】

以上两方均未出主治证候,但既名"排脓",当有排脓消痈之功。观此两方,排脓散中的枳实破滞气,芍药除血痹,桔梗排脓,鸡子黄补虚,合用可化瘀行滞;排脓汤中的甘草解毒,桔梗排脓,生姜、大枣调和营卫,可促使疮疡愈合。

【临床应用指要】

排脓散即本书《妇人产后病脉证治》枳实芍药散加桔梗、鸡子黄;排脓汤,即桔梗汤加生姜、大枣;两方只桔梗一味相同,均以排脓名方,可见桔梗为排脓的要药。

肠 痈

一、脓成证治

【原文】

肠癰之爲病,其身甲錯,腹皮急,按之濡,如腫狀,腹無積聚,身無熱,脈數,此爲腸內有癰膿,薏苡附子敗醬散主之。(三)

薏苡附子敗醬散方:

薏苡仁十分　附子二分　敗醬五分

上三味,杵爲末,取方寸匕,以水二升,煎減半,頓服,小便當下。

【释义】

本条论述肠痈脓已成的辨治。肠痈者,营血久郁于里,全身肌肤缺乏气血滋养,故干燥粗糙。痈脓内结于肠,气血郁滞于里,故腹部皮肤紧张隆起如肿状,但按之则濡软,与腹内积聚不同。由于热毒已化脓,病变局限,故全身不发热。营血虽有郁热,但阳气不足,正不胜邪,故其脉数而无力。此时当用薏苡附子败酱散,排脓消痈,振奋阳气。方中重用薏苡排脓开壅利肠胃,轻用附子振奋阳气、辛热散结,佐以败酱破瘀排脓。

【点疑指难】

方后所云"小便当下",后世有歧义。魏荔彤认为有形的痈脓当从大便排出而肠痈可愈;中医六版教材《金匮要略选读》指出,药后痈脓向愈,营卫气血畅通,膀胱气化复常,则小便当下。

【临床应用指要】

临床运用本方应把握热毒(或湿热或寒湿化热)聚结局部,致气血瘀滞成脓,兼阳气不足的病机。常见症状有不发热或低热,少腹疼痛,或少腹扪及包块,腹皮紧张,但按之软,脉不数或稍数,舌稍红或不红,苔薄白或微黄或黄腻。

【医案举例】

张某,男,23 岁,1965 年 10 月 20 日诊治。腹痛 1 日,发热呕吐,继则腹痛转入右下腹,经西医诊断为急性化脓性阑尾炎。先后用抗生素等药物治疗,疼痛持续不解,且发热呕吐。患者不愿手术而求治于周师。症见面色青黄,神色困惫,右少腹持续疼痛,阵发性加剧,有明显压痛,反跳痛及肌紧张,包块如掌大,畏寒发热,剧痛时四肢冰冷,舌黄有津,脉滑数。体温 38.7℃,白细胞 $20×10^9$/L。此属寒湿邪结化热,治宜温阳祛湿清热。方用:薏米90 g,炮附子 30 g(先煎),败酱草 30 g。嘱其浓煎频服。4 剂后疼痛大减,呕吐止,体温正常,白细胞下降为 $13×10^9$/L。续服上方 6 剂,白细胞总数 $10×10^9$/L,仅在右小腹下包块不消。再服上方 20 余剂,包块消失而愈。[唐祖宣.老中医周连三运用温阳法的经验.上海中医药杂志,1982(5):5.]

二、脓未成证治

【原文】

腸癰者,少腹腫痞,按之即痛如淋,小便自調,時時發熱,自汗出,復惡寒。其脈遲緊者,膿未成,可下之,當有血。脈洪數者,膿已成,不可下也。大黄牡丹湯主之。(四)

大黄牡丹湯方:

大黄四兩　牡丹一兩　桃仁五十個　瓜子半升　芒硝三合

上五味,以水六升,煮取一升,去滓,内芒硝,再煎沸,頓服之,有膿當下;如無膿,當下血。

【释义】

本条论述肠痈急症未成脓的辨证和治法。此证系由热毒内聚、营血瘀滞、肠腑气机失调、经脉不通所致,故见少腹肿痞、拘急拒按、按之则如小便淋痛之状。因其病位在肠而不在膀胱,故小便正常,与淋病有别。正邪相争,营卫郁阻,故时时发热、恶寒、自汗出。若脉沉紧有力,为热伏血瘀而脓未成熟,急应攻下通腑,荡热逐瘀,消肿排脓,用大黄牡丹汤,则肠痈可愈。若延至肠痈后期,脉见洪数,则是脓已成熟,即当慎用攻下治法。大黄牡丹汤以大黄、芒硝荡涤实热,宣通壅滞;丹皮、桃仁凉血逐瘀;甜瓜子(栝楼仁或冬瓜仁亦可)排脓散痛,共奏荡热解毒、消痈排脓、逐瘀攻下之功,最适用于未成脓的肠痈实热证。

大黄牡丹汤和薏苡附子败酱散两方在临床运用时各有侧重,前者治里热实证的急性肠痈,以未成脓者效果好;后者治里虚而热不盛、体虚脉弱的慢性肠痈,以已成脓未溃者最宜。

【点疑指难】

原文"大黄牡丹汤主之"一句,应在"脓未成,可下之"之后,仲景倒置此句,意在正反并举,强调鉴别诊断。

方后注:"顿服之,有脓当下;如无脓,当下血"为药后反应,不能据此说,误将本方用于脓已成而正气虚者。

【临床应用指要】

根据临床实践,包括肠痈等多种疾病,只要属于热毒蕴蓄(或湿热瘀结)、气血壅滞、尚未成脓的里实热证,均可使用本方。其常见脉症有腹痛,按之尤甚,或拒按,发热,时时汗出,或伴恶寒,便秘或似痢不爽,小便短黄,舌红苔黄,脉数或弦滑或弦紧。若属于肠痈酿脓初期,辨证确属实热者,可在严密观察病情的前提下,使用本方。不过,对于肠痈脓已成者,应当慎用攻下,以免延误病情,致生他变。

【医案举例】

冯某,女,19岁。起病3日,腹痛伴恶心呕吐,痛处以右下腹为重,痛势持续,阵发性加重,压痛拒按,便秘尿赤,发热恶寒。经检查诊断为急性化脓性阑尾炎。舌红,苔黄腻,脉滑数。证属瘀热成脓,宜泻热通结,解毒化脓:生大黄24g,元明粉15g,丹皮10g,桃仁、冬瓜仁、红藤、败酱草、蒲公英各30g。服药后大便得通,疼痛渐缓。原方加减,调治7日痊愈。[俞凡先.运用仲景泻下方治疗急腹症的体会.浙江中医杂志,1983,18(4):171—172.]

金 疮

一、脉症

【原文】

問曰：寸口脈浮微而濇，法當亡血，若汗出。設不汗者云何？答曰：若身有瘡，被刀斧所傷，亡血故也。（五）

【释义】

本条论述金疮出血的脉症。寸口脉浮微乃阳气虚，涩主阴血不足。脉浮微而涩，是阳气失于固护、阴液不能自守的征象，一般应有失血或大汗出的可能。假使不汗出，这是由于身被刀斧所伤，由大失血所造成，因为血汗同源。

二、治疗

【原文】

病金瘡，王不留行散主之。（六）

王不留行散方：

王不留行十分（八月八日採） 蒴藋細葉①十分（七月七日採） 桑東南根白皮（三月三日採）甘草十八分 川椒三分（除目及閉口，去汗） 黃芩二分 乾薑二分 厚朴二分 芍藥二分

上九味，桑根皮以上三味燒灰存性，勿令灰過；各別杵篩，合治之爲散，服方寸匕。小瘡即粉之，大瘡但服之，產後亦可服。如風寒，桑根勿取之。前三物皆陰乾百日。

【词解】

① 蒴藋（shuò 硕 diào 吊）细叶：分草本和木本两种，这里为草本，忍冬科蒴藋的全草或根，又名陆英。黄元御《长沙药解》论蒴藋："味酸微凉，入足厥阴肝经，行血通经，消瘀化凝。《金匮要略》王不留行散用之治病金疮，以其行血而消瘀也。"

【释义】

本条论述金疮的治方。由于经脉肌肤断伤，营卫气血不能循经脉而运行，故治疗必须恢复经脉肌肤的断伤，使营卫通行无阻，金疮自然向愈，用王不留行散主治。方中王不留行主金疮止血，蒴藋细叶通利气血，桑东南根主伤中脉绝，三味药阴干烧灰存性，取其黑能止血；黄芩、芍药清热和阴；川椒、干姜和阳行瘀；少佐厚朴行滞利气，甘草调和诸药而解百毒，共奏消瘀止血镇痛之效。故小创可外敷之，大创可内服之，产后亦可服。

浸 淫 疮

一、预后

【原文】

浸淫瘡,從口流向四肢者,可治;從四肢流來入口者,不可治。(七)

【释义】

本条论述浸淫疮的预后。浸淫疮是一种皮肤病,为较顽固的小粟疮,起病时范围小,先痒后痛,分泌物浸渍皮肤,逐渐扩大,遍及全身,故称浸淫疮。若先从口部发生,然后流散于四肢,是疮毒从内向外,表示病情较轻,易治;若先从四肢发生,然后向上蔓延至口部,是疮毒从外向内,表示病情较重,难治。

二、证治

【原文】

浸淫瘡,黄連粉主之。方未見。(八)

【释义】

本条论述浸淫疮的治法。本病形成的原因,是湿热火毒所致,《素问·至真要大论篇》谓"诸痛痒疮,皆属于心",故用黄连粉外敷或内服。黄连苦寒,能泻心火,具有清热燥湿解毒之功。

【临床应用指要】

黄连粉,多数医家认为是黄连一味为粉;亦有以"粉"为胡粉者。后世医家用单味黄连治疗小儿赤眼、火热牙痛、舌肿、痢疾和一切疮疖、痈肿等湿热火毒之证,扩大了本品应用范围。《外科精义》以一味黄柏散,调涂浸淫疮,实受本方启发。

内 容 归 纳

痈肿 ┤ 痈肿初起脉症(一条)
痈肿辨脓法(二条)
痈肿脓成内服方——排脓散方、排脓汤方

肠痈 ┤ 脓成证治——薏苡附子败酱散方(三条)
脓未成证治——大黄牡丹汤方(四条)

金疮 ┤ 脉症(五条)
治疗——王不留行散方(六条)

浸淫疮 ┤ 预后(七条)
证治——黄连粉(八条)

趺蹶手指臂肿转筋阴狐疝蛕虫病脉证治第十九

导学

　　本篇讨论了趺蹶、手指臂肿、转筋、阴狐疝气、蛔虫等病的辨证和治疗,其中以蛔虫病为重点。这五种病证性质各异,不便归类,故在论述内科杂病之后合为一篇进行讨论。通过学习,应重点掌握蛔虫性腹痛的辨证和蛔厥的证治;熟悉转筋、阴狐疝气的症状特点和治法;了解以上各病的概念。

　　本篇所论的趺蹶是因足太阳经受伤,临床表现为足背强直、行动不便的病证。手指臂肿是由风痰阻于经络所致,以手指和臂部时常肿胀、震颤,或身体某一局部肌肉也有跳动感为主要表现的病证。本篇中的转筋是由湿浊化热伤及筋脉所致的四肢筋脉拘挛、牵引作痛的病证,与剧烈吐泻所致转筋不同。阴狐疝气由寒凝厥阴肝经所致,是一种阴囊阵发性发作的突出性包块偏大偏小、时上时下的病证,与本书《腹满寒疝宿食病脉证治》篇的寒疝含义不同。蛔虫病是以时常发生腹脐部剧烈疼痛,甚至吐蛔、四肢厥冷为特征的一种肠道寄生虫病。

　　本篇对蛔虫病的诊断,尤其是在蛔虫性腹痛发作时强调安蛔的治疗思想,至今仍有实用价值。本篇的蛔虫病名,沿用至今;趺蹶、转筋、阴狐疝气等作为病证名称现代已很少使用。

趺　蹶

【原文】

师曰:病趺蹶①,其人但能前,不能却,刺腨②入二寸,此太陽經傷也。(一)

【词解】

① 趺蹶:趺同"跗",即足背。蹶,《说文》:"蹶,僵也。"趺蹶是因足太阳经受伤,足背强直,足跟不能着地,前行尚可,不能后退的病证。

② 腨(shuàn 涮,或 chuǎi 揣):即指小腿肚。《说文》:"腨,腓肠也。"

【释义】

本条论述趺蹶的病因和证治。阳明经行身之前,而太阳经则行身之后,下及腨中,贯腨内,出外踝之后,止于足小趾外侧端。故太阳经脉受伤,拘急失用,则足背僵直、屈伸不利。但能前不能却,是病不在前而在后,不能后退即足背不能外翻。治疗宜疏经气、缓拘急,用腨部取穴针刺的方法。

原文未列刺何穴位,一般多取承山穴。"此太阳经伤也"一句是倒装笔法,当在"刺腨入二寸"句之前,意在指明病因。

【点疑指难】

对"趺蹶"之义有两种观点。一是侧重于从病位、病证作解,即足背僵直之意;二是侧重于病因、病证作解,如徐彬、沈明宗及吴谦等俱作"跌蹶",示本病由倾跌而致蹶。

【临床应用指要】

从经脉分部走向来看,其经过承山,故选此穴;从临床上看,承山穴确可治疗步履艰难的病证;至于临证针刺的深度,则可依病体情况而定,不必拘泥于"二寸"。

手 指 臂 肿

【原文】

病人常以手指臂腫動,此人身體瞤瞤者,藜蘆甘草湯主之。(二)

藜蘆甘草湯方:未見。

【释义】

本条论述手指臂肿的证治。手指臂肿动是一种手指及臂部肿胀、震颤,或身体某一部分肌肉微微跳动的病证。本病主要是风痰阻膈、流窜筋脉所致。风痰留滞局部则手指及臂部肿胀;风胜则动,故局部震颤,甚至牵及身体局部肌肉瞤动。以药测证,本病可常伴有时吐浊痰、胸闷气紧、苔白腻、脉弦滑等风痰久积见症。治宜涌吐风痰,用藜芦甘草汤。方未见,但从主药藜芦及甘草的药效可揣其大略。藜芦辛寒大毒,功善涌吐风痰;甘草和药解毒。诸药合用则风痰祛而诸症可愈。

【临床应用指要】

后世治此种病证,有用导痰汤(半夏、陈皮、茯苓、胆星、枳实、姜、枣)或指迷茯苓丸(半夏、茯苓、风化硝、枳壳、姜汁)等方者。

转 筋

【原文】

轉筋之爲病,其人臂脚直,脈上下行,微弦。轉筋入腹①者,雞屎白散主之。(三)

雞屎白散方:

雞屎白

上一味,爲散,取方寸匕,以水六合,和,溫服。

【校勘】

和,溫服:《肘后方·卷二》《外台·卷六》均作"煮三沸,顿服之,勿令病者知之",宜从。

【词解】

① 转筋入腹：指两腿筋脉拘挛疼痛,牵引至少腹。

【释义】

本条论述转筋入腹的证治。转筋是一种四肢筋脉拘挛、屈伸不利,甚至牵引作痛的病证。转筋一般多发生于下肢,转筋之甚者,其筋脉拘挛作痛,常从两腿延至少腹部,称为转筋入腹。脉寸关尺三部均见微弦之象,与痉病的"脉紧而弦,直上下行"同理,但转筋的挛急程度较轻,病位多为局部筋脉,故称微弦。鸡屎白性凉下气,其味苦咸,《别录》载之"破石淋及转筋,利小便",可知其具有利水泄热之功。以方测证,故本条当属于湿热伤筋之证,以鸡屎白散利湿除热。

【临床应用指要】

本方适用于湿热伤筋所致的转筋,后世王孟英的蚕矢汤(蚕沙、木瓜、黄豆卷、半夏、栀子)多宗此法。

【医案举例】

应用鸡屎白散治疗老年抽筋症 86 例,取鸡笼内陈年鸡粪 (色白者为佳) 适量,置瓦上焙黄,研末,每服 1 g。每日早、晚各 1 次,姜、红糖煲水冲服。结果:86 例患者中,7 日治愈 20 例,10 日治愈 26 例,15 日治愈 10 例;治愈 56 例,显效者 22 例,好转者 8 例。总有效率100％。结论:鸡屎白散治疗老年抽筋症疗效显著。[陈军梅,刘世恩. 鸡屎白散治疗老年抽筋症 86 例. 四川中医, 2007(5):58.]

阴 狐 疝 气

【原文】

陰狐疝氣者,偏有小大,時時上下,蜘蛛散主之。(四)

蜘蛛散方:

蜘蛛十四枚(熬焦)　桂枝半兩

上二味,爲散,取八分一匕,飲和服,日再服。蜜丸亦可。

【释义】

本条论述阴狐疝气的证治。阴狐疝气,是一种多为一侧阴囊发作性出现包块突起的病证。因其出没不定,像狐之出没无常,故名。轻者仅有坠胀感,重者由于阴囊牵引而致少腹剧痛。本病常因久立、咳嗽、长途行走、劳作用力而诱发或加重。《灵枢·经脉》云:"肝所生病者……狐疝。"结合方药性味,可知本条为寒气凝于厥阴肝经之证,治以蜘蛛散辛温通利,破郁结、散寒气。方中蜘蛛性微寒有小毒,熬焦令其毒减寒消,其功善破结利气;配桂枝辛温通利,入厥阴肝经以散寒气。两药相合,性温善行善破,则阴寒结气得以消散。

蜘蛛散证和寒疝皆因于寒,均有疼痛,但病位有异。寒疝之痛以绕脐为主,病位在腹中;本方证痛在少腹,病位在阴囊连及少腹。

【点疑指难】

对于方中所用蜘蛛的种类,今人有不同看法。如彭履祥认为宜选悬网的大黑蜘蛛,若误用花蜘蛛则恐中毒;亦有认为当用袋蜘蛛者,如王聘贤等。

【医案举例】

彭某,男,8岁,1955年上半年就诊。主诉:患阴狐疝已有6年。阴囊肿大如小鸡蛋,其色不红,肿物时而偏左,时而偏右,患儿夜卧时肿物入于少腹,至白昼活动时肿物坠入阴囊,而且肿物时有疼痛感觉,几年来曾服一般疏肝解郁、利气止痛等治疝气之药,但肿物依然出没无定,未见效果。患儿平素健康,饮食二便正常,余无所苦,舌苔不黄,舌质不红,脉象弦缓。诊断:寒气凝结肝经之阴狐疝。治则:辛温通利,破结止痛。方药:《金匮要略》蜘蛛散原方。大黑蜘蛛(宜选用屋檐上牵大蛛网之大黑蜘蛛,每枚约为拇指头大小,去其头足,若误用花蜘蛛则恐中毒)6枚,置磁瓦上焙黄干燥为末,桂枝三钱。上两味共为散,每日用水酒一小杯,一次冲服一钱,连服7日。效果:服药3日后疼痛缓解,7日后阴囊肿大及疼痛消失,阴狐疝痊愈,观察1年未见复发。[张家礼.蜘蛛散治阴狐疝验案一例.成都中医学院学报,1981(2):18.]

蛔 虫

一、常见脉症

【原文】

問曰:病腹痛有蟲,其脈何以別之?師曰:腹中痛,其脈當沉若弦,反洪大,故有蚘蟲。(五)

【释义】

本条论述蛔虫腹痛的脉象。腹痛是蛔虫病的主要症状,一般来说,腹痛脉多见沉或弦者,属里寒或气郁者多;若反见洪大而又无热象,乃是气乱之象,此常是蛔虫扰动所致。

【临床应用指要】

临床上若要确诊蛔虫病,还要参合其他症状,如眼白睛有蓝色斑、下唇黏膜有半透明状颗粒、面色萎黄有白斑、吐涎、鼻孔瘙痒、贪食不易消化、嗜食异物、大便不调、睡中龄齿、舌面有红点、苔剥脱等,X线检查所见肠内蛔虫阴影也可作为辅助诊断。蛔虫病诊断的直接证据是在患者粪便、呕吐物中找到蛔虫卵或成虫。

二、证治

(一) 虫痛证

【原文】

蚘蟲之爲病,令人吐涎,心痛發作有時,毒藥不止,甘草粉蜜湯主之。(六)

甘草粉蜜湯方:

甘草二兩　粉一兩　蜜四兩

上三味,以水三升,先煮甘草,取二升,去滓,内粉、蜜,攪令和,煎如薄粥,温服一升,差即止。

【释义】

本条论述蛔虫病的证治。吐涎为口吐清水,心痛是指上腹部疼痛,蛔虫在胃肠窜扰,故吐涎心痛;蚘动则痛作,蚘静则痛止,故腹部疼痛发作有时;用毒药杀虫未果,可先改用安蚘缓痛之法以缓疼痛之急,然后再求根治。甘草粉蜜汤中甘草、米粉、蜜皆是甘平安胃之剂,服后蚘安痛缓。

【点疑指难】

关于甘草粉蜜汤的组成和作用,历代医家一直有争议,有的认为"粉"当为米粉以安蚘,如以孙思邈、魏荔彤、丹波元简、黄树曾等为代表;有的认为"粉"当为铅粉以杀虫,以赵良仁、徐彬、朱光被、尤怡等为代表。

【临床应用指要】

临床运用本方时,方中的"粉",可根据病情恰当选择。若安蚘一般用米粉;欲诱杀蚘虫,可取铅粉。但铅粉有毒,要谨慎使用。应用该药时,一定要注意用药总量、药物剂量比例和入药剂型,以免中毒。三药的用量比宜遵照仲景原意,即甘草、铅粉、蜜三药的用量之比为2∶1∶4,或铅粉不超过总量的 0.75%。据《中药大辞典》载,铅粉内服:研末,0.9～1.5 g,或入丸、散,不入煎剂。可供参考。

【医案举例】

余曾仿《金匮要略》甘草粉蜜汤之意治愈 1 例蛔厥患儿。该患儿 3 岁,因腹痛,父亲给服"一粒丹"若干,腹痛转剧,呈阵发性,痛时呼号滚打,甚则气绝身冷,并吐出蛔虫 10 余条。住院后一面输液纠正水电解质平衡,一面中药安蛔。处方:山药 30 g,甘草 60 g,共研为极细末,放入白蜜 60 g 中,加水适量稀释之,令频频喂服。初起随服随吐,吐出蛔虫 40 余条,此后呕吐渐止,并排便数次,所排之物,粪便无几,悉为虫团,前后经吐泻排虫达 300 余条,病好告愈。[郭霭春.急重病治验四则.广西中医药,1983(4):6.]

(二) 蛔厥证

【原文】

蚘厥者,当吐蚘,令病者静而復時煩,此爲臟寒,蚘上入膈,故煩,須臾復止,得食而嘔,又煩者,蚘聞食臭出,其人當自吐蚘。(七)

蚘厥者,烏梅丸主之。(八)

烏梅丸方:

烏梅三百個　細辛六兩　乾薑十兩　黃連一斤　當歸四兩　附子六兩(炮)　川椒四兩(去汗)　桂枝六兩　人參六兩　黃柏六兩

上十味,異搗篩,合治之,以苦酒漬烏梅一宿,去核,蒸之五升米下,飯熟搗成泥,和藥令相得,内臼中,與蜜杵二千下,丸如梧子大。先食飲服十丸,日三服,稍加至二十丸。禁生冷滑臭等食。

【校勘】

令:《玉函》作"今",宜从。

【释义】

第七、第八两条论述蛔厥的证治。蛔虫本寄生于肠间,性喜温而恶寒,今中气虚而寒热错杂,蛔避寒就温,故上行入膈,虫扰则烦;蛔得温则安,故须臾复止。得食而呕,又烦者,为蛔闻食臭,复上而求食,因此烦闷又作,严重者蛔亦随之而吐,或致蛔厥。蛔厥是指因蛔虫扰动而剧烈腹痛,甚至因之而四肢厥冷、冷汗淋漓的病证。故治以温养脏腑、寒温并用,虚实并调,安蛔止痛,用乌梅丸。方中苦酒渍乌梅安蛔止痛为主药;黄连、黄柏清热安蛔;川椒、细辛、干姜、附子、桂枝温阳散寒,安蛔止痛;人参、当归、蜜补气行血,安中扶正。

蛔厥之厥,当与《伤寒论》的脏厥相比较。脏厥脉微而厥,肢冷烦躁,无暂安时,为孤阳将绝之候,宜四逆、白通加猪胆汁之类急救之;蛔厥四肢虽厥冷,但冷也多不过肘、膝部,与阳气衰微的四逆汤证有程度的不同。蛔厥之厥较轻,故宜乌梅丸温胃补虚安蛔即可。

【临床应用指要】

乌梅丸具有燮理阴阳,调虚实寒热,使之归复于平和之效。该方邪正兼顾,寒热并用,不仅可以用于蛔厥和久痢,而且对病机属正气不足、寒热错杂的各科疑难杂症,酌情加减应用每能取得较好的疗效。

【医案举例】

王某,女,48 岁,1994 年 8 月 5 日初诊。患者于 1 日前开始右上腹部疼痛,状似钻顶,宛如刀绞,疼痛时发时止,伴有恶心,呕吐黄水,吐蛔 1 条,胃中灼热嘈杂,呻吟不已。刻诊:面色青黄,右上腹部疼痛拒按,手足厥冷,不欲饮,口臭,舌质紫暗苔腻,脉沉弦而紧。证属厥阴脏寒,肝胆气机不调,腹中蛔虫上扰,而致阴阳不相顺接之蛔厥证。属仲景法,以乌梅丸治之。处方:附子 10 g、干姜 7 g、肉桂 7 g、当归 15 g、党参 15 g、黄连 17 g、黄柏 15 g、蜀椒 19 g、细辛 4 g、乌梅 20 g,药进 2 剂,疼痛稍减,能忍受。服 3 剂,疼痛呕吐均止,手足已温,能安然入睡,唯有胃中不适,嘈杂,纳谷不香,舌苔白腻稍退。守方加榔片 20 g、苦楝根皮 15 g,续服 2 剂,便蛔虫 20 余条,诸症悉除,随访 2 年未发。[韩玉香,等. 乌梅丸临床应用体会. 内蒙古中医药杂志,2000(3):39.]

内 容 归 纳

跌蹶——太阳经伤——刺腨(一条)

手指臂肿——风痰阻膈,流窜筋脉——藜芦甘草汤方(二条)

转筋——湿热伤筋——鸡屎白散方(三条)

阴狐疝气——寒气凝于厥阴肝经——蜘蛛散方(四条)

蛔虫 { 常见脉症(五条)
证治 { 虫痛证——甘草粉蜜汤方(六条)
       蛔厥证——乌梅丸方(七、八条)

妇人妊娠病脉证并治第二十

导学

本篇介绍了有关妊娠的诊断和妊娠期间常见病的成因、脉症、辨证施治等内容，为后世胎孕学说奠定了坚实的理论基础。通过学习，应掌握癥病的治法，妊娠下血和妊娠腹痛的脉症、主要方药组成、辨证论治思路；熟悉妊娠呕吐和胎动不安的证治；了解妇人妊娠病的范围、胎与癥病的鉴别和妊娠水气及小便难的证治。

本篇专论妇女妊娠期间常见疾病的证治。妊娠病，又称胎前病，是指发生于妊娠期间，与妊娠有关的病证。

本篇内容有妊娠的诊断，妊娠与癥病的鉴别及证治，以及妊娠呕吐、腹痛、下血、小便病变、水气等病证的诊断和治疗。其中的重点在于妊娠腹痛和妊娠下血，这些病证可以影响孕妇的健康和胎儿的正常发育，甚至导致堕胎、小产，危及孕妇生命，故这方面的论述比较详细具体。此外，本篇对安胎养胎亦提出了方法。

《金匮要略》首创妇人妊娠病及胞阻、妊娠小便难、妊娠有水气、妊娠呕吐等病证名，对妇科临床具有重要指导意义。但一些已被后世的病证名所取代，如胞阻取代为胎动不安、胎漏等；妊娠小便难取代为子淋；妊娠水气取代为子肿；妊娠呕吐取代为恶阻。本篇有关妊娠呕吐、下血、腹痛、小便难、有水气、胎动不安等妊娠期间常见病治方，一直被历代医家推崇并有效地指导着妇科病的治疗，故本篇有重要的临床价值。

一、妊娠诊断与恶阻轻证调治

【原文】

師曰：婦人得平脈①，陰脈②小弱，其人渴，不能食，無寒熱，名妊娠，桂枝湯主之。方見下利中。於法六十日當有此證，設有醫治逆者，却一月加吐下者，則絶之。（一）

【校勘】

"渴"，《金匮要略心典》作"呕"。

【词解】

① 平脉：指平和无病的脉象。

② 阴脉：指尺部脉。

【释义】

本条论述妊娠恶阻轻证的证治。妇女停经以后，诊得脉象平和，唯尺部脉象较关脉稍见小弱，同时又见作呕、不能食等症，是为恶阻现象，又称妊娠呕吐，当为妊娠反应。因身无寒热，知病不属外感,而为妊娠的反应。妇女在妊娠 2 个月左右,尺脉多见滑象,即《素问·阴阳别论篇》所谓"阴搏阳别,谓之有子"。今阴脉小弱,乃胎元初结,经血归胞养胎,胎气未盛,阴血显得相对不足,故尺脉稍弱。冲为血海,冲脉隶属于阳明,妇人初妊,即出现上述作呕、不能食诸症,是由于阴阳失调,冲脉之气犯胃,使得胃气上逆、脾胃不和之故。这时可用桂枝汤化气调阴阳,以使脾胃调和,则恶阻可愈。

妊娠恶阻一般在停经 60 日左右较明显,故原文说:"于法六十日当有此证。"这是正常的生理反应,大多不必治疗,若注意休息、饮食调护,在 3 个月左右反应即可自行消失。假若在初起,由于医生用药不当,失治或误治,而使妊娠恶阻病情加重,刚刚 1 个月左右即出现剧烈的呕吐、下利等症状,则势必损伤胎气,有导致流产的可能,故曰"则绝之"。

【点疑指难】

对于本条"则绝之"三字,历来医家注释分歧,主要有三种解释。① 作断绝其妊娠解,如唐宗海;② 作谢绝医药解,如魏荔彤;③ 作加以治疗、杜绝病根解,如徐彬。

【临床应用指要】

桂枝汤用于妊娠恶阻的指征为妊娠早期不能进食,恶心呕吐,神疲体倦,舌淡红,苔薄白润,脉象无明显异常者。根据临床体验,本方用于妊娠初期、胃气虚弱者颇效;若胃虚有热、心烦作呕者,则不适宜。

【医案举例】

李某,女,24 岁,1985 年 9 月 18 日初诊。患者停经 45 日后,突感周身畏寒,以后每日早晨起床后发生恶心呕吐,所吐之物多系清涎。头目眩晕,倦怠嗜睡,择食厌食。尿乳胶试验阳性。诊为妊娠恶阻,舌苔薄白而润,脉象细滑。治宜调和气血,降逆止呕。方选桂枝汤加味:桂枝、白芍、鲜生姜各 6 g,甘草 3 g,法半夏、茯苓各 10 g,陈皮、砂仁(后下)各 5 g,大枣 4 枚。另以伏龙肝 30 g 煎取清汁,代水熬药。药尽 2 剂,畏寒消失,呕恶渐止,续服 3 剂,诸恙尽瘥。[邵继棠.桂枝汤治疗妊娠恶阻.四川中医,1986,32(11):34.]

二、胎癥鉴别与癥病治疗

【原文】

妇人宿有癥病①,經斷未及三月,而得漏下不止,胎動在臍上者,爲癥痼害。妊娠六月動者,前三月經水利時,胎也。下血者,後斷三月衃②也。所以血不止者,其癥不去故也,當下其癥,桂枝茯苓丸主之。(二)

桂枝茯苓丸方:

桂枝 茯苓 牡丹(去心) 芍藥 桃仁(去皮尖,熬)各等分

上五味,末之,煉蜜和丸,如兔屎大,每日食前服一丸。不知,加至三丸。

【词解】

① 宿有癥病:谓旧有癥积之病。

② 衃(pēi 胚):指色紫黑而晦暗的瘀血。

【释义】

本条论述癥病和妊娠的鉴别,以及癥病的证治。妇人素有癥积之病,现停经未及 3 个月,忽又漏下不止,并觉脐上似有胎动,此乃癥病影响所致,不属真正胎动。因胎动一般俱在受孕 5 个月左右且多在小腹或脐部出现,而不会在脐上,故说是"癥痼害"。从"妊娠六月动者"至"后断三月衃也"

一段,乃属插笔,进一步说明妊娠和癥病的鉴别。如果受孕前 3 个月月经正常,受孕后胞宫又按月逐渐胀大,按之柔软不痛,经停 6 个月自觉有胎动者,此为妊娠;若前 3 个月经水失常,后 3 个月才停经不行,胞宫也非按月增大,按之疼痛,又见漏下少量紫黑色血不止,并觉脐上似胎动一般有跳动感,此乃属"虾",虾是瘀积所致。癥积不去,漏下不会停止,故曰"所以血不止者,其癥不去故也",只有祛其宿癥,才能使瘀祛漏止,故治用桂枝茯苓丸祛瘀化癥。方中桂枝通利血脉;茯苓淡渗利水安正气;芍药和营养血;桃仁、丹皮消瘀化癥。因癥积有形,不可峻攻猛破,故炼蜜为丸,并从小量开始服,皆含渐消缓散之意,以达到化瘀消癥而不伤正的目的。

【点疑指难】

对于本条的解释,历代注家多认为是癥胎互见之症,即宿有癥病又兼受孕,并因宿有癥病致使孕后漏下不止。故均以"有故无殒"之旨,作为使用本方的理论依据。但从临床实践看,素有癥病而又受孕者,毕竟少见,而解释为癥和胎的鉴别,及癥病的治疗似更有临床意义。

【临床应用指要】

应用本方获效的关键是紧扣瘀血阻滞、寒湿(痰)凝滞的病机。临床上如见素有癥病史,常见小腹胀满疼痛,或有癥块;或是经行异常,如闭经数月后又出现漏下不止;或是伴下血色暗夹块及舌质紫暗等瘀血症状,俱可选用本方。若阴道下血反多,腰酸腹痛较甚,则非本方所宜。该方用于癥病下血不止时,服药量宜小,以免量大力猛加剧出血。临证运用本方,要注意中病即止,不可过服。

【医案举例】

周某,女,35 岁,农民。停经 3 个月余,食少纳差,体倦泛呕,自以为受孕。半月前忽见阴道下血,腹中坠痛,前医按胎动下血论治,叠进益气安胎、养血止血之剂 10 余付,罔效,前来就诊。症见:少腹胀满,拒按刺痛,下坠,夜间脐有跳动,下血晦暗,滴沥不断,腰酸乏力,精神不振,舌淡紫暗,脉涩。据脉参症,此乃癥积为患,非胎也。病家不以为然。余曰:胎何能 3 个月始动,下血半月何胎能存,数进止血安胎之剂因何不效? 病家默然,即以桂枝茯苓丸合下瘀血汤之复方祛瘀消癥,推陈致新。处方:桂枝、茯苓、丹皮、赤芍、桃仁各 15 g,大黄、䗪虫、甘草各 12 g。2 剂,水煎服。药进 1剂,阴道下血量多,进 2 剂腹中绞痛,难以忍受,遂下一扁圆形紫暗血块,形似烂肉,外附弹子大白色水泡,连接一起,尤如一串串葡萄覆盖其上,腹痛顿减。病家请余视之,乃西医所谓葡萄胎也,斯属祖国医学癥积范畴。药既中的,逐邪务净,嘱守原方追服 1 剂。药后又下此物 1 块,前后约重1.5 kg,兼杂墨紫色血水甚多,腹痛消失,下血逐渐停止。患者现面色㿠白,汗出乏力,如同产后,乃失血过多、气血亏虚之故。继以当归补血汤加入人参益气养血,调理一旬而愈。1 年后怀孕,生一男婴,母子健康,随访至今,身体健壮。[张法运,等. 经方治疗葡萄胎验案一则. 河南中医,1989(5):20.]

三、证治

(一) 腹痛

1. 阳虚寒盛

【原文】

妇人懷娠六七月,脉弦發热,其胎愈脹,腹痛恶寒者,少腹如扇①,所以然者,子臟②開故也,当以附子湯温其臟。方未見。(三)

【词解】

① 少腹如扇:谓少腹作冷,有如被风吹之感。

② 子脏：即子宫。

【释义】

本条论述妊娠阳虚寒盛腹痛的证治。妊娠六七月时，忽然出现脉弦发热，腹痛恶寒，并自觉胎更胀大，尤其少腹作冷，感觉如被风扇之状，这是阳虚阴盛、阴寒侵害胞胎之故。其脉见弦象，可知发热非外感而为虚阳外浮之象；因阴寒内盛，阳虚不能温煦胞宫，故自觉胎愈胀大、腹痛恶寒、少腹感觉冷如风吹之状。值此子脏欲开未开之际，急当温阳散寒，暖宫安胎，宜用附子汤。方中附子温壮元阳，散下焦之阴寒，人参补气固胎；白术、茯苓健脾除湿以安胎；芍药益阴和营，兼制约附子燥烈之性。

【点疑指难】

附子汤原方未载，前人注解，皆谓可用《伤寒论》少阴篇的附子汤(炮附子二枚，茯苓、芍药各三两，白术四两，人参二两)。但附子有破坚堕胎之弊，这是因为附子辛热有毒，有耗津液、损胎元的可能。故后世将其列为妊娠禁忌药，胎前诸证极少应用。但确属阳虚寒盛的妊娠腹痛时又必须用此，应以辨证准确无误为前提，并要与扶正安胎的人参、白术等配伍使用。且要注意用量和煎服法，密切观察，以防伤胎。

【临床应用指要】

应用附子汤的关键是紧扣阳虚寒盛腹痛的病机。妇人怀娠六七月，出现显著的腹胀欲坠感，伴有腹痛、腹部恶寒，下腹部冷感有如凉风吹拂般、发热而脉弦等症，皆为其常见的选方指征。亦可以本方重剂煎汤温洗或热敷腹部治疗本证。

【医案举例】

王某，女，24 岁。怀孕 6 个月多，腹痛已半个月余，经本院妇产科检查，胎无异常，用青霉素及止痛剂数日无效，转中医诊治。刻诊：腹冷痛，下坠感，夜间尤甚，按之痛减，恶寒身倦，纳差腹胀，面色苍白，大便溏，小便清，舌苔白滑，脉沉弱。脉症合参，此为阳虚里寒证，治以暖宫散寒，方用胶艾汤去生地，加苏梗、乌药，连服 2 剂不效，忆思《金匮》有云："妇人怀娠六七月……腹痛恶寒……少腹如扇……当以附子汤温其脏。"遂用附子汤加味：附子、茯苓、桂枝各 10 g，党参、白术、白芍、当归各 15 g。先服 1 剂，痛减，再服 1 剂愈。[孙长德.附子汤在妇科病的运用.新中医，1987(12)：40.]

2. 肝脾失调

【原文】

婦人懷妊，腹中疗①痛，當歸芍藥散主之。(五)

當歸芍藥散方：

當歸三兩　芍藥一斤　芎藭半斤一作三兩　茯苓四兩　白朮四兩　澤瀉半斤

上六味，杵爲散，取方寸匕，酒和，日三服。

【词解】

① 疗(xiǔ朽)痛：谓腹中拘急不舒，绵绵作痛。

【释义】

本条论述肝脾不和妊娠腹痛的证治。妊娠期间，阴血以养胎。肝藏血，脾生血，血为胎之本；现妊娠腹中拘急，绵绵作痛，或胎动不安，小便不利，足跗浮肿等症，病由脾气虚弱、肝血不足、肝脾失调、气血郁滞所致。肝虚气郁则血滞，脾虚气弱则湿胜。治当养血疏肝、健脾利湿，方用当归芍药散。方中重用芍药养血和营，柔肝缓急止痛，助以当归、川芎调肝养血；重用泽泻渗湿下行；白术、茯苓益气健脾，补土制水。全方药仅六味，分为两组，配伍成方，具有养血疏肝行血滞、健脾益气利湿浊之效；用之可使肝脾两调，腹痛诸症可除。

【点疑指难】

对疞痛的读音和理解,历代医家主要有两种观点。一是认为读"xiǔ(杇)痛",指"缓痛",即绵绵作痛,如徐彬、陈念祖等;二是认为读"jiǎo(绞)痛",指"急痛"或"绞痛",如尤怡、吴谦等。

【临床应用指要】

当归芍药散养血益气,疏肝健脾,活血利水,肝脾两调,开创了调和肝脾的大法。针对的病机与肝脾失调、气郁血滞湿阻有关。临床运用本方,应掌握以下指征:如腹痛绵绵或拘急而痛,面唇少华,眩晕耳鸣,爪甲不荣,肢体麻木,或月经量少、色淡,甚则闭经,脉象弦细等肝虚血少证;以及纳呆食少、带下清稀、面浮肢肿、泄泻或小便不利等脾虚湿停证。

【医案举例】

李某,女,28岁,1978年3月12日初诊。妊娠3个月,常觉小腹绵绵作痛,并感头晕,心烦,口微苦,纳呆。1977年曾经坠胎1次。诊见:形体消瘦,面色萎黄,舌质淡红,苔薄黄,脉虚细。证属血虚妊娠腹痛,治宜养血行气、缓急止痛。药用:当归9 g,白芍12 g,白术10 g,茯苓9 g,川芎4.5 g,砂仁3 g,阿胶9 g(烊化),菟丝子10 g,泽泻6 g,黄芩6 g,黄芪15 g。服药1剂痛减,3剂诸症明显减轻,直至足月分娩。[程如海. 张仲景疾病学. 北京:中国医药科技出版社,2005:231.]

(二) 胞阻

【原文】

师曰:妇人有漏下者,有半产后因续下血都不绝者,有妊娠下血者,假令妊娠腹中痛,爲胞阻[1],膠艾湯主之。(四)

芎歸膠艾湯方:一方加乾薑一兩。胡氏治婦人胞動,無乾薑。

芎藭 阿膠 甘草各二兩 艾葉 當歸各三兩 芍藥四兩 乾地黃

上七味,以水五升,清酒三升,合煮取三升,去滓,内膠,令消盡,溫服一升,日三服。不差,更作。

【校勘】

《二注》本干地黄为六两。

【词解】

① 胞阻:指妊娠下血伴腹痛的病证。

【释义】

本条论述妇人三种下血的证治。妇人下血之证,常见三种病情。一为经水淋漓不断的漏下;二为半产后的持续下血不止;三为妊娠胞阻下血。这些下血,病因虽有不同,但其病机相同,总由冲任脉虚、阴气不能内守所致。治宜调补冲任、固经养血,故用胶艾汤一方统治之。

"假令"两字,是承上文所言,意谓假若妊娠下血,而又腹中痛者,此为胞阻。因冲任失调,阴血下漏,不能入胞养胎,阻碍其正常发育,故称为"胞阻",亦有称为"胞漏"者,意义相同。胶艾汤以地黄、当归、芍药、川芎四味养血和血,阿胶养阴止血,艾叶温经暖胞,甘草调和诸药,清酒以行药力。合而用之,可以和血止血,暖宫调经。亦治腹痛、安胎,实为妇科中的要方。

【临床应用指要】

应用胶艾汤治疗妇人下血的关键是紧扣冲任虚寒、失于温摄、血虚兼寒的病机。妇人所下血之色浅淡或暗淡、质清稀,伴头晕目眩、神疲体倦肢冷、舌淡脉细等,皆为其常见的选方指征。符合上述病机、主症的崩漏、胞阻或胎动不安,均可用之。但如血分有热,或由癥痼为患,以致漏下不止者,本方宜慎用。

【医案举例】

邹某,女,30岁。已流产3次,大多在3~4个月。今次妊娠近3个月。少腹坠痛,时挛缩,且有恶冷感,阴道流血少许,腰酸但不痛,纳如常,仍坚持工作。苔中根微黄,质微红,脉细滑。西医已诊为习惯性流产。中医诊断为冲任虚损之胎漏。投以胶艾四物汤加味:熟地15 g,生地10 g,川芎3 g,白芍30 g,阿胶珠10 g,黑艾叶10 g,杜仲炭10 g,黄芩10 g,白术10 g,甘草5 g。3剂,水煎服。嘱安静休息。药后少腹寒痛已缓,阴道流血已止。上方3剂,诸症已消。继以当归芍药散调服3个月。足月分娩。[李文瑞.金匮要略汤证论治.北京:中国科学技术出版社,1993:703.]

(三)恶阻重证

【原文】

妊娠嘔吐不止,乾薑人參半夏丸主之。(六)

乾薑人參半夏丸方:

乾薑 人參各一兩　半夏二兩

上三味,末之,以生薑汁糊爲丸,如梧子大,飲服十丸,日三服。

【释义】

本条论述胃虚寒饮妊娠恶阻重证的证治。恶阻本是妇人妊娠常有的反应,多由胃虚胎气上逆所致。但妊娠反应多持续时间不长,一般可自然而愈。本证呕吐不止,为妊娠反应较重,病机是脾胃虚弱、寒饮内停、浊气上逆。并且持续时间长,一般药物又不易治愈,故宗"有故无殒"之意用干姜人参半夏丸治疗。方用干姜温中散寒,人参扶正益气,重用半夏、生姜汁,以涤饮和胃,降逆止呕,共奏温中补虚、涤饮降逆之功。

【点疑指难】

对于用半夏、干姜治疗妊娠恶阻,后世医家多有争议,也有将其列为妊娠禁忌之药。但胃虚寒饮恶阻,呕吐较为顽固,用一般的温中散寒、化饮降逆方不能取效时,用干姜人参半夏丸就最为合适。但在临证时应辨证确属胃虚寒饮恶阻重症,并谨慎使用。一要使用制半夏;二要与人参配伍,防干姜、半夏碍胎。

【临床应用指要】

干姜人参半夏丸是治疗中虚寒饮恶阻重证的要方,临床疗效确切。凡呕吐不止,并伴有口干不渴,或渴喜热饮,头眩心悸,舌淡苔白滑,脉弦,或细滑等兼症者,用之最为适宜;若系胃热而阴伤者,则应禁用。若呕吐频繁,汤药难下者,也可将诸药研细粉,用舌频频舔服,亦可收到止呕效果。

【医案举例】

周某,女,22岁,护士,1986年4月诊。停经2个月余,半月来胃纳不佳,饮食无味,倦怠嗜卧,呕吐物清稀澄清或干呕吐逆,口涎增多,面色苍白,胸脘痞塞,喜暖喜按,舌淡红边有少许齿印,苔白而滑,脉沉略滑。辨证:妊娠恶阻,虚寒吐逆。治则:温中散寒,降逆止呕。干姜人参半夏汤主之:干姜20 g,党参24 g,半夏12 g(先煎1小时),白术、砂仁各9 g,生姜3片。水煎服,日1剂。服2剂后,呕吐大减;再服2剂呕止食增,一如常人。[潘端.干姜人参半夏汤治疗妊娠恶阻.四川中医,1986(11):34.]

(四)小便难

【原文】

妊娠,小便難,飲食如故,當歸貝母苦參丸主之。(七)

當歸貝母苦參丸方：男子加滑石半兩。

當歸　貝母　苦參各四兩

上三味,末之,煉蜜丸如小豆大,飲服三丸,加至十丸。

【释义】

本条论述妊娠血虚热郁小便难的证治。妊娠小便难,又称妊娠小便不利,或子淋,指妊娠期间出现尿频急,伴小便涩滞,淋漓不畅,或灼热疼痛。妊娠但见小便难而饮食一如常人者,可知其病在下焦,而不在中焦。由于怀孕之后,血虚有热,气郁化燥,膀胱津液不足,故致小便难而不爽。治以当归贝母苦参丸,用当归和血润燥;贝母利气解郁,兼治热淋;苦参利湿热,除热结,与贝母合用,又能清肺而散膀胱之郁热。总之,本方使血得濡养,气化热除,膀胱通调,则小便自能畅利。

【点疑指难】

有医家提出本条"小便难"应是"大便难"之误;但中医五版教材《金匮要略讲义》指出,从临床上看,凡血虚有热、津液不足而小便难之证,一般伴有大便难的症状,故本方可兼治。

【临床应用指要】

当归贝母苦参丸主治妊娠血虚热郁的小便难。其脉症特点为小便短黄不爽,或尿频尿急、淋漓涩痛,伴小便灼热、小腹胀痛,舌质红,苔薄白或黄,脉细小弦滑。后世方书关于"子淋"的记载,实际是在本条基础上的发展。

值得注意的是,本证虽与湿热有关,但不可通利太过,否则不仅耗伤津血,还恐引起滑胎。

【医案举例】

陈某,女,24岁,1976年6月15日诊。第二胎怀孕3个多月,小便不通已8日,经治无效。少腹胀坠,尿时更甚,小便点滴不能成流,食欲稍减,口渴微苦,不敢多饮。脉左沉细、右中取微现弦滑,舌质红、苔薄白微腻。证属血虚热郁,膀胱津液涩少。治宜养血润燥,清热散结。当归、贝母、苦参、南沙参、柴胡、黄芩、白芍、麦冬各12 g,半夏、泽泻、大枣各10 g,生姜、川楝子各6 g,甘草3 g。1剂小便即通,2剂小便渐多,诸恙大减。稍加外感,咽痛微咳,前方加桔梗、薄荷,服2剂。后予沙参、百合、生地黄、麦冬、当归、白芍、桔梗、黄芩、知母、茯苓、紫菀、天花粉、甘草、川楝子等品,养血安胎、润肺清金而愈。[张汤敏.金匮要略方药新解.北京：化学工业出版社,2007：554.]

(五) 水肿

【原文】

妊娠有水氣,身重,小便不利,洒淅惡寒,起即頭眩,葵子茯苓散主之。(八)

葵子茯苓散方：

葵子一斤　茯苓三兩

上二味,杵爲散,飲服方寸匕,日三服,小便利則愈。

【释义】

本条论述妊娠水气的证治。妊娠水气即后世所称子肿,又称妊娠肿胀。妊娠水气,为阴盛阳气不化之病。水盛身肿,故身重;气化受阻,故小便不利;水停而阳气不能卫外,故洒淅恶寒;水阻清阳不升,故起即头眩。本证的形成,系由胎气影响,膀胱气化被阻,小便不利而成水肿,关键在于气化不行。所以,不用温阳行水之剂,而治以葵子茯苓散,通窍利水。方取葵子(即冬葵子)之善于滑利窍道者,配以茯苓淡渗利水,使小便通利,水有去路,则气化阳通,诸症可愈。此亦叶桂"通阳不在温,而在利小便"之意也。但葵子能滑胎,故用量不宜过大,应研末为散分服。且本方为治标权宜之法,不可长期使用,一旦小便通利,则应停服。

葵子茯苓散和当归贝母苦参丸均能治妊娠期所发生的小便病变,但不同的是:本条是受胎气影响,气化被阻,小便不利而成水肿实证,为"小便不利",即小便不通畅之意,是由气化受阻、水出不畅之故,故以葵子茯苓散滑利通窍、利水通阳;第七条由于血虚有热,气郁化燥,津液不足而为"小便难",即不爽之意,是津液不足使然,故用当归贝母苦参丸养血润燥、清热散结。

【临床应用指要】

葵子茯苓散适应于膀胱气化不行、水气内停的妊娠水肿实证。多发生于妊娠中晚期,以身体沉重、足跗或全身肿胀、小便不利、洒淅恶寒、起即头目晕眩等,为其常见的选方指征。

需要注意的是冬葵子用量不宜过大,如遇脾虚便溏,或素有半产、滑胎史者,则应谨慎。临床可参考陈念祖推荐的五皮饮(生姜皮、桑白皮、陈橘皮、大腹皮、茯苓皮各等分)加紫苏,此方具有较强的利水消肿作用而无滑胎之弊。

【医案举例】

肖某,女,23岁,初诊1975年5月6日。妊娠达月,下肢浮肿,时有头晕眼花,大便溏薄,脉右弦细数,左濡滑,血压150/100 mmHg。此乃脾运失健,水湿阻滞,肝阳偏亢。予以健脾利湿平肝,佐以引产之品。处方:冬葵子9 g,茯苓9 g,生白术9 g,苡仁12 g,白蒺藜12 g,钩藤12 g,天仙藤30 g,牛膝12 g,瞿麦12 g,赤芍9 g,2剂。二诊:下肢浮肿已退,头晕眼花减。但多见阳光,眼球作痛,有时心悸阵作。脉小滑数,苔薄白,血压120/80 mmHg。仍以平肝健脾,佐以养心。原方加枣仁9 g,磁石30 g。服至5月13日安然产育。[张建荣. 金匮证治精要. 北京:人民卫生出版社,1997:329.]

(六) 胎动不安

1. 血虚湿热

【原文】

妇人妊娠,宜常服当归散主之。(九)

当归散方:

当归 黄芩 芍药 芎䓖各一斤　白术半斤

上五味,杵為散,酒饮服方寸匕,日再服。妊娠常服即易产,胎无疾苦。产后百病悉主之。

【释义】

本条论述血虚湿热胎动不安的证治。妇人妊娠,最重视肝脾两脏。肝藏血,血以养胎;脾主健运,化饮食而输精微。假如妊娠之后,因耗血多而肝血虚易生内热;脾不健而失运易生湿。血虚湿热留聚,最易影响胎儿则胎动不安,故用当归散养血健脾、清化湿热。方中当归、芍药补肝养血,合芎䓖以疏气血之滞,白术健脾除湿,黄芩坚阴清热。合而用之,使血虚得补,湿热可除,而奏养胎、安胎之效。后世将白术、黄芩视为安胎圣药,其源概出于此。但这两味药只对脾胃虚弱、湿热阻滞的胎动不安者较为合适。

原文"常服"两字需要灵活看待。主要指妊娠而肝脾虚弱者宜常服之,并非妊娠无病而常服之药。方后"妊娠常服即易产,胎无疾苦,产后百病悉主之"等说,应当是从肝虚脾弱着眼,并不是产后百病都可以用当归散治疗的,故不宜将当归散作为安胎通用之方。

【临床应用指要】

当归散主治妊娠血虚湿热的胎动不安,临床上以腹痛、胎动不安、食少体倦、身体瘦弱、头晕烦热、舌淡苔黄腻、脉弦滑,而屡有半产、滑胎史等者,为其常见的选方指征。

临床上如用本方预防习惯性流产,可酌加补肾之品。一般散剂长期服用为好,汤剂短期服用为宜。

【医案举例】

房某,女,31岁,工人,1976年6月中旬来诊。自诉:1974年3月怀孕,孕后2个月,自觉全身疲乏困怠,食欲欠佳。3个月后妇检,胎不活泼,即住院观察。住院1个月查胎死腹中,即行手术治疗。1975年春又怀孕,2个月后又觉疲乏困倦,饮食减少,当时又入院观察,2个月后妇检,胎死腹中,又行手术治疗。1976年6月中旬来诊时又怀孕2个月余,自觉症与前两次无异,要求中医治疗。望患者精神倦怠,舌无苔,脉沉细无力略数。辨证:脉沉细无力为气血虚弱、平素胞寒脾虚之象,脉略数为热;脾虚则食难消,故食少;食积生脾火,水谷之精微因之耗减,胎即失去滋养之源,故致胎死腹中。方用当归散加味,以养血健脾、清热祛湿,加滋阴温养胞宫、调理气血之剂而收全功。方药:白术、茯苓、当归、白芍、熟地、黄芩、阿胶各15g,川芎10g,艾叶、甘草各5g。复诊:服3剂后自觉精神转佳,饮食渐增。效不更方,继服1个月。三诊:自述体力增加,饮食多进,诊其脉滑有力,再续服原方1个月,以巩固疗效。四诊:妊娠已5个月,无不良感,即停药观察。后顺产一健康女婴。体会:胎之所养在血,血得热则枯,胎之根蒂于脾,脾喜燥而恶湿。因此,养血清热、健脾祛湿为治此病之本。[梁国卿.妇科临床验案一则.辽宁中医杂志,1980(8):38.]

2. 脾虚寒湿

【原文】

妊娠養胎,白朮散主之。(十)

白朮散方:見《外臺》。

白朮　芎藭　蜀椒三分(去汗)　牡蠣

上四味,杵爲散,酒服一錢匕,日三服,夜一服。但苦痛,加芍藥;心下毒痛,倍加芎藭;心煩吐痛,不能食飲,加細辛一兩,半夏大者二十枚。服之後,更以醋漿水服之。若嘔,以醋漿水服之;復不解者,小麥汁服之。已後渴者,大麥粥服之。病雖愈,服之勿置。

【校勘】

《外台秘要·卷三十三·胎数伤及不长方三首》引“古今录验疗妊娠养胎,白术散方”为“白术、芎藭各四分,蜀椒三分汗,牡蛎二分……忌桃李雀肉等”,并附小注曰“裴伏张仲景方出第十一卷中”。可从。

【释义】

本条论述脾虚寒湿胎动不安的证治。妇女妊娠后,如脾虚而寒湿中阻,每见脘腹时痛,呕吐清涎,不思饮食,下白带,甚至胎动不安等症。故治以白术散健脾温中,除寒湿以安胎。方中白术健脾燥湿,芎藭和肝疏气,蜀椒温中散寒,牡蛎除湿利水,且白术配川芎,功能健脾温血养胎,蜀椒配牡蛎则有镇逆固胎的作用。白术散方后尚有随症加味和饮食调理法,若腹中拘急、疼痛较重者,加芍药以缓急止痛;寒湿阻遏、气滞血郁、心下胃脘痛甚者,加重芎藭用量,增强行气活血止痛之效;寒饮上逆、心烦呕吐、不能食者,加半夏、细辛,以散寒化饮、降逆止呕。一般服白术散后,可再给饮以酸浆水,以和胃化滞止呕;若呕吐较重,损伤胃气,可给服以小麦汁滋养胃气;服白术散后口渴者,给食以大麦粥养胃生津。

“妊娠养胎”是一句泛指词。若孕妇体健,无须服药养胎。若素禀虚弱,屡有半产或漏下史,或见胎动不安、漏红者,则需养胎、安胎。但白术散只适用脾虚而寒湿中阻之证,通过治病而达到保胎安胎的作用,无病则无需服用。

当归散和白术散均为调理肝脾、祛病安胎之剂。当归散侧重于调补肝血,多用于血虚而湿热不化之证;白术散重点在于温中健脾,多用于寒湿偏盛之证。临床选用时,除了细审病证外,还应考虑患者平素体质,方能确保无虞。

【临床应用指要】

白术散治脾虚寒湿致胎动不安,选方指征可见脘腹时痛,胎动不安,呕吐清涎稀水,纳少不食,倦怠少气,或白带较多,或下肢转筋,舌淡苔白滑,脉缓滑等。

【医案举例】

孙某,女,29岁,工人。1978年3月5日初诊:妊娠4个月余,3日前因饮食不慎而致上腹部隐痛不舒,泛吐清水,不思饮食,大便溏薄,日1~2次。昨起伴腰骶酸楚,小腹胀坠疼痛,虽经服西药未见好转。形体肥胖,舌淡苔薄白微腻,脉弦滑。病属胎动不安之脾虚寒湿证。治宜健脾温中,散寒除湿,以安胎气。方用白术散加味。焦白术9g,川椒5g,牡蛎15g,制川芎3g,砂仁3g,苏梗6g,焦六曲12g,菟丝子10g,制狗脊12g,炒白芍9g,炙甘草5g。4剂,水煎服。二诊:药后腹痛减,胃纳增,后继服5剂,诸症均除。[张秀萍,等.浅谈《金匮要略》的安胎法及其临床应用.浙江中医学院学报,1990,14(5):7.]

3. 心火气盛

【原文】

妇人伤胎,懷身腹滿,不得小便,從腰以下重,如有水氣狀,懷身七月,太陰當養不養,此心氣實①,當刺瀉勞宮及關元,小便微利則愈。見《玉函》。(十一)

【校勘】

太阴当养:《脉经》《诸病源候论》《千金要方》均有"妊娠七月,手太阴脉养之"的记载。

【词解】

① 心气实:气有余便是火,此指心火亢盛。

【释义】

本条论述心火气盛妊娠伤胎的证治。妇人伤胎,是指妊娠7个月左右,症见胞宫膨大,腹满,不得小便,腰以下沉重,如有水气状。究其病机,乃因妊娠7个月,正当手太阴肺经养胎之时,由于心气实而心火旺,肺金为心火所乘,以致太阴当养不养,使胎失所养,故胎气不顺;肺失通调,则水道不利,故发生上述诸症。治疗用针刺劳宫以泻心气,刺关元以顺胎气,气行则水行,小便通利,则诸症自愈。

【点疑指难】

本条有关妊娠针刺劳宫和关元穴,争论较大。劳宫在手掌中,为手厥阴心包经的荥穴;关元在脐下3寸,为任脉经穴,亦即小肠的募穴。此两穴有医家称为孕妇禁刺之穴,谓"穴不可妄用,刺之能落胎"。亦有谓刺之深浅适度,补泻得宜亦可。总之,非针刺手法熟练者,切莫轻试,若不审慎,易致流产或早产。

【临床应用指要】

后世医家逐月分经养胎之说,实源本于此。如南宋的齐仲甫在《女科百问》篇中,详细论述了"妊娠十月将养之法"。北齐的医家徐之才在《逐月养胎法》篇中,明确提出逐月分经养胎,对胚胎生长及妊娠注意调摄饮食、调怡心神、劳逸适当、房室节制、调和寒温等卫生保健和妇人妊娠病的防治问题,有较系统的论述。所以,关于逐月分经养胎的学说,对妇女妊娠保健、胎教等具有一定的指导意义。

内 容 归 纳

妊娠病
- 妊娠诊断与恶阻轻证调治(一条)
- 胎癥鉴别与癥病治疗(二条)
- 证治
  - 腹痛
    - 阳虚寒盛——附子汤(三条)
    - 肝脾失调——当归芍药散方(五条)
  - 胞阻——芎归胶艾汤方(四条)
  - 恶阻重证——干姜人参半夏丸方(六条)
  - 小便难——当归贝母苦参丸方(七条)
  - 水肿——葵子茯苓散方(八条)
  - 胎动不安
    - 血虚湿热——当归散方(九条)
    - 脾虚寒湿——白术散方(十条)
    - 心火气盛——刺泻劳宫及关元穴(十一条)

妇人产后病脉证治第二十一

导学

本篇介绍了妇人新产后三病、产后腹痛、产后中风、产后下利、产后烦乱呕逆等常见疾病的辨证施治。通过学习,应掌握妇人产后腹痛的辨证、治法、方药;熟悉产后中风、烦乱呕逆、下利的证治;了解产后三病的成因及证治。

本篇专论妇人产后常见病的证治,包括产后三病(痉病、郁冒、大便难)、产后腹痛、产后中风、产后下利和产后烦乱呕逆等。由于产后气血亏虚,且多汗出,腠理不固,易受邪气侵犯,同时产后恶露若排出不净,也可致瘀血内阻,故妇人产后病具有"多虚多瘀"的特点。本篇治疗产后病,既重视照顾体质,又强调全面辨证。因此,多采用祛邪安正、邪正兼顾的原则,即"不拘于产后,勿忘于产后"。

篇中提出的产后痉病、产后大便难、产后腹痛等病名至今临床仍然沿用,而产后郁冒、产后中风现多归于产后发热。本篇条文虽然不多,不能包含所有产后病,但内容精要,特别是产后病的治疗原则,不仅对后世妇科临床具有重要的指导意义,而且对研究产后病的辨证论治规律亦具有重大贡献。

一、产后三病

(一) 成因

【原文】

问曰:新产妇人有三病,一者病痉,二者病鬱冒①,三者大便難,何謂也? 師曰:新産血虚,多汗出,喜中風,故令病痉;亡血復汗,寒多,故令鬱冒;亡津液,胃燥,故大便難。(一)

【词解】

① 郁冒:郁,郁闷不舒。冒,昏冒且目不明,如有物冒蔽。郁冒即指头昏目眩、郁闷不舒。

【释义】

本条论述产后三病的成因和病机。痉病,是由于产后失血、多汗,津血耗伤,同时产后气血两虚,腠理不固,复感风邪,化燥复伤阴液,使筋脉失于濡养而挛急所致。郁冒,是由于产后亡血,多汗,津血亏虚,复感寒邪,表气郁闭,阳气不能外达,逆而上冲而成。大便难,是由于产后失血,多汗,津液重伤,肠道失于濡润,传导失司而致。

【临床应用指要】

产后痉病、郁冒、大便难三病虽然临床表现不同,但亡血伤津的病机则一,故治疗均应以顾护津液为前提。

产后郁冒和产后血晕不同。产后血晕是指产妇分娩数小时内,突然头晕眼花,不能坐起,或心胸满闷,恶心呕吐,痰涌气急,心烦不安,甚则神昏口噤,不省人事的病证。是由于产后失血过多,血不上荣,或产后恶露不下,瘀血上冲所致。病情危急,抢救不及时可导致死亡。产后郁冒是指产后数日,出现头目眩晕,郁闷不舒,甚则发生一时性的昏厥的病证。是由于产后血虚津伤,致阴虚阳盛,复感寒邪,则阳不外泄,逆而上冲所致。

(二) 证治

【原文】

产妇鬱冒,其脉微弱,嘔不能食,大便反堅,但頭汗出。所以然者,血虚而厥①,厥而必冒。冒家欲解,必大汗出。以血虚下厥,孤陽上出②,故頭汗出。所以产妇喜汗出者,亡陰血虚,陽氣獨盛,故當汗出,陰陽乃復。大便堅,嘔不能食,小柴胡湯主之。方見嘔吐中。(二)

【词解】

① 厥:上逆之意。

② 孤阳上出:阳气独盛而上逆之意。

【释义】

本条论述产妇郁冒兼大便难的病机和证治。"所以产妇喜汗出者,亡阴血虚,阳气独盛,故当汗出,阴阳乃复",是说明产妇喜汗出的机制。产妇因亡血多汗,阴血亏损,阳气偏盛,阴阳失调,故通过汗出损阳,使阴阳达到相对平衡。此时若感受寒邪,使表气郁闭,则偏盛之阳上逆,故致头昏目眩、郁闷不舒,并见"但头汗出"而成郁冒。"冒家欲解,必大汗出",指出了郁冒的治法,此"大汗出"并非大汗淋漓,是相对"头汗出"而言,即指周身津津有汗,以衰减偏盛之阳气,此即"损阳就阴"。由于阳盛而上逆,夹津液外泄,故见但头汗出;胃失和降则呕不能食;津亏血少,肠失濡润则大便坚,阴亏正虚则脉微弱。治用小柴胡汤和利枢机,扶正达邪,使气机调畅,阴阳调和,诸症自除。

【点疑指难】

妇人产后本已血虚津亏,治用"大汗出"能否导致阴液更伤?注家观点认为郁冒虽主要以血虚津亏为主,但又有外邪郁闭,如不用汗法,不但外邪不散,而且更易伤阴液,故用周身汗出之法,既可祛邪,又能衰减偏盛之阳,使阴阳达到相对平衡。

【临床应用指要】

本条说明产妇喜汗出为生理性的,是人体自动调节阴阳的功能;而但头汗出则是郁冒的主要病机所在,也是郁冒的一个重要临床症状。故欲使郁冒解,必得周身汗出津津,方能"阴阳乃复"。

【医案举例】

刘某,女,25岁,1989年11月7日初诊。产后4日突然寒战发热,伴头痛口渴,约1小时后热退症减,连续3日午后发作,曾服西药无效。自述寒热时作,头晕头痛,胸闷脘痞,干呕口苦,小便疼痛,大便调,产后7日恶露量少,乳汁通畅,体温39℃,皮肤无斑疹,舌质淡红,苔薄黄,脉弦数。查血、尿常规无明显异常。证属产后体虚,外邪乘虚犯及少阳。治以和解少阳,佐以养血化瘀,方用小柴胡汤合生化汤加减。处方:柴胡15g,黄芩15g,党参15g,半夏12g,当归12g,桃仁10g,川芎10g,白术12g,青蒿30g,甘草6g,生姜10g,大枣5枚。3剂后寒热未作,恶露正常,又进2剂而瘥。[姜群英.等.小柴胡汤治疗妇科疾病举隅.江苏中医,1998,19(6):32.]

【原文】

病解能食,七八日更發熱者,此爲胃實,大承氣湯主之。方見痙病中。(三)

【释义】

本条承第二条论述郁冒病解转为胃实的证治。郁冒病本有"呕不能食",服小柴胡汤后,郁冒病解,胃气调和,故能食。但七八日后,又出现发热,乃因未尽之余邪与食滞相结,转为胃实之证。治用大承气汤苦寒泄热,攻下实邪。既用大承气汤,说明本证还应伴有腹部胀满疼痛、大便秘结、舌红苔黄、脉沉实等里实证。

【点疑指难】

产后本已血虚津亏,一般不宜寒凉,而仲景用大承气汤苦寒峻下之剂,能否更加耗阴伤阳? 诸注家皆认为本条是借此方示人治病应掌握病机,不可因循守旧而贻误病机。

【临床应用指要】

"胃实"是本证的病机关键。里实证已成,不急下反更伤阴津,故用本方"急下存阴"。

二、产后腹痛

(一) 血虚里寒

【原文】

产后腹中疞痛,当归生薑羊肉湯主之;並治腹中寒疝,虚勞不足。(四)

當歸生薑羊肉湯方: 見寒疝中。

【释义】

本条论述产后血虚里寒腹痛的证治。产后失血过多,气随血耗,复加寒邪乘虚入里,以致血虚寒凝,经脉失于温煦濡养,而见腹中拘急、绵绵而痛。治用当归生姜羊肉汤温中散寒,养血补虚。方中当归养血和血;生姜温中散寒;重用羊肉血肉有情之品,养血补虚,温中止痛。三药合用,形精兼顾,体现《素问·阴阳应象大论篇》"形不足者,温之以气;精不足者,补之以味"之旨。

若寒疝或虚劳不足属血虚内寒者,亦可用本方治疗,此为异病同治的原则。

妇人妊娠病和产后病均可见"腹中疞痛",但两者病机不同,故治法及方药亦不同。前者属肝虚血滞,脾虚湿阻,治宜养血疏肝,健脾利湿,方用当归芍药散;后者属产后血虚寒凝,治宜温中散寒,养血补虚,方用当归生姜羊肉汤。

【临床应用指要】

本方治疗的产后腹痛、腹中寒疝、虚劳不足等均为血虚内寒者,故腹痛应以绵绵而痛、喜温喜按为特征。

【医案举例】

周吉人先生内人,冬日产后,少腹绞痛。诸医称为儿枕之患,祛瘀之药,屡投愈重,乃至手不可触,痛甚则呕,二便紧急,欲解不畅,且更牵引腰胁俱痛,势颇迫切。急延二医相商,咸议当用峻攻,庶几通则不痛。余曰:形羸气馁,何胜攻击,乃临产胎下,寒入阴中,攻触作痛,故亦拒按,与中寒腹痛无异。然表里俱虚,脉象浮大,法当托里散邪。但气短不续,表药既不可用,而腹痛拒按,补剂亦难遽投。仿仲景寒疝例,予当归生姜羊肉汤,因兼呕吐,略加陈皮、葱白,一服微汗而愈。得心应手之妙,不知其然而然者有矣。[(清) 谢映庐. 谢映庐医案. 上海:上海科学技术出版社,1962:171.]

(二) 气血郁滞

【原文】

产后腹痛,烦满不得卧,枳實芍藥散主之。(五)

枳實芍藥散方：

枳實(燒令黑,勿太過) 芍藥等分

上二味,杵爲散,服方寸匕,日三服,並主癰膿,以麥粥下之。

【释义】

本条论述产后气血郁滞腹痛的证治。产后有多虚多瘀的特点,因而产后腹痛亦有虚实之异,应当明辨。如腹痛绵绵,不烦不满者,多属虚属寒。本条腹痛,与烦满不得卧并见,当属里实证。产后恶露不净,血阻气滞,气机郁阻,故腹痛腹满。因满痛并见,病势较剧,故有烦而不能安卧。证为瘀血内阻、气机不通所致,且气滞重于血凝,故治当行气和血、散瘀止痛,方用枳实芍药散。方中枳实行气散结,烧令黑用于血分,行血中之气滞;芍药和营血止腹痛;大麦粥安中和胃气。三药相伍,使气通血行,则痛满烦诸症悉除。

【临床应用指要】

本证虽为气血郁滞,但气滞重于血凝,且滞不在气分而在血中,故枳实必烧黑用,方能入血分。

【医案举例】

姜某,女,29岁,1978年3月12日初诊。患者素日体弱消瘦,周身困倦,纳差,月经周期尚可,经色较淡。婚后2年始孕,于3月4日超月分娩,产一女婴,但产后宫缩不良,少腹胀满隐痛,恶露不断。延余诊治。查脉象细略数,舌苔白微腻。辨证:据患者产后少腹胀满隐痛,乃气滞血瘀,但以气滞为主;且思患者素日气不足。拟枳实芍药散合补中益气汤加味。处方:枳实15g,芍药15g,黄芪15g,当归12g,益母草20g,焦杜仲15g,棕榈炭12g,焦白术12g,柴胡9g,升麻7g,甘草6g。水煎,嘱服5剂。服5剂后,其母来诉,服此方3剂后,腹胀减轻,腹痛消失,恶露亦有所减少。又经复诊2次,以归脾汤、人参养荣汤加减,先后服21剂,婴儿满月后,母女均健。[刘茂甫.张仲景治疗妇科病十法.河南中医,1983(6):8.]

(三) 干血内结

【原文】

師曰:産婦腹痛,法當以枳實芍藥散,假令不愈者,此爲腹中有乾血著臍下,宜下瘀血湯主之;亦主經水不利。(六)

下瘀血湯方：

大黃二兩 桃仁二十枚 䗪蟲二十枚(熬,去足)

上三味,末之,煉蜜和爲四丸,以酒一升,煎一丸,取八合頓服之,新血下如豚肝。

【释义】

本条论述产后瘀血内结腹痛的证治。产后腹痛多因恶露不净、气血郁滞所致,故法当以枳实芍药散行气和血,散瘀止痛。如若不愈,说明本证并非气滞为重,而是瘀血偏重,即"干血着脐下"。用上方已属病重药轻,故当破血逐瘀,方用下瘀血汤。方中大黄泻热逐瘀;桃仁活血化瘀润燥;䗪虫破血逐瘀,善攻干血。三药合用,破血之力峻猛,故用蜜丸,缓和药性,以防伤正;以酒煎药,可引药入血分。服药后,如见攻下之血紫暗如豚肝,即是瘀血下行的明证。

本方亦可用于治疗因瘀血内结而致的经水不利。

【临床应用指要】

"干血"多为瘀血日久,郁而化热,热灼血干而成。"干血着脐下"者,其症必见小腹刺痛,固定不移,或有包块,拒按,痛甚于胀,舌质紫暗或有瘀点瘀斑,脉涩等瘀血见症。

【医案举例】

张某,女,28 岁,2000 年 10 月 8 日初诊。怀孕 54 日,10 日前行人工流产术,术后 1 日开始阴道出血,时多时少,淋漓不断,色紫暗,有血块,小腹疼痛拒按,舌质青紫,舌边有瘀点,苔薄白,脉沉涩。B 超检查:子宫体略大,宫内有 1 cm×1.2 cm 实性回声,边界清楚。证属胞宫受损,瘀血阻滞。治法:活血化瘀。处方:下瘀血汤加味,药用大黄 6 g,桃仁 10 g,芒硝 3 g,牡丹皮 10 g,䗪虫 10 g,旋覆花 12 g,葱茎 6 g,茜草 6 g,益母草 30 g,山楂 10 g。水煎服,日 1 剂。服药 3 剂阴道流血减少,上方去䗪虫,加党参、黄芪继续服 3 剂,阴道流血停止,诸症消失。[李永丽.下瘀血汤加味治疗人工流产术后阴道出血 50 例.河南中医学院学报,2004,19(5):61.]

(四)瘀阻热结

【原文】

產後七八日,無太陽證,少腹堅痛,此惡露不盡;不大便,煩躁發熱,切脈微實,再倍發熱,日晡時煩躁者,不食,食則譫語,至夜即愈,宜大承氣湯主之。熱在裹,結在膀胱①也。方見痙病中。(七)

【词解】

① 膀胱:此处泛指下焦。

【释义】

本条论述产后瘀血内阻兼阳明里实的证治。产后七八日,出现少腹坚硬疼痛,但无太阳表证,这是恶露不尽、瘀血内阻胞宫所致。不大便,烦躁发热,脉微实,日晡之时烦躁发热加重,为阳明里实证候。因阳明之气旺于日晡,故发热、烦躁在日晡加剧。胃肠结实则不能食,若勉强进食,食入势必助长胃中邪热,热邪上扰神明则谵语。至夜间阴气渐盛,阳明气弱,则谵语乃愈。"热在里,结在膀胱"一句是对本证病机的总结,即邪热内结于阳明,瘀血内阻于胞宫。因病情复杂,治疗当分先后缓急。本证虽是瘀阻与里实并见,但以里实为重、为急,故用大承气汤攻下里实,用时亦可使瘀血随热祛便通而排出,此乃一举两得。

【点疑指难】

本条疑点在于瘀阻和里实是两种不同证候,还是两证并存。注家有两种不同观点:① 认为是论述了两种不同的证候和治法,即一是瘀血阻于胞宫的腹痛,治用下瘀血汤;一是阳明里实证,治用大承气汤,如李彣、程林。② 认为是瘀阻和里实并见,治用大承气汤是为一举两得之法,如尤怡。

【临床应用指要】

临证时无论有无瘀血内阻,只要具备阳明里实证,且里实证表现较急,即应用大承气汤下其实热。

【医案举例】

患者麦连好,女,24 岁。日期:1950 年 6 月 8 日下午 7 时出诊。主诉:结婚 5 年,生育 1 次,此次怀孕足月,临产前 3 日无大便,至本月 3 日产一男孩,产后发热,至今 6 日未退,经医治无效。辨证:发热,心烦,胸膈,8 日无大便,面色、两颧赤,舌苔厚黄而干,今日下午 4 时起神昏谵语,两手脉隐伏不显,按足部趺阳脉滑实有力。热邪内闭,阳明胃实所致。治疗:拟用大承气汤下之,荡涤肠胃,以通利热邪为治。处方:枳实四钱,川厚朴六钱,大黄四钱,芒硝四钱。先以清水二盅,煎枳实、川朴至一盅,去滓,纳大黄、芒硝微火煮数沸,去滓,分 3 次温服。此症当时神昏谵语,服药时已下午 9 时,需人慢慢用药匙喂服。至 11 时服完,2 时患者渐渐苏醒,旋大便 2 次。明日再诊,谵语止,发热、心烦、胸翳减轻,两手脉滑有力,照方连服3剂,每服1剂,大便2次,各症状大减。11日再诊,尚有余热,舌苔黄已除,但口干,拟用甘淡微凉之剂为治。处方:元参六钱、竹叶四钱、白芍五钱、甘草二钱、麦冬四钱、花旗参三钱。以清水三盅煎至一盅温服。[邓鹤芝.医案数则.广东中医,1962(7):31.]

三、产后中风

(一)表虚中风

【原文】

産後風①續之数十日不解,頭微痛,惡寒,時時有熱,心下悶,乾嘔,汗出,雖久,陽旦證續在耳,可與陽旦湯。即桂枝湯,方見下利中。(八)

【词解】

① 产后风:又称产后中风,指产后感受风邪而引起的病证。含义同《伤寒论》的太阳中风。

【释义】

本条论述产后中风持续不愈的证治。产后气血俱伤,卫外不固,外邪易乘虚侵袭。若见头微痛,恶寒,时时发热,心下闷,干呕,汗出等,即为风邪外袭的太阳中风证。虽经数十日,但上述症状仍在,说明病邪尚在表,治疗仍可用阳旦汤解表散邪。

【点疑指难】

关于阳旦汤究竟为何方,注家有四种不同看法:① 认为是桂枝汤,如成无己、丹波元简等;② 认为是桂枝汤加黄芩,如徐彬、尤怡、沈明宗、吴谦等;③ 认为是桂枝汤加附子,如魏荔彤;④ 认为是桂枝汤增桂加附子,如陈念祖。

【临床应用指要】

本条辨证关键在于“头微痛、恶寒、时时发热、汗出”等太阳中风证候,说明无论病程长短,只要邪仍在表,就应用桂枝汤治疗,即有是证则用是药。

【医案举例】

黄某,女,29岁,职工。产后4日,寒热交作,经西医对症治疗不效。发热(体温38.9℃)恶寒,头痛且晕,时自汗出,胸脘不舒,饮食不振,时欲呕吐,小便淡黄,大便稍结,乳水尚能正常泌哺,舌质淡红,苔薄黄,脉濡。此为产后外感风寒兼邪热之证,拟解肌和营、清泄邪热为法。投《金匮》阳旦汤:桂枝15 g,黄芩、白芍各10 g,生姜3片,炙甘草6 g,红枣4枚,2剂。复诊:药后寒热已除,唯自汗出、神疲乏力等症不解,改拟桂枝汤合玉屏风散:桂枝、白术各10 g,白芍、北芪各15 g,防风8 g,生姜2片,大枣3枚,炙甘草6 g。3剂诸症渐除而愈。[谢胜臣.经方验案.新中医,1984(4):25.]

(二)阳虚中风

【原文】

産後中風,發熱,面正赤,喘而頭痛,竹葉湯主之。(九)

竹葉湯方:

竹葉一把　葛根三兩　防風 桔梗 桂枝 人參 甘草各一兩　附子一枚(炮)　大棗十五枚　生薑五兩

上十味,以水一斗,煮取二升半,分温三服,温覆使汗出。頸項強,用大附子一枚,破之如豆大,煎藥揚去沫。嘔者,加半夏半升洗。

【释义】

本条论述产后中风兼阳虚的证治。产后气血亏虚,风邪外袭,营卫失和,则见发热、头痛等表证;虚阳上浮则面正赤、气喘。此乃产后正虚邪实之证,若因有外邪而单纯解表散邪,则浮阳易脱;若因正虚而单纯补里扶正,则表邪不祛。故用竹叶汤扶正祛邪,表里同治。方中竹叶甘淡而寒以清热,并折其阳浮之势;葛根、桂枝、防风祛风解表;人参、附子益气扶阳;桔梗开利肺气以平喘;甘草、生姜、大枣调和营卫。本方配伍严谨,佐使得法,邪正兼顾,标本同治,为后世扶正祛邪法之祖。

【临床应用指要】

此证多见于素体阳虚之人,因产后气血大虚、感受风邪所致,除见发热头痛等太阳中风证候外,还有面赤如妆、气喘等虚阳上浮之证。如兼恶露不畅、量少,小腹胀痛或刺痛者,可佐以活血化瘀药。

【医案举例】

高某,女,27岁,1988年9月10日诊。分娩5日,发热恶寒头痛2日,体温38.5℃,伴咳嗽咽痛,面赤汗出,体倦懒言,大便正常,小便黄赤,纳谷欠馨,恶露量少,色红,小腹胀痛。舌淡红,苔薄白微黄,脉浮虚而数。化验:血常规正常。证属阳气不固,风邪外淫。治宜温阳益气以固里之脱,祛风散邪以解外之风热,活血祛瘀以通经脉:竹叶10g,粉葛根15g,桂枝6g,防风6g,桔梗6g,太子参15g,淡附片6g,生甘草6g,生姜6g,大枣五枚,荷叶10g,益母草10g。3剂后,热退,头痛恶寒瘥,咳嗽咽痛、面赤汗出俱减,纳增,精神好转,腹胀痛亦消失。原方去益母草,再进3剂后告愈。[金真.竹叶汤妇科临床应用举隅.浙江中医学院学报,1991,15(4):19-20.]

四、虚热烦呕

【原文】

婦人乳中①虛,煩亂②嘔逆,安中益氣,竹皮大丸主之。(十)

竹皮大丸方:

生竹茹二分　石膏二分　桂枝一分　甘草七分　白薇一分

上五味,末之,棗肉和丸彈子大,以飲服一丸,日三夜二服。有熱者倍白薇,煩喘者加柏實一分。

【词解】

① 乳中:指产后哺乳期。乳,《脉经》作"产"字。

② 烦乱:指烦躁之甚。

【释义】

本条论述产后虚热烦呕的证治。乳汁为精血所化,妇人产后,本气血不足,复加育儿哺乳,阴血更虚。阴虚生内热,虚热上扰心神则烦乱;热干于胃,胃失和降则呕逆。故治以竹皮大丸清热降逆、安中益气。方中竹茹、石膏甘寒,清热除烦,降逆止呕;桂枝助竹茹降逆平冲;重用甘草,清热安中益气;且桂枝、甘草同用,辛甘化气;白薇苦寒,清虚火;枣肉和丸,意在缓调。诸药合用,共奏安中益气之功。

【点疑指难】

关于"乳中虚",医家有以下几种解释。① 王叔和、丹波元简等认为:乳,指产后1个月内。② 徐彬、尤怡等认为:乳,指哺乳期。③ 唐宗海认为"妇人乳中虚"应断为"妇人乳,中虚",即指妇人哺乳期间,中气虚乏。

【临床应用指要】

本方并非补益之品,而是由除烦平逆、清热化气之品组成,实乃平壮火即不食气之意。可用于胃热脾虚而见心中烦热、呕逆、脉虚数者。

【医案举例】

华某,女,31岁,1979年7月10日。产后3个月,哺乳。身热(38.5℃)已七八日,偶有寒栗状,头昏乏力,心烦恚躁,呕逆不已,但吐不出,脉虚数,舌质红苔薄。以益气安胃为主。淡竹叶9g,生石膏9g,川桂枝5g,白薇6g,生甘草12g,制半夏9g,红枣5枚,2剂。药后热除,寒栗解,烦乱平,呕逆止,唯略头昏,复予调治痊愈。[何任.《金匮》方临床医案.北京中医学院学报,1983(3):19.]

五、热利伤阴

【原文】

產後下利虛極,白頭翁加甘草阿膠湯主之。(十一)

白頭翁加甘草阿膠湯方:

白頭翁 甘草 阿膠各二兩　秦皮 黃連 柏皮各三兩

上六味,以水七升,煮取二升半,内膠令消盡,分溫三服。

【释义】

本条论述产后热利伤阴的证治。产后阴血本亏,又兼下利,更伤其阴,两虚相得,故谓"虚极"。以方测证,本条的"下利"当为湿热痢疾,症状应有发热、腹痛、里急后重、大便脓血等。治宜白头翁加甘草阿胶汤清热止利,补虚安中。白头翁汤为治湿热痢的主方,具有清热燥湿、凉血止利之功;因病发产后,故加阿胶滋阴养血,加甘草补中生阳,且能缓和黄连、黄柏苦寒之性。

【临床应用指要】

本方所治的痢疾必须是湿热痢,同时兼阴血亏虚者。若只属湿热痢,用甘草、阿胶容易滞邪;若只为阴血亏虚,用白头翁汤苦寒必伤脾胃而更损其阴。临床应用本方,不必拘于"产后"两字,只要属于阴虚血弱而病湿热下利者即可酌情使用。

六、附方

1.《千金》三物黃芩湯　治婦人在草蓐[1],自發露得風[2],四肢苦煩熱,頭痛者與小柴胡湯;頭不痛但煩者,此湯主之。

黃芩一兩　苦參二兩　乾地黃四兩

上三味,以水八升,煮取二升,溫服一升,多吐下蟲。

【词解】

① 草蓐:古时妇女在分娩时,用干草铺于床上。引申为产后1个月内,即坐月子期。

② 发露得风:指因分娩时产床不洁,或产后保养不慎而感受病邪。

【释义】

本条论述妇人分娩时或产后感受病邪的证治。产妇在分娩时因产床不洁,或产后因保养不慎,感受外邪,若见四肢烦热、头痛且以两侧为重者,为邪客少阳,阻滞经络。治宜和解少阳,清热祛邪,方用小柴胡汤。若头不痛,但见烦热者,为湿热毒邪已入里,治当清热燥湿解毒,方宜三物黄芩汤。方中黄芩清热解毒;苦参清热燥湿;干地黄补血养阴。

【临床应用指要】

本证是因产后阴血亏虚、感受外邪所致的阴虚阳热亢盛之证,以烦热为主症,临床应用时还应伴有口干口苦、大便热痛或秘结、舌红苔黄、脉数等。

2.《千金》内补当归建中汤　治婦人产後虚羸不足,腹中刺痛不止,吸吸①少氣,或苦少腹中急摩痛②引腰背,不能食飲;产後一月,日得服四五劑爲善,令人强壯宜。

当歸四兩　桂枝三兩　芍藥六兩　生薑三兩　甘草二兩　大棗十二枚

上六味,以水一斗,煑取三升,分温三服,一日令盡。若大虚,加飴糖六兩,湯成内之,於火上煖令飴消。若去血過多,崩傷内衄③不止,加地黄六兩,阿膠二兩,合八味,湯成内阿膠。若無当歸,以芎藭代之。若無生薑,以乾薑代之。

【词解】

① 吸吸：指在忍痛时发出的吸气之声。

② 少腹中急摩痛：指少腹部拘急挛痛。

③ 崩伤内衄：内衄,指内出血。因崩漏为内伤出血,故称。

【释义】

本条论述产后虚寒腹痛的证治。妇人产后气血俱亏,再加之脾胃虚弱,生化不足,不能充养形体肌肉,则见虚弱羸瘦;气虚不能温煦,血虚不能濡养,经脉拘急,则见腹中刺痛、吸吸少气,或少腹拘急挛痛且牵引腰背;脾虚胃弱,故不能饮食。治当建中补虚、缓急止痛,方宜当归建中汤。本方即小建中汤加当归,方中小建中汤建立中气,缓急止痛,调和阴阳;加当归养血和血。此外,若产后身体虚弱,本方亦可作为调补之剂,服之可令身体强壮。

本方与黄芪建中汤的不同之处在于：此方为小建中汤加当归,目的在于补血建中;彼方为小建中汤加黄芪,目的在于补气建中。虽有补气补血的不同,但建中之意是一致的。

【临床应用指要】

凡属中气不足、生化乏源、气血俱虚者均可服用本方。应用本方除身体瘦弱、腹中刺痛或拘急挛痛、不能饮食外,还应伴有面色不华、唇淡、口淡、舌质淡、脉虚缓等血虚中寒之证。

内 容 归 纳

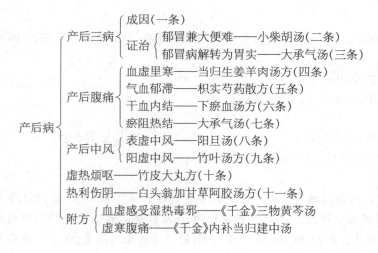

妇人杂病脉证并治第二十二

导学

本篇介绍了妇人杂病的病因和十余种妇科杂病及其治法方药等内容。通过学习,应掌握妇人腹痛、梅核气、脏躁、月经病的辨证论治;熟悉热入血室、带下、转胞、阴吹的证治;了解妇人杂病的范围、发病原因、治疗法则和阴疮病的证治。

妇人杂病有别于妊娠病、产后病,主要论述妇人经带、前阴和情志疾病。

本篇讨论了妇人杂病的病因病机、治疗原则,提出"因虚""积冷""结气"为妇人杂病的三大致病因素,对妇人病研究有较大影响。篇中除对月经病、带下病做重点阐述外,还对热入血室、梅核气、脏躁、腹痛、转胞、阴吹、阴疮等病证进行了辨治。在治法方面,除内服药外,还对带下和前阴疾患采用了外治法,创立了汤剂、丸剂、散剂、酒剂、洗剂、坐药、导法等多种剂型,既丰富了后世方剂学的内容,又为后世妇科学的发展奠定了坚实基础。

本篇与妇人妊娠病、妇人产后病三篇,为中医妇产科的形成与发展奠定了基础。胎产异常可以导致杂病,杂病每多影响胎产,两者常互为因果。故此篇无论是对病因病机的论述,还是就某些病证所立的方药,迄今对临床仍具有重要的指导意义。

一、成因、证候与治则

【原文】

妇人之病,因虚、积冷、结气,爲诸经水断绝,至有历年,血寒积结,胞门①寒伤,经络凝坚。

在上呕吐涎唾,久成肺痈,形体损分②。在中盘结,绕脐寒疝;或两胁疼痛,与脏相连;或结热中,痛在关元,脉数无疮,肌若鱼鳞,时着男子,非止女身。在下未多,经候不匀,令阴掣痛,少腹恶寒;或引腰脊,下根气街,气冲急痛,膝胫疼烦。奄忽眩冒③,状如厥癫④;或有忧惨,悲伤多嗔⑤,此皆带下⑥,非有鬼神。

久则羸瘦,脉虚多寒;三十六病,千变万端;审脉阴阳,虚实紧弦;行其针药,治危得安;其虽同病,脉各异源;子当辨记,勿谓不然。(八)

【词解】

① 胞门:即子宫,意同《妇人妊娠病脉证并治》篇之"子脏"。

② 形体损分:指形体消瘦,与未病前判若两人。

③ 奄忽眩冒:奄忽,即倏忽。奄忽眩冒,即指忽然发生晕厥。

④ 厥癫:指昏厥、癫狂一类疾病。

⑤ 多嗔：嗔(chēn 琛)，生气发怒。多嗔，即时常发怒。

⑥ 带下：一般指赤白带下，这里泛指妇人经带诸病。

【释义】

本条总论妇人杂病的病因、证候和治则，为妇人杂病的总纲。第一段论妇人杂病的病因，不外因虚、积冷、结气三个方面。"虚"是气血虚少，"积冷"是寒冷瘀积，"结气"指气机郁结。妇人气血充盈，血脉流通，气机通畅，则月经应时而下。若三者之中一有所患，皆能造成经水不利，甚或经水断绝的病证。原文以"积冷"为例，指出"至有历年，血寒积结，胞门寒伤，经络凝坚"，以说明寒冷久积，致胞宫受伤，气血凝滞，经络瘀凝不通，引起经水断绝的病变。

第二段论述因虚、积冷、结气在上、中、下三焦引起的病变。在上焦虚冷结气必影响于肺，若寒饮伤肺，则见咳吐涎沫，如肺痿；日久寒郁化热，邪热壅肺，结而不散，损伤肺络，则形成肺痈，出现形体消瘦。在中焦虚冷结气必影响肝脾，又由于患者体质的不同，病有寒化或热化两种病变：如其人平素中焦虚寒，则病从寒化形成绕脐疼痛的寒疝病，或出现与肝脾直接相关的腹痛和两胁疼痛，此为寒邪盘结于中焦所致；如病从热化，可见脐下关元穴处作痛，此为热灼血瘀、不通则痛所致；又因内有瘀血，瘀久化热，则脉数。瘀血不祛，新血不生，血不外荣，则肌肤失养，状如鳞甲，但非疮疡之疾。上述病变，无论男女均可出现，故云"时着男子，非止女身"。在下焦虚冷结气必影响胞宫冲任，则专为妇人之病，如云"在下未多，经候不匀"。由于妇人以冲任为事，冲为血海，任主胞胎，故因虚、积冷、结气在下焦，主要病变为月经失调，同时兼见前阴掣痛，或少腹恶寒，甚至牵及腰背，或下连气街，冲气急痛，及两腿膝胫疼烦。此外，妇人情志不遂，气机失于调达，可导致晕厥、癫狂之疾；或为忧愁悲伤，时时发怒之证。此皆妇人杂病范畴，并非鬼神作怪。

第三段指出妇人杂病的论治方法和原则。妇人杂病，如果延久失治，必见身体羸瘦、脉虚弱而易感邪气（多寒）。妇人杂病，常见的有三十六种，其变化多端，错综复杂。因此，医者必须审脉之阴阳，而辨其寒热虚实，然后予以针对性治疗，或用针灸或用汤药，才能切中病机，收到转危为安的效果。对于同病异脉之证，尤应详加审察，辨明该病的根源，以免误治。所以，原文最后强调指出"子当辨记，勿谓不然"。其总的精神示人治妇人病要掌握辨证论治的基本原则。

【点疑指难】

关于三十六病，巢元方指出"张仲景所说三十六种疾病皆由于脏冷热劳损而挟带下，起于阴内"，分十二癥、九痛、七害、五伤、三痼；尤怡谓"妇人三十六病，则经月、产乳、带下之疾也"。

【临床应用指要】

本条所论"因虚""积冷""结气"三大病因，"因虚"泛指气血虚损，作为妇人病应指肝、肾、冲脉气血虚损，其病证可见月经过多、过少、提前、推后或终止等病变，临床治疗以补益气血为主；"积冷"应指瘀积和寒冷，"积冷"可使经脉气血凝瘀，致月经失调、经闭、宫寒不育、癥积等证，临床治疗以温经活血为主；"结气"指气机郁结，是病机概念，应为情志不遂致气机郁结，一般是气调则血调，气滞则血滞，气结则血结，其病证在妇人则表现为月经失调、梅核气、脏躁、晕厥、癫狂和乳癖等，临床治疗以疏肝利气、调畅气机为主。

二、热入血室

（一）辨证与治禁

【原文】

婦人傷寒發熱，經水適來，晝日明了，暮則讝語，如見鬼狀者，此爲熱入血室，治之無犯胃氣及上

二焦,必自愈。(二)

【释义】

本条论述热入血室的证候和治禁。妇人患伤寒发热时,正逢经水适来,虽经水正行而畅利,但邪热最易乘经期血虚而侵入血室,扰于血分。热入血分,血属阴,夜暮亦属阴,营气夜行于阴,血分热盛,热扰神明,故夜暮则胡言乱语、精神错乱。白昼属阳,卫气昼行于阳,气分无大热,故白昼神志清楚。此证不同于阳明腑实证,又非邪犯心包,而是热入血室,血分热盛所致,故治之"无犯胃气及上二焦",即不用攻下法伤害中焦胃气,也不用汗法损伤其上焦清气;所谓"必自愈",亦并非不用药物而待自愈,而是因邪陷不深,尚未与血相结,月经正行,邪热可随月经外泄而愈。

【点疑指难】

对"血室"历代注家认识分歧,张景岳认为是子宫;喻嘉言认为是冲脉;柯琴认为属肝;中医五版教参《金匮要略》指出,血室亦可从广义和狭义来认识,广义的血室为肝、冲任、子宫,狭义的血室即子宫。

对本证"必自愈",注家有不同看法,如赵良仁认为是邪热可随经水下泄而愈;唐宗海则认为血分热盛、谵语是为重症,岂能不治自愈。

【临床应用指要】

可将原文"治之"和"必自愈"前后文联系理解为:这是热入血室,治疗应禁用发汗攻下之法,因辛温发汗会加重血分之热,攻下可使邪热内陷,当按照热入血室的治法处理,病必自愈。临床上可用小柴胡汤加清热凉血之品治疗。此外,本条还提示要注意辨证准确,虽曰"伤寒发热",但已非太阳伤寒的麻黄汤证,是言病从表入,邪已化热;虽曰"暮即谵语",但非阳明腑实证,亦非承气之宜。

【医案举例】

徐某,女,20岁,1978年6月30日初诊。2年来每逢月经来潮前后发热5日,体温波动在38～39.6℃,用退热针及抗生素治疗可暂时退热,退后复升。发热时血白细胞升高,有时伴咽部干痛,扁桃体Ⅱ度肿大、渗出,颈淋巴结肿大,经后肿痛消失。月经周期正常,经色黑,脉弦,苔白腻。曾据周期性发热、苔白腻等特点,作湿温病辨证,用蒿芩清胆汤1个月余,该月经期未发热,再用则下一月经期又发热。考虑蒿芩清胆汤有只祛邪不扶正之弊故停用。注意到患者反复发热3年不能根除,平时又不发热,说明这种发热是邪微正衰相争所致。病机是正虚邪恋,咽部余邪乘经期体虚外发。治拟和解少阳,处方:柴胡、黄芩、制半夏、党参、藏青果各10 g,大枣5枚,生姜3片,生甘草3 g,马勃1 g(包)。水煎服,每日1剂。随访:患者连服上方2个月,2次经行未发热,停药又发热,续用1个月未再复发。[金谷成. 月经周期性发热. 中医杂志,1980(11):42.]

(二) 寒热如疟

【原文】

婦人中風,七八日續來寒熱,發作有時,經水適斷,此爲熱入血室,其血必結,故使如瘧狀,發作有時,小柴胡湯主之。方見嘔吐中。(一)

【释义】

本条论述热入血室的证治。妇人患太阳中风证,已七八日不解,应无发热恶寒,而今仍继见往来寒热,发作有时。询知其在续来寒热之前适值经期,经水因感受外邪而适断,可知是邪热乘经期血虚侵入血室,热与血相结所致。因血室内属于肝,肝与胆相表里,故见寒热如疟的少阳证,治以小柴胡汤和解少阳,兼散其血室之结。

【点疑指难】

对本条邪热与血相结之证，治疗时并未用活血逐瘀之法攻其血结，而是着眼于邪热，说明一为血结不甚；二为正气有抗邪能力；三为邪有外解之势。故用小柴胡汤即可透邪于外。正如尤怡所云："仲景单用小柴胡汤，不杂血药一味，意谓热邪解而乍结之血自行耳。"

【临床应用指要】

本证为妇人适值经期患病，七八日后出现往来寒热，并见经水闭结不行。究其所因，是少阳邪热所致，故用小柴胡汤和解少阳，转邪外出；若血结较甚，出现小腹疼痛或刺痛、闭经者，可于本方酌加活血祛瘀之品治疗。

【医案举例】

钱某，女，26 岁，1985 年 6 月 2 日诊。2 年前始，每逢月经来潮即感发热，体温波动在 37.5～38℃，以午后及傍晚为甚，伴恶寒头痛，心烦欲呕，月经量少，色黑有块，时来时断，但月经周期正常，用退热药及抗生素治疗，可暂时退热，但下次月经来潮，发热依然。症见精神不振，形体消瘦，舌质偏红，苔薄黄，脉细弦数。证属正虚邪恋，热入血室。用小柴胡汤加味：柴胡、黄芩、党参、半夏各 10 g，桃仁、丹皮、归尾、川芎各 6 g，生姜 3 片，大枣 4 枚。连服 1 个月，次月经期未发热，以后每次月经来潮服此方 3 剂，连服 3 个月。随访半年，未复发。[刘建龙. 小柴胡汤治疗经期发热. 四川中医，1993(5)：41.]

（三）胸胁满如结胸

【原文】

婦人中風，發熱惡寒，經水適來，得之七八日，熱除脉遲，身涼和，胸脅滿，如結胸狀，譫語者，此爲熱入血室也，當刺期門，隨其實而取之。（三）

【释义】

本条论述热入血室、表热已罢的证治。妇人患中风，发热恶寒，正值经期，经水适来，历时七八日后，表热虽除，脉迟身凉和，但有胸胁满如结胸状、谵语等现象，此为表热已罢、瘀热结于血室之证。血室属肝，肝脉络于胁，瘀热而致肝之经脉不利，故胸胁满如结胸状；其谵语并非阳明腑实，而是血热上扰神明所致，故治疗宜取期门刺之，以泻其实而清其瘀热。

针刺期门穴和用小柴胡汤治疗热入血室，均能透邪热外出，消除瘀热。但刺期门穴者以肝经瘀热为著，服小柴胡汤者以少阳瘀热为著。

【点疑指难】

对本条"脉迟"诸家有不同认识：多数注家认为是表热已罢，如赵良仁；李克光《金匮要略译释》则认为是瘀热阻滞、脉行不利之故。

期门穴为肝之募穴，募穴是脏腑之气聚集之处，在病理情况下，也是病气聚集之处，故针刺期门穴，可直接清泻肝之瘀热。

【临床应用指要】

临床治疗热入血室，可先服小柴胡汤。若不愈，再针刺期门穴，或针药并用。

【医案举例】

一妇人患热入血室证，医者不识，用补血调气药治之，数日遂成血结胸，或劝用前药，许公曰：小柴胡已迟，不已，刺期门可矣；予不能针，请善针者治之。如言而愈。或问热入血室，何以成结胸也？许曰：邪气传入经络，与正气相搏，上下流行，遇经适来适断，邪气乘虚入于血室，血为邪所迫，上入肝经,肝受邪则谵语如见鬼,复入膻中,则血结于胸中矣。何以言之?妇人平居,水养木,血养肝,方未受孕,则下行之为月水;既孕,则中蓄之以养胎;及已产,则壅之以为乳,皆血也。今邪遂血,并归于肝经,聚于膻中,结于乳中,故手触之则痛,非药所及,故当刺期门也。[江瓘.名医类案.影印本.北京:人民卫生出版社,1992:318.]

(四) 但头汗出

【原文】

陽明病,下血讝語者,此爲熱入血室,但頭汗出,當刺期門,隨其實而瀉之,濈然汗出者愈。(四)

【释义】

本条论述阳明病热入血室的证治。妇人患阳明病,虽不逢经期,但阳明里热太盛,亦可热入血室,迫血下行,使前阴下血。阳明热盛,心神不宁,故烦躁谵语,肝与冲任之脉皆上行,由于里热熏蒸,故但头汗出。既属热入血室,故治疗仍宜刺肝之募穴期门,以泻其实热,使邪热祛,阴阳和,则周身微汗出而愈。

【点疑指难】

对"但头汗出"的机制,注家认识不同。徐彬认为,此血中有热而血耗,血耗则周身无汗,唯头则阴不能入,而阳仍通,故头汗出;李彣认为,邪气内结,不能遍越周身,但熏蒸于头也;黄树曾认为,血室之热循冲、任、肝脉上冲所致。

【临床应用指要】

本证见下血、谵语、头汗出等症,说明其邪热较前三证为重、为急,其治疗除针刺期门穴外,还可酌情选用承气辈加清热凉血之品。

以上第一至第四条皆论热入血室证,病情虽各不相同,但邪热内陷血室的病机则是一致的,故必须以清透邪热为主。此外,还应视其经行是否闭结区别治疗,血未结者治宜清热凉血,血已结者治宜清热行瘀,既可以小柴胡汤为主随证加减,也可针刺期门穴。

【医案举例】

蔡某,女,24岁,1976年4月12日邀诊。突发寒战高热,体温40℃,旋即寒热往来,热多寒少。诊见身体羸弱,高热喘鸣,舌绛苔腻老黄,两颧潮红,重被复卧,诊其脉弦滑疾数,尺肤灼热。经来2日,量少色黑,数日大便未行。高热时精神错乱,谵妄幻视,如见鬼状。此属热入血室,法当和解少阳,通腑祛瘀。予小柴胡汤合桃核承气汤加减为治。处方:太子参15 g,柴胡9 g,黄芩9 g,生姜6 g,大枣15 g,桃仁12 g,大黄9 g,玄明粉9 g,甘草3 g。1剂而泄便3次,月经色量正常,午后神清。改用清骨散清其余热,数剂而愈。[李梓明.验案二则.广西中医药,1981(3):34.]

三、梅核气

【原文】

婦人咽中如有炙臠[1],半夏厚朴湯主之。(五)

半夏厚朴湯方:《千金》作胸滿,心下堅,咽中帖帖,如有炙肉,吐之不出,吞之不下。

半夏一升　厚朴三兩　茯苓四兩　生薑五兩　乾蘇葉二兩

上五味,以水七升,煑取四升,分溫四服,日三夜一服。

【词解】

① 咽中如有炙臠:炙,烤。臠(luán 挛),肉切成块曰臠。炙臠即烤肉块,是形容咽中有异物

感,似炙肉样物黏于咽部,咯之不出,吞之不下。

【释义】

本条论述咽中痰凝气滞的证治。妇人自觉咽中如有异物感,咯之不出,吞之不下,但饮食吞咽无碍,后世俗称梅核气。本病的发生多由七情郁结,气机不畅,气滞痰凝,上逆于咽喉之间。治用半夏厚朴汤开结化痰,顺气降逆。方中半夏、厚朴、生姜辛以散结,苦以降逆;佐以茯苓利饮化痰;苏叶芳香宣气解郁。合而用之使气顺痰消,则咽中炙脔之感可除。本方采取“日三夜一服”的给药方式,能使药力持续,以发挥除痰顺气之功,并能防止痰气凝聚。

【点疑指难】

关于本病的成因,徐彬认为,“妇人血分受寒,多积冷结气,最易得此病”;吴谦等认为,“此病得于七情郁气,凝涎而生”。

【临床应用指要】

本方适用于气滞痰凝、搏结于咽喉所致的梅核气,主要特点为自觉咽中有异物感,咯之不出,吞之不下,但于饮食无碍,咽部淡红或暗红,舌淡红,苔白腻,脉多弦滑或涩滞,并常伴有精神抑郁、急躁易怒、胸憋、喜太息或咳嗽有痰、恶心呕吐等症状。临床应用时,可酌加疏肝理气、咸味化痰之药,有助于提高疗效。

【医案举例】

蔡某,女,28岁。病起情志怫郁,咽中梗塞不舒,吐之不出,吞之不下,胸闷不畅,欲嗳不爽,纳谷不馨,泛泛欲呕,脉弦,苔薄白。肝郁气滞,痰湿内踞,梅核气也。拟疏肝理气而化湿痰,予半夏厚朴汤加味。除药石外,当宜怡情适怀,以助药力之不逮。处方:法半夏9g,制川朴3g,老苏梗6g,炒竹茹9g,旋覆花9g,云茯苓9g,新会皮4.5g,佛手片4.5g,生姜2片。服2剂后,自感喉中较舒,胸闷亦渐宽畅,纳谷较前为振,再予上方续服2剂,诸恙即瘥。[程聚生.半夏厚朴汤在临床应用的体会.江苏中医,1964(10):18.]

四、脏躁

【原文】

妇人臟躁,喜悲傷欲哭,象如神靈所作,數欠伸,甘麥大棗湯主之。(六)

甘麥大棗湯方:

甘草三兩　小麥一升　大棗十枚

上三味,以水六升,責取三升,温分三服。亦補脾氣。

【释义】

本条论述脏躁的证治。本病多由情志不舒或思虑过多,肝郁化火,伤阴耗液,心脾两虚所致。一般表现有情志失常,无故悲伤欲哭,频作欠伸,神疲乏力等症。本病是始于肝,伤及心脾,累及肺肾,因悲出于肺,数欠伸源于肾,如《灵枢·口问》有“肾主为欠”之说。治用甘麦大枣汤补益心脾,宁心安神。方中小麦养心安神,甘草、大枣甘润补中缓急,使脏不躁则悲伤叹息诸症自去。

【临床应用指要】

脏躁病虽多见于女子,但男子亦不少。除原文所述主症外,还常伴心烦、易怒、失眠、便秘等,临床治疗可与百合地黄汤、酸枣仁汤联合应用,并酌加养血、安神、解郁之药,以增强疗效。

【医案举例】

徐某,33 岁,农民,1991 年 11 月 3 日初诊。主诉:心烦意乱,整日关门闭户,面壁而卧,似睡非睡,闻声音响动则烦,饮食懒进,不理家务,已有 3 个月余。其夫谓其病前性情爽朗,直言快语,手脚勤捷,患病后与前判若两人,少忤其意轻则独坐独卧,暗自抽泣,重则摔盘掷碗,无名火起。询其病起何时何因,称 3 个月前因计划外怀孕 5 个月,行引产术后,心中惕惕不安,如被人追捕,剑下如揣兔,突突而动,按之亦不可歇,坐卧不宁,夜不能寐,昼则神思恍惚,懒于劳作。3 个月来易医数处,皆谓神经衰弱,中西药物并进,间有小效,终则无效,精神病院诊断为:神经症,服药 10 多日无效,病情有加剧之势。阅其病历,所用中药不外当归、熟地、白芍、枣仁、麦冬、龙骨、牡蛎等养血安神之属,何以不效,必有其故。细观其面,虽神情悲伤淡漠,但绝无血虚之病色,脉来细弦,舌质淡红,苔薄白。查心电图正常。因思患者妊娠 5 个月,实属不易,虽被说服引产,其实心中不甘,情志抑郁,肝郁化火伤阴,灼伤内脏阴液,发为脏躁。于是投以甘麦大枣汤加味,药用甘草、大枣各 15 g,小麦50 g,生地、熟地、白芍、苏梗各 10 g。3 剂。3 日后复诊,见其喜形于色,云服药后美睡一大觉,醒后顿觉心中豁然开朗,四肢酸懒消失。效不更方,续进 5 剂痊愈。[李华忠.甘麦大枣汤治疗大月份引产后性情失常.浙江中医杂志,1995,30(1):19.]

五、误下成痞治疗

【原文】

婦人吐涎沫,醫反下之,心下即痞,當先治其吐涎沫,小青龍湯主之。涎沫止,乃治痞,瀉心湯主之。(七)

小青龍湯方:見痰飲中。

瀉心湯方:見驚悸中。

【校勘】

《千金要方》"妇人"下有"霍乱呕逆"四字;"先治其"下,无"吐"字;"乃治痞",作"次治其痞";"泻心汤"作"甘草泻心汤"。赵本小青龙汤方原注见肺痈中,误,今改为"见痰饮中"。

【释义】

本条论述上焦寒饮误下成痞的先后治法。《水气病脉证并治》篇第二条指出"上焦有寒,其口多涎",本条妇人"吐涎沫"亦是上焦寒饮之证,治当温化寒饮,但反误用攻下,而伤其中阳,遂成心下痞证。此与《伤寒论》"病发于阴,而反下之,因作痞也"的误下成痞是同一机制。虽经误下,而犹吐涎沫,说明上焦寒饮仍在,可先用小青龙汤温散之,俟吐涎沫止,再用泻心汤治痞。这又与《伤寒论》的"不可攻痞,当先解表,表解乃可攻痞"是同一旨意。

【点疑指难】

关于泻心汤,《金匮》有甘草泻心汤、半夏泻心汤,《伤寒论》有生姜泻心汤、大黄黄连泻心汤、附子泻心汤。孙思邈认为是甘草泻心汤。

【临床应用指要】

本条列妇人病篇盖示医者临床上应审因论治,勿犯"虚虚实实"之戒。本病吐涎沫在先,是上焦阳虚,寒饮不化,故可用小青龙汤温化发散寒饮;心下痞是寒饮误下成痞,属继发病,若为寒热虚实错杂之证,应首选半夏泻心汤,或生姜夏泻心汤,或甘草泻心汤扶正祛邪,寒热并调,以消痞除满。若寒饮误下反成热痞者,可用大黄黄连泻心汤,或附子泻心汤。

六、月经病

(一) 崩漏

1. 虚寒夹瘀

【原文】

问曰:妇人年五十所,病下利数十日不止,暮即發熱,少腹裏急,腹滿,手掌煩熱,唇口乾燥,何也? 師曰:此病屬帶下。何以故? 曾經半產,瘀血在少腹不去。何以知之? 其證唇口乾燥,故知之。當以溫經湯主之。(九)

溫經湯方:

吳茱萸三兩　當歸二兩　芎藭二兩　芍藥二兩　人參二兩　桂枝二兩　阿膠二兩　生薑二兩　牡丹皮(去心)二兩　甘草二兩　半夏半升　麥門冬一升(去心)

上十二味,以水一斗,煮取三升,分溫三服。亦主婦人少腹寒,久不受胎;兼取崩中去血,或月水來過多,及至期不來。

【校勘】

"下利",程林与《金鉴》注本俱谓当是"下血"。

【释义】

本条论述冲任虚寒兼有瘀血所致的崩漏证治。妇人 50 岁左右,气血已衰,冲任不充,理应绝经。今反下血数十日不止,此属崩漏之疾。病由冲任虚寒、曾经半产、瘀血停留于少腹所致。瘀血滞留少腹,故有腹满里急,或伴有刺痛、拒按等症。漏血数十日不止,阴血势必耗损,以致阴虚生内热,故见暮即发热、手掌烦热等症。瘀血不祛则新血不生,津液失之上润,且津血同源,血亏津亦亏,故见唇口干燥。证属冲任虚寒、瘀血内停、阴虚内热,故当用温经汤温经散寒、活血祛瘀,兼以养阴清热。方中吴茱萸、桂枝、生姜温经散寒,通利血脉;阿胶、当归、芎䓖、芍药、丹皮活血祛瘀,养血调经;麦冬养阴润燥而清虚热;人参、甘草、半夏补中益气,降逆和胃。诸药配合共奏温补冲任、养血祛瘀、扶正祛邪之功,使血脉温和,瘀血祛,新血生,虚热消则诸症除。方后注云"亦主妇人少腹寒,久不受胎",即宫寒不孕症;"兼取崩中去血",即崩漏下血;"月水来过多",即经量过多或经期延长;月水"至期不来",即经期推后。这些证候确因冲任虚寒兼有瘀血阻滞所致者,均可用温经汤一方通治。

【点疑指难】

对本条"下利"症状注家有两种观点:一是根据原文仍作"下利"解,如赵良仁等;二是根据其病证,将其释作"下血",如吴谦等。

对暮即发热、手掌烦热的产生机制,尤怡等释为血结在阴,阳气外浮;李彣等释为阴虚内热。

【临床应用指要】

本证虚寒、瘀血、虚热共存,但以冲任虚寒兼有瘀血为关键,虚热是次要的。曾经半产、瘀血在少腹不祛是瘀血之因。唇口干燥、腹满是瘀血之症,如本书《惊悸吐衄下血胸满瘀血病脉证治》篇指出:"口燥,但欲漱水不欲咽……腹不满,其人言我满,为有瘀血。"温经汤温经活血,是妇科调经的祖方,经少能通,经多能止,子宫虚寒者能孕。故临床上,凡冲任虚寒而兼有瘀血阻滞的病证,皆可随症加减用之。

【医案举例】

陈某,女,47 岁,工人,1980 年 6 月 14 日初诊。主诉:经漏不止。月水提前而至,量多色黑有块,淋漓不断已 20 余日,经某院妇科诊治效不显,又经中医诊治,服药 20 余剂亦无效。现腰困腿软,少腹常有拘急感,手足心热,时有心悸,口略干,纳差,舌淡胖,苔薄而润,脉沉细缓。观前医所治,方药有三:一是归脾汤化裁,医谓脾虚失养、冲任不固;二是知柏地黄汤化裁,医谓阴虚内热、扰乱冲任;三是桃红四物汤化裁,医谓胞宫瘀阻、血不归经。然皆不效,何也? 遂详询之,知其少腹近半年来常有凉感,喜温喜按。吾悟之,此因年近 47 岁,肾气渐虚,命门火衰,冲任虚寒,化瘀调经,方用温经汤加炒黑益母草 10 g,焦艾叶 10 g。二诊(6 月 23 日):服上药 3 剂漏下即止,本人照原方又服 3 剂,已上班。唯腰困,带下量多,清稀而白。上方去益母草,加杜仲 10 g,川断 10 g,炒山药 15 g,6 剂而愈。[伊智雄.温经汤临床应用的体会.陕西中医,1983,4(2):21.]

2. 冲任虚寒

【原文】

婦人陷經①,漏下黑不解,膠薑湯主之。臣億等校諸本無膠薑湯方,想是前妊娠中膠艾湯。(十二)

【词解】

① 陷经:意即经气下陷,下血不止。

【释义】

本条论述妇人陷经的证治。妇人陷经、漏下血色紫黑、日久不止者,乃因冲任虚寒、不能摄血所致。治以胶姜汤,温补冲任,养血止血。

胶姜汤若单从方名两味考虑,即阿胶、干姜或生姜,其温补冲任、养血止血之功用已具备。

【点疑指难】

因胶姜汤仅有方名缺方药组成,故诸家有不同认识:① 林亿、徐彬等认为是胶艾汤;② 陆渊雷、曹家达等认为是胶艾汤加干姜;③ 尤怡、魏荔彤等认为是阿胶、干姜;④ 赵良仁认为胶、艾、姜;⑤ 陈念祖、黄树曾等认为是阿胶、生姜两味;⑥ 李彣认为是阿胶、炮姜。

【临床应用指要】

陷经属冲任虚寒,经气下陷,致下血不止,其证虚损程度应重于胶艾汤方证。其辨证要点为漏下血色紫黑,并伴随其他虚寒脉症,可用胶姜汤或胶艾汤加干姜治疗。

前阴出血应注意鉴别,一般出血量多,或新出之血,则血色鲜红;如出血量少,或停留时间较长,其血多为紫黑色;瘀血化热,冲任有火者,其血可表现为紫红色。临床上尚应结合全身脉症加以辨析。

【医案举例】

道光四年,闽都阆府宋公,其三媳妇产后 3 个月余,夜半腹痛发热,经血暴下鲜红,次下黑块,继有血水,崩下不止,约有三四盆许,不省人事,牙关紧闭,挽余诊之,时将五鼓矣。其脉似有似无,身冷面青,气微肢厥。予曰:血脱当益阳气,用四逆汤加赤石脂一两,煎汤灌之,不差。又用阿胶、艾叶各四钱,干姜、附子各三钱,亦不差。沉思良久,方悟前方用干姜守而不走,不能导血归经也,乃用生姜一两,阿胶五钱,大枣四枚,服半时许,腹中微响,四肢头面有微汗,身渐温,须臾苏醒。自道身中疼痛,余令先予米汤一杯,又进前方,血崩立止,脉复厥回。大约胶姜汤,即生姜、阿胶二味也。盖阿胶养血平肝,祛瘀生新,生姜散寒升气,亦陷者举之,郁者散之,伤者补之育之之义也。[陈修园.金匮方歌括.上海:上海科学技术出版社,1963:131.]

3. 瘀血阻络

【原文】

寸口脈弦而大,弦則爲減,大則爲芤,減則爲寒,芤則爲虛,寒虛相搏,此名曰革,婦人則半產漏

下,旋覆花湯主之。(十一)

旋覆花湯方：見五臟風寒積聚篇。

【释义】

本条论述半产漏下的脉象和治法。因原文已见于《血痹虚劳病脉证并治》篇,本条在句首仅加"寸口"两字,文末去"男子则亡血失精",加入"旋覆花汤主之"六字。本条脉象释义见前。妇人半产漏下为肝失疏泄,气血郁滞。旋覆花汤疏肝解郁,行气活血,通阳止漏。其方药分析参见《五脏风寒积聚病脉证并治》篇。

【点疑指难】

本条论弦大芤减的革脉为虚寒之脉,而旋覆花汤为行气活血之剂,脉与方药似不相符,故吴谦等认为本条"必是错简"。但徐彬云："盖虚而兼寒,是有邪矣,故以开结为主,结开而漏止,其血自生,不必补也;若有邪而补,则邪盛而漏愈甚,未得益先得损矣。"尤怡亦云："是以虚不可补,解其郁聚,即所以补;寒不可温,行其血气,即所以为温。"

【临床应用指要】

本方可用于妇人因瘀血阻络所致的半产后漏下之证,可伴少腹刺痛、胸胁满闷、善太息等。

【医案举例】

戴某,女,1975 年来我处就诊。自诉于去年小产后,阴道出血至今未净。诊脉细数,舌红润苔薄白,小腹部时有隐痛,下血量虽不多,但终日淋漓不净。其证显属半产后瘀血结聚,用旋覆花汤治之。处方：旋覆花(布包)10 g,新绛(茜草)12 g,青葱 10 根,生地 15 g,当归 10 g,白芍 6 g,川芎 6 g。3 剂。二诊：服药后下血块数枚,血渐止,腹亦不痛,继以十全大补汤调理而愈。[李继路.半产漏下.江苏中医,1981(3)：19.]

(二) 经水不利

1. 寒凝血瘀

【原文】

帶下經水不利①,少腹滿痛,經一月再見②者,土瓜根散主之。(十)

土瓜根散方：陰癲腫③亦主之。

土瓜根 芍藥 桂枝 䗪蟲各三兩

上四味,杵爲散,酒服方寸匕,日三服。

【词解】

① 经水不利：指月经行而不畅。

② 经一月再见：意指月经一个月两潮。

③ 阴癲(tuí 颓)肿：指外阴部有较硬的卵状肿块。《本草纲目·鲮鲤》引《摘玄方》："妇人阴癲,硬如卵状。"

【释义】

本条论述因瘀血致经水不利的证治。此带下即广义带下病,泛指妇人疾病。妇女患经水不畅利或兼经水一个月两潮者,并见少腹满痛症状,多因瘀血滞留胞宫所致。可伴有少腹按之有硬痛,月经量少,色紫有块,舌紫暗,脉涩等症。治当以活血通瘀为主,方用土瓜根散。方中土瓜根(即王瓜根)活血调经,䗪虫逐瘀破血,桂枝温通血脉,芍药养营血止腹痛,加酒以行药势,瘀血祛则经水自调。方后指出用酒冲散,即能加强活血调经作用。

阴癫肿,多属瘀积为患,故本方亦能治疗。

【点疑指难】

关于土瓜根,《本经》云:"王瓜,味苦寒,主消渴内痹,瘀血月闭,寒热酸疼,益气愈聋,一名土瓜,生平泽。"《名医别录》谓:"散痈肿留血,妇人带下不通。"

阴癫肿,《汤本求真》谓:"阴癫肿即鼠蹊阴囊阴唇部之假性肿瘤是,男女俱有之。"

【临床应用指要】

经水不利,有血瘀和血虚的不同,前者必伴少腹胀痛或刺痛,法当行气活血;后者则腹无胀痛,但有气血不足之象,治宜培补气血。本证由瘀血所致,故用土瓜根散祛瘀以调经。另外,经一个月再见之症,临床上也常见于血热所致的月经先期,或经期紊乱的疾患,当据具体脉症而辨证施治。

土瓜根一般药房不备,可用丹参代之。

【医案举例】

侯某,女,32岁,1998年8月31日初诊。前阴间断下血3~4日,活动则有下血,量少,色紫暗。现经后半月,小腹不痛,平常腰酸,白带时多时少。舌尖略红,舌苔略黄腻,脉滑。病史:过去月经周期一直提前3日,量多夹有血块,腹痛,怀疑是"带环"所致,于上月去节育环。8月30日咸阳市某医院B超提示:① 子宫内膜增厚,宫腔积液;② 子宫后位;③ 余(一)。中医辨证:瘀血致月经不调,处方土瓜根散加减:丹参20 g,桂枝10 g,土元10 g,当归15 g,白芍15 g,赤芍15 g,益母草15 g,泽兰15 g,茜草15 g,甘草6 g。4剂,水煎服。9月5日复诊:上药当日取回,上午服第一次,下午前阴出血量增加,如来月经样,夹有血块,持续2~3日,疑为月经来潮,故停服药1日,后继续进药,出血逐渐减少,自觉服药一日比一日好。今晨未见出血。舌同前,脉由滑转为沉细滑。原方继进3剂,以穷其根,以善其后。按:土瓜根散验案报道较少,据此案观察,用丹参代土瓜根,随症增药,确有效验。[张建荣.金匮妇人三十六病.北京:人民卫生出版社出版,2001:284.]

2. 瘀热内结

【原文】

婦人經水不利下,抵當湯主之。亦治男子膀胱滿急有瘀血者。(十四)

抵當湯方:

水蛭三十個(熬)　虻蟲三十枚(熬,去翅足)　桃仁二十個(去皮尖)　大黃三兩(酒浸)

上四味,爲末,以水五升,煮取三升,去滓,溫服一升。

【释义】

本条论述经闭属于瘀结实证的治法。本证妇人经水不利下,是因瘀血内结成实所致的经闭不行,欲使经行通利,必先祛其瘀结,故用抵当汤逐瘀破血通经。方中以水蛭、虻虫攻逐瘀血通经;大黄、桃仁攻下瘀血积滞。诸药合用,共奏逐瘀破结,俾瘀血祛而新血生,则其经自行。以药测证,本证尚有少腹硬满结痛拒按,或腹不满,而患者自诉腹满小便自利,舌青暗或有瘀点,脉象沉涩等。

本条"经水不利下"与第十条"经水不利",虽皆由瘀血所致,但前者为经行不畅,后者则为经水闭阻不通,两者在程度上有轻重的不同。所以,第十条用土瓜根散活血通瘀,本条则用抵当汤攻瘀破血。

【点疑指难】

对本条"经水不利下",尤怡认为是经闭,吴谦则认为是经行不畅。

【临床应用指要】

从临床上看,一般的血滞经闭,经过理气活血行瘀治疗,即可获愈。此处用抵当汤逐瘀峻剂,说明瘀结较重,故除经闭外,必有某些蓄血的见症,可参考《伤寒论》太阳篇124条有关原文。

【医案举例】

周姓少女,年约十八九,经事3个月未行。面色萎黄,少腹微胀,证似干血劳初起,因嘱其吞服大黄䗪虫丸,每服三钱,日3次,尽月可愈。自是之后,遂不复来,意其差矣。越3个月,忽一中年妇人扶一女子来请医。顾视其女,面颊以下几瘦不成人,背驼腹胀,两手自按,呻吟不绝。余怪而问之,病已至此,何不早治?妇泣而告曰:此吾女也,3个月之前,曾就诊于先生,先生令服丸药,今腹胀加,四肢日削,背骨突出,经仍不行,故再求诊!余闻而骇然,深悔前药之误,然病已奄奄,尤不能不一尽心力。第察其情状,皮骨仅存,少腹胀硬,重按痛愈甚。此瘀积内结,不攻其瘀,病焉能除?又虑其元气已伤,恐不胜攻,思先补之。然补能恋邪,尤为不可,于是决以抵当汤予之。虻虫一钱,水蛭一钱,大黄五钱,桃仁五十粒。明日母女复偕来,知女下黑瘀甚多,胀减痛平。唯脉虚甚,不宜再下,乃以生地、黄芪、当归、潞党、川芎、白芍、陈皮、茺蔚子活血行气,导其瘀积,1剂之后,遂不复来。后6年,值于途,已生子,年四五岁矣。[曹颖甫.经方实验录.上海:上海科学技术出版社,1979:81.]

3. 水血互结

【原文】

妇人少腹满如敦①状,小便微难而不渴,生後②者,此爲水與血俱結在血室也,大黄甘遂湯主之。(十三)

大黄甘遂湯方:

大黄四兩　甘遂二兩　阿膠二兩

上三味,以水三升,煑取一升,頓服之,其血當下。

【词解】

① 敦(duì 兑):是古代盛食物的器具,上下稍锐,中部肥大。

② 生后:指生产后,或生病后。

【释义】

本条论述妇人水血俱结血室的证治。妇人少腹满,有蓄水和蓄血的不同。区别在于若少腹满而小便自利,为蓄血;少腹满而小便不利,口渴,则为蓄水。今少腹胀满,其形高起如敦状,小便微难而不渴,且发生在产后,蓄水和蓄血之证兼而有之,故诊断为水与血俱结在血室。治当水血兼攻,以大黄甘遂汤破血逐水。方中大黄攻瘀,甘遂逐水;因是"生后"所患,故配阿胶养血扶正,使邪祛而不伤正。本方"顿服之,其血当下",此峻猛之剂,一次服下,更能增强破血逐水之力。

本方与抵当汤皆主破血实证,并见少腹硬满症,但两者病机同中有异。抵当汤证是血热瘀结下焦,少腹硬满而小便自利,治宜荡热破瘀为法;本方证是水与血并结血室,少腹满如敦状而小便微难,故治宜破血逐水为法。

【点疑指难】

对"生后者",历代医家认识不一,尤怡认为是产后,徐彬认为是生病之后,赵良仁认为是经后。

【临床应用指要】

本证"水与血俱结在血室"是病机、症状的关键,水结则肿,血结则瘀,水肿必满,血瘀必痛,故少腹肿满、疼痛拒按者,方可诊为水血俱结血室证。临床上凡是既有瘀血阻滞,又有水气停蓄的水肿实证,或妇人经行闭阻,又见头面四肢浮肿者,均可以此方为基础化裁治之。

【医案举例】

郭某,农妇,年30许,曾生产四胎。断乳1年,月经不行,食减体瘦,腹大日增,延治于余。察其面黑斑满布,舌色紫暗,少腹肿满,状如孕子。闻其声言彻而吸远。问其证无妊娠反应,唯少腹沉胀,时有隐痛,大便尚可,小便微难,口燥不渴。询及其夫,言旅外两载未归。按其脉沉而涩。据因分析为思郁交加,致伤肝脾,肝伤则疏泄失职,致气滞血瘀;脾伤则运化失常,造成水湿内蓄。水血互结,故成斯疾。据证分析少腹肿满、口渴而小便不利者,为水蓄;不渴而小便自利者,为血瘀。今月经不行,少腹肿满,小便微难而不渴,为既有水蓄而又血瘀也。血瘀于下,则新血无以上荣,故面呈黑斑而舌色紫暗。脉沉为水,脉涩为瘀。立逐水破瘀之法,以大黄甘遂汤加桃仁、䗪虫。服药须臾,药效桴鼓,下水血如注,病家惊措,奔告求出复诊。症见神疲气怯,形瘦目闭,腹满稍平,汗出肢冷,舌暗淡,脉微细。为邪祛正虚所致,故暂予独参汤以扶正祛邪,益气顾虚。并嘱待证情好转,水血稍停,余药仍须继服。病家虑其药猛,表情犹豫。余申:攻邪不尽,后患无穷。闻者明义,即照嘱继进余药,但药性较前缓和。2剂尽,少腹基本平陷,水血亦渐停止。则更予金匮肾气丸以温养下焦。药进6剂,少腹柔软如平人,二便自调,就寝安卧,唯食纳欠佳,少气懒言,舌淡脉弱。则改用六君子汤加黄芪、当归补益脾胃而助气血以善其后,服药10余剂,余症悉除,全告康复。[熊魁梧.水血互结验案.湖北中医杂志,1984(1):32.]

七、带下病

(一)湿热带下

【原文】

婦人經水閉不利,臟堅癖不止①,中有乾血,下白物②,礬石丸主之。(十五)

礬石丸方:

礬石三分(燒)　杏仁一分

上二味,末之,煉蜜和丸棗核大,內臟中③,劇者再內之。

【词解】

① 脏坚癖不止:指胞宫内有干血坚结不散。

② 白物:指白带。

③ 内脏中:内,通"纳";脏,指阴道。即指将药物放入阴道中。

【释义】

本条论述胞宫内有干血、郁为湿热而致带下的外治法。本条带下病是由经行不畅或经闭,致瘀血内留胞宫,瘀血内留日久,则结为干血坚结不散,反郁为湿热,进而腐化为白带。故以矾石丸为坐药,纳入阴中,以除湿热而止带下,这是治疗白带的外治法,亦为治标之剂。方中矾石性寒燥湿,清热祛腐,解毒杀虫,酸涩收敛以止带;杏仁、白蜜滋润以制矾石燥涩之性。一般还要同时内服消瘀通经之剂,以治其本。

【临床应用指要】

本证虽为干血和带下并存,干血为因、为本,带下为果、为标,治宜先标而后本。本方用矾石清热解毒,化腐收敛,为治疗湿热带下确立了基本治法。矾石在后世妇科外洗剂多取用之。此外,将本方"炼蜜和丸枣核大,内阴中",是用栓剂治疗妇人阴道疾病的最早记载。

【医案举例】

张某,女,30岁,1991年2月24日初诊。阴道分泌物增多3年,呈白色,有时兼有黄色,每日需换内裤2~3次,曾诊为宫颈糜烂,多次服用中西药物均未好转。半年前曾于市立医院诊为子宫后壁实性肿块(肌瘤钙化),宫颈糜烂。近1个月阴道分泌物较前明显增多,色白,有时黄白相兼,质稠而臭,小腹部疼痛胀满,胃脘部隐隐作痛,烧心,纳少,身重乏力。舌质正常,苔白微黄,脉沉弦,右关脉濡数。妇科检查:宫颈有红色糜烂区,局部充血肥大,有接触性出血。B超:子宫后壁左侧有一个2.3 cm×1.9 cm实性肿块。诊为宫颈Ⅱ度糜烂。中医诊为带下病,属肝热脾虚型,给以矾石丸放入阴道内,连放3日。二次来诊述,放药后的第二日带下即明显减少,3次后带下已如正常人,小腹疼痛亦明显减轻。嘱继放7日,带下未见增多。嘱停放3日后,继放7日。妇科检查糜烂区消失。又用药7日以巩固疗效。追访半年病未复发。[毕明义,等.矾石丸治疗带下病208例.山东中医杂志,1994,13(2):69.]

（二）寒湿带下

【原文】

蛇床子散方,温陰中坐藥。（二十）

蛇床子散方:

蛇床子仁

上一味,末之,以白粉①少許,和令相得,如棗大,棉裹内之,自然温。

【词解】

① 白粉:一说为米粉;一说为铅粉。作为外用药的赋形剂,当以米粉为是;若作为杀虫剂,则又当用铅粉。

【释义】

本条论述阴冷寒湿带下的治法。从"温阴中"及方后云"棉裹内之,自然温",可知患者自觉阴中寒冷甚至连及后阴,还应有带下清稀、腰酸困重、少腹寒冷、外阴瘙痒等症状。此由阴寒湿浊之邪凝着下焦所致,故用蛇床子散作为坐药,直接温其受邪之处,以助阳暖宫,燥湿止痒,使寒湿得祛,则带下自除。

温阴中坐药指治法及用药途径与剂型,坐药即栓剂。蛇床子散与矾石丸同治带下,都有杀虫止痒作用,且皆为外用栓剂,纳入阴中,但本方苦温燥湿,主治下焦寒湿证;矾石丸清热燥湿,主治下焦湿热证。可知,带下因湿而生,其证当分寒热。

【点疑指难】

本证的病因,沈明宗认为是阴户受寒;尤怡认为是阴中有寒,寒则生湿。

【临床应用指要】

本条缺少症状,据《脉经》"妇人阴寒,温阴中坐药,蛇床子散主之",应有阴中寒冷,可伴少腹寒冷、带下清稀等症。临床上蛇床子散除作为坐药纳入阴中外,还可以此为基础方加味,用作内服方。

【医案举例】

昔年予治一妇人历节风,愈后,自言阴痒不可忍,自用明矾水洗之,洗时稍定,少顷,痒如故。予以此方授之,2日而瘥,详《历节病篇》盖以蛇床之燥烈,含铅粉之杀虫,湿祛虫死,其痒乃止。但予实变法用之,使之煎汤坐盆中洗之,然后扑以铅粉。此可知仲师立方之旨,在燥湿杀虫,而不在祛寒矣。[曹颖甫.曹氏伤寒金匮发微合刊.上海:上海科学技术出版社,1990:246.]

八、腹痛

（一）风冷血滞

【原文】

婦人六十二種風,及腹中血氣刺痛,紅藍花酒主之。（十六）

红蓝花酒方：疑非仲景方。

红蓝花一两

上一味,以酒一大升,煎减半,顿服一半,未止再服。

【释义】

本条文论述妇人腹中血气刺痛的治法。妇人六十二种风,可泛指一切风寒等外邪致病。妇人经产之后,风寒最易乘虚侵入腹中,与血气相搏,以致血行涩滞不通,故腹中刺痛。治用红蓝花酒方活血行瘀,利气止痛。方中红蓝花辛温活血,通经祛瘀止痛;酒性辛热,能散寒行血以助红蓝花之力。两药相伍使气血流畅,瘀阻得通,通则不痛。

【点疑指难】

对“妇人六十二种风”的含义,诸家主要有三种看法。① 认为无从考证,如徐彬、尤怡等;② 由此而怀疑本条非仲景之方与法,如赵良仁、林亿等;③ 从病因解,如李彣、魏荔彤等。

【临床应用指要】

本证病机关键是血瘀,故治疗用血药而不用风药,血脉调和通畅,则风邪自然消散。本方适宜于风、寒所致的血瘀腹痛证,临床上常用于以腹中刺痛为主症的痛经,若阴虚有热者不宜使用。后世用红花泡酒服,或用红花酒浸后再煎,皆从本方和《金匮》书中之酒剂发展而来。

【医案举例】

汤某,女,26 岁,1982 年 1 月 10 日诊。初产恶露未尽之时过食生冷而发生腹痛已 3 个月。某医处以加味四物汤后,恶露止,腹痛亦减。尔后腹痛时作,缠绵不休。昨晚突然腹中刺痛,时而增剧而昏厥,随后经至排出少量瘀血块,腹痛减轻,手足欠温。刻诊：腹痛连及腰胯部,月经时来忽止,患者形体肥胖,面部色青,舌质紫暗,脉弦涩有力。此为恶血瘀阻。治以活血通经。处方：红花 50 g,入酒 60 g 煎,分 3 次服。1 剂后,排出大量暗黑色血块,腹痛减轻。改用红花 15 g,益母草 30 g,入酒 60 g 煎。连服 3 剂而愈。随访 1 年,未见异常。[王明宇.红蓝花酒方治疗产后恶露不尽.四川中医,1986,4(11)：35.]

(二) 肝脾失调

【原文】

妇人腹中诸疾痛,当归芍药散主之。(十七)

当归芍药散方：见前妊娠中。

【释义】

本条论述妇人肝脾失调腹中诸痛的治法。妇人腹痛的原因颇多,但以肝脾失调、气滞血凝较为多见。本条之腹痛,为气滞血凝,兼有水湿所致,以方测证还应有小便不利、腹微胀满、下肢微肿、带下清稀等。故治用当归芍药散调肝脾、理气血、除水湿,使肝脾和调,气血调畅,水湿消散,则腹痛自已。当归芍药散既能治妊娠腹痛,又能疗妇人杂病腹痛,因病机均属于肝脾失调,血水阻滞,故均以之调肝理气血、健脾利水湿,体现了异病同治的治则。

【临床应用指要】

对条文“诸疾痛”宜灵活看待。无论何病引起的妇人腹痛,只要属于肝脾不和、湿停血滞者,均可用本方随症化裁治之。若不符合此病机则非所宜。

【医案举例】

姜某,女,16 岁。每于经前白带量多清稀,经期少腹胀满、凉痛难忍,经血色暗,夹有紫黑色血块,块下痛减,伴四肢发凉,恶心,眼睑颜面轻度浮肿。舌淡,脉沉细。证属气血不足,寒湿凝聚下焦,阻滞经血运行。治以温经补虚,活血化瘀止痛,健脾利湿。药用:当归10g,白芍15g,川芎8g,焦术、茯苓各10g,泽泻8g,香附、乌药、延胡索各10g。水煎。每日2次。嘱于经前服药3剂,服至第三周期后,月经来潮腹痛明显减轻,血块减少,颜面浮肿消。[倪鹤岐.运用当归芍药散验案三则.辽宁中医杂志,1991(2):34.]

(三)脾胃阳虚

【原文】

婦人腹中痛,小建中湯主之。(十八)

小建中湯方:見前虛勞中。

【释义】

本条论述妇人脾胃阳虚里急腹痛的证治。妇人腹痛,因中焦脾胃虚寒所致者,临床见症为腹痛喜按,心悸虚烦,面色无华,神疲纳少,大便溏薄,舌质淡红,脉细涩等。方用小建中汤治疗,意在建中培土,补气生血,调理阴阳,使脾胃健运,气血流畅,阴阳和谐,则腹痛自已。

妇人腹痛多与气血失和有关,其病机有偏气、偏血和寒热虚实的不同,故治法各异。气滞血瘀,腹中刺痛,用红蓝花酒活血行气;肝脾失调,腹中诸疾痛,用当归芍药散养血柔肝,健脾除湿;脾胃虚寒,腹中痛者,用小建中汤温中散寒,缓急止痛。可见,妇人腹痛的治疗,仍当审证求因,审因论治。

【临床应用指要】

本证病机关键是脾胃阳虚,临床上以经后或经期脘腹绵绵作痛、喜温喜按、疼痛时减为主症。小建中汤调理阴阳,建立中气,并能甘温扶阳,缓急止痛。

【医案举例】

戴某,女,22岁,未婚。3年来行经腹痛,第一、第二日加剧,开始血量少,待3日后血量渐多而痛稍减,色淡有块,周期尚准。平素喜暖畏寒,体倦乏力,不耐劳累,经至必服止痛片及中药,以求暂安。此次行经少腹剧痛,虽已过10余日,少腹仍绵绵作痛,时有发胀,舌淡苔白,脉细而迟。此系中气虚弱,气血不足,脾胃阳虚,寒积作痛。宜温中散寒,缓急止痛。给予小建中汤,连进10剂后,适值经再至,此次疼痛大减,未服止痛片。又续服20余剂,再次行经疼痛未作。[王孝续,等.陈大启老师运用小建中汤的经验.北京中医杂志,1989(2):5.]

九、转胞

【原文】

問曰:婦人病飲食如故,煩熱不得臥,而反倚息者,何也? 師曰:此名轉胞①不得溺也,以胞系了戾②,故致此病,但利小便則愈,宜腎氣丸主之。方見虛勞中。(十九)

【词解】

① 转胞:胞,同"脬"(pāo抛),即膀胱。转胞是因膀胱扭转而小便不通的病证。

② 胞系了戾:了戾,同"缭戾",即缭绕扭曲。此指膀胱之系缭绕不顺。

【释义】

本条论述妇人转胞的证治。妇人转胞以脐下急痛、小便不通为主症。病由肾气虚弱,膀胱气化不行所致。病不在胃,故饮食如故;因病在膀胱,故少腹胀满急痛而不得溺;水气不行,浊阴上逆,虚阳上扰,故烦热不得卧而反倚息。治用肾气丸温补肾气,肾气充则气化行,小便通利,则病自愈。

【点疑指难】

转胞成因,不止肾虚一端,正如赵良仁所言:"然转胞之病,岂尽由下焦肾虚致耶? 或中焦气虚土湿,下干害其胞,与上焦肺气壅塞,不化于下焦,或胎重压其胞,或忍溺入房,皆足成此疾,必求所因以治之。"

【临床应用指要】

转胞以脐下急痛、小便不通为突出表现,本方证是由肾气虚膀胱气化不行、膀胱之系缭绕不顺所致,故用肾气丸温补肾气,化气利水,临证可再加开通关窍、利小便之品。

【医案举例】

张某,女,35 岁,1974 年 12 月 2 日初诊。患者于 1970 年 10 月因右侧腰疼,发热,尿少、尿频、血尿就诊。经尿培养、膀胱镜检、膀胱输尿管逆行造影、静脉肾盂造影(X 线片号 47787)诊为肾盂肾炎、膀胱三角肌炎、右侧肾积水、输尿管纤曲。病见精神欠佳,面色晦暗,形体羸瘦,腰痛有冷感,尿频、尿少、腹胀。舌质淡,苔薄白,脉沉细虚。中医诊断:胞系了戾,肾阳不足证。治宜温补肾阳,化气利水。方选肾气丸(改汤剂):熟地 28 g,山药、山萸肉各 14 g,茯苓、泽泻、丹皮各 10.5 g,附子 3.5 g,肉桂 3.5 g。每日 1 剂,水煎服。连服近 100 剂,诸症消失。膀胱、输尿管逆行造影报告:未见输尿管纤曲、肾盂积水。又做静脉肾盂造影(X 线片号 43869)报告:未见肾盂积水、输尿管纤曲。随访 13 年,未复发。按:米老据他多年对仲景著作结合临床实践研究,认为"胞系"即输尿管,"了戾"当作"纤曲"解。"胞系了戾"即输尿管纤曲。[中华全国中医学会陕西分会,等.陕西省名老中医经验荟萃:第三辑.米伯让医案.西安:陕西科学技术出版社,1991:114.]

十、前阴诸疾

(一) 阴疮

【原文】

少陰脈滑而數者,陰中即生瘡,陰中蝕瘡爛者,狼牙湯洗之。(二十一)

狼牙湯方:

狼牙三兩

上一味,以水四升,煮取半升,以綿纏筋①如繭,浸湯瀝陰中,日四遍。

【词解】

① 筋:即筷子。

【释义】

本条论述下焦湿热而阴中生疮的证治。阴疮即阴中有疮疡糜烂现象。肾主二阴,少阴属肾,若少阴脉见滑而数,说明湿热内蕴下焦。若湿热之邪聚于前阴,日久必致阴中痒痛糜烂,并伴有带浊淋漓。治用狼牙汤煎水洗涤阴中,旨在清热燥湿、杀虫止痒。狼牙草味苦性寒,清热杀虫。

【点疑指难】

方中狼牙究系何物? 吴谦认为:"狼牙非狼之牙,乃狼牙草也。"徐彬亦云:"故以狼牙草汤洗之,狼牙苦能清热,辛能散邪,毒能杀虫也。"有认为狼牙草即仙鹤草。仙鹤草苦涩平,收敛止血,杀虫止痒,有医家用于滴虫性阴道炎所致的阴部湿痒症。

【临床应用指要】

阴疮即阴中生疮,表现阴中痒痛糜烂,伴带下色黄赤质浊,有腥臭味,尺脉滑数。临床上用狼牙草煎汤外洗,或煎汤坐浴,再用带线棉球浸汁放入阴道,3～4 小时后取出。也可用狼牙草加苦参、黄连、蛇床子、白矾煎汤外洗。

（二）阴吹

【原文】

胃氣下泄，陰吹①而正喧②，此穀氣之實也，膏髮煎導之。（二十二）

膏髮煎方：見黃疸中。

【词解】

① 阴吹：病证名。以前阴出气有声，如后阴矢气状为主症。

② 正喧：形容前阴出气频繁，甚至声响连续不断。

【释义】

本条论述阴吹的病因和证治。阴吹为胃肠燥结，腑气不畅，浊气不能从肠道下行，遂从前阴外泄所致，故阴中出气有声，犹如后阴矢气之状。以方测证，本证除阴吹而正喧外，还当有大便燥结、小便欠利等症，在病机上除胃肠燥结外，还兼有津亏血瘀，故治用猪膏发煎润肠化瘀通便，使浊气下泄归于肠道，则其病自愈。本书还用该方治疗胃肠燥结血瘀的萎黄。

【点疑指难】

阴吹之病在临床上并不少见，张璐谓之"乃妇人恒有之疾"，病轻者多隐忍不言，重者阴吹不已，声喧于外，始行医治，故后世方记载不多。

【临床应用指要】

猪膏发煎主治胃肠燥结所致的阴吹。从临床上看，阴吹除此因外，也可由气血不足、中气下陷，或脾肾两虚，或脾虚寒饮停滞，或湿热下注，或邪郁少阳等所致，故当辨证施治。如《温病条辨》提出"饮家阴吹，脉弦而迟，橘半桂苓枳姜汤主之"；若体虚气虚下陷则用补中益气汤。

【医案举例】

林某，女，40 岁，营业员。自述有肺结核病史。近 1 年来，经常喘咳，大便秘结及阴道排气。感冒则诸症加剧。服中药 1 年，喘咳鲜有发作，但阴吹不减，反有加重，多随大便秘结程度而起伏，甚则频发不已，旁人亦可闻及。自认为"怪病"，不愿就医，常服大黄一类泻下药物，偶尔大便得通，阴吹缓解，一旦停药，症复如故，以致行走坐卧，阴吹不已，方来就诊。所述除便秘及阴吹之外，余无所苦。察其舌质，舌苔均属正常，脉细而数。宗仲景阴吹论治，予以膏发煎：生猪板油 250 g，净人发 15 g。制法：将人发用肥皂水洗去油污，再以清水漂洗待净，干后备用。生猪板油切碎，如日常炼油之法，待出油后捞去油渣，纳人发，浸没油中，微火慢炼，至发溶解为度。若火候掌握不恰当，或发未完全浸没油中，不能尽溶，而油已见黄时，终止再炼，将残发捞出，冷后杵细，再拌入油中，即可服。用法：每日 3 次，每次约 20 毫升，服后用开水净口。该患者如法服 3 日，便秘缓解，阴吹次数减少。至服 1 周，大便畅快，阴吹停止。随访 3 年，病未复发。[何国坚.彭履祥验案解惑记要.成都中医学院学报,1980(1)：26.]

十一、小儿疳虫蚀齿

【原文】

小兒疳蟲蝕齒方：疑非仲景方。（二十三）

雄黃　葶藶

上二味，末之，取臘日豬脂鎔，以槐枝綿裹頭四五枚，點藥烙之。

【释义】

本方虽林亿等怀疑非仲景方,但《金匮要略辑义》却认为"玉函经第八卷末亦载小儿药三方,盖另有幼科书而亡佚者,此类岂其遗方耶";程林亦怀疑此方是仲景之《口齿论》简脱于此。其说亦有参考价值。据原文意,此方可用于小儿疳热生虫、蚀蚀牙齿者。

内 容 归 纳

成因、证候与治则(八条)

热入血室
- 辨证与治禁(二条)
- 寒热如疟证——小柴胡汤(一条)
- 胸胁满如结胸——刺期门(三条)
- 但头汗出证——刺期门(四条)

梅核气——咽中痰凝气滞——半夏厚朴汤方(五条)

脏躁——郁热伤阴,心脾两虚——甘麦大枣汤方(六条)

误下成痞治疗——小青龙汤、泻心汤(七条)

妇人杂病

月经病
- 崩漏
  - 虚寒夹瘀——温经汤方(九条)
  - 冲任虚寒——胶姜汤(十二条)
  - 瘀血阻络——旋覆花汤(十一条)
- 经水不利
  - 寒凝血瘀——土瓜根散方(十条)
  - 瘀热内结——抵当汤方(十四条)
  - 水血互结——大黄甘遂汤方(十三条)

带下病
- 湿热带下——矾石丸方(十五条)
- 寒湿带下——蛇床子散方(二十条)

腹痛
- 风冷血滞——红蓝花酒方(十六条)
- 肝脾失调——当归芍药散(十七条)
- 脾胃阳虚——小建中汤(十八条)

转胞——肾气虚弱,膀胱气化不行——肾气丸(十九条)

前阴诸疾
- 阴疮——下焦湿热——狼牙汤方(二十一条)
- 阴吹——胃肠燥结,兼有津亏血瘀——膏发煎方(二十二条)

小儿疳虫蚀齿——外治方(二十三条)

杂疗方第二十三

退五臟虚熱四時加減柴胡飲子方

冬三月加柴胡八分　白术八分　陳皮五分　大腹檳榔四枚，并皮子用　生薑五分　桔梗七分

春三月加枳實　減白术共六味

夏三月加生薑三分　枳實五分　甘草三分，共八味

秋三月加陳皮三分，共六味

上各㕮咀，分爲三貼，一貼以水三升，煑取二升，分溫三服。如人行四五裏進一服。如四體壅，添甘草少許，每貼分作三小貼，每小貼以水一升，煑取七合，溫服，再合滓爲一服，重煑，都成四服。疑非仲景方。

長服訶梨勒丸方疑非仲景方

訶梨勒 陳皮 厚朴各三兩

上三味，末之，煉蜜丸如梧子大，酒飲服二十丸，加至三十丸。

三物備急丸方見《千金方》，司空裴秀爲散用亦可。先和成汁，乃傾口中，令從齒間得入，至良驗。

大黄一兩　乾薑一兩　巴豆一兩，去皮、心，熬，外研如脂

上藥各須精新，先搗大黄、乾薑爲末，研巴豆内中，合治一千杵，用爲散，蜜和丸亦佳，密器中貯之，莫令歇。主心腹諸卒暴百病。若中惡客忤，心腹脹滿，卒痛如錐刺，氣急口噤，停尸卒死者，以暖水若酒，服大豆許三四丸，或不下，捧頭起，灌令下咽，須臾當差。如未差，更與三丸，當腹中鳴，即吐下，便差。若口噤，亦須折齒灌之。

治傷寒，令愈不復，紫石寒食散方見《千金翼》

紫石英 白石英 赤石脂 鐘乳碓煉 栝樓根 防風 桔梗 文蛤 鬼臼各十分　太一餘糧十分，燒　乾薑 附子炮，去皮 桂枝去皮，各四分

上十三味，杵爲散，酒服方寸匕。

救卒死方

薤搗汁，灌鼻中。

又方：

雄鷄冠割取血，管吹内鼻中。

豬脂如鷄子大，苦酒一升，煑沸，灌喉中。

鷄肝及血塗面上。以灰圍四旁,立起。

大豆二七粒,以鷄子白並酒和,盡以吞之。

救卒死而壯熱者方

礬石半斤,以水一斗半,煑消,以漬脚,令没踝。

救卒死而目閉者方

騎牛臨面,搗薤汁灌耳中,吹皂莢末鼻中,立效。

救卒死而張口反折者方

灸手足兩爪後十四壯了,飲以五毒諸膏散。有巴豆者。

救卒死而四肢不收失便者方

馬屎一升,水三斗,煑取二斗以洗之。又取牛洞稀糞也一升,温酒灌口中,灸心下一寸,臍上三寸,臍下四寸,各一百壯,差。

求小兒卒死而吐利,不知是何病方

狗屎一丸,絞取汁,以灌之。無濕者,水煑乾者取汁。

治尸蹷方 尸蹷脈動而無氣,氣閉不通,故静而死也。治方脈證見上卷。

菖蒲屑,内鼻兩孔中吹之。令人以桂屑着舌下。

又方:

剔取左角髮方寸,燒末,酒和,灌令入喉,立起。

救卒死,客忤死,還魂湯主之方

《千金方》云:主卒忤鬼擊飛尸,諸奄忽氣絶無復覺,或已無脈,口噤拗不開,去齒下湯。湯下口不下者,分病人髮左右,捉搦肩引之。藥下,復增取一升,須臾立甦。

麻黄三兩,去節。一方四兩　杏仁去皮尖,七十個　甘草一兩,炙　《千金》用桂心二兩

上三味,以水八升,煑取三升,去滓,分令咽之。通治諸感忤。

又方:

韭根一把　烏梅二七個　吳茱萸半升,炒

上三味,以水一斗,煑之。以病人櫛内中,三沸,櫛浮者生,沉者死。煑取三升,去滓,分飲之。

救自縊死方 救自縊死,且至暮,雖已冷,必可治。暮至旦,小難也。恐此當言陰氣盛故也。然夏時夜短於晝,又熱,猶應可治,又云:心下若微温者,一日以上,猶可治之方。

徐徐抱解,不得截繩,上下安被臥之。一人以脚踏其兩肩,手少挽其髮,常弦弦勿縱之。一人以手按據胸上,數動之。一人摩捋臂脛,屈伸之。若已僵,但漸漸強屈之,并按其腹。如此一炊頃,氣從口出,呼吸眼開,而猶引按莫置,亦勿苦勞之。須臾,可少桂湯及粥清含與之,令濡喉,漸漸能咽,及稍止。若向令兩人以管吹其兩耳,罙好。此法最善,無不活也。

療中暍方 凡中暍死,不可使得冷,得冷便死,療之方

屈草帶,繞暍人臍,使三兩人溺其中,令温。亦可用熱泥和屈草,亦可扣瓦椀底,按及車缸,以着暍人,取令溺,須得流去。此謂道路窮,卒無湯,當令溺其中,欲使多人溺,取令温。若有湯便可與之,不可泥及車缸,恐此物冷。暍既在夏月,得熱泥土,暖車缸,亦可用也。

救溺死方

取灶中灰兩石餘,以埋人,從頭至足。水出七孔,即活。

上療自縊、溺、暍之法,并出自張仲景爲之。其意殊絶,殆非常情所及,本草所能關,實救人之大術矣。傷寒家數有暍病,非此遇熱之暍。見《外臺》、《肘後》目。

治馬墜及一切筋骨損方見《肘後方》。

大黃一兩,切,浸,湯成下　緋帛如手大,燒灰　亂髮如鷄子大,燒灰用　久用炊單布一尺,燒灰　敗蒲一握,三寸　桃仁四十九個,去皮尖,熬　甘草如中指節,炙,銼

上七味,以童子小便量多少煎湯成,内酒一大盞,次下大黃,去滓,分温三服。先銼敗蒲席半領,煎湯浴,衣被蓋覆,斯須通利數行,痛楚立差。利及浴水赤,勿怪,即瘀血也。

禽兽鱼虫禁忌并治第二十四

凡飲食滋味,以養於生,食之有妨,反能爲害。自非服藥煉液,焉能不飲食乎?切見時人,不閑調攝,疾疢競起,若不因食而生,苟全其生,須知切忌者矣。所食之味,有與病相宜,有與身爲害,若得宜則益體,害則成疾,以此致危,例皆難療。凡煮藥飲汁,以解毒者,雖云救急,不可熱飲,諸毒病得熱更甚,宜冷飲之。

肝病禁辛,心病禁鹹,脾病禁酸,肺病禁苦,腎病禁甘。春不食肝,夏不食心,秋不食肺,冬不食腎,四季不食脾。辯曰:春不食肝者,爲肝氣王,脾氣敗,若食肝,則又補肝,脾氣敗尤甚,不可救。又肝王之時,不可以死氣入肝,恐傷魂也。若非王時即虛,以補肝之佳,余臟準此。

凡肝臟,自不可輕噉,自死者彌甚。

凡心皆爲神識所舍,勿食之,使人來生復其報對矣。

凡肉及肝,落地不着塵土者,不可食之。豬肉落水浮者,不可食。

諸肉及魚,若狗不食,鳥不啄者,不可食。

諸肉不乾,火炙不動,見水自動者,不可食之。

肉中有如朱點者,不可食之。六畜肉熱血不斷者,不可食之。

父母及身本命肉,食之令人神魂不安。

食肥肉及熱羹,不得飲冷水。

諸五臟及魚,投地塵土不污者,不可食之。

穢飯、餒肉、臭魚,食之皆傷人。

自死肉,口閉者,不可食之。

六畜自死,皆疫死,則有毒,不可食之。

獸自死,北首及伏地者,食之殺人。

食生肉,飽飲乳,變成白蟲。一作血蟲。

疫死牛肉,食之令病洞下,亦致堅積,宜利藥下之。

脯藏米甕中,有毒,及經夏食之,發腎病。

治自死六畜肉中毒方

黃蘗屑,擣服方寸匕。

治食鬱肉漏脯中毒方鬱肉,密器蓋之,隔宿者是也。漏脯,茅屋漏下,沾著者是也。

燒犬屎,酒服方寸匕,每服人乳汁亦良。飲生韭汁三升,亦得。

治黍米中藏乾脯,食之中毒方

大豆濃煑汁，飲數升即解。亦治狸肉漏脯等毒。

治食生肉中毒方

掘地深三尺，取其下土三升，以水五升，煑數沸，澄清汁，飲一升，即愈。

治六畜鳥獸肝中毒方

水浸豆豉，絞取汁，服數升愈。

馬腳無夜眼者，不可食之。

食酸馬肉，不飲酒，則殺人。

馬肉不可熱食，傷人心。

馬鞍下肉，食之殺人。

白馬黑頭者，不可食之。

白馬青蹄者，不可食之。

馬肉、狗肉共食，飽醉臥，大忌。

驢馬肉合豬肉食之，成霍亂。

馬肝及毛，不可妄食，中毒害人。

治馬肝毒中人未死方

雄鼠屎二七粒，末之，水和服，日再服。屎尖者是。

又方：

人垢，取方寸匕，服之佳。

治食馬肉中毒欲死方

香豉二兩　　杏仁三兩

上二味，煑一食頃，熟，杵之服，日再服。

又方：

煑蘆根汁，飲之良。

疫死牛，或目赤，或黃，食之大忌。

牛肉共豬肉食之，必作寸白蟲。

青牛腸，不可合犬肉食之。

牛肺，從三月至五月，其中有蟲如馬尾，割去勿食，食則損人。

牛、羊、豬肉，皆不得以楮木、桑木蒸炙，食之，令人腹內生蟲。

噉蛇牛肉殺人。何以知之？噉蛇者，毛髮向後順者，是也。

治噉蛇牛肉食之欲死方

飲人乳汁一升，立愈。

又方：

以泔洗頭，飲一升，愈。

牛肚細切，以水一斗，煑取一升，暖飲之，大汗出者愈。

治食牛肉中毒方

甘草煑汁飲之，即解。

羊肉，其有宿熱者，不可食之。

羊肉不可共生魚、酪食之，害人。

羊蹄甲中有珠子白者，名羊懸筋，食之令人癲。

白羊黑頭，食其腦，作腸癰。

羊肝共生椒食之，破人五臟。

豬肉共羊肝和食之，令人心悶。

豬肉以生胡荽同食，爛人臍。

豬脂不可合梅子食之。

豬肉和葵食之，少氣。

鹿肉不可和蒲白作羹，食之發惡瘡。

麋脂及梅李子，若妊娠食之，令子青盲，男子傷精。

麋肉不可合蝦及生菜、梅、李果食之，皆病人。

痼疾人，不可食熊肉，令終身不愈。

白犬自死，不出舌者，食之害人。

食狗鼠餘，令人發瘻瘡。

治食犬肉不消成病者方 治食犬肉不消，心下堅，或腹脹，口乾大渴，心急發熱，妄語如狂，或洞下方

杏仁一升，合皮，熟，研用

以沸湯三升和取汁，分三服，利下肉片，大驗。

婦人妊娠，不可食兔肉、山羊肉及鱉、鷄、鴨，令子無聲音。

兔肉不可合白鷄肉食之，令人面發黃。

兔肉着乾薑食之，成霍亂。

凡鳥自死，口不開，翅不合者，不可食之。

諸禽肉，肝青者，食之殺人。

鷄有六翮四距者，不可食之。

烏鷄白首者，不可食之。

鷄不可共葫蒜食之，滯氣。一云鷄子

山鷄不可合鳥獸肉食之。

雉肉久食之，令人瘦。

鴨卵不可合鱉肉食之。

婦人妊娠食雀肉，令子淫亂無恥。

雀肉不可合李子食之。

燕肉勿食，入水爲蛟龍所噉。

治食鳥獸中箭肉毒方 鳥獸有中毒箭死者，其肉有毒，解之方

大豆煮汁，及鹽汁，服之解。

魚頭正白，如連珠至脊上，食之殺人。

魚頭中無腮者，不可食之，殺人。

魚無腸膽者，不可食之，三年陰不起，女子絕生。

魚頭似有角者，不可食之。魚目合者，不可食之。

六甲日，勿食鱗甲之物。

魚不可合鷄肉食之。

魚不得合鸕鷀肉食之。

鯉魚鮓不可合小豆藿食之;其子不可合豬肝食之,害人。

鯉魚不可合犬肉食之。

鯽魚不可合猴雉肉食之。一云:不可合豬肝食。

鯷魚合鹿肉生食,令人筋甲縮。

青魚鮓不可合生葫荽及生葵,并麥中食之。

鯸、鱔不可合白犬血食之。

龜肉不可合酒、果子食之。

鱉目凹陷者,及厭下有王字形者,不可食之。其肉不得合雞、鴨子食之。

龜、鱉肉不可合莧菜食之。

蝦無須及腹下通黑,煮之反白者,不可食之。

食膾,飲乳酪,令人腹中生蟲,爲瘕。

治食鱠不化成癥病方 鱠食之,在心胸間不化,吐復不出,速下除之,久成癥病,治之方。

橘皮一兩 大黄二兩 朴硝二兩

上三味,以水一大升,煮至小升,頓服即消。

食鱠多不消,結爲癥病,治之方

馬鞭草

上一味,搗汁飲之。或以姜葉汁,飲之一升,亦消。又可服吐藥吐之。

食魚後中毒,面腫煩亂,治之方

橘皮

濃煎汁,服之即解。

食鯸鮧魚中毒方

蘆根

煮汁,服之即解。

蟹目相向,足斑目赤者,不可食之。

食蟹中毒治之方

紫蘇

煮汁,飲之三升。紫蘇子搗汁飲之,亦良。

又方:

冬瓜汁,飲二升。食冬瓜亦可。

凡蟹未遇霜,多毒。其熟者,乃可食之。

蜘蛛落食中,有毒,勿食之。

凡蜂、蠅、蟲、蟻等,多集食上,食之致瘻。

果实菜谷禁忌并治第二十五

果子生食,生瘡。

果子落地經宿,蟲蟻食之者,人大忌食之。

生米停留多日,有損處,食之傷人。

桃子多食,令人熱,仍不得入水浴,令人病淋瀝寒熱病。

杏酪不熟,傷人。

梅多食,壞人齒。

李不可多食,令人臚脹。

林檎不可多食,令人百脈弱。

橘柚多食,令人口爽,不知五味。

梨不可多食,令人寒中。金瘡、產婦亦不宜食。

櫻桃、杏多食,傷筋骨。

安石榴不可多食,損人肺。

胡桃不可多食,令人動痰飲。

生棗多食,令人熱渴氣脹。寒熱羸瘦者,彌不可食,傷人。

食諸果中毒治之方

豬骨燒過

上一味,末之,水服方寸匕。亦治馬肝、漏脯等毒。

木耳赤色及仰生者,勿食。菌仰卷及赤色者,不可食。

食諸菌中毒,悶亂欲死,治之方

人糞汁,飲一升。土漿,飲一二升。大豆濃煮汁,飲之。服諸吐利藥,并解。

食楓柱菌而哭不止,治之以前方。

誤食野芋,煩毒欲死,治之以前方。其野芋根,山東人名魁芋。人種芋三年不收,亦成野芋,并殺人。

蜀椒閉口者,有毒,誤食之,戟人咽喉,氣病欲絕,或吐下白沫,身體痹冷,急治之方

肉桂煎汁飲之。多飲冷水一二升,或食蒜,或飲地漿,或濃煮豉汁,飲之,并解。

正月勿食生蔥,令人面生遊風。

二月勿食蓼,傷人腎。

三月勿食小蒜,傷人志性。

四月、八月勿食胡荽,傷人神。

五月勿食韭,令人乏氣力。

五月五日勿食一切生菜,發百病。

六月、七月勿食茱萸,傷神氣。

八月、九月勿食薑,傷人神。

十月勿食椒,損人心,傷心脈。

十一月、十二月勿食薤,令人多涕唾。

四季勿食生葵,令人飲食不化,發百病。非但食中,藥中皆不可用,深宜慎之。

時病差未健,食生菜,手足必腫。

夜食生菜,不利人。

十月勿食被霜生菜,令人面無光,目澀,心痛,腰疼,或發心瘧。瘧發時,手足十指爪皆青,困委。

蔥、韭初生芽者,食之傷人心氣。

飲白酒,食生韭,令人病增。

生葱不可共蜜食之,殺人。獨顆蒜彌忌。

棗和生葱食之,令人病。

生葱和雄雞、雉、白犬肉食之,令人七竅經年流血。

食糖、蜜後四日內,食生葱、韭,令人心痛。

夜食諸薑、蒜、葱等,傷人心。

蕪菁根多食,令人氣脹。

薤不可共牛肉作羹,食之成瘕病。韭亦然。

蓴多食,動痔疾。

野苣不可同蜜食之,作內痔。

白苣不可共酪同食,作䘌蟲。

黃瓜食之,發熱病。

葵心不可食,傷人,葉尤冷,黃背赤莖者,勿食之。

胡荽久食之,令人多忘。

病人不可食胡荽及黃花菜。

芋不可多食,動病。

妊婦食姜,令子餘指。

蓼多食,發心痛。

蓼和生魚食之,令人奪氣,陰咳疼痛。

芥菜不可共兔肉食之,成惡邪病。

小蒜多食,傷人心力。

食躁或躁方

豉

濃煮汁飲之。

誤食鉤吻殺人解之方 鉤吻與芹菜相似,誤食之,殺人,解之方《肘後》云:與茱萸、食芹相似。

薺苨八兩

上一味,水六升,煮取二升,分溫二服。鉤吻生地傍無它草,其莖有毛,以此別之。

治誤食水莨菪中毒方 菜中有水莨菪,葉圓而光,有毒。誤食之,令人狂亂,狀如中風,或吐血,治之方

甘草

煮汁,服之即解。

治食芹菜中龍精毒方 春秋二時,龍帶精入芹菜中,人偶食之爲病。發時手青腹滿,痛不可忍,名蛟龍病,治之方

硬糖二三升

上一味,日兩度服之,吐出如蜥蜴三五枚,差。

食苦瓠中毒治之方

黎穰煮汁,數服之,解。

扁豆,寒熱者不可食之。

久食小豆,令人枯燥。

食大豆屑,忌噉豬肉。

大麥久食，令人作癬。

白黍米不可同飴、蜜食，亦不可合葵食之。

蕎麥麵多食之，令人髮落。

鹽多食，傷人肺。

食冷物，冰人齒。食熱物，勿飲冷水。

飲酒，食生蒼耳，令人心痛。

夏月大醉汗流，不得冷水洗着身，及使扇，即成病。

飲酒，大忌灸腹背，令人腸結。

醉後勿飽食，發寒熱。

飲酒食豬肉，臥秫稻穰中，則發黃。

食飴，多飲酒，大忌。

凡水及酒，照見人影動者，不可飲之。

醋合酪食之，令人血瘕。

食白米粥，勿食生蒼耳，成走疰。

食甜粥已，食鹽即吐。

犀角筯攪飲食，沫出，及澆地墳起者，食之殺人。

飲食中毒，煩滿，治之方

苦參三兩 苦酒一升半

上二味，煮三沸，三上三下，服之，吐食出即差。或以水煮亦得。

又方

犀角湯亦佳。

貪食，食多不消，心腹堅滿痛，治之方

鹽一升，水三升

上二味，煮令鹽消，分三服，當吐出食，便差。

礬石，生入腹，破人心肝。亦禁水。

商陸，以水服，殺人。

葶藶子，傅頭瘡，藥成入腦，殺人。

水銀入人耳，及六畜等，皆死。以金銀著耳邊，水銀則吐。

苦楝無子者，殺人。

凡諸毒，多是假毒以投，不知時，宜煮甘草薺苨汁飲之，通除諸毒藥。

主要参考书目

[1] 王叔和.脉经[M]影印本.北京：人民卫生出版社,1956.

[2] 巢元方.诸病源候论[M].北京：人民军医出版社,2006.

[3] 孙思邈.备急千金要方[M]影印本.北京：人民卫生出版社,1955.

[4] 陈言.三因极一病证方论[M].北京：人民卫生出版社,2007.

[5] 赵良仁.金匮方论衍义[M].周衡,王旭东点校.北京：中国中医药出版社,1993.

[6] 喻昌.医门法律[M].上海：上海卫生出版社,1957.

[7] 柯琴.伤寒来苏集[M].上海：上海科学技术出版社,1986.

[8] (清)徐忠可.金匮要略论注[M].邓明仲,张家礼点校.北京：人民卫生出版社,1993.

[9] 程林.金匮要略直解[M].上海：上海古籍出版社,1996.

[10] 宋书功.金匮要略广注校诠[M].北京：人民卫生出版社,1994.

[11] 周衡,王旭东点校.金匮玉函经二注[M].北京：人民卫生出版社,1990.

[12] 曹炳章辑.中国医学大成第十册：沈注金匮要略[M].北京：中国中医药出版社,1997.

[13] 张璐.张氏医通[M].上海：上海科学技术出版社,1963.

[14] (清)魏荔彤.金匮要略方论本义[M].杜雨茂,赵天才,薛生易,等点校.北京：人民卫生出版社,1997.

[15] 尤怡.金匮要略心典[M].上海：上海人民出版社,1975.

[16] 吴谦,等.医宗金鉴：订正仲景全书 金匮要略注[M].北京：人民卫生出版社,1963.

[17] 黄元御.金匮悬解[M].上海：锦章书局石印本,1920.

[18] 朱光被.金匮要略正义[M].杭州：浙江科学技术出版社,1991.

[19] 陈念祖.金匮要略浅注(註)[M].上海：图书集成印书局,清光绪二十八年(1902).

[20] (日)丹波元简.金匮玉函要略辑义[M].上海：中医书局铅印,1925.

[21] 章楠.伤寒论本旨[M].上海：上海古籍出版社,1996.

[22] (日)丹波元坚.金匮玉函要略述义[M].北京：人民卫生出版社,1957.

[23] 高学山.高注金匮要略[M].上海：卫生出版社,1956.

[24] 唐宗海.金匮要略浅注补正[M].上海：千顷堂书局,1908.

[25] 曹家达.曹氏伤寒金匮发微合刊[M].上海：千顷堂书局,1956.

[26] 陆渊雷.金匮要略今释[M].北京：人民卫生出版社,1955.

[27] 黄树曾.金匮要略释义[M].北京：人民卫生出版社,1956.

[28] 任应秋.金匮要略语译[M].北京：人民卫生出版社,1958.

[29] 南京中医学院金匮教研组.金匮要略学习参考资料[M].北京：人民卫生出版社,1965.

[30] 谭日强.金匮要略浅述[M].北京：人民卫生出版社,1981.

[31] 何任.金匮要略新解[M].杭州：浙江科学技术出版社,1982.

[32] 梁运通.金匮释按[M].呼和浩特：内蒙古人民出版社,1984.

[33] 李克光.高等医药院校教材：金匮要略讲义[M].上海：上海科学技术出版社,1985.

[34] 杨百茀.金匮集释[M].武汉：湖北科学技术出版社,1984.

[35] 金寿山.金匮诠释[M].上海：上海中医学院出版社,1986.

[36] 程门雪原著.金匮篇解[M].何时希整理.北京：人民卫生出版社,1986.

[37] 王廷富.金匮要略指难[M].成都：四川科学技术出版社,1986.

[38] 李克光.高等中医药院校教学参考丛书：金匮要略[M].北京：人民卫生出版社,1989.

[39] 李克光.金匮要略译释[M].上海：上海科学技术出版社,1993.

[40] 孟如.高等医药院校教材：金匮要略选读[M].上海：上海科学技术出版社,1997.

[41] 陈继藩.中医药学高级丛书：金匮要略[M].北京：人民卫生出版社,2000.

[42] 范永升.新世纪全国高等中医药院校规划教材：金匮要略[M].北京：中国中医药出版社,2003.

[43] 张家礼.新世纪全国高等中医药院校七年制规划教材：金匮要略[M].北京：中国中医药出版社,2004.

方 剂 索 引